热带医学特色高等教育系列教材

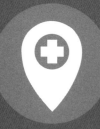

热带医学概论

夏乾峰　主编

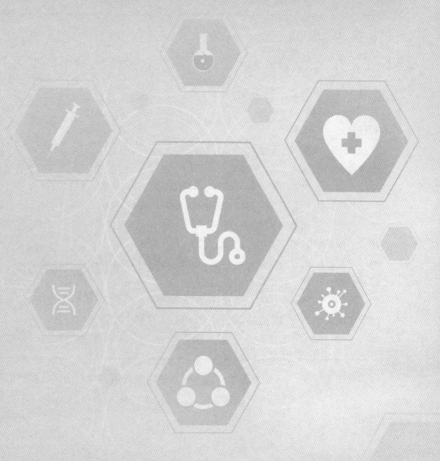

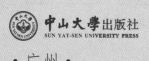
中山大学出版社
SUN YAT-SEN UNIVERSITY PRESS

· 广州 ·

图书在版编目（CIP）数据

热带医学概论/夏乾峰主编．—广州：中山大学出版社，2020.12
（热带医学特色高等教育系列教材）
ISBN 978 - 7 - 306 - 07064 - 7

Ⅰ. ①热…　Ⅱ. ①夏…　Ⅲ. ①热带医学—医学院校—教材　Ⅳ. ①R188. 11

中国版本图书馆 CIP 数据核字（2020）第 228221 号

出 版 人：王天琪
项目策划：徐　劲
策划编辑：吕肖剑
责任编辑：周明恩　罗梓鸿
封面设计：林绵华
责任校对：罗永梅
责任技编：何雅涛
出版发行：中山大学出版社
电　　话：编辑部 020 - 84110779，84110283，84111997，84110771
　　　　　发行部 020 - 84111998，84111981，84111160
地　　址：广州市新港西路 135 号
邮　　编：510275　传　　真：020 - 84036565
网　　址：http://www.zsup.com.cn　E-mail：zdcbs@mail.sysu.edu.cn
印 刷 者：广州一龙印刷有限公司
规　　格：787mm×1092mm　1/16　25 印张　624 千字
版次印次：2020 年 12 月第 1 版　2020 年 12 月第 1 次印刷
定　　价：68.00 元

《热带医学概论》编委会

  自 19 世纪末，热带医学成为了一个独立的学科，其发展经历了百余年的历史。它是由多学科交叉融合而成，具有特定的"环境""人群""疾病"和"对抗措施"的特点。随着经济、物流和交通的发展，全球一体化的格局逐渐形成，世界各国之间、人与人之间的距离大大缩短；加上气候变暖、生态环境变化的影响，热带病不再仅限于热带地区。热带病特别是虫媒病、寄生虫病及其他各种感染性疾病的传播速度加快、分布范围变广，同样威胁着热带地区以外的人群。虽然人类在与疾病抗争的过程中取得了丰硕的成果，科技的发展提高了人们对热带病病因、发病机制、传播方式及防治措施的认知，但是作为热带地区以外的一门"冷门"学科，相关教材和专著并不算丰富，不管是公众还是医学生对热带医学知之甚少。为此，我们希望通过编写一本热带医学教材，帮助医学生掌握热带医学相关知识，为将来科学地防控和诊治热带病打下基础。

  《热带医学概论》是热带医学教育的入门教材，旨在介绍热带医学的内涵、构成要素、研究对象、研究内容和目标等，帮助学生明确学习任务和学习目标，激发学生学习热带医学的兴趣和热情。本教材适用于临床医学、预防医学、医学检验技术等专业本科热带医学教学，共有十九章，分别从热带病原生物、媒介昆虫、热带环境、热带疾病、心理健康、热带动植物、热带药学、实验诊断及现代生物学技术等方面阐述了热带医学各个组成部分当前发展现状、常见热带病的诊断、治疗及防治等。参编人员大多从事病原生物学、环境科学、预防医学和临床检验诊断学教学及研究工作，有较丰富的理论和实践经验。但由于目前国内此课程的专门教材较少，本教材是一次初步尝试，在编写上仍存在许多不足，有待在教学实践中不断完善。

本教材得到了海南医学院校级教材项目的资助，也要感谢各位编者老师的大力支持和辛勤付出。恳请使用本教材的教师、学生及其他专业工作人员提出宝贵意见，以便进一步的修订和完善。

夏乾峰

2020 年 12 月 6 日

Contents

目　录

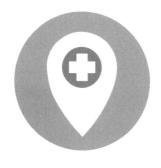

第一章 概　论

热带医学（tropical medicine）是指研究发生于热带或亚热带地区各种疾病诊断、治疗、预防以及如何控制和消灭这些疾病的学科。它是一门由各学科相互渗透、相互融合形成的综合性学科，涵盖了基础医学、临床医学、预防医学和医学心理学等，主要由热带病学和热带卫生学两部分组成。然而，近年来科技和人类社会的快速发展所带来的负面效应，如全球气候变暖、环境污染、人口增长及快速流动、自然疫源地的过度开发、抗生素和杀虫剂的大量使用等，造成了病原物种变异、新的热带病不断出现，同时，导致传染源和媒介昆虫的活动途迁范围日益扩大，热带地区特有的疾病逐渐扩散到其他非热带地区，热带病逐渐发展为各地区均会发生的疾病，热带医学已转变为国际医学或全球医学。

 第一节　热带医学起源及发展简史

一、热带医学起源

热带医学的兴起与热带地区特殊的地理环境有关。学者曾将赤道南北两侧23°26围绕地球一周的地带归为热带，而将南北纬23.5°～40°、毗邻热带的高气压地带归为亚热带。热带地区地跨四大洲，大陆地区主要为非洲，之后依次是拉丁美洲、部分亚洲和太平洋群岛。我国热带、亚热带地区主要包括海南、南海群岛、广东、广西、福建、台湾和云南南部等，热带地区面积占全世界陆地的1/4，人口约占全世界的1/3，实际上由于近年来全球气候变暖，热带区域正逐年扩大。热带地区由于气候湿热、四季温差不明显，雨量多、日照时间长，因此，生物种类繁多、虫媒易于滋生繁殖。

此外，经济、文化、种族、宗教和风俗习惯等社会因素对热带医学的影响也不容忽视。地处热带地区的大部分国家经济不发达，3/4 的人口务农。虽然热带气候适宜动植物的生长，但在非洲和拉丁美洲，因深受殖民统治的影响偏重于种植经济作物而非粮食作物，加上这些地区的人民大多贫穷，无力购买优质营养品，导致这些地区人群常见营养不良。而一部分处于热带地区的游牧民族，因多以肉类作为主食，虽然高血压、冠心病甚罕见，但他们与牲畜长期共处，导致其患疟疾、寄生虫、沙眼和梅毒等疾病发生的概率较高。经济落后也制约了文化教育及卫生事业的发展，热带地区的文化教育相对比较落后，人们缺乏现代的卫生知识，加上环境卫生条件差和一些落后的风俗习惯，如人们饮用未经处理的生水、喜食生的或半熟的肉类及蔬菜、用手进食等，增加了寄生虫和肠道传染病的风险。

除了地理环境和社会因素，热带医学的起源也有着深刻的历史背景。18—19 世纪，殖民主义兴起，当时的英国、法国、荷兰、西班牙和葡萄牙等殖民主义国家到处掠夺，其中也包括非洲、拉丁美洲和亚洲等热带地区。殖民者在这些地区发动战争、强占自然资源和宣传宗教的同时，也感染了当地的疾病，如疟疾、黑热病、鼠疫、血吸虫病等。这极大地阻碍了他们的殖民进程，甚至还让这些入侵国家几乎遭受灭顶之灾。杀戮、隔离当地居民并不能有效控制这些传染病，于是随行医生对当地流行的疾病积极开展诊断、治疗及预防等研究，并将获得的经验和研究成果总结、形成理论和科学。最初，这些理论和科学被称为"热带病学"（tropical disease medicine），但考虑到热带病并非热带地区所特有，且人口流动日益频繁，热带医学本身研究及服务范围也发生了根本变化，我国热带病学奠基者应元岳、钟惠澜认为将"tropical disease medicine"译为"热带医学"更为贴切。

二、热带医学发展简史

19世纪末，因西方殖民活动的需要，热带医学应运而生并迅速发展壮大。1898年，在热带医学之父Patrick Manson爵士的倡导下，英国建立了第一个从事热带医学研究和教学的机构——利物浦热带医学院，之后又创建了伦敦卫生与热带医学学校，这极大地推动了热带医学人才培养、热带医学研究的开展及成果推广。1903年，美国成立了热带医学和卫生学会，为全球从事热带医学的研究者提供了一个公共交流平台。随后，全球多个国家和地区建立了专门从事热带医学教育和研究的机构，如欧洲的德国、比利时、意大利、荷兰等，亚洲的印度、泰国、阿富汗、巴基斯坦、中国台湾等。一些大学还专门设置了热带医学系，如美国的杜兰大学、霍普金斯大学，英国的牛津大学和泰国的玛希隆大学等。1975年，联合国开发计划署、世界银行和世界卫生组织（World Health Organization，WHO）联合成立了热带病培训研究特别规划署（Special Programme For Research and Training in Tropical Diseases，TDR），旨在组织全世界热带医学工作者进行热带医学研究和热带病知识培训，并提供相应的研究经费。然而，热带医学的发展遭受诸多挫折。①一些科学发达的国家将热带医学整合入传统医学教育的努力失败，使得热带医学教育停滞不前，与此同时热带医学由重实践变为学院化，也使得其发展受限；②虽然细菌学的研究取得重大进展，但作为热带医学主要部分的寄生虫学仍停滞不前，仍然有很多人的生命受到寄生虫病的威胁；③热带医学还包含昆虫学，与传统的医学大相径庭。随着经济全球化、世界政治格局的变化，曾经受冷遇的热带医学重新迎来新的发展机遇。

我国热带医学也是在随英国殖民者来到中国的Patrick Manson等外国学者和随行军医的帮助下逐渐形成和发展起来的。1910年，东北鼠疫大流行，来自伦敦热带医学与卫生学校的Jackson和新加坡归侨医师伍连德帮助我国共同对抗鼠疫，是热带医学研究成果在我国的第一次成功实践。20世纪20年代，在国际专家的协助下，北京协和医学院和协和医院成立寄生虫研究机构。1928年，当时的政府在杭州西湖钱王祠成立热带病研究所，并在1935年成立热带病学会。20世纪40—60年代，热带医学研究非常活跃，出现一批对我国热带医学研究作出重要贡献的学者，代表性的有陈心陶和钟惠澜。中华人民共和国成立后，由于热带医学专科被取消，之后培养的大多数医务人员不知热带医学为何物。直到改革开放，热带医学又逐渐被重视。近年来我国相继成立多个热带医学研究所，这为促进我国热带医学事业的发展做出了重要贡献。

 第二节　热带医学研究对象及研究内容

热带医学作为一门综合性的现代医学交叉学科，主要由热带病学和热带卫生学两部分组成。热带病学的内容涉及基础医学、临床医学、社会医学、预防医学、医学心理学等医学学科；热带卫生学则包括热带环境卫生、热带营养与食品卫生、卫生毒理等。不仅如此，动物学、生物学、环境生态学等也属于热带医学的研究范围。卫生统计学、分子生物学、遥感探测技术等是热带医学的基本研究方法，在促进热带医学发展中发挥了重要作用。热带医学与这些学科之间联系紧密，并相互渗透、共同发展。

一、研究对象

从热带医学的定义可以看出，热带医学是一门围绕热带病展开研究的综合性医学边缘学科，既包含自然科学又包含社会科学；既涉及一些感染性疾病，如寄生虫病、细菌性和病毒性疾病，以及虫媒病的临床和预防，也涵盖了热带社区卫生、卫生心理学、营养和卫生管理等内容。因此，热带医学的研究对象也具有多样性的特点，归纳起来主要是三点：人、环境和病因。"人"指的是生活在热带和亚热带地区的个体和群体，可以是患者，也可以是亚健康者和非患者。"环境"指的是人类赖以生存，并与之有密切关系的周围事物，包括自然环境、社会环境。"病因"则是指存在于人和环境中所有能引起热带疾病的因素，分为内源性致病因子（体内）和外源性致病因子（环境）。

二、研究内容

热带医学由两部分组成：热带病学和热带卫生学，其研究内容也是围绕这两部分进行。

（一）热带病学

热带病学是研究热带病的病因及发病机制、病理改变，临床特点、诊断、治疗及预防的一门科学。传统的热带病是指在热带地区多发并常见的传染病和寄生虫病。历史上这些疾病对人类造成了几乎毁灭性的灾难。随着诊疗技术的提高、热带病研究的深入，人类有效控制了热带病的发生和传播，有些疾病甚至已经被消灭。然而人类发展的同时也带动了社会及环境的变化，热带病的格局和形式也受到了巨大的影响。首先，因抗生素和杀虫剂的大量使用而出现的耐药问题，使得原已控制的传染病，如疟疾、结核等死灰复燃，重新威胁人类安全；其次，新的病种不断被发现，如人禽流感、疯牛病（朊毒体病）、SARS、埃博拉出血热等，由于人群普遍易感，且缺乏专业的认识、无有效防治手段和措施，病死率高，这对社会造成很大的恐慌；再次，人类活动范围及媒介昆虫途迁范围的扩大，使得热带病流行区域不断扩展、传播与扩散的速度加快。目前，全球每年死于热带病的人数比其他所有疾病死亡人数的总和还要多，治疗癌症只能使人类平均寿命延长 2～3 年，而消灭热带病则可延长 20 多年。

当前世界各国对于艾滋病（acquired immune deficiency syndrome，AIDS）、结核病和疟疾的防治投入较大，而对于其他的热带病则关注不够。因此，WHO 提出"被忽视的热带病"（neglected tropical diseases，NTDs）这一概念，2013 年，最新定义的 NTDs 有 17 种。WHO 的数据显示，全球约有 10 亿人受被忽视的热带病的影响，每年有近上百万人因此而致伤、致残。根据国际"伤残调整生命年"指数评估疾病危害性的结果，NTDs 在世界危害性最大的疾病排行榜中位居第六，排在缺血性心脏病和脑血管病之间。

我国热带病的危害也很严重，特别是东部及南部地区的约80%的人口受到许多热带病的威胁。目前，我国对麦地那龙线虫病和淋巴丝虫病的治理取得良好的效果，统计数据表明，前者的感染人数从 1980 年的 350 万例减至 2013 年的 147 例，其中的淋巴丝虫病则于 2007 年已被消灭。其他的 NTDs 的感染率虽然有了一定程度的降低，如蛔虫感染率由 2005 年的 12.7％降至 2010 年的 6.8％，钩虫感染率由 2005 年的 6.21％降至 2010 年的 3.7％，鞭虫感染率由 2004 年的 4.63％降至 2010 年的 1.8％，但由于我国人口基数大，感染患者仍然处于较高水平。

在几代人的努力下，热带病学研究取得重大进展：各种生命科学技术，如分子生物学、细胞生物学、生物信息学、免疫学的快速发展和应用，大大提高了热带病的检出效率和诊断水平。而在热带病的防治方面，通过使用杀虫剂和消毒剂杀灭节肢动物传播媒介和对疫源地病原体进行消毒，阻断了传播的中间环节，有效地防治了传染病。与此同时，新型抗生素、化学药物和疫苗的不断开发及应用，也治愈和防治了许多传染性热带病、有效控制了疾病的发生和蔓延。但需要注意的是，由于社会、经济、地理、气候等因素的变化，使人类疾病谱发生了较大的改变，新的热带病不断出现，加上旧的感染性疾病重现和持续的耐药问题，迫使我们加强热带病的研究。

（二）热带卫生学

热带卫生学将卫生学原理、技术及方法应用于热带地区，达到预防疾病、促进健康和提高生命质量的目的。其本质与公共卫生学的基本观点、任务和目的是一致的，只是因为热带地区特殊的气候、生物环境、社会经济情况等因素，在制订具体措施和选择工作重点时与其他地区不同。

热带卫生学的首要内容是预防、控制或消灭热带地区常见和流行的热带病。热带病的主体——寄生虫病和各种感染性疾病，其中大部分需要一种或多种特异的中间宿主为媒介才能传播开来，这些中间宿主大多为昆虫类的节肢动物，如蚊、蝇、蜱、螨、虱、白蛉等，有的则是猪、牛、鱼、蟹、螺等人类常见的可食用动物。一直以来，利用各种方法杀灭虫媒或动物宿主，或直接杀灭病原体、改变饮食习惯和生活习惯以杜绝传染来源是主要的预防热带病的措施。现代热带病预防则还包括药物预防、疫苗预防及其他有关的特殊预防，且形成了病因预防、早期诊断早期发现、防止恶化/伤残的"三级预防"策略。对突发公共卫生事件的预警与紧急处理是当前热带病预防的一个新的研究热点。

研究保护自然环境、生态环境、创造良好的社会环境是现代热带医学的又一重要内容。历史上各种肠道传染病如霍乱、伤寒、副伤寒、痢疾等是由饮用水和食物被污染所引起，而在热带卫生事业不发达的国家和地区，给水卫生仍较落后，导致肠道传染病仍旧高发。另外，粪便处理不当也是引起土壤、水源被污染，寄生虫病和肠道疾病流行的原因。由此可见，必须严格热带地区环境卫生管理、创造良好的自然和生态环境。

热带气候炎热，食物易于腐坏，一些地区的人群还喜食生的或未煮熟的肉类食物，加上热带地区居民文化程度和经济水平均较低、缺乏营养卫生知识，容易引起该地区"食物中毒"、寄生虫病和营养缺乏症。这要求广大卫生工作者在热带地区普及食品卫生及营养的宣传教育，提倡供应廉价且营养价值高的食品，并教育大众改变不良的饮食习惯。

热带地区自然环境有利于野生动植物的生长繁殖，而很多的动植物带有不同性质的毒素，如果人类不慎与之接触或误食就有中毒的危险，轻者为外伤或皮炎，重者会死亡。例如，各种螨虫、蛾、蝴蝶及其幼虫如毛虫等接触人的皮肤后引起皮炎等皮肤病，蜜蜂、蝎子、蜘蛛、蜈蚣等蜇伤导致超敏反应甚至危及生命。毒蛇咬伤是较严重的一种，因毒蛇的种类不同也会表现不同的中毒症状。海洋生物中的海蜇、海葵、海刺猬、贝壳、毒鱼等都能蜇伤或咬伤人类而使其中毒。如果人食入有毒的鱼类如河豚、鲭、鲷科鱼、海鳗等也会中毒致死。植物中的毒葛、毒漆、柚、红木的粉尘接触皮肤可致皮炎；毒蕈、木薯、发芽的土豆等食入后也会引起中毒。因此，须加强热带地区抢救措施，并注重中毒防治的宣传教育。

健全热带地区基层卫生组织、提高其卫生服务效率也是热带卫生学的基本内容。热带病的主要疫区在卫生环境恶劣、经济水平较差且居民文化水平较低的乡间，因此，基层卫生组织在发现、控制和监测传染病等方面起着重要作用。但是需要注意的是，在交通和社会日益发达的今天，人口流动加速，各种人员之间的交流更为密切，迫使卫生工作者要充分利用先进的监测技术和空间流行病学、地理信息学等知识，建立健全热带病监测评估体系。

第三节　热带医学研究方法

热带医学主要包括了卫生学、流行病学、病原生物学、临床医学、社会心理学和社会医学等，因此，其研究方法也囊括了这些学科的研究方法，归纳起来如下。

第一，调查研究法。这是最基本的研究方法，在热带医学各学科领域均有应用。通过现场调查和资料分析认识疾病的自然发生过程，无任何人为因素干扰，也不改变体内外环境条件。此法又分为描述性研究方法和分析性研究方法。前者通过调查研究可掌握疾病现状，从而能帮助探索病因，如个案调查、现况调查、生态学研究等；后者则可通过线索论证病因，或提出病因假说和进一步论证，如病例－对照调查、队列调查及套叠式病例对照方法等。

第二，实验研究法。通过在人群中加入一些人为设置的因素、改变体内外条件等方式开展一些实验，了解疫苗、药物疗效，或评价某项防制措施的效果等，故又被称为流行病学干预实验。

第三，理论流行病学研究法。本法使用数学公式明确和定量地表达致病因子、宿主和环境之间形成的疾病流行规律，从而建立疾病流行过程的理论、预测疾病可能发生的流行趋势，并从理论上探讨不同防制措施的效果，这需要建立在已知某疾病的流行过程、主要影响因素及其相互制约关系的基础上。

第四，临床医学研究法。传统的临床医学研究法主要是从生物化学、免疫学、生理学、病理学、药理学、病理生理学等方面研究每个单独病例的发病机制，并结合医师从各种渠道获取的知识和经验，作为明确病因、进行诊断和治疗、判断疗效和预后等临床问题的依据。近年兴起的"循证医学"研究方法则注重用最新的科学证据来判断各种临床问题。

第五，分子生物学研究方法。当今社会，科技高度发达，各种新兴科学技术和方法逐步应用到医学的各个领域。在热带医学研究中，运用现代分子生物学、分子遗传学、分子免疫学、分子病原学等方法一方面可从分子水平研究各种感染性疾病病原、其感染宿主的分子基础及致病机制，从而在基因角度探寻诊断、治疗及预防这些疾病的新措施和新方法。其他的非感染性疾病如热带遗传性疾病也已将各种分子生物学方法应用于诊断、治疗及预防之中。另一方面还可在分子水平阐明与疾病或健康相关的生物标志及其分布特点，探讨疾病与健康的自然规律，并评价所制订的相应防制措施和对策，以达到预防和控制疾病、保护健康的目的。

第六，遥感流行病学方法。遥感（remote sensing，RS）技术是指不需直接接触目标物和现象，运用各种传感器如摄影仪、扫描仪和雷达等远距离获取相关信息，获取信息的方式可以是飞机、飞船或卫星等。将这些信息以图像胶片或数据磁带的形式记录下来，并进行数据传输和处理，以便研究物体形状、大小、位置、性质及与周围环境相互关系。自1970年美国学者Cline首次提出RS技术可用于流行病学研究，RS技术和地理信息系统技术在热带病的防治中发挥了重要作用，目前，这两种技术已广泛应用于研究传染病的时空分布特征、宿主与环境特征、卫生资源的合理管理与配置，从而为重大疫情的防控提供决策依据。

RS技术能客观监测与疾病或虫媒生物发生、分布有关的气候环境因素（如气温、湿度、降雨量等），也能反映疾病分布或虫媒滋生的地理环境因素（如地形、地貌等），在进行流行病学调查和疾病监测时具有安全、不受地理环境条件限制的优势。除此之外，RS技术还具有覆盖面广、信息量丰富、获取资料快且能连续动态观察等优点。

（夏乾峰）

参考文献

1. 艾国平．热带医学的起源与发展趋势［J］．第三军医大学学报，2012，34（8）：687 - 690.
2. 宝福凯．热带医学与热带病的研究现状、挑战与展望［J］．昆明医科大学学报，2012，33（12）：1 - 3.
3. 谷俊朝，刘建．热带医学的起源及变迁［J］．2009，9（10）：1093 - 1094，1107.
4. 贺联印，许炽熛．热带医学（第2版）［M］．北京：人民卫生出版社，2004.
5. 彭孝彰，汤一苇．临床医生要重视"被忽视的热带病"［J］．传染病信息，2015，28（1）：15 - 17，64.
6. 孙建军，卢洪洲．热带医学的历史变迁和时代内涵［J］．上海医药，2017，38（11）：11 - 13，32.
7. 王林亚．种族主义和殖民主义：美国知识界对热带环境的观念建构及其影响（1898—1920）［J］．世界历史，2018，4：77 - 90.
8. 俞守义，邹飞，陈晓光，等．现代热带医学［M］．北京：军事医学科学出版社，2012.

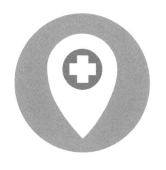

第二章 | 热带常见细菌感染及所致疾病

细菌侵入宿主后进行生长繁殖，并释放毒性物质，引起不同程度的病理损伤的过程，称为感染（infection）。能使正常宿主致病的细菌称为致病菌或病原菌。不能造成宿主致病的细菌称为非致病菌或非病原菌，它们可能是宿主正常菌群的组成部分。有些细菌仅在某些特殊条件下，如宿主免疫防御机制受到损害时可以致病，称为机会致病菌或条件致病菌。病原菌入侵后，在建立感染的同时，能激发宿主免疫系统产生一系列免疫应答。其结局根据病原菌的致病力与宿主免疫力的强弱而定，可以表现为以下几种形式：①不形成感染；②感染形成但逐渐消退，患者康复；③感染扩散，患者死亡；宿主亦有可能成为带菌者。

病原微生物感染的诊断除根据临床症状、体征和一般检验外，还需进行医学微生物学的检测。通过病原体的分离鉴定及患者的免疫应答检测等，对感染性疾病做出病原学诊断，同时为临床进行合理的用药与预防提供依据。

细菌感染的微生物学检查程序的基本原则包括标本的正确采集、标本的直接检查、病原菌的分离培养与鉴定和血清学试验等。在实际工作中，可根据具体情况选用相应的实验技术和方法。对细菌感染性疾病的预防主要是靠特异性预防，即接种疫苗、类毒素等制剂。用于人工免疫的疫苗、类毒素、免疫血清、细胞制剂，以及诊断的用品（结核菌素、诊断血清、诊断菌液）等生物制剂统被称为生物制品。对细菌感染性疾病的治疗主要有抗菌药物，如抗生素等。这些方法的使用对控制感染性疾病起到了重要的作用。

自然疫源性疾病一般指在自然条件下长期存在并在野生动物间流行的疾病，该类疾病在一定条件下会感染人类，如鼠疫耶尔森菌、布鲁氏菌等细菌引起的疾病。而自然灾害的影响，容易造成传播媒介以及宿主生活方式的改变，例如老鼠的迁徙及蚊虫大量滋生，从而导致自然疫源性疾病。此类疾病主要的传播方式就是通过与环境中的污水接触。

20 世纪 70 年代以来，新的病原微生物及相关的传染病相继被发现。这些热带传染性疾病主要流行于东南亚和澳大利亚北部等热带地区及亚热带地区，我国海南、广东、福建、广西、香港和台湾等地也是主要疫区。对付传染性疾病的最佳办法仍然是贯彻预防为主的方针，开展消毒与灭菌，重视生物安全，这样才能有效地预防和控制细菌的感染。

我国于 2003 年 5 月颁布了《突发公共卫生事件应急条例》，于 2004 年 8 月修订了《中华人民共和国传染病防治法》。各地新建或加强了传染病防治机构，体现政府、民众、临床工作者和科技人员对热带病核心内容——传染病防治的重视。对非传染性热带病的防治研究也在快速发展，但较为迫切需要发展的是持续强化处理热带传染病威胁的能力。一个安全的未来前景似乎可望可及，它既是我们热带病研究工作者的集体愿望，也是我们共同的责任。

 第一节　结核分枝杆菌

结核分枝杆菌（*Mycobacterium tuberculosis*）俗称结核杆菌，人是该菌唯一的宿主。1882 年，德国细菌学家郭霍（Robert Koch）发现结核分枝杆菌，并证明是人类结核病的病原体。该菌可侵犯全身多种组织器官，以肺部感染最多见，称为肺结核。结核病是

WHO 认定的主要热带病之一，呈世界性分布，也是伴随人类历史最长的疾病之一，是一种古老的传染病，可上溯至新石器时代。据 WHO 统计，全球超过 20 亿人感染结核分枝杆菌，每年结核病新发病例达 800 万~ 1 000 万，其中的绝大多数人群在发展中国家。我国是结核病高负担国家之一，结核患者数居世界第二。

一、生物学性状

结核分枝杆菌为细长略带弯曲的杆菌，有分枝生长的趋势，大小约为（1 ~ 4）μm × 0.4 μm，无鞭毛、无芽孢。结核分枝杆菌属革兰氏阳性菌，但革兰氏染色难以着色，故常用齐 – 尼（Ziehl-Neelsen）抗酸染色，该菌染成红色，其他非抗酸性细菌及细胞等则染成蓝色。显微镜下呈单个或分枝状排列，常可见聚集成团；在陈旧病灶和培养物中，以及使用抗结核药物等情况下可出现多形性，如颗粒状、串珠状、短棒状、长丝状等。

结核分枝杆菌一个重要的特征是菌体成分中含有大量的脂类物质，特别是细胞壁中含有大量脂质。脂质成分占细菌菌体干重的 20% ~ 40%，占细胞壁干重的 60%，主要包括磷脂、脂肪酸和蜡质 D，一般与蛋白质或多糖组成复合物。这些脂类物质与其致病性、抵抗力、治疗等密切相关。结核分枝杆菌的磷脂能刺激单核细胞增生，并抑制蛋白酶分解功能，形成结核结节和干酪样坏死；分枝菌酸与抗酸性有关，可引起慢性肉芽肿，也被称为索状因子；蜡质 D 是胞壁中的主要成分，能引起迟发型超敏反应，还具有佐剂作用。结核菌素是结核分枝杆菌的一种重要蛋白质，与蜡质 D 结合引起迟发型超敏反应。

结核分枝杆菌为专性需氧菌，最适生长温度为 37 ℃。其营养要求高，常用含蛋黄、甘油、马铃薯、天门冬酰胺等的罗氏固体培养基培养。生长缓慢，每 12 ~ 24 小时繁殖 1 代，接种后培养 3 ~ 4 周才出现肉眼可见的菌落。典型菌落干燥、坚硬、不透明，表面呈颗粒状、结节状或菜花状，乳白色或米黄色。在液体培养基中易形成粗糙皱褶的菌膜浮于表面。

结核分枝杆菌生化反应不活泼，不发酵糖类。人型结核分枝杆菌可还原硝酸盐及合成烟酸，而牛型结核分枝杆菌则不能。

由于结核分枝杆菌脂类物质含量高，故对于干燥、酸碱等理化因素抵抗力较强。在干燥痰液中可存活 6 ~ 8 个月，在 3% HCl、6% H_2SO_4 或 4% NaOH 溶液中能耐受 30 分钟，因此，常以酸碱处理污染的标本，杀死染菌和消化标本中的黏稠物质，提高结核分枝杆菌的检出率。对湿热、紫外线及乙醇敏感，在液体中加热 62 ~ 63 ℃ 15 分钟、煮沸或日光下直射 2 ~ 3 小时即被杀死。

结核分枝杆菌包括人型结核分枝杆菌、牛型结核分枝杆菌、鸟结核分枝杆菌和鼠结核分枝杆菌，其中人型和牛型可致人结核病，以人型为主。1908 年，法国细菌学家 Calmette 和助手 Guerin 将牛型结核分枝杆菌培养在含甘油、胆汁、马铃薯的培养基中，历时 13 年，经 230 次传代，细菌发生毒力变异而对人无致病性，但仍具有免疫性，从而获得减毒活菌株，广泛用于预防结核病，即卡介苗（Bacille Calmette-Guerin，BCG）。

二、流行病学

结核分枝杆菌主要通过呼吸道感染，传染源主要是排菌的肺结核患者，以飞沫最为常见；也可经消化道、破损皮肤等少见途径传播。结核病是世界第九大死因，全世界约有

1/3人口感染结核杆菌，但其中只有很小一部分人会患上结核病，免疫系统较弱的人患病风险更高。据WHO估计，2016年新发结核病病例1 040万，其中新发病例最多的前5个国家依次是印度、印度尼西亚、中国、菲律宾和巴基斯坦，占56%；170万人死于该病，超过95%的结核病死亡发生在低收入和中等收入国家。结核病是一个全世界的公共卫生问题。2014年由WHO批准的"终止结核病战略"要求到2030年时，在2015年基础上将结核病死亡数减少90%，将结核病发病率减少80%。目前，全球结核病死亡率每年约下降3%，发病率每年约下降2%，治疗成功率约为83%。要实现WHO"终止结核病战略"的目标，仍然任重道远。

我国是结核病的高负担国家，结核患者数量多、耐多药结核病例多，全国有5.5亿人口已感染结核杆菌，明显高于全球平均感染水平，结核病是我国重点控制的重大疾病之一。我国分别在1990年、2000年、2010年进行过全国结核病流行病学抽样调查，获得了较为全面和权威的资料。2010年的调查数据表明，我国结核病年发病数100万，发病率78/10万；在15岁及以上人群中，活动性肺结核患患者数499万，患病率459/10万；结核病年死亡人数5.4万，死亡率4.1/10万；肺结核年死亡人数5.2万，死亡率3.9/10万；每年新发耐多药肺结核患者约10万人。我国不同地区的肺结核疫情有所不同，东部地区低于中部地区，中部地区又低于西部地区；城市低于城镇，城镇低于农村，全国约80%肺结核患者在农村。总体来说，我国肺结核患病率呈缓慢下降的趋势，年递降率约为3%。我国政府历来高度重视结核病防治工作，相继实施了3个全国结核病防治十年规划，特别是从2001年开始，全面推行了现代结核病控制策略，以政府为主导，不断加大投入，使我国结核病疫情上升势头得到有效遏制。

三、致病与临床表现

结核分枝杆菌可引起机体多种组织器官的结核病，以肺结核最为常见。结核分枝杆菌不产生内毒素、外毒素，也不产生侵袭性酶类，其致病性可能与细菌在组织细胞内顽强增殖引起炎症反应，以及诱导机体产生细胞免疫和迟发型超敏反应的免疫损伤有关。人体对结核分枝杆菌有一定的天然免疫力，当少量或毒力弱的菌株感染时，能被人体免疫力有效抵抗；而大量或毒力强的菌株感染且机体免疫力较低时才能致病。因此，虽然人群中结核分枝杆菌感染率很高，但发病率却较低。

结核分枝杆菌感染人体后可引起肺部和肺外感染，发病缓慢、病程长、临床症状轻重不一，轻者可无症状，多数患者有咳嗽、咳痰、咯血、发热、胸痛等症状。结核病包括如下类型：①原发性肺结核，为结核分枝杆菌初次感染所致，常见于小儿，包括原发复合征及胸内淋巴结结核；②血行播散性肺结核，包括急性血行播散性肺结核（急性粟粒型肺结核）及亚急性、慢性血行播散性肺结核；③继发性肺结核，是肺结核中的一个主要类型，通常发生在曾受过结核分枝杆菌感染的成年人，潜伏在肺内的结核杆菌重新活跃，病灶部位多在肺尖附近，肺内局部病灶炎症反应强烈，一般不波及淋巴结，也很少引起血行播散，包括浸润性、纤维空洞及干酪性肺炎等；④结核性胸膜炎，临床上已排除其他原因引起的胸膜炎，包括结核性干性胸膜炎、结核性渗出性胸膜炎、结核性脓胸；⑤其他肺外结核，如骨关节结核、结核性脑膜炎、肾结核、肠结核等。

四、诊断方法

早期、准确的诊断，对有效预防和治疗结核病至关重要。临床上通过病史、临床表现、实验室检查及影像学检查即可确诊，其中，实验室细菌学检查和影像学检查是结核病诊断的主要依据。咳嗽、咳痰不小于2周，或者有咯血现象，通常是肺结核的可疑症状。多数患者起病缓慢，部分患者早期可无明显症状，随着病程进展，可表现咳嗽、咳痰、咳血痰或咯血，盗汗，疲乏，间断或持续午后低热，背部酸痛，食欲不振，体重减轻等症状，只有少数患者起病急剧。

通过痰涂片显微镜查找抗酸杆菌是结核病实验室检查最基本、最常用的方法，也是发现传染性肺结核患者最主要的方法，该法简单、快速而价廉。痰结核分枝杆菌培养是确诊结核病最可靠的方法，是结核病诊断的金标准，结核分枝杆菌生长缓慢，因此，培养费时较长，一般需2~6周，若出现阳性结果随时报告，培养至8周仍未生长则报告阴性。此外，还有其他实验室检查法，如PCR法、基因芯片法检测细菌基因，色谱法检测细菌代谢产物，免疫学方法检测抗原或抗体等。胸部影像学检查是发现和诊断肺结核的重要依据，可明确肺部病灶部位、范围、形态、密度和是否有空洞等。例如，原发性肺结核可见原发病灶、胸内淋巴结肿大，继发性肺结核则表现多样，轻者肺尖部呈现斑点状、索条状阴影、或边缘清晰的结核瘤，重者可呈大叶性浸润、空洞形成、支气管播散、大叶或小叶性干酪性肺炎等。

五、防治原则

预防结核病主要包括两方面的内容，即控制传染源（排菌肺结核患者）和新生儿接种卡介苗。WHO推荐在全球实施结核病控制策略（DOTS），要求各国政府对控制结核病做出规划和承诺，通过痰涂片镜检发现传染性肺结核患者，给予患者免费的标准化治疗方案，并建立结核病监测系统。我国从1981年起制定和实施全国结核病防治规划，以发现和治愈传染性肺结核患者为重点，实行免费诊治，至2010年，全国涂阳肺结核患病率降至66/10万，比2000年下降了61%。近年来，我国每年报告肺结核发患者数约100万，位居甲乙类传染病的前列，耐多药肺结核危害日益凸显，中西部地区、农村地区结核病防治形势严峻。新生儿接种卡介苗能有效地降低结核病的发病率，据统计，接种人群较未接种人群发病率可降低80%。卡介苗是减毒活菌疫苗，其剂型及活菌数直接影响免疫效果，而且卡介苗会不断发生变异，因此，并不是所有接种者都能获得免疫力，人们正在研制新型疫苗，如亚单位疫苗、DNA疫苗、重组卡介苗等，但卡介苗仍是最有效和使用最广泛的疫苗。

结核病的基本治疗方法是化学治疗，以杀灭感染的结核分枝杆菌，治疗的原则是早期、联合、足量、规范、全程使用抗结核药。主要的抗结核药有异烟肼、链霉素、利福平、乙胺丁醇、对氨基水杨酸钠、吡嗪酰胺等。结核分枝杆菌易对链霉素、利福平、异烟肼等抗结核药物产生耐药性，因此，在治疗患者时应做药敏试验。

第二节　麻风杆菌

麻风分枝杆菌（*Mycobacterium leprae*，M. leprae）是慢性传染病麻风病的病原体，该病在世界各地均有流行，但以热带和亚热带地区为多见，是 WHO 认定的主要热带病之一。麻风病是一种流行久远的疾病，我国两千多年前就有关于麻风病的记载，当时称为疠风、大风等，印度在公元前 1400 年左右就有麻风病的记载。麻风病曾与结核病、梅毒并称为世界三大慢性传染病。

一、生物学性状

麻风分枝杆菌和结核分枝杆菌都是分枝杆菌属细菌，生物学特性有很多相似之处。该菌属抗酸杆菌，抗酸染色阳性。麻风分枝杆菌呈直棒状或稍有弯曲，也可有短杆状、念珠状、颗粒状等多形性，大小为（2～7）μm×（0.3～0.4）μm。该菌是典型的胞内寄生菌，常在患处皮肤细胞中大量存在，显微镜下呈团状或束状排列，这种皮肤细胞的胞质呈泡沫状，称为麻风细胞。麻风分枝杆菌增殖非常缓慢，约 13 天才繁殖一代，是至今唯一仍不能在无生命的培养基中进行人工培养的病原菌。将麻风分枝杆菌接种小鼠足垫或犰狳，可引起感染，获得局部有限的繁殖，是研究麻风病的主要动物模型。

麻风分枝杆菌经日光照射 2～3 小时，60 ℃作用 1 小时，或经紫外线照射 2 小时均可死亡。

二、流行病学

麻风病是一种古老的疾病，主要分布在亚洲、非洲、拉丁美洲，高发国家为印度、尼泊尔和巴西。麻风分枝杆菌主要通过与未经治疗的麻风患者直接或间接接触传播，近年来比较强调通过来自口鼻的飞沫传播方式。全世界现有麻风患者超过 100 万，2017 年，全球登记的新发麻风病例约 21 万例。2016 年，WHO 推出了《2016～2020 年全球麻风病战略：加速实现无麻风世界》，重点在于避免麻风病所致的残疾，特别是避免儿童残疾。该战略的目标是在新儿科患者中实现零残疾，二级残疾比例要低于百万分之一，任何国家的立法不容许歧视麻风患者。我国在中华人民共和国成立前大部分省份都有不同程度的麻风病流行，以东南沿海和长江流域一带较多，患者达五六十万之多。经过几十年的大力防治，近年来稳定在 2 000 例左右，每年新发病例只有数百例。

三、致病与临床表现

麻风分枝杆菌繁殖缓慢，潜伏期长，平均为 5 年，短者可能在 1 年内发病，长者可能长达 20 年。麻风分枝杆菌主要侵犯皮肤、周围神经、上呼吸道黏膜和眼睛，若不进行治疗，可对皮肤、神经、四肢和眼睛造成渐进性永久损害。皮肤病变可致失去针刺和/或轻触的感觉，出现感官丧失的典型特征；周围神经受损、增厚，可能出现相应部位皮肤感觉障碍或肌无力等。

根据临床表现、免疫病理变化、细菌检查结果等，可对麻风病进行临床分型。早期麻风在临床症状及病理变化方面均无显著特异性，称为未定类麻风。由于机体免疫力不同，有的可以自愈，有的则演变为不同类型的麻风，根据五级分类法，分别是结核样型麻风、界线类偏结核样型麻风、中间界线类麻风、界线类偏瘤型麻风、瘤型麻风。免疫力较强者，向结核样型麻风一端发展，免疫力低下或缺陷者，向瘤型麻风一端发展。

四、诊断方法

麻风的诊断根据病史、临床表现、实验室细菌学检查、病理检查等四方面进行综合分析确诊。特别要注意皮损特点，皮损是否伴有感觉障碍，周围神经是否粗大改变等。查找到麻风分枝杆菌是诊断麻风的有力证据，特别是早期麻风症状不典型者。麻风分枝杆菌无法进行人工培养，通常是取黏膜或皮肤病变处刮取物作为涂片，进行抗酸染色查找有无排列成束的抗酸杆菌，可根据镜下视野内细菌数量的多少（即细菌指数）进行报告。此外，还可进行麻风菌素试验，病理学检查等。

五、防治原则

尚无有效可用的疫苗及理想的预防药物来防治麻风病，疫苗仍在试验中，其效果亦难以判定。因此，当前的主要预防措施仍然是早期发现、及时隔离、及时治疗，降低传染。对于流行区的儿童、患者家属，可以接种卡介苗，有一定的预防效果。麻风病主要以化学药物联合进行治疗，要早期、及时、足量、足程、规范治疗，一般联合用药 6～12 个月可以治愈，治疗非常有效，而且副作用很少，复发率很低，少有抗药性。主要药物是砜类，如氨苯砜、苯丙砜、醋氨苯砜等，利福平也有较强的抗麻风分枝杆菌的作用。

第三节　致病性大肠埃希菌

大肠埃希菌（*Escherichia coli*）俗称大肠杆菌，是人类肠道中重要的正常菌群，可为宿主提供一些营养产物。该菌通常不引起肠道疾病，只有离开肠道寄生于人体其他器官组织时（如寄生于泌尿道）才可能致病。

人类对大肠埃希菌的肠道致病性的认识始于 20 世纪 40 年代，人们发现某些血清型的大肠埃希菌是婴幼儿腹泻的病因，这类大肠埃希菌被称为致病性大肠埃希菌，主要引起腹泻，也称为致泻性大肠埃希菌。致病性大肠埃希菌是由正常菌群转变而来的致病菌，即由于获得了位于质粒、噬菌体和毒力岛上的毒力因子基因而成为致病菌。

一、生物学性状

大肠埃希菌为革兰氏阴性杆菌，大小为（0.4～0.7）μm×（1～3）μm，两端钝圆，多数菌株有周身鞭毛，有菌毛，无芽孢，没有特殊的排列方式。大肠埃希菌营养要求不高，容易培养，是兼性厌氧菌，在普通琼脂平板 37 ℃培养 24 小时后，形成直径 2～3 mm 的圆形、凸起、灰白色、光滑的菌落。该菌生化反应活泼，能分解葡萄糖等多种糖类，产酸、产气，一般都分解乳糖。

大肠埃希菌抗原成分复杂，有菌体抗原（O）、鞭毛抗原（H）、包膜抗原（K）等。O 抗原超过 170 种，H 抗原超过 50 种，不同抗原的组合形成不同血清型的大肠埃希菌，如 O157：H7 型大肠埃希菌等。

大肠埃希菌在自然界水中可存活数周至数月，在温度较低的粪便中可存活更久。对热的抵抗力较其他肠道杆菌强，在 55℃ 条件下持续 60 分钟或 60 ℃ 15 分钟不能被完全杀死。胆盐、煌绿等对该菌有选择性抑制作用。对磺胺类、链霉素、氯霉素、卡那霉素等敏感，但易产生耐药，由带有耐药因子的质粒传递而获得。

二、流行病学

致病性大肠埃希菌的传染源主要是患者和携带者，有些家畜、家禽等也可作为传染源，通过污染的食品和饮水传播，为外源性感染。本菌引起的疾病呈世界性流行，热带和亚热带地区，以及卫生条件落后地区发病率高，而温带和寒带地区则有明显的季节性。

1945 年，首次报告大肠埃希菌引起婴幼儿腹泻，此后世界各地均有发现。在婴幼儿腹泻中检出率可高达 70%，成人可呈散发或暴发流行。1982 年，美国发生肠出血性大肠埃希菌流行，并分离出 O157：H7 型菌株，证明是一种新的致病菌，此后该菌在世界多个国家发生过暴发或散在流行。1996 年，日本发生了该菌最大的一起暴发流行，波及 30 多个都府县，9 000 多名儿童感染，有 10 人死亡，是由食物中毒所致，引起巨大震动。我国亦有此病的散发流行，早在 20 世纪 60 年代就有致病性大肠埃希菌感染的报道。2011 年，欧洲肠出血性大肠埃希菌 O104：H4 血清型流行，波及欧盟、美国、加拿大等 10 多个国家和地区，病例主要集中在德国，超过 4 000 例，死亡 50 多例，系由污染的芽苗菜引起；此次 O104：H4 血清型与以往 O157：H7 型有较大区别，主要感染成人，女性为主，且发生溶血性尿毒综合征的比例大增，达到 25%。此次疫情给欧洲相关国家带来巨大损失，也使人们更加认识到致病性大肠埃希菌，特别是肠出血性大肠埃希菌给人类健康带来的极大威胁。

三、致病与临床表现

致病性大肠埃希菌有五种类型，包括肠产毒素性大肠埃希菌、肠侵袭性大肠埃希菌、肠致病性大肠埃希菌、肠出血性大肠埃希菌、肠集聚性大肠埃希菌，其中以肠出血性大肠埃希菌引起的疾病最为严重，人们尤为重视。他们的致病机制有所不同，一般包括两方面因素：一方面，细菌具有黏附素，即定植因子，有助于该菌黏附于肠道定植，增强细菌的侵袭力，侵犯肠道黏膜表面引起炎症；另一方面，有的细菌能产生肠毒素，作用于肠道，导致腹泻，以至于出血等。

（1）肠产毒素性大肠埃希菌（ETEC）是 5 岁以下婴幼儿和旅行者腹泻的重要病原菌，在发展中国家极为常见。细菌通过污染的水源和食物传播，人与人之间不传播。该菌产生不耐热肠毒素和耐热肠毒素两种外毒素，均可作用于肠黏膜上皮细胞，导致腹泻，症状可从轻度腹泻至严重腹泻，平均病程 3 ～ 4 天。

（2）肠侵袭性大肠埃希菌（EIEC）主要侵犯较大儿童和成人，所致疾病类似于急性菌痢，主要症状表现为发热、腹痛、腹泻、脓血便和里急后重等。该菌不产生肠毒素，主要是细菌侵袭力所致，使肠黏膜上皮细胞发生炎症、死亡。

（3）肠致病性大肠埃希菌（EPEC）是婴幼儿腹泻的主要病原菌，严重者可致死，是最早发现的引起腹泻的大肠埃希菌。该菌不产生外毒素，细菌黏附于小肠上皮细胞，引起组织病理损伤，导致严重水样腹泻。

（4）肠出血性大肠埃希菌（EHEC）有 50 多个血清型，以 O157：H7 型较多见，主要感染 5 岁以下儿童；2011 年，O104：H4 型出现暴发流行，主要感染成人。EHEC 产生志贺毒素，作用于肠上皮细胞和肾上皮细胞，终止细胞合成蛋白质，使细胞损伤或死亡，引起轻重不等的腹泻、出血性肠炎、溶血性尿毒综合征、血栓性血小板减少性紫癜等等，严重者出现死亡。EHEC 感染潜伏期为 2 ～ 7 天，大多数急性起病，常突发剧烈腹痛和非血性腹泻，数天后出现血性腹泻，有较多的后遗症和并发症。当出现溶血性尿毒综合征时，有高达 15% 的死亡率。

（5）肠集聚性大肠埃希菌（EAEC）引起婴儿和旅行者持续性水样腹泻，伴有脱水，偶有血便。该菌能在肠上皮细胞表面自动聚集，形成砖状排列，刺激黏液分泌，形成生物被膜，导致微绒毛变短，单核细胞浸润和出血。

四、诊断方法

大肠埃希菌所致胃肠炎的诊断，可根据流行病学特征、临床表现、实验室检查等几方面进行。在流行期间，若婴幼儿腹泻，应首先考虑为大肠埃希菌性胃肠炎，进行隔离治疗，等待病原学检查确诊。在非流行期间，特别是散发病例，仅靠临床难以诊断，必须结合病原学、血清学检查确诊。因此，实验室细菌学检查对于疾病的诊断尤为重要。

五、防治原则

对于 ETEC 感染，可以使用人工合成的疫苗进行预防，对于 EHEC 的疫苗则正在研制中。预防致病性大肠埃希菌的感染，要及时隔离患者，管理好粪便和环境卫生，讲究个人卫生，特别要做好饮水和食品安全，食物要保持清洁、生熟分开、做熟、保存在安全的环境下。

急性胃肠炎有较强的自愈性，轻症患者进行补液和对症处理即可，菌血症及重症患者则还需要给予抗生素治疗。大肠埃希菌的耐药性非常普遍，使用前应进行药物敏感性试验。

第四节　霍乱弧菌

霍乱弧菌（*Vibrio cholerae*）是人类霍乱的病原体。霍乱是一种古老且流行广泛的烈性传染病，属于国际检疫传染病。霍乱弧菌目前约有 200 多个血清群，其中，O1 群又分为古典生物型（Classical bio-type）和埃尔托生物型（EL-Tor bio-type）。1992 年 10 月，在印度东南部又发现了一个引起霍乱流行的新血清型菌株（O139 血清型群），在沿孟加拉湾的印度和孟加拉部分城市传播，并很快波及亚洲、美国和欧洲，这是首次由非 O1 群霍乱弧菌引起的霍乱流行。它引起的霍乱在临床表现及传播方式上与古典型霍乱完全相同，但不能被 O1 群霍乱弧菌诊断血清所凝集，抗 O1 群的抗血清对 O139 菌株无保护性免疫。O139 群霍乱弧菌至今只有一个血清型，由于所分离的新菌株来自沿着孟加拉海湾的城市，故又称为 Bengal 型。目前，这些命名已被"国际腹泻疾病研究中心"所认可。

一、生物学性状

霍乱弧菌是革兰氏阴性菌，菌体短小呈弧形或逗点状，长 1.5～3.0μm，宽 0.5～0.8 大量 μm，有单鞭毛、菌毛，无芽孢，部分有荚膜（包括 O139）。霍乱弧菌为兼性厌氧，营养要求不高，可在 18～37 ℃的温度范围内生长繁殖，在普通培养基上生长良好。霍乱弧菌耐碱不耐酸，因其他肠道杆菌在 pH 8.8～9.0 的碱性蛋白胨水中不易生长，故可作为增殖霍乱弧菌的选择性培养基。生长迅速，培养 6～8 小时即可形成菌膜，可以做快速增菌、鉴定。霍乱弧菌能发酵葡萄糖、麦芽糖、甘露醇、蔗糖、半乳糖等，产酸不产气。不能分解阿拉伯糖、水杨素、卫矛醇、鼠李糖、木糖、侧金盏花醇和肌醇。氧化酶、明胶液化试验、过氧化氢酶试验和吲哚反应均为阳性。

霍乱弧菌对热、干燥、日光、化学消毒剂和酸均很敏感，在正常胃酸中仅生存 4 分钟。干燥 2 小时或 55 ℃湿热 15 分钟，100 ℃煮沸 1～2 分钟立即死亡，0.5 mg/L 氯作用 15 分钟能杀死霍乱弧菌。用 25% 次氯酸钙处理患者排泄物或呕吐物 1 小时，可达到消毒目的。

二、流行病学

霍乱的传染源是霍乱患者或带菌者。霍乱可通过饮用或食用被霍乱弧菌传染而又未经消毒处理的水或食物和接触霍乱患者、带菌者排泄物污染的手和物品以及食用经苍蝇污染过的食物等途经传播。我国霍乱高发季节为 3—11 月，6—9 月是流行高峰。霍乱的地区分布一般多以沿海为主，特别是江河入海口附近的江河两岸及水网地带。但也可传入内陆、高原和山地，甚至沙漠地区。一般说来沿海沿江地区的发病率高于平原，平原高于半山区和山区，盐碱地区高于非盐碱地区。近年来，随着交通的发达、经济贸易的交流、人口的大量流动，在内陆及开放地区也时有霍乱的发生、暴发和流行。

19 世纪初至今，霍乱已引起 7 次世界性大流行。1817—1923 年的百余年间，在亚、非、欧、美、大洋洲等发生的 6 次世界性霍乱大流行是由古典生物型引起的，主要存在于印度，因此，欧洲人称之为"亚洲霍乱"或"印度霍乱"，也称真性霍乱或古典霍乱，给人类带来巨大的灾难。1961 年开始的第 7 次世界性霍乱大流行，是由埃尔托生物型霍乱弧菌引起的，至 1969 年先后侵犯西太区和东南亚地区 26 个国家和地区，每年报告病例 2.4 万～8 万。1970 年，霍乱流行到非洲。其后 20 年间每年约有 30～40 个亚、非、欧、美和大洋洲国家报告 3 万～16.5 万病例。1991 年始，从 1 月份侵入秘鲁发生大流行，并迅速波及几乎全部中南美洲国家，年底已有 14 个拉美国家报告约 39.1 万病例。仅 1991 年全球 59 个国家和地区报告约 60 万病例，超过过去 11 年全球报告病例数的总和。此后世界范围内霍乱流行情况虽有所下降，但近年来疫情仍十分严峻，至今已波及五大洲 140

个以上的国家和地区，报告病例数在 400 万以上。

1992 年 10 月，印度和孟加拉相继发生一种由 O139 群霍乱弧菌引起的新型霍乱暴发和较大流行，这型霍乱随后在亚洲传播，至今已有印度、孟加拉、中国、巴基斯坦、泰国、马来西亚、缅甸、尼泊尔、新加坡、斯里兰卡等国家和地区报告发生 O139 霍乱病例。2003 年，WHO 报告 45 个国家 111 575 例病例。近年来，O139 霍乱在全球的发病和流行情况呈下降趋势，没有像初发时期预想的那样严重，但 O139 群霍乱弧菌所具有造成流行和大流行的潜力，应足以引起我们的高度重视。

我国从 1820 年第一次霍乱世界大流行传入以来，每次世界大流行都受到波及。1961 年，第七次霍乱世界大流行波及中国，此后霍乱疫情时有发生，并且有时非常严重。1993 年，我国新疆坷坪县首次发生了 O139 霍乱的局部流行，由于处理及时妥当，未造成较大的流行和播散。进入 21 世纪之后，我国霍乱疫情仍然非常严峻，尤其是 O139 霍乱。据 2001 年疫情统计，全国共发生霍乱病例 2 805 例，其中 O139 霍乱 258 例，约占 10%，遍及 16 个省市区；而 2002 全国霍乱病例 670 例，其中 O139 霍乱 161 例，占 24%，仍遍及 12 个省市区。

三、致病与临床表现

人群普遍易感霍乱，胃酸缺乏者尤其易感。霍乱的潜伏期为数小时至 5 天，通常为 2～3 天。粪便阳性期间有传染性，通常至恢复后几天。偶有携带者传染期持续数月。对霍乱弧菌有效的抗菌药物可缩短传染期。霍乱弧菌能产生肠毒素、神经氨酸酶、血凝素，菌体裂解后能释放出内毒素。

古典生物型与 O139 群霍乱弧菌所致者，症状较严重，埃尔托型引起的多数为轻型或无症状者。霍乱的临床表现主要分为潜伏期、泻吐期、脱水期和反应期 4 个阶段。首先是潜伏期，一般持续 3 天左右。继而是泻吐期，持续时间数小时到 3 天，小孩有时会发热，成人一般不会。腹泻是这一时期的首发和最常见症状，多为无痛性，大约有三分之一的患者会排出米泔水样大便，每天排便数次至数十次，甚至是不计其数。腹泻后呕吐就会随之发生，一般呈喷射状，每天在 10 次以内。然后是脱水期，持续时间是数小时，也可能是两三天。轻度脱水会引起口渴，皮肤弹性稍差，神志清醒。重度脱水则出现典型"霍乱面容"，如眼窝内陷，面颊深凹，眼裂增大，皮肤干燥，声音嘶哑。如果严重失水，血液就会浓缩，从而出现循环衰竭，导致失水性休克，主要症状是脉搏细弱，血压下降，烦躁昏迷，呼吸急促等。另外，脱水期还会出现电解质紊乱，肌肉痉挛疼痛等症状。最后是反应期，也叫恢复期，随着脱水和电解质、酸碱紊乱的纠正，大多数症状消失，表现虚弱，部分患者有发热反应。这一阶段可持续 1～3 天。

四、诊断方法

依据患者的流行病学史、临床表现及实验室检查结果进行综合判断。霍乱应与其他病原微生物引起的腹泻相鉴别。主要鉴别诊断包括大肠杆菌性肠炎、副溶血弧菌肠炎、沙门氏菌肠炎、病毒性肠炎、急性细菌性痢疾、金黄色葡萄球菌所致腹泻等。对霍乱可直接进行镜检，以患者米泔水样大便或呕吐物为标本，涂片染色及悬滴法检查细菌形态和动力特征有助于提高检出率和早期诊断。也可以将标本首先接种至碱性蛋白胨水增菌培养，37 ℃孵育6～8小时后直接镜检并作分离培养。霍乱弧菌因分解蔗糖呈黄色菌落，挑选单菌落进行生化反应及与O1群多价和单价血清作玻片凝集反应。此外，还应该与O139群抗血清做凝集反应进行鉴定。

诊断要以下述四个方面为依据：①流行病学资料。是否来自流行区，有无与本病患者及其排泄污染物接触史、有无不洁饮食或进食可疑食物史、有无预防接种史。②临床表现。对典型的无痛性不伴有里急后重的、具有剧烈的"米泔水"样腹泻、呕吐、严重脱水等表现者，不难作出临床诊断。对于流行期间无其他原因可解释的泻吐患者或离开疫区不足5天发生腹泻者应作为疑似病例处理，及时做出诊断及鉴别诊断。③病原学弧菌培养阳性则为确诊依据。④血清学试验结果有助于诊断。

霍乱的确诊标准是具有下列三项之一者即可确诊为霍乱：①凡有腹泻症状，粪便培养O1群或O139群霍乱弧菌阳性者。②霍乱流行期间的疫区内，凡有霍乱典型症状，如剧烈腹泻水样便（黄水样、清水样、米泔样或血水样），伴有呕吐，迅速出现严重脱水，循环衰竭及肌肉痉挛（特别是腓肠肌和腹直肌）。虽然粪便培养未发现霍乱弧菌，但并无其他原因可查者，有条件可做双份血清凝集素试验，滴度4倍上升者可诊断。③疫源检索中，在首次粪便培养检出O1群或O139群霍乱弧菌，前5日内有症状较轻腹泻及接触史者，可诊断为轻型霍乱。

五、防治原则

由于霍乱流行迅速，且在流行期间发病率及死亡率均高，危害极大，因此，早期迅速和正确的诊断，对治疗和预防本病的蔓延有重大意义。必须贯彻预防为主的方针，坚持"标本兼治，治本为主"的原则，有针对性地制订本地区预防和控制霍乱的规划，做好对外交往及入口的检疫工作，严防霍乱弧菌传入。此外应改善社区环境，加强水、粪和垃圾管理，注意饮食卫生，不生食贝壳类海产品。对霍乱弧菌的防治主要遵循以下几个原则。

（1）控制传染源。及时检出患者并隔离治疗。对密切接触者要严密检疫，进行粪便检查和药物治疗。同时，做好国境卫生检疫和国内交通检疫，一旦发现患者或疑似患者立即进行隔离治疗，并对交通工具进行彻底消毒。

（2）切断传染途径。加强饮水消毒和食品管理，对患者和带菌者的排泄物进行彻底消毒。另外，还应该消灭苍蝇等传播媒介。

（3）提高人群免疫力。提高人群免疫力主要依据注射疫苗，以往使用的全菌死菌苗和霍乱肠毒素的类毒素疫苗，因为保护率低、保护时间短而且不能防止隐性感染和带菌者，已不提倡使用。目前，预防霍乱的重点是研制口服疫苗，主要有灭活的全菌体疫苗和减毒活疫苗，包括B亚单位－全菌灭活口服疫苗（BS-WC）、基因工程减毒活疫苗（如CVD$_{103}$-HgR）和带有霍乱弧菌几个主要保护性抗原的基因工程疫苗等。对霍乱的治疗方法主要为及时补充液体和电解质及应用抗生素如四环素、多西环素、呋喃唑酮等。

第五节　破伤风梭菌

破伤风梭菌（*Clostridium tetani*）属于厌氧性细菌中的厌氧芽孢梭菌属。厌氧性细菌是生长和代谢不需要氧气，利用发酵而获取能量的一群细菌，根据能否形成芽孢分为两大类：厌氧芽孢梭菌和无芽孢厌氧菌。破伤风梭菌是破伤风的病原菌，为外源性感染，是一种历史较悠久的梭状芽孢杆菌。破伤风是指破伤风梭菌经由皮肤或黏膜伤口侵入人体，在缺氧环境下生长繁殖，产生毒素而引起肌痉挛的疾病。

一、生物学性状

破伤风梭菌为革兰氏阳性杆菌，菌体细长，长 2～18 μm，宽 0.5～1.7 μm，菌体周身鞭毛，能运动，无荚膜，形成芽孢，位于菌体顶端、形似鼓槌。该菌为严格厌氧菌，适宜生长温度为 37 ℃，适宜 pH 7.0～7.5，大量存在于土壤、人和动物肠道内。多数为腐生菌，少数为致病菌，适宜条件下发芽形成繁殖体，产生强烈的外毒素，引起人和动物疾病，其芽孢抵抗力强，75～80 ℃ 10 分钟仍保持活力，在土壤中可存活数年。

破伤风梭菌对营养要求不高，在普通琼脂平板上培养 24～48 小时后，可形成直径 1 mm 以上不规则的菌落，菌落周边疏松似羽毛状突起，边缘不整齐呈羊齿状，易在培养基表面迁徙扩散。在血平板上 37 ℃ 培养 48 小时后可见薄膜状爬行生长，伴有 β 溶血环。不发酵糖类，不分解蛋白质。

二、流行病学

破伤风梭菌广泛存在于人、畜粪便和土壤中，极易通过灰尘或直接污染人类伤口而引起发病。估计全球每年病例为 100 万，其中，新生儿病例大约 80 万。除战伤外，平时见于开放性骨折、深刺伤、深切割伤、挤压伤、动物咬伤及产道感染。偶有因注射或手术时消毒不严或在消毒条件较差的条件下进行穿耳等小手术感染发病的报道。各年龄均易感，但以青壮年男性，尤其以农民居多。

新生儿破伤风（neonatal tetanus，NT）是新生儿感染破伤风梭菌导致发病及死亡的疾病，已成为发展中国家重要的公共卫生问题。海南省一直属于 NT 高发地区，1997 年发病率 2.73%，病死率 90.8%，占新生儿死因的首位。2000 年，WHO 提出消灭 NT 是全球性目标。同年，我国原卫生部、财政部和国务院妇女儿童工作委员会联合在西部 12 个省、自治区、直辖市 378 个项目县开始实施"降低孕产妇死亡率和消除新生儿破伤风项目"。经过 2004 年、2005 年、2008 年和 2009 年的进一步扩展，目前，该项目已覆盖全国 22 省、自治区、直辖市等地，通过多年的实施，有效地促进我国妇女、儿童健康保健水平。

三、致病与临床表现

破伤风梭菌可由伤口侵入人体，发芽繁殖而致病，但破伤风梭菌是厌氧菌，在一般表浅伤口中不能生长，其感染的重要条件是伤口需形成厌氧微环境。伤口形成厌氧微环境的条件有伤口窄而深（如刺伤）；伤口伴有泥土或异物污染；大面积创伤、烧伤，坏死组织多，局部组织缺血；同时有需氧菌或兼性厌氧菌混合感染的伤口等。该菌无侵袭力，仅在局部繁殖，致病作用完全有赖于病菌所产生的毒素。破伤风梭菌能产生两种外毒素：质粒编码的破伤风痉挛毒素（tetanospasmin），是引起症状的主要毒素，对神经有特殊的亲和力，能引起肌痉挛；对氧敏感的破伤风溶血毒素（tetanolysin）能引起组织局部坏死和心肌损害。

破伤风潜伏期不定，往往与曾否接受过预防注射，创伤的性质和部位及伤口的处理等因素有关。通常7～8天，但也有短至24小时或长达几个月或数年。潜伏期越短，病死率越高。发病前期有乏力、头晕、头痛、咀嚼无力、反射亢进，烦躁不安，局部疼痛，肌肉牵拉，抽搐及强直，下颌紧张，张口不便。

（1）发病期肌肉直性痉挛。首先从头面部开始，进而延及四肢躯干：咀嚼肌—面肌—颈项肌—背腹肌—四肢肌群—膈肌—肋间肌。张口困难、牙关紧闭，苦笑面容，颈项强直，不能点头。

（2）吞咽困难。出现角弓反张，窒息。声、光震动、饮水、注射可诱发阵发性痉挛，持续数秒至数十分钟不等。病人面色苍白，口唇发绀，呼吸急促，口吐白沫，流涎，磨牙，头频频后仰，四肢抽搐不已，大汗淋漓，表情非常痛苦。肌肉断裂、出血、骨折、脱位、舌咬伤等。患者神志始终清楚，感觉也无异常。一般无高热。发病间歇期时间长短不一，疼痛稍减，肌肉仍紧张、发热、便干、喉头痉挛，呼吸道不畅，肺炎，肺不张，窒息。发病后期患者水电解质紊乱、酸中毒、呼吸肌心肌麻痹。病程3～4周，甚至6周以上。

四、诊断方法

破伤风患者的实验室检查一般无特异性发现。当有肺部继发感染时，白细胞计数可明显增高，痰培养可发现相应的病原菌，伤口分泌物常常分离到需氧性化脓性细菌，约30%患者的伤口分泌物经厌氧培养可分离出破伤风梭菌。

破伤风的诊断根据病史和典型的临床症状即可做出临床诊断。由于破伤风的临床表现较为特异，尤其症状典型时诊断不难，故临床诊断时不要求常规作为厌氧培养和细菌学证据。重点在于早期诊断，因此，凡有外伤史，不论伤口大小、深浅，如果伤后出现肌紧张、扯痛、张口困难、颈部发硬、反射亢进等，均应考虑此病的可能性。伤口分泌物培养阴性亦不能排除本病。对怀疑破伤风的患者，可采用被动血凝分析测定血清中破伤风抗毒素抗体水平，抗毒素滴定度超过0.01 U/mL者可排除破伤风。

破伤风容易与其他引起肌痉挛的疾病如化脓性脑膜炎、狂犬病、颞颌关节炎、子痫、癔症等疾病混淆。化脓性脑膜炎：虽有"角弓反张"状和颈项强直等症状，但无阵发性痉挛，患者有剧烈头痛、高热喷射性呕吐等，神志有时不清，脑脊液检查有压力增高，白细胞计数增多等。狂犬病：有被疯狗猫咬伤史，以吞咽肌抽搐为主，咽肌应激性增强，患者听见水声或看见水咽骨立即发生痉挛，剧痛喝水不能下咽，并流大量口涎。

五、防治原则

破伤风预防应采取正确处理伤口，注意产妇卫生，注射预防针，内服中药等措施。新生儿破伤风对新生儿的生命健康有重大的威胁，因此，我们需要及早进行预防，从根源上减少新生儿破伤风的发生。注重接生环节，孕妇肌注破伤风类毒素，加强贫困落后地区宣传。目前我国采用含有百日咳疫苗、白喉类毒素和破伤风类毒素的百白破三联制剂，对1～6个月的儿童进行免疫，以建立基础免疫。

破伤风治疗应采取以下三项措施。

（1）加强护理。精心护理对破伤风病程有很大影响，应将患者置于光线较暗、通风良好、清洁干燥的病房中。务必使患者保持安静，避免音响刺激，以减少痉挛发生的次数。

（2）创伤处理。必须对感染创伤进行有效防腐消毒处理，彻底排除脓汁、异物、坏死组织及痂皮等，并用消毒液（如3%过氧化氢，2%高锰酸钾或5%碘酊）消毒创面，以清除生产破伤风毒素的源泉。

（3）药物治疗。对可疑患者可立即注射破伤风抗毒素（tetanus antitoxin，TAT）进行紧急预防，在发病早期可足量使用抗毒素进行特异性治疗，同时可使用抗生素。破伤风免疫属外毒素免疫，主要由抗毒素挥中和作用，一般病后不会获得牢固免疫力，获得有效抗毒素的途径是人工免疫，包括主动免疫和被动免疫。主动免疫：注射破伤风类毒素作为抗原，使肌体产生抗体抗毒素达到免疫的目的，是目前最有效、可靠、经济的预防方法。被动免疫：创伤发生后24小时内，皮下或肌肉注射破伤风抗毒血清。破伤风抗毒血清有两种，一种是破伤风抗毒血清，注射后体内抗体可迅速上升，但仅能维持5～7天，因破伤风抗毒素是一种免疫马血清，对人体是一种异性蛋白，具有抗原性（超敏反应），因此，在用药前先做过敏试验；另一种是人体破伤风免疫球蛋白，由人体血浆中免疫球蛋白提纯而成。因无血清反应，故不需作为过敏试验，是理想的破伤风抗毒素。

第六节 鼠疫耶尔森菌

鼠疫耶尔森菌（*Yersinia pestis*），俗称鼠疫杆菌，是鼠疫的病原菌。鼠疫是一种自然疫源性的传染病，是危害人类最严重的烈性传染病之一，属国际检疫传染病，我国将其列为法定甲类传染病之首。每次大流行的菌种在代谢特点方面都有所差别，据此又分别命名为三种生物型，即古典型、中世纪型和东方型。

一、生物学性状

鼠疫耶尔森菌典型菌短而粗，两端钝圆，两极浓染，几乎成卵圆或椭圆形的小杆菌，长1～1.5 μm，宽0.5～0.7 μm。革兰氏染色阴性，无鞭毛、无芽孢、有荚膜。耶尔森菌为兼性厌氧菌，在普通培养基上生长良好，24～48 h形成典型的小菌落。凡加有血液的培养基，对鼠疫耶尔森菌生长有利，而典型菌落却不明显。最适生长温度为28～30℃，最适pH为6.9～7.2。在肉汤培养基中沉淀生长，48小时后肉汤表面形成菌膜，液体一般不混浊，稍加摇动，菌膜下沉呈"钟乳石"状，此特征有一定鉴别意义。

鼠疫耶尔森菌对温、热和消毒剂的抵抗力很弱，日光对其有强烈杀灭作用，对寒冷有较强的抵抗力，在痰和脓液中可存活 10～20 天，在蚤体内可存活 1 个月，在尸体中可存活数周至数月。

二、流行病学

鼠疫耶尔森菌的传播途径目前已证实主要通过蚤类叮咬、直接接触患者和动物，经皮肤、黏膜及呼吸道传染。世界各地存在许多鼠疫自然疫源地，主要分布在亚洲、非洲、美洲，包括荒漠、半荒漠、热带草原和亚高山地带。世界上曾发生过 3 次大流行。第一次发生在 6 世纪，从地中海地区传入欧洲，死亡 1 亿人。第二次发生在 14 世纪，波及了欧洲、亚洲和非洲。第三次发生在 18 世纪，殃及 32 个国家。

20 世纪中叶人间鼠疫急剧下降，但 80 年代以来，鼠疫逐渐活跃。1980—1999 年，发病 35 136 人，死亡 2 899 人，其中，1990—1999 年发病 26 491 人，为 20 年间的 3/4。1994 年印度鼠疫，发病 876 人，死亡 56 人，称为"苏拉特风暴"。1955—1989 年，我国累计患者 699 例，年均发病 20 例。1990—1999 年间，发病 382 例，死亡 48 例，年均发病 42 例。2000—2010 年，发病 479 例，死亡 37 例，年均发病 48 例。

目前，我国现有 12 类鼠疫自然疫源地，分布在 19 个省（区）296 个县（市、旗），疫源地面积 1 436 573 km^2，在云南、广西、青海及贵州等地零星发生鼠疫病例报道。尽管目前鼠疫的发病率较低，但存在于自然界动物宿主体内的鼠疫耶尔森菌经常引起小范围的鼠疫暴发，因此，鼠疫仍是我国重点监控的自然疫源性传染病。

三、致病与临床表现

鼠疫耶尔森菌主要寄生于啮齿类动物，传播媒介以鼠蚤为主。一般先在鼠类间发病和流行，通过鼠蚤的叮咬进而传染人类，当大批病鼠死亡后，鼠蚤失去原宿主而转向人群或其他动物。人患鼠疫后，又可能通过人蚤或呼吸道等途径在人群间流行。鼠疫的潜伏期较短，一般在 1～6 天之间，多为 2～3 天，个别病例可达 8～9 天。腺型和皮肤型鼠疫，约为 2～5 天，通常 1～8 天。肺鼠疫和原发性败血型鼠疫的潜伏期较短，约为数小时至 3 天。经鼠疫菌苗接种者潜伏期可延长 9～12 天。

临床表现为危重的全身中毒症状。发病急剧，恶寒战栗，高热至 39～40 ℃，呈稽留热。头痛剧烈，有时呈中枢神经性呕吐、头晕、呼吸急促，很快陷入极度虚弱状态。心动过速，每分钟脉搏达 120 次以上。重症患者出现"鼠疫颜貌"：颜面潮红或发白，有时甚至发青，有重病感或恐怖不安，眼睑结膜及球结膜充血。

临床上常见的类型有腺鼠疫、败血症型鼠疫和肺鼠疫。

（1）腺鼠疫。最常见，多发生于流行初期，除具有鼠疫的一般症状外，受侵部位所属淋巴结肿大为其主要症状。淋巴结肿大的患者发病时间或为 1～2 天，很少超过 1 周。淋巴结肿大可发生在任何被侵部位的所属淋巴结，以腹股沟、股、腋、颈等淋巴结为多见。

（2）肺鼠疫。通过呼吸道吸入造成肺部感染（原发鼠疫），或由腺鼠疫、败血症型鼠疫继发而致。原发鼠疫，潜伏期短，发病急剧；严重的除一般临床症状外，有呼吸道感染的特殊症状；高热，达 40～41 ℃，脉搏细速，每分钟 120～130 次；颜面潮红，眼结膜充血；临终前患者全身皮肤由紫癜变黑，故有"黑死病"之称。胸部 X 线呈支气管炎表现。可因休克、心衰于 2～3 天死亡。继发性肺鼠疫表现为病势突然增剧，出现咳嗽、胸痛、呼吸困难，随之咯出稀薄泡沫样血痰；痰中含有大量的鼠疫耶尔森菌，可成为引起原发性肺鼠疫的传染源。

（3）败血症型鼠疫。重症腺鼠疫或肺鼠疫患者的病原菌侵入血流，导致败血症型鼠疫，是临床上最凶险的病型之一，分原发性和继发性两种。继发性由腺型或其他型鼠疫未治疗或治疗不当病情恶化所致，中枢神经系统症状出现较早，如剧烈头痛、意识不清、狂躁不安、谵妄等，颜面呈恐怖、痛苦、狰狞表情。皮下及黏膜广泛出血。有时有黑便，胃肠道出血。血液中可查见大量鼠疫耶尔森菌。

四、诊断方法

（1）流行病学线索。凡患者发病前 10 天，到过鼠疫动物病流行区或接触过鼠疫疫区内的疫源动物、动物制品及鼠疫患者，进入过鼠疫实验室或接触过鼠疫实验用品。

（2）鼠疫临床症状。突然发病，高热，白细胞剧增，在未用抗菌药物（青霉素无效）情况下，病情在 24 小时内迅速恶化并具有下列症候群之一者：①急性淋巴结炎，肿胀，剧烈疼痛并出现强迫体位；②出现重度毒血症、休克症候群而无明显淋巴结肿胀；③咳嗽、胸痛、咯痰带血或咯血；④重症结膜炎并有严重的上下眼睑水肿；⑤血性腹泻并有重症腹痛、高热及休克症候群；⑥皮肤出现剧痛性红色丘疹，其后逐渐隆起，形成血性水泡，周边呈灰黑色，基底坚硬。水泡破溃，创面也呈灰黑色；⑦剧烈头痛、昏睡、颈部强直、脑压高、脑脊液浑浊。

（3）鼠疫细菌学、血清学诊断依据。患者的淋巴结穿刺液、血液、痰液，咽部和眼分泌物以及尸体脏器或管状骨骨髓取材标本，分离到鼠疫耶尔森菌。鼠疫的细菌学检查主要方法为"四步检验法"：镜检、培养、鼠疫噬菌体裂解试验和动物接种。对首获菌株，还应进行生物学、生化学和血清学等方法的鉴定。鼠疫血清学检查主要方法为间接血凝法（PHA）：患者 2 次（间隔 10 天）采集血清，用 PHA 法检测 F1 抗体呈现 4 倍以上增长。此外，荧光抗体法（FA）、酶联免疫吸附试验（ELISA）等检验方法逐渐流行，而随着鼠疫基因组研究的深入，生物芯片技术将会使鼠疫基因诊断有更大的突破。

五、防治原则

（1）管理传染源。加强疫情报告，严格隔离患者，患者和疑似患者应分开隔离。肺鼠疫隔离至痰培养 6 次阴性。腺鼠疫隔离至肿大淋巴结完全消散后再观察 7 天。接触者医学观察 9 天，曾接受预防接种者应检疫 12 天。患者的分泌物与排泄物应彻底消毒或焚烧。鼠疫患者的尸体用袋严密包扎后焚烧。

（2）切断传播途径。加强国际交通检疫，对来自疫区的车、船、飞机进行严格检疫并灭鼠灭蚤。对可疑旅客应隔离检疫。避免接触不明原因死亡的鼠及旱獭。

（3）保护易感人群。加强个人防护，参与治疗或进入疫区的医护人员必须穿防护服和高筒靴、戴面罩、厚口罩、防护眼镜、橡皮手套等。预防性服药，如服用磺胺嘧啶和四环素。预防接种，接种对象为疫区及其周围的人群，参加防疫工作人员和进入疫区的医护人员。非流行区人员应在接种 10 天后方可进入疫区。

第七节　类鼻疽伯克霍尔德菌

类鼻疽伯克霍尔德菌（*Burkholderia pseudomallei*）简称类鼻疽菌，是属于伯克属的革兰氏阴性短杆菌。该菌在热带地区广泛分布，我国海南、广东和广西等地是类鼻疽菌的永久疫源地。该菌兼性胞内寄生，是导致人类鼻疽病的病原体。2015 年在全球范围内类鼻疽感染病例超过 16 万人，死亡人数约 9 万人。据估算类鼻疽病发病率可达 50/10 万。美国 CDC 早在 2006 年就将类鼻疽菌列为 I 类病原体严加防范，并且美国 CDC 及 WHO 已将其列入国际《禁止生物武器公约》核查清单。虽然国际同行高度重视，但由于诊断困难、临床表现多样、缺乏特征等原因，在我国类鼻疽菌致病并未引起足够的重视。

一、形态结构

类鼻疽菌是革兰氏阴性短杆菌，大小（1.2～2.0）μm×（0.4～0.5）μm，端鞭毛。普通光学显微镜很难观察到荚膜，电镜下可以看到菌体周围附着有团状的荚膜样物质，菌体内可见数量不等的椭圆状的电子透明带，核质向两端集中。

类鼻疽菌在普通营养琼脂上生长良好，血液或血清琼脂更利于其生长，并缓慢溶血，SS 琼脂上生长不良。在血培养板上菌落呈现奶白色，车轮状或菊花样，菌落周围呈半溶血状态；普通营养琼脂上，24 小时形成 0.3～0.6 mm 的小菌落，半透明，光滑，48 小时菌落增大至 1.0～1.5 mm，随着时间的延长菌落融合，一般 4～6 天以后菌落表面形成粗糙的皱褶，并带有色素和土霉味。普通肉汤生长良好，24 小时呈浑浊状，一般 48 小时形成较厚的菌膜，随着时间的延长肉汤变清并有沉淀。

二、理化特性

类鼻疽菌最适合的碳源是葡萄糖、半乳糖和甘露糖；果糖和山梨糖是酮糖，利用较差，特别是山梨糖有很少菌株能利用。鼠李糖在 C-6 上少一个羟基，不能利用；糖苷在 C-1 上有不同的苷，不能利用如七叶苷和水杨苷。在多糖的利用中，凡是葡萄糖或半乳糖单糖以 1，4 糖苷键相连的均能利用，如乳糖，麦芽糖，纤维二糖及糊精等，否则不能利用（如敷糖、木密糖和菊糖）或滞后（蔗糖）。棉籽糖的分子结构复杂，不能利用。类鼻疽菌产生硫化氢、氧化酶、接触酶、明胶液化、亚甲蓝还原、硝酸盐还原均为阳性；尿素酶和柠檬酸盐试验结果不定；V-P 试验和哚基质阴性。

有学者将能否利用 L－阿拉伯糖作为划分类鼻疽菌生物型的依据，能利用者为非病原株（Ara⁺）；反之为病原株（Ara⁻）。但有学者发现某些 Ara⁺ 也有致病性，所以有人企图把致病性 Ara⁺ 细菌立为一个新种，称为泰鼻疽伯克菌（*Burkholderia thailandensis*），然而多数学者并不接受这个新种。类鼻疽菌不形成芽孢，次氯酸钠、过氧己酸等都能有效杀灭，石炭酸效果较差，来苏水效果最差。75% 的酒精可在 5 分钟内杀死该菌，465 W/cm²

的紫外线 7.75 分钟杀死该菌。

类鼻疽菌含有 2 条染色体，分别是染色体 1 和染色体 2。全基因组（测序工作已经完成，共由 7 247 547 bp 组成，染色体 1 含 4 074 542 bp，染色体 2 含 3 173 005 bp。初步注释认为，蛋白编码基因的平均长度为 1 031±532bp，整个染色体可能含有 5 600 个基因，大约 89% 的序列是编码蛋白质的。染色体中 G+C 含量达 68.06%，然而编码 16S rRNA 区域的 G+C 含量只有 55.5%，编码 23 SrRNA 的区域只有 53.5%。在基因组中 GTG 和 CTG 启动子使用得较少，分别是 5.2% 和 3.4%，大部分基因选用 ATG 作为启动子。

三、流行病学

类鼻疽菌能在适宜的场合中长期存活，菌种的自然生存不需要动物宿主参加，是热带土壤常在菌和腐生菌，在适宜的环境中形成永久性自然疫源地。根据既往研究报道类可知，鼻疽菌广泛分布于东南亚、澳大利亚北部和其他热带地区土壤中，但全球范围内该菌的分布情况和类鼻疽病发病情况了解甚微。Hay SI 等人 2016 年在 Nat Microbiol 上撰文指出，至少 45 个国家对类鼻疽病存在严重漏报。全球每年至少有 16.5 万人因感染类鼻疽菌致病，8.9 万人因此死亡。

20 世纪 70 年代初，我国科学家从地理环境断定我国华南地区存在类鼻疽疫源地。考虑到类鼻疽菌可能干扰马鼻疽的检疫，我国从 1975 年开始启动了类鼻疽研究工作。首先证实我国海南省、广东省和广西壮族自治区的一定区域土壤中广泛存在类鼻疽菌，接着在海南省发现了动物类鼻疽病例，从而确立了我国类鼻疽疫源地。血清学调查表明，上述三省区人和动物血清抗体明显高于北方地区。当前，我国学者夏乾峰、毛旭虎等人的流行病学调查结果提示，海南省除白沙、琼中、五指山、保亭等中部山地县市外，其余地区环境中均可分离出类鼻疽菌。由于疫区医生对该病一无所知，加之医院细菌学检验条件的限制，直到 1990 年才在海南省三亚市发现了首例人类鼻疽病。自此，虽然未纳入法定传染病汇报程序，但海南省每年都有几十例类鼻疽病的诊治。

类鼻疽菌是一种条件致病菌，并非所有接触人群都会致病。人患类鼻疽病的危险因素包括糖尿病、重度酒精中毒、贫血、肾并发症等，其中糖尿病是主要的危险因素。类鼻疽菌主要传播途径是通过带菌水土直接污染皮肤伤口，其次是通过空气吸入气溶胶。感染类鼻疽的动物虽然不直接参与本病的传播，但能将病原携带到非流行区，污染环境。我国目前的类鼻疽患者都主要自海南岛、雷州半岛和香港。本病多发于野外作业人员，农民是受感染的重要人群，战时以陆军为多。雨季和河水泛滥期是感染发病的季节。

四、致病与临床表现

类鼻疽病临床表现变化无常，潜伏期少则 2～3 天，多则数年，起病可急可慢，临床有隐匿性局部化脓感染、慢性化脓感染、急性肺部感染和急性败血症等 4 种表现，急性败血症型为最严重的病型。

类鼻疽菌感染后所有器官均可受累，不同流行区域的类鼻疽临床表现和易累及的器官组织也不相同，如澳大利亚类鼻疽病例中前列腺脓肿较泰国多；而在后者，中枢神经系统、腮腺受累的患者较多。我国海南地区类鼻疽病的临床表现以肺部症状为主，也最能引起本地医务人员的注意。类鼻疽菌感染累及肺部，表现为原发性或血源播散性肺炎。临床出现寒战、高热、气喘、胸痛、腹痛、肌痛、咳脓血性痰，以及不同部位脓疡形成的症状和体征。急性肺类鼻疽病患者病情较重，组织学上表现为局部或弥漫性坏死性肺炎，临床上出现严重低氧血症，死亡率可高达73%。原发性亚急性或慢性类鼻疽病典型表现是类似结核病的肺叶空洞，少数患者并发胸腔积液、胸膜黏连及肺门淋巴结肿大，极易误诊为肺结核。有香港学者推测大约1/3的当地结核病实为类鼻疽病。

亚急性或慢性肺类鼻疽病也可表现为机化性肺炎，或发展为肺囊性纤维化。类鼻疽菌常在肝、脾、骨骼肌、前列腺形成脓肿。可以单独发生，也可伴发于肺类鼻疽病。其他器官的类鼻疽脓肿也见诸报道，如腮腺、中耳、淋巴结、皮肤、骨、肾上腺、鼻窦，部分病例脓肿播散，发展为败血症。

类鼻疽病也可表现为慢性消耗性热病，偶有周期性缓解，或表现为仅有血清反应阳性的无症状感染。迟发病例常由诱发因素所激发，如糖尿病、酗酒、癌肿和营养不良等。

五、诊断方法

类鼻疽菌感染临床无特殊表现，其所引起的败血症与一般革兰氏阴性菌所致败血症相似，有"似百样病"之称。X线影像学检查表明，类鼻疽肺部感染多见于上肺，呈斑片状阴影，也可表现为空洞。根据临床症状难以确诊，并且肺部X线检查易与小叶性或大叶性肺炎、肺结核混淆而被误诊为肺炎或肺结核。由于医务人员不熟悉此病，有报道该病在某些地区入院误诊率高达100%。类鼻疽败血症及多部位脓肿的诊断如无病原学根据则更为困难。

临床诊断类鼻疽感染主要依靠血培养和血清学抗体检查。血培养虽然准确率高，但需时至少48小时，此时急性败血症型患者往往已死亡。血清学检查方法主要有间接血凝试验（IHA）、IgM免疫荧光试验（IgM-IFA）和酶联免疫检测，近年还发展了PCR检测技术。一般将血清抗体1：40定为IHA阳性标准，血清试验可进行补体结合反应或血清凝集反应，双份血清效价应呈4倍以上增长。新的血清学检查方法有改良间接酶联免疫法、免疫层析法诊断试纸等。

曾在流行区居留、有广泛化脓性病灶，尤其是肺和皮肤病变，肺部有进展性空洞形成，应高度怀疑类鼻疽病，可在血培养结果出来之前对疑似患者进行诊断性治疗。

六、防治原则

类鼻疽病迄今没有有效疫苗可供使用，类鼻疽菌是常在菌，所以疫源地无法拔除。本病的防治重点应在农村，因为农民是高发人群，该病很可能经常发生，被误诊和误治的现象可能非常普遍。在澳大利亚北部，高危人群被建议在雨季避免直接接触土壤和流水。泰国则建议当地居民、旅行者不要暴露在大雨和尘云下，接触土壤和水时应穿戴保护装置（如雨鞋和手套）；只喝瓶装水和开水。而在治疗实践或实验室中暴露接触类鼻疽杆菌，如针刺扎伤，口鼻黏膜或眼部接触到含有类鼻疽杆菌的物质或气溶胶，则应进行暴露后预防处理。

类鼻疽病的治疗主要以尽早使用敏感的抗生素为主，支持对症治疗为辅，并积极治疗基础疾病。由于该菌对多种常规抗生素耐药率较高，抗菌治疗最好根据药敏试验，大多需大剂量、长疗程的联合治疗。如不经治疗，急性败血性类鼻疽的病死率为65%～90%。对青霉素类、氨基糖苷类、氟喹诺酮类、第一代和第二代头孢菌素常有耐药，亚胺培南和美洛培南的耐药率最小，其次为哌拉西林/他唑巴坦、头孢他啶、复方新诺明等，氨苄西林、头孢唑啉、妥布霉素则100%耐药。因此，在细菌药敏试验前，可据经验选用头孢拉定、哌拉西林/他唑巴坦治疗。临床怀疑该病或一旦确诊，建议首选亚胺培南或美洛培南治疗。开始治疗的30天内至少两种药物联合应用，病情控制以后以单一药物维持2～6个月。慢性类鼻疽可用上述药物的半量，因较难彻底杀灭病菌，对肺内病变至少治疗3个月；对肺外病变至少需6个月的抗菌治疗，部分患者病情可反复。病情控制后，口服多西环素、复方新诺明维持治疗20周，以防复发。

第八节　布鲁氏菌

布鲁氏菌（*Brucella*）是一类以感染家畜为主的人类共传染病的病原菌，最早是由美国医师 David Bruce 首次分离出来而得名的。布鲁氏菌引起的布鲁氏菌病又称地中海弛张热、波浪热、马耳他热等，属于自然疫源性疾病。布鲁氏菌属有6个生物种、19个生物型，经 DNA-DNA 杂交研究证明本属只有一个生物种，其他均为生物变种。本属使人致病的有羊布鲁菌、牛布鲁菌、猪布鲁菌和犬布鲁菌，在我国流行的主要是羊布鲁菌病，其次是牛布鲁菌病。

一、生物学性状

布鲁氏菌是一种革兰氏阴性的小球杆菌或短小杆菌，大小为 1.2 μm ×（0.4～0.8）μm，无鞭毛，无芽孢，无荚膜（光滑型菌有微荚膜）。布鲁氏菌是一种在体细胞内寄生的需氧菌，营养要求较高，部分菌株在含有氨基酸、维生素、盐和葡萄糖的培养基上可以生长。在普通培养基上生长缓慢，若加入血清或肝浸液可促进生长，从人体内分离该菌时，常需7天以上，有时需30天。布鲁氏菌在血琼脂平板上不溶血，在液体培养基中可形成轻度混浊并有沉淀。最适生长温度为 35～37 ℃，最适 pH 为 6.6～6.8。大多都能分解尿素和产生 H_2S，根据产 H_2S 的多少以及在含有碱性染料培养基中的生长情况，可以鉴别羊、牛、猪等3种布鲁氏菌。该菌能利用碳水化合物，不产生酸或气，此特性也是鉴别的重要依据。使人致病的4种布鲁氏菌，氧化酶和过氧化氢酶活性均为阳性。

布鲁氏菌含有20余种蛋白抗原和脂多糖，其中脂多糖（内毒素）在致病中起重要作用。本菌各型之间具有共同抗原，因此，可用弱毒菌株制备弱毒活菌苗。

布鲁氏菌抵抗力强，可在毛皮、病畜的脏器和干燥的土壤中存活数周至数月。该菌对高温、高湿和光照的耐受性不强：在湿热 60 ℃，日光直接照射 20 分钟左右即死亡。

二、流行病学

布鲁氏菌的传播途径主要有：①接触。通过皮肤黏膜，常见于与病畜接触的畜牧兽医、饲养放牧人员、挤奶工、接羔人员、布鲁氏菌病专业工作者和畜产品加工企业等职业人群中，国外报道通过接触感染的病例占 50% 以上。②消化道。主要是通过食物或饮水，布鲁氏菌经口腔或食道黏膜进入机体，国外报道喝奶感染率 50%，吃肉感染率 13%，国内尚未见系统的报道。③呼吸道。常见于吸入被布鲁氏菌感染的飞沫及尘埃者。

布鲁氏菌病在我国曾经是危害极为严重的人畜共患传染病。我国自 1905 年首次在重庆报告两例布鲁氏菌病以来，现已在全国 29 个省市区发现有不同程度的流行。20 世纪五六十年代在我国人畜中有较重流行，自 70 年代布鲁氏菌病疫情逐年下降，至 90 年代初人间感染率仅为 0.3%，发病率只有 0.02/10 万。1993 年布鲁氏菌病疫情出现了反弹，1996 年我国部分省区疫情明显回升。2001 年，这种回升趋势更加明显。2001—2005 年，发病率波动在 0.23/10 万～1.50/10 万，2005 年全国报告新病例约 2 万人。2009 年以来，布鲁氏菌病疫情主要发生在内蒙古、山西、黑龙江、辽宁、河北、陕西、河南、吉林，其次是新疆、西藏、山东等。1950—2010 年，全国 29 个省（自治区、直辖市）共报告人间布鲁氏菌病 33 772 例，死亡 1 人，报告发病率为 2.53/10 万。

全国各省（区）都曾有不同程度的动物疫情分布。20 多种家畜和野生动物有布鲁氏菌病流行。每年有 20 多个省（市、区）有动物疫情发生，阳性率波动在 0.16%～0.63%。总的来看，畜间疫情 20 世纪五六十年代较重，70 年代开始下降，到 90 年代疫情已初步得到控制，之后疫情又有散在发生，并见回升趋势。

据报道每年全世界有将近 50 万新增人类布鲁氏菌感染病例，是威胁人类健康的重要公共卫生问题。该病广泛分布于世界各地，有 170 多个国家和地区存在布鲁氏菌病疫情，人布鲁氏菌病发病率超过 1/10 万的国家有 19 个，如蒙古、希腊、意大利、阿根廷、阿尔巴尼亚、老挝、黎巴嫩、匈牙利、伊朗、爱尔兰等。有 50 个国家和地区的绵羊、山羊存在布鲁氏菌病流行，主要集中于非洲和南美洲等；有 101 个国家和地区的牛有布鲁氏菌病存在，主要分布于非洲、中美洲、南美洲、东南亚及欧洲南部等。

三、致病与临床表现

布鲁氏菌的动物宿主广泛，家畜、家禽和野生动物等都可以成为布鲁氏菌的宿主。猪、羊、牛等家畜是人类感染布鲁氏菌的主要传染源，包括病畜流产物、乳和乳制品、内脏和肉、皮毛以及病畜的排泄物污染土壤、水等。不同的布鲁氏菌对人类的致病性有明显差异，羊布鲁菌会引起严重的干酪性肉芽肿，而牛布鲁菌引起的疾病较温和，没有化脓性并发症。

临床表现为发热多汗，占总病例的 94.52%；其他常见的临床表现为乏力、腰痛、关节痛、头晕头痛、肝脾肿大、睾丸炎和行走障碍等。由于布鲁氏菌病的许多临床表现与其他病类似，所以误诊率较高，易被误诊为感冒、腰椎间盘突出、肝硬化等。羊型和猪型布鲁氏菌病大多较重，牛型的症状较轻，部分病例可以不发热。国内以羊型最为多见，未经治疗者的自然病程为 3～6 个月，短者可仅 1 个月，长者可达数年以上，平均 4 个月。潜伏期 7～60 天，一般为 2～3 周，少数病例在感染后数月或 1 年以上发病。临床病程一般可分为急性期和慢性期。

四、诊断方法

根据《布鲁氏菌病诊断标准》（WS269 - 2007）核实诊断，布鲁氏菌常用血清学检测，包括虎红玻片凝集试验（RBPT）（玻片凝集试验）和试管凝集试验（SAT）。RBPT 常用于筛查试验，方便、经济；SAT 常用于确诊试验，该检测需要基本的实验条件。主要应与风湿热、伤寒、副伤寒、肺结核、淋巴结核、风湿性关节炎等做鉴别诊断。

同时，通过病例确认及听取疫情介绍，疾控人员应初步掌握疫情范围、程度、性质等。在可能波及的范围内搜索疑似布鲁氏菌病病例，病血清学筛查。分析病例分布的特征，通过现场调查确认病例感染的来源、传播的方式和途径。布鲁氏菌病病例要给予及时规范的足疗程抗生素治疗，避免慢性化造成的损害，病例无须隔离。

五、防治原则

预防为主，综合防控。贯彻预防为主的方针，加强布鲁氏菌病防治知识宣传，提高养殖场户、相关从业人员的防范意识。做好人员、技术、物资和设备等方面的储备。及时分析各类信息，开展疫情监测和预警预报。强化动物免疫、检疫、消毒、扑杀、净化等综合措施。

因地制宜，分类指导。对重度流行区、轻度流行区和净化区 3 个区域分别采取不同防治措施。奶牛、黄牛、羊等不同畜种疫情分布状况不同，对人的致病力存在差异，对不同畜种布病防控进行分类指导。

人畜同步，联防联控。从源头防控布鲁氏菌病，必须坚持人畜同步防控。各地各相关部门要密切配合、分工合作，形成有效的联防联控机制，确保各项防控措施切实发挥作用。

（赫娜　彭江龙　裴华）

参考文献

1. 贺联印，许炽熛. 热带医学（第 2 版）［M］. 北京：人民卫生出版社，2004.
2. 黄芳，俞东征，海荣. 随机扩增多态性 DNA 技术用于鼠疫耶尔森氏菌基因分型的研究［J］. 中华流行病学杂志，2000，21（6）：424 - 426.
3. 李柏生. 广东省霍乱弧菌分子进化与变异研究［D］. 广州：南方医科大学，2016.
4. 李凡，徐志凯. 医学微生物学（第 9 版）［M］. 北京：人民卫生出版社，2018.
5. 廖伟斌，孙建国，于国伟. 中国大陆 2006—2012 年人和牲畜布鲁氏菌病空间分布特征及相关性［J］. 中国公共卫生，2015，31（10）：1289 - 1293.
6. 刘运德，楼永良. 临床微生物学检验技术［M］. 北京：人民卫生出版社，2015.
7. 施玉静，赖圣杰，陈秋兰. 我国南北方 2015—2016 年人间布鲁氏菌病流行特征分析［J］. 中华流行病学杂志，2017，38（4）：435 - 440.
8. 孙奇，张萌，齐凤青. 基于 SCI 数据的霍乱领域研究现状分析［J］. 现代预防医学，2016，43（21）：3993 - 3998，4002.
9. 王辉，任健康，王明贵. 临床微生物学检验［M］. 北京：人民卫生出版社，2015.

10. 俞守义，邹飞，陈晓光，等．现代热带医学［M］．北京：军事医学科学出版社，2012.

11. 张爱平，尹艳华，邹玖明．霍乱弧菌耐药机制研究进展［J］．中国感染控制杂志，2015，14（1）：70 - 71.

12. 周伟．鼠疫耶尔森氏菌研究进展［J］．内蒙古医学杂志，2006，38（12）：1160 - 1162.

13. LANG J，KAMGA-FOTSO L，PEYRIEUX J C，et al. Safety and immunogenicity of a new e-quine tetanus immunoglobulin associated with tetanus-diphtheria vaccine［J］. The American journal of tropical medicine and hygiene，2000，63（5 - 6）：298 - 305.

14. NEWPORT M J. Genetic regulation of immune response to vaccine in early life［J］. Genes and Immunity，2004，5（2）：122 - 129.

15. Tatiana Bogdanovich，Elisabeth Carniel，Hiroshi Fukushima，et al. Use of O-Antigen Gene Cluster-Specific PCRs for the Identification and O-Genotyping of Yersinia pseudotuberculosis and Yersinia pestis［J］. Journal of Clinical Microbiology，2003，41（11）：5103 - 5112.

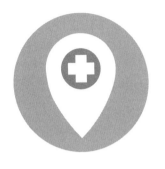

第三章 | 热带常见病毒感染
及所致疾病

现代社会的发展使得人口数量不断增长，伴随着工业化、城镇化进程的加快，接踵而来的是全球气候变暖、旅游业的发展以及对自然疫源地的过度开发和对野生动物的滥杀，这使得感染性疾病的流行范围不断扩大，尤其是病毒感染性疾病。加上全球交通便捷及地球村的逐渐形成，新发的病毒感染性疾病，特别是一些之前常高发于热带和亚热带地区的病毒性感染病多呈现出疫情暴发迅猛、传统防控模式难以应对的特点。例如，2014 年非洲的埃博拉病毒引起的疫情是 1976 年首次发现埃博拉病毒以来发生的最大的一次，据 WHO 统计，该次埃博拉病毒引起的疫情中出现的病例和死亡人数远远超过所有以往埃博拉疫情的总和，而且首次蔓延到非洲以外的大陆。再如 2016 年南美洲的寨卡病毒疫情也因其疫情迅猛，感染人数之多，被 WHO 定性为"国际关注的突发公共卫生事件"，并对当年全球体育赛事——奥运会的举办造成一定的影响。由上可见，热带常见病毒感染所致疾病的防治依旧任重而道远，提高我国热带常见病毒感染所致疾病的监测水平，建立健全的监测评估体系和网络系统，加强遥感技术和远程医疗技术在疫情防控中的应用势在必行。除此之外，加大对热带常见病毒的深入研究，研发预防性和治疗性疫苗，积极探索新发热带病毒所致传染病的快速诊断技术，不断加强国内临床部门和公共卫生部门沟通协作，改进并完善针对突发疫情的防控策略已迫在眉睫。随着我国"一带一路"倡议的贯彻实施和我国影响力的不断扩大，与各地区交流活动不断增长，尤其是与非洲、东南亚、拉丁美洲地区的交流不断深入，我国所面临的热带常见病毒所致疾病疫情的防控压力也逐渐增加。因此，加强居民及旅行者的健康教育，普及卫生习惯和防病知识，呼吁社会全体人员参与，加强热带常见病毒的防控工程的构建已成为必不可少的重要环节，这也将是我国热带医学发展的新的策略所在。在此基础上，本章针对不同的热带常见病毒及感染所致疾病进行了相应的描述。

第一节　登革病毒

登革病毒（Dengue virus，DENV）属于黄病毒科（*Flaviridae*）黄病毒属（*Flavivirus*），为单股正链 RNA 病毒，该病毒共有 4 种血清型。登革病毒经伊蚊等媒介叮咬后传播，可导致登革热和重症登革热。DENV 感染所致疾病在全球 128 个国家均有报道，全球超过 39 亿人有 DENV 感染风险。我国自 1978 年以来，每年都有 DENV 感染病患出现，呈间断流行趋势，4～7 年为一周期，会出现一次流行，近年来 DENV 感染发病率更明显上升。

一、生物学性状

登革病毒基因组全长 10～11 kb，仅包含 1 个开放阅读框。其 5′端 1/4 区域编码登革病毒的 3 个结构蛋白：膜蛋白（prM）、包膜蛋白（E）、衣壳蛋白（C），3′端 3/4 区域编码 7 个非结构蛋白（NS1、NS2A、NS2B、NS3、NS4A、NS4B 和 NS5）。

登革病毒为球形颗粒，直径为 45～55 nm。核心直径为 25～30 nm，毒粒包膜的外表面是一些长 5～10 nm 的突起物。每个毒粒均含有一单位膜和一内部核心结构（核衣壳）。成熟的病毒颗粒内部含有具感染性的单股 RNA 分子，它与一种碱性衣壳蛋白 C（9～12 ku）共同构成毒粒的核衣壳。核衣壳外面包有一脂质双层膜，膜内镶嵌着包膜糖蛋白 E（51～60 ku）和一种较小的非糖基化膜蛋白 M（8～9 ku）。登革病毒感染的细胞内还含有一种分子质量为 19～23 Da 糖蛋白 prM，它是包膜蛋白 M 的前体。

根据 E 蛋白的抗原性不同，目前将登革病毒分为 4 种血清型，各血清型参考毒株为：Ⅰ型登革病毒夏威夷株、Ⅱ型登革病毒新几内亚株、Ⅲ型登革病毒菲律宾 H87 株和Ⅳ型登革病毒菲律宾 H241 株。此后从世界各地又陆续分离出大量的登革病毒株，但均属于 4 个血清型的范畴，虽然有部分学者主张将一些新出现的具有特殊分子生物学特征的毒株划分为第Ⅴ类血清型，但该理论尚未受到广泛认可。

登革病毒易受各种物理和化学因子的影响，对乙醚和酸敏感，可用福尔马林、高锰酸钾、乳酸等灭活或经紫外线灭活，在 60 ℃ 30 分钟亦可灭活。在 4 ℃ 可存活数周，在 0 ℃ 存活 2 个月，可在 −70 ℃ 或冷冻干燥状态下长期保存。

二、致病性与免疫机制

重症登革热发病机制当前仍不清楚，目前认为登革病毒感染导致严重疾病的发病机制存在如下可能。

（1）抗体依赖性感染增强。临床发现，重症登革热集中发生于再次感染异型登革病毒的人群中，同时携带母源性 IgG 类登革抗体的婴儿在初次感染登革病毒时也极易发病。1964 年，Hawkes 等首次在虫媒病毒中提出了"抗体依赖性感染增强"（antibody dependent enhancement，ADE）假说，认为病毒在低浓度免疫血清中的复制被促进而不是被抑制，提示 ADE 是重症登革热产生的主要因素。目前认为所有登革病毒的中和抗体在一定的低浓度水平均有 ADE 现象，且异源抗体比同源抗体更易诱发 ADE，尤其是第一次感染登革Ⅱ型病毒时更容易产生 ADE 现象。

（2）补体活化。补体活化研究表明，大多数的患者退热期间，发生血浆渗漏，此时在血浆内可检测出高水平补体活化所产生的 C3a 和 C5a。重症登革热患者的补体成分大量减少。登革病毒 NS1 蛋白是激发补体活化的重要因素，从登革病毒感染细胞释放的 NS1 可直接调节补体因子，激发血浆渗漏相关炎症细胞因子活化，并导致凝血/抗凝血系统紊乱。

此外，登革病毒感染后细胞因子风暴的发生和自身免疫紊乱，也被认为与重症登革热的发生密切相关。

三、流行病学

登革病毒是以埃及伊蚊和白纹伊蚊等进行传播的虫媒病毒，人是唯一已知感染登革病毒后出现临床症状的宿主。患者及隐性感染者是本病的主要传染源，而丛林中的灵长类是维护病毒在自然界循环的动物宿主。

登革病毒广泛存在于世界 100 多个热带和亚热带国家及地区，由其感染所引起的疾病包括：无症状感染、一般性发热、登革热及严重的重症登革热。近年来，由于全球气候变暖、人口流动频繁等因素，登革病毒感染致病在全世界的发病率提高了近 30 倍。在 2014 年、2015 年全球登革病毒感染人群的数量持续增长，在东南亚中部和南部地区、美国及南太平洋地区，每年约 8000 万人被感染，预计死亡人数达 2.4 万人，超过 100 个国家的 30

亿人受到威胁。登革病毒感染已成为世界性的公共卫生问题。

我国早在北宋时期的医学百科全书《太平圣惠方》（992 年）中就有关于登革热的记载。1873 年，厦口首次报道发生登革热疫情。20 世纪 40 年代初，该病在我国东南沿海省份和台湾有零星的病例出现，但 1949—1977 年间鲜有病例报告。1978 年，广东佛山首次暴发登革热，此后，该病在我国一直间断流行，病例分布的范围也不断扩大。海南省既往是登革感染高发区，1979 年、1991 年曾发生两次登革热大流行，共报告 604 854 例，死亡475 例。但到目前为止已有 20 多年未有大规模流行的报告。然而周边地区感染情况并不乐观，2014 年，广东地区发生了罕见的登革热大规模流行，当年广东省报告 44 894 例登革热病例，流行的规模为 1986 年以来最大的一次，引起了社会各界的广泛关注。

登革病毒主要以埃及伊蚊和白纹伊蚊为传播媒介进行传播，因此，登革病毒感染致病具有明显的季节特征。在我国尚未发现登革病毒的自然疫源地，我国登革病毒感染致病事件均在 6—11 月，由输入性病例引起。在高温潮湿的热带地区（如海南），由于蚊虫密度较高，全年均有病例发生。

四、临床表现

登革病毒感染可表现为无症状隐性感染、非重症感染及重症感染等。登革热是一种全身性疾病，临床表现复杂多样。典型的登革热病程分为 3 期，即急性发热期、极期和恢复期。根据病情严重程度，可将登革热分为普通登革热和重症登革热两种临床类型。

急性发热期患者通常急性起病，首发症状为发热，可伴畏寒，24 小时内体温可达 40℃。部分病例发热 3～5 天后体温降至正常，1～3 天后再度上升，称为双峰热型。发热时可伴头痛，全身肌肉、骨骼和关节疼痛，明显乏力，并可出现恶心、呕吐、腹痛、腹泻等胃肠道症状。急性发热期一般持续 2～7 天。于病程第 3～6 天在颜面、四肢出现充血性皮疹或点状出血疹。典型皮疹为见于四肢的针尖样出血点及"皮岛"样表现等。可出现不同程度的出血现象，如皮下出血、注射部位瘀点瘀斑、牙龈出血、鼻衄及束臂试验阳性等。

急性发热期后部分患者高热持续不缓解，或退热后病情加重病程进入极期，此期患者可因毛细血管通透性增加导致明显的血浆渗漏。严重者可发生休克及其他重要脏器损伤等。该期通常出现在病程的第 3～8 天。出现腹部剧痛、持续呕吐等重症预警指征往往提示极期的开始。在血浆渗漏发生前，患者常常表现为进行性白细胞减少以及血小板计数迅速降低。不同患者血浆渗漏的程度差别很大，如球结膜水肿、心包积液、胸腔积液和腹水等。红细胞比容（HCT）升高的幅度常常反映血浆渗漏的严重程度。如果血浆渗漏造成血浆容量严重缺乏，患者可发生休克。长时间休克患者可发生代谢性酸中毒、多器官功能障碍和弥散性血管内凝血。少数患者没有明显的血浆渗漏表现，但仍可出现严重出血（如皮下血肿、消化道出血、阴道出血、颅内出血、咯血、肉眼血尿等）。部分病例可出现胸闷、心悸、头晕、端坐呼吸，气促、呼吸困难，头痛、呕吐、嗜睡、烦躁、谵妄、抽搐、昏迷、行为异常、颈强直，腰痛、少尿或无尿，黄疸等严重脏器损害的表现。

极期后的 2～3 天，患者病情好转，胃肠道症状减轻，进入恢复期。部分患者可见针尖样出血点，下肢多见，可有皮肤瘙痒。白细胞计数开始上升，血小板计数逐渐恢复。

多数患者表现为普通登革热，可仅有急性发热期和恢复期。少数患者发展为重症登革热。

五、诊断方法

根据流行地区、雨季发病的流行病学特点，患者出现高热，全身疼痛，明显乏力，在第一次退热或第二次高热时出现皮疹，有淋巴结肿大、白细胞减少等，即考虑为登革热。WHO 的确诊标准如下：发热、皮疹等基本登革热症状；出血体征；血小板降低 [$\leqslant$（100 $\times 10^9$）/L]；病毒分离和血清学检测阳性；恢复期的血细胞比容较治疗前下降至少 20%。但考虑到很多登革热病毒感染者没有典型的临床表现，早期的实验室检测可能对登革热的诊断更有价值。

六、防治原则

登革病毒感染目前尚无有效疫苗防控。针对当前面临的严峻防控形势，亟须从以下几个方面做好相关工作：一是密切关注全球的疫情，加强各国的防控联合，建立联合防控机制；二是加强口岸监测，提高病原快速筛查能力，同时强调对出入境人员的防治知识宣传，提高出入境人员申报健康状况及可疑暴露状况的主动性，减少输入性传播和扩散的风险；三是坚持政府主导，建立长效机制，做好爱国卫生运动，清除伊蚊滋生地，将蚊媒密度控制在安全线以下；四是加强宣传，提高民众防控登革热的意识，全面参与除蚊灭蚊工作，且在身体不适时能及时就医并告知流行病学暴露史；五是加强对疾控部门和医疗机构的专业培训，强化登革热防控意识，提高疫情防控能力和病例诊治能力，真正做到早发现、早报告、早隔离、早诊断、早治疗，减少疾病的传播；六是适时评估、调整和扩大登革热监测点的选择，提高监测的实际效果。

第二节 乙型脑炎病毒

流行性乙型脑炎病毒（epidemic type B encephalitis virus）简称乙脑病毒，属于黄病毒科（*Flaviviridae*）黄病毒属（*Flavivirus*），是黄病毒中最小的病毒。因日本学者首次从脑炎患者组织中分离该病毒，又称其为日本脑炎病毒（Japanese encephalitis virus，JEV）。病毒经三带喙库蚊等蚊虫传播，可引起人及多种动物共患的脑实质炎症病变的中枢神经系统急性传染病，即急性病毒性乙型脑炎，致死率高达 20%～50%，绝大多数的患者会留下永久性的神经系统后遗症，是亚洲地区一种严重的传染病，对人类的健康造成极大的危害。

一、生物学性状

乙脑病毒与黄病毒成员黄热病毒、森林脑炎病毒和登革病毒等具有极高的相似性。依据交叉中和试验、RNA 寡核苷酸指纹图谱、基因序列以及单克隆抗体的交叉反应性，将乙脑病毒分为 5 个基因型，我国分离的Ⅲ型占大多数，只有很少一部分属于Ⅰ型。乙脑病毒颗粒呈球形，直径为 $45 \sim 50$ nm，基因组为单股正链 RNA，约 10.9 kb，由 10 976 核苷酸组成，其基因结构为 5′ 端有 95 个核苷酸的非编码区（5′-NCR）接着一段 10296 核苷酸的开放读码区（ORF），随后是 585 个核苷酸的 3′ 端的非编码区。ORF 的 C 端可能编码一个 RNA 依赖的 RNA 聚合酶。3′-NCR 长约 0.6 kb 核苷酸，缺乏 polyA 尾结构。在病毒复制过程中，ORF 先转译出一个多聚蛋白前体，然后经宿主蛋白酶和病毒蛋白酶切割加工成 3 个结构蛋白［即核心蛋白 C 蛋白（capsid protein）、囊膜前体蛋白 M 蛋白（membrane protein）、囊膜糖蛋白 E 蛋白（envelope protein）］和至少 7 个非结构蛋白。

病毒的结构蛋白包括 C 蛋白，M 蛋白和 E 蛋白。C 蛋白是乙脑病毒的核心蛋白，相对分子质量 13.9ku，由 120 个氨基酸组成，其 $39 \sim 54$ 位氨基酸在所属的黄病毒属中具有高度保护性。E 蛋白相对分子质量为 53 ku，由 500 个氨基酸残基组成，与病毒颗粒的吸附、穿入、致病等息息相关。M 蛋白的相对分子量 8.3kDa，由 75 个氨基酸残基组成，它是由囊膜前体蛋白（prM 蛋白）成熟后去除 N 端裂解形成。由于 M 蛋白有高度的疏水性，所以它可嵌入病毒颗粒的脂质双层中。NS1 蛋白的相对分子质量为 42 ku，由 350 个氨基酸残基组成，是一种与膜功能相关的糖蛋白，参与病毒复制的早期阶段。NS1 还可能参与病毒组装和释放，是主要的抗原成分之一，其具有可溶性补体结合活性，没有中和活性，也不具备血凝活性。但是它在病毒粒子感染的过程中产生的强抗体反应可以保护宿主细胞不受到乙脑病毒的攻击。NS2A 蛋白的相对分子质量为 17 ku，NS2B 蛋白的相对分子质量为 13 ku，它们都是小分子疏水性蛋白，在所有黄病毒中其同源性最低，可能与病毒其他蛋白的加工成熟有关。NS3 蛋白的相对分子量为 64 ku，该蛋白具有亲水性的基团。NS3 蛋白还具有依赖于 NS2B 的蛋白酶和三磷酸核苷酸酶的活性，此活性对于乙脑病毒颗粒的复制很重要。NS4A 蛋白的相对分子质量为 28 ku，NS4B 蛋白的相对分子质量为 14 ku，也是小分子疏水蛋白，可能与病毒膜结构有关。NS5 蛋白的相对分子质量为 105 ku，在黄病毒中其氨基酸序列同源性最高，为碱性蛋白，NS5 蛋白所具有的 RNA 聚合酶和甲基转移酶功能活性能确保病毒复制过程的忠实性。

乙脑病毒能感染原代细胞和传代细胞，如 vero 细胞、BHK 细胞系、C6/36 细胞系及鸡胚成纤维细胞是常用的敏感细胞，广泛应用于乙脑病毒的培养。病毒在细胞内增殖引起细胞圆缩、颗粒增多、细胞脱落等常见 CPE 现象。除此之外，小鼠和金黄地鼠对乙脑病毒易感，脑内接种之后可于脑组织中获取大量病毒，亦可作为病毒的获取渠道之一。

二、致病性与免疫机制

目前乙脑病毒的致病机制尚未完全清楚，当人体被携带乙脑病毒的蚊虫叮咬后，病毒于血管内皮细胞内、淋巴结和局部组织中复制增殖，形成第一次病毒血症。绝大多数感染者呈隐性感染，不发病，其发病相关因素不仅取决于人类的遗传因素、生理方面的因素、年龄、性别、机体免疫力等，而且还取决于病毒的型别、数量和毒力。例如，感染的病毒数量多、毒力强，在人体免疫功能低下时，病毒则继续增殖，并经血液运输散播全身。由于乙脑病毒具有嗜神经的特性，因此，在发病时病毒能突破血脑屏障，侵入中枢神经系统，尤其对于具有脑实质疾病者及血脑屏障功能低下患者感染时易诱发强烈病症。如可引起脑实质广泛病变，其中最为明显的病变为大脑皮质、脑干及基底核的损伤；脑桥、小脑和延髓次之；脊髓病变最轻。病变常见为：血管内皮细胞的损伤，可见脑膜和脑实质小血管扩张、充血、出血和血栓形成，血管周围套式细胞浸润；神经细胞变性坏死，溶化溶解后形成大小不一的筛状软化灶；局部胶质细胞增生，形成胶质小结。部分患者脑水肿严重，颅内压升高或进一步导致脑疝或昏迷。

过去的研究表明，在感染的早期，病毒可以诱导单核细胞通过分泌细胞因子以增加血脑屏障的通透性而使得病毒易于侵入中枢神经系统感染神经细胞，或通过诱导巨噬细胞、胶质细胞和 T 淋巴细胞释放炎性因子而引起炎症和细胞损伤。重症患者急性期补体含量的降低和循环免疫复合物检出率的提高，提示了免疫复合物也可能参与了病毒的致病过程。

乙脑病毒感染后的机体免疫以体液免疫为主，其中完整的血 - 脑脊液屏障和细胞免疫也发挥抗感染免疫的关键作用。感染后 1 周左右机体即可产生 IgM 中和抗体，感染两周后 IgM 抗体达到高峰，并出现 IgG 中和抗体及血凝抑制抗体。病后免疫力稳定而持久，即使隐性感染也可获得牢固的免疫力。

三、流行病学特征

乙脑病毒主要的传染源是携带病毒的蚊子和猪、牛、马、驴、羊等家畜及某些鸟类。家畜多呈隐性感染，无明显的症状，但有持续 3 ~ 5 天的病毒血症。猪作为最重要的传染源和中间宿主，特别是新生幼猪，具有较高的感染率和较高的病毒血症。蚊虫叮咬猪后受感染，容易构成猪—蚊—猪的持久传播循环，成为持续感染源。因此，可以通过检查猪的感染率预测当年的流行趋势。人感染病毒后仅发生短暂的病毒血症，所以患者不是主要的传染源。

乙脑病毒的主要传播媒介是三带喙库蚊，受感染的蚊子可带毒越冬并可经虫卵传代，因此，蚊子不仅是传播媒介，又是重要的储存宿主。在我国，除了三带喙库蚊是最主要的传播媒介之外，还有乏库蚊、白纹伊蚊、中华按蚊等亦可带毒。除蚊子外，在蠛蠓、尖蠓、库蠓中也可以分离得到乙脑病毒。因此，这些昆虫也可能是乙脑病毒的传播媒介。

乙脑病毒的流行在热带地区无明显季节性，全年均可流行或散发，而在温带和亚热带地区则有严格的季节性，这和蚊虫的繁殖、活动有关。在我国，除新疆、西藏、青海外均有病例发现，其中 90% 的比例集中在 7—9 月。在高发季节蚊子叮咬具有病毒血症的动物后，病毒先在蚊子的中肠上皮细胞中增殖，然后进入血腔并移行到唾液腺，此时蚊子再去叮咬其他动物。这些被感染后的动物一般只有短暂的病毒血症，不出现明显的症状，但在病毒血症期间的动物则可成为传染源。病毒通过蚊子作为传播媒介且在蚊子—动物—蚊子之间不断循环，期间带毒蚊子叮咬人类，则可引起人类感染。

四、临床表现

乙脑病毒感染后潜伏期为 4 ~ 21 天，一般为 10 ~ 14 天。轻者会出现体温上升和呼吸道症状，而不发生神经精神症状，并于发病 7 ~ 10 日左右体温开始下降，少数患者会产生意识障碍、痴呆、肢体瘫痪等后遗症；重症患者可呈重型脑炎，并伴随深度昏迷和频繁的强烈惊厥，易发生呼吸循环衰竭而死亡。一般病程周期分为初热期、严重期和恢复期。初热期常出现体温上升至 39 ℃以上，并出现中枢神经系统感染的临床症状表现，如头晕、头痛、恶心、呕吐、倦怠及嗜睡等，严重期常见症状为持续高温，体温达40 ℃以上，随着病情的进展，常出现意识障碍，大多数人在起病后1～3天出现不同程度嗜睡、昏迷，一般在7～10天左右恢复正常，重者持续1月以上。由于脑部病变部位与程度不同，可表现为不同程度的手、足、面部惊厥或抽搐，也可为全身性阵发性抽搐或全身强直性痉挛。其中呼吸衰竭是乙脑最为严重的症状，也是重要的死亡原因，而中枢性的呼吸衰竭最为严重，可由呼吸中枢损害、脑水肿、脑疝、低钠性脑病等原因引起。同时还可能伴随着外周性呼吸衰竭，表现为呼吸困难、呼吸频率改变、发绀等。乙脑患者经过急性期后便进入了恢复期，恢复期常出现在第8～10天，症状大多2周内消失。个别患者可仍有低热、多汗、失语、瘫痪等，经积极治疗有望恢复。

五、诊断方法

乙脑的诊断需根据乙脑流行期中的流行病学资料、临床脑脊液检测结果进行分析，方可做出初步的诊断。乙脑的流行有相对严格的季节特点，多数疫情的发生集中在7—9月。在乙脑流行期间，若患者在突然出现了高热、伴头痛、呕吐、嗜睡等症状，并于发烧后出现昏迷、惊厥、抽搐等中枢神经症状，首先要想到乙脑的可能性。乙脑病毒感染诊断最终需通过采集脑脊液进行病毒分离培养，以及病原抗原检测、血清学实验和病毒核酸检测等系列实验室诊断方法来辅助完成。

六、防治原则

在诊断为乙脑病毒感染之后，一般会采取以下治疗方式如病房隔离，患者应隔离于有防蚊和降温设施的病房。在饮食和营养上，补充足够的营养和水分，昏迷者可用鼻饲。重症者应适宜适量地静脉输液。注意水电解质情况，纠正酸中毒。口腔护理意识障碍者应进行口腔护理预防继发感染。在皮肤及其他护理上，保持皮肤清洁干燥，定时翻身、拍背、吸痰，防止压疮和肺炎发生。在出现了高热、惊厥和呼吸衰竭等主要严重症状之后需对症治疗，避免三者互为因果，形成恶性循环。如高热可引起惊厥，反复或持续惊厥又可使脑细胞缺氧，加重其损害；缺氧可使脑水肿加重，进一步发展可引起脑疝，导致呼吸衰竭。因此，控制高热、惊厥和抢救呼吸衰竭是关键。除此之外，在最早期还需进行抗病毒治疗以及疫苗给予并适当使用抗生素以预防合并的细菌感染。

目前对于严重乙型脑炎并发症尚无疗效较好的治疗方法，因此，采用预防接种是保护易感人群的最有效措施。目前用于人和动物的病毒疫苗有三种：细胞培养减毒活疫苗、细胞培养灭活疫苗和鼠脑灭活疫苗。疫苗免疫程序为，首次注射后1～2周进行第二次注射，6个月后进行第三次注射。除此之外可通过控制传染源，如管理好家畜、家禽，做好饲养场所的环境卫生，人畜居住地分开，做好畜棚的滞留性药物喷洒，定期处理周围环境的蚊虫滋生地等方式以及切断传播途径，如使用灭蚊剂、蚊帐和防蚊油等办法加强防蚊、灭蚊等预防中心环节，可一定程度上预防乙型脑炎疫情的发生。

第三节 寨卡病毒

寨卡病毒（Zika virus，ZIKV）于 1947 年首次在乌干达被发现，科学家们在用于黄热病监测的恒河猴体内分离到一种病毒，并命名为"寨卡病毒"。寨卡病毒在被发现一年后从非洲伊蚊中分离，1952 年从乌干达和坦桑尼亚的人体成功分离。2007 年，首次在太平洋岛国密克罗尼西亚联邦雅浦岛暴发疫情。2013 年以来，有疫情及出现暴发疫情的国家数量呈现增加趋势，特别是 2015 年以来开始于智利、巴西等国家的寨卡病毒病疫情在美洲地区迅速传播、蔓延。寨卡病毒主要引起寨卡病毒病（Zika fever），主要通过埃及伊蚊和白纹伊蚊叮咬传播，有证据表明也可通过性传播和母婴传播。现在的研究显示寨卡病毒感染与新生儿小头畸形、格林 – 巴利综合征以及中枢神经系统疾病之间存在密切关系。

一、生物学性状

寨卡病毒颗粒呈高尔夫球状的二十面体结构，且平行排列着 E 蛋白和 M 蛋白，直径 40～70 nm，其基因组由一条单股正链 RNA 构成，长 10 794 kb。寨卡病毒 5′端和 3′端是两个非编码区（UTR），中间是一个长的开放阅读框（ORF），ORF 编码多聚蛋白前体，之后被自身酶和宿主蛋白酶水解为 3 个结构蛋白［衣壳蛋白（C）、膜蛋白前体或膜蛋白（prM 或 M）、包膜蛋白（E）］，以及 7 个非结构蛋白（NS1、NS2A、NS2B、NS3、NS4A、NS4B、NS5）。E 蛋白是寨卡病毒主要的表面糖蛋白，只有一个 Asn154 糖基化位点，该位点和病毒的亲神经性有关，也影响病毒感染蚊媒的种类。寨卡病毒 E 蛋白和其他黄病毒一样具有相似的结构，但包含邻近并列单体融合环区域，其独特的带正电荷的片段可影响宿主附着。NS1 有三种形式：单体、二聚体（膜结合蛋白）和六聚体（分泌蛋白）。糖基化 NS1 对于分泌效率、毒力、病毒的复制很重要。NS3 由蛋白酶和解旋酶 Ntpase 结构域组成，分别参与多聚糖蛋白体加工和病毒 RNA 合成过程中结构模板区的解旋，NS5 由 N 端甲基转移酶结构域和 C 端 RNA 依赖的 RNA 聚合酶（RdRp）结构域组成，N 端甲基转移将 RNA5′端帽结构基化。根据基因组差异，寨卡病毒主要分为非洲型和亚洲型两个亚型，非洲大陆流行的病毒株为非洲型，非洲型又可分为西非型和东非型，东南亚、太平洋岛屿、巴西等美洲国家流行的病毒株均为亚洲型，亚洲型和非洲型具有 89% 的同源性。已有的完整基因组序列分析表明寨卡病毒与斯庞德温尼病毒（Spondweni virus，SPOV）最相近（68.6% 核苷酸同一性、75% 氨基酸同一性），与日本脑炎病毒（JEV）、西尼罗病毒（West Nile virus，NV）、登革病毒（DENV）和圣路易斯脑炎病毒（Saint Louis encephalitis，SLEV）的核酸同一性为 58%～60%，氨基酸同一性为 55%～58%。目前研究认为寨卡病毒只有单一血清型。

二、致病性和免疫机制

寨卡病毒的一般感染机制推测与登革热病毒类似，首先是由雌性伊蚊（埃及伊蚊）和白蚊伊蚊叮咬处于病毒血症期（通常为 4～5 天，也可持续到 12 天）的患者。寨卡病毒对媒介没有直接的杀伤性，在感染蚊子的肠上皮细胞之后，经肠上皮进入血腔继而感染唾液腺。最后病毒分泌到蚊子唾液中，最终在蚊子叮人时引起感染。寨卡病毒临床表现同登革热、黄病毒、基孔肯亚热相似，感染者80%症状较轻，几乎无临床表现，少数出现发热、皮疹、关节痛、手掌和足底红肿、口唇干裂、舌红如草莓等非特异性感染性表现，基本不影响人体机能，一般2～7天后自愈，少数可导致神经系统和自身免疫系统并发症，重症及死亡病例非常罕见。此外，关于寨卡病毒母婴传播途径的研究也逐渐证实了孕妇寨卡病毒的感染与新生儿小头畸形发病具有强相关性。人被携带寨卡病毒的蚊虫叮咬感染病毒后，复制增殖进入淋巴循环，扩散至淋巴结，并通过血液循环系统感染更多周身的组织和细胞，使病毒进一步扩散和引发强烈的病毒血症。虽然机体淋巴窦和淋巴结髓质中的巨噬细胞能于病毒在机体内散播过程中有效地捕获病毒，但是病毒仍可通过免疫球蛋白 G（immunoglobulin，IgG）的 Fc 受体引起单核 – 巨噬细胞的感染，进一步播散病毒；同时，机体的抗病毒作用和病毒抗体复合物等内源性物质也会刺激被感染的单核 – 巨噬细胞释放活化因子，导致机体出现发热、丘疹和炎症等症状。研究表明，蚊虫的唾液成分可改变机体细胞因子比例，进而激活 T 细胞产生的细胞免疫，导致局部免疫抑制或失调，加重寨卡病毒感染。受激活调节正常 T 细胞表面表达和分泌因子在寨卡病毒的急性期，白细胞介素（interleukin，IL）IL-2、IL-1B、IL1-3、IL-4、IL-6、IL-9、IL-10、IL-17 以及干扰素 γ 诱导蛋白-10（interferon γ inducible protein-10，IP-10）、受激活调节正常 T 细胞表达和分泌因子（regulated upon activation normal T cell expressed secreted，RANTEs）、巨噬细胞炎性蛋白-1α（macrophage inflammatory protein-1α，MIP-1α）、和血管内皮生长因子（vascular endothelial growth factor，VEGF）水平明显升高；在恢复期，患者的 IL – 1β、IL-6、IL-8、IL-10、IL-13、IP-10、RANTES、MIP-1α、MIP-1b、VEGF、成纤维细胞生长因子、粒细胞 – 巨噬细胞集落刺激因子水平明显升高。

三、流行病学特征

寨卡病毒的主要传染源为寨卡病毒患者、隐性感染者以及感染寨卡病毒的非人灵长类动物。目前研究认为寨卡病毒的自然宿主为猕猴。蚊虫叮咬人后容易形成人—蚊—人的持续传播循环。

蚊虫叮咬被认为是寨卡病毒的主要传播途径，如埃及伊蚊、白纹伊蚊、非洲伊蚊、黄头伊蚊等，其中埃及伊蚊是塞卡病毒最常见的传播媒介。我国与传播寨卡病毒有关的伊蚊种类主要为埃及伊蚊和白纹伊蚊。另外，围生期孕妇感染，可在生产过程中将病毒传给新生儿，形成母婴传播，但这种情况较少见，即怀孕期间病毒可由母亲传给胎儿形成宫内传播，但目前传播方式尚待研究；值得特别注意的是，在新生儿出生后即可在其血清内检测到寨卡病毒。与此同时乳汁中也可检测到寨卡病毒核酸，但到目前为止尚未见到母乳喂养感染寨卡病毒的报道。除此之外有研究显示在男性精液中可检测到寨卡病毒 RNA 以及其性伴侣随后也感染寨卡病毒，因此，不能排除性传播的可能。有报道对献血者的血清进行检测，发现寨卡病毒 RNA 阳性率达 2.8%，故有潜在的血液传播风险。

寨卡病毒流行的地域主要分布在乌干达、埃及、塞拉利昂等非洲北方国家，以及菲律宾、印度尼西亚、马来西亚等东南亚国家，除了太平洋岛屿的两次寨卡病毒流行及南美洲巴西的大流行外，北美洲的美国、加拿大以及墨西哥，欧洲的挪威、德国等国家，以及亚洲的中国、日本均有输入性寨卡病毒感染病例报道。寨卡病毒感染一般流行于夏秋季，但地理性质不同的地区流行高峰时间不同。一般寨卡病毒感染的发生常伴随蚊媒数量的增加而流行，两者的季节消长基本一致，蚊媒在前，疾病在后。

四、临床表现

目前寨卡病毒的潜伏期尚不十分明确，约为数天至一周，据最早的寨卡病毒首个病案完整记载显示，首个寨卡病毒感染患者症状开始于头疼，之后全身重要部位出现斑丘疹、发热和背部疼痛的临床表现。之后不同的感染患者出现类似的发热、关节疼痛和头痛以及其他一些如腹痛、头晕、腹泻、厌食等症状；目前为止，1/5 的寨卡病毒感染者常出现发热、乏力、皮疹、关节肌肉痛等临床症状，部分患者还伴随出现头痛、头晕、咽痛、背痛、乏力、四肢水肿、眼眶痛、厌食、盗汗、淋巴结肿大等相应症状，与登革热和基孔肯亚热类似，较难鉴别，通常在一周内自愈。临床表现较轻的患者无须住院治疗，也没有发生严重并发症的风险，病死率极低。

五、诊断方法

由于寨卡病毒的临床症状较轻，难以和其他黄病毒感染进行区分，因此，寨卡病毒更多依赖于实验室的早期诊断，其中通过分离具有相应临床症状 3 ～ 5 天患者全血、血清、血浆样本中的病毒并检测病毒核酸可进行初步实验室诊断，其中发病 5 天后的患者血液标本中病毒的分离率较高。病毒分离过程中除了将病毒接种于体外细胞之外还可以通过接种乳鼠脑内分离病毒，将分离病毒进行核酸检测，确认为寨卡病毒即可确诊。核酸样本的检测可通过采集唾液和尿液进行检测，除此之外，尿液、唾液、血液当中的感染后 IgM 抗体的检测虽然因黄病毒属病毒（特别是登革热）间的交叉反应而受限，但对于原发性寨卡病毒感染患者依然存在一定的诊断意义。

六、防治原则

目前针对寨卡病毒尚无有效的抗病毒药物，因此，寨卡病毒感染尚无特殊治疗方法，主要是支持对症治疗。对于发热患者，多补充水分，采用对乙酰氨基酚解热镇痛治疗，严禁使用阿司匹林等非甾体消炎药，其他症状均进行对症治疗。病毒发病 1 周内，需做好防蚊虫隔离措施，直至发热症状消退。

目前暂无针对寨卡病毒的疫苗，因此，主要预防措施是通过喷洒防虫剂，穿长袖衣长裤，尽可能覆盖皮肤避免暴露，关好门窗，使用纱窗、蚊帐等通过物理屏障减少蚊虫叮咬，白天尽量不要外出，清理居住地附近的水洼、池塘、积水处，消除蚊虫繁衍及聚集地方等方法尽量防止或减少蚊虫叮咬。由于寨卡病毒对新生儿危害尤甚，因此，孕妇除了以上措施外，还需注意：①尽量不去寨卡病毒流行区；②有流行区旅游史的孕妇在返回当地的 2 ～ 12 周内需进行血清学检测；③在疫区居住的孕妇有寨卡病毒感染症状者应立即接受相关检查，无症状者在首次产检时应接受相关检查并随访；④建议孕妇做产前 B 超监测；⑤由于有性传播风险，建议孕妇避免性生活。对于年轻生育期妇女，建议采取避孕措施避免意外怀孕，对感染寨卡病毒痊愈后年轻育龄女性，目前尚没有证据显示以后妊娠会增加新生儿畸形风险。

 第四节　基孔肯亚病毒

基孔肯亚病毒（Chikungunya virus）传播媒介主要是伊蚊属，尤其是白纹伊蚊和埃及伊蚊，可引起基孔肯亚热（Chikungunya fever）。基孔肯亚病毒最初分离于非洲坦桑尼亚南部地区马孔德高原疫情暴发中的 1 例患者。基孔肯亚来源于当地马孔德语，原意是"令人弯腰屈背"，而这正是基孔肯亚病毒感染者的一大表征：患者严重的关节疼痛使患者痛得蜷缩着身体。在过去十几年中，基孔肯亚热已在全球 100 多个国家和地区流行，且暴发次数逐渐增多。2010 年，该疾病在我国广东曾小规模流行，其对人民健康造成的危害以及所带来的经济负担不亚于登革热等其他热带疾病，应高度重视，遏制其蔓延。

一、生物学性状

基孔肯亚病毒隶属于披膜病毒科（Togaviridae）甲病毒属（Alphavirus）的病毒，其基因组结构与其他甲病毒属成员的结构十分相似，特别是在核酸以及氨基酸序列上高度同源（>80%）。基孔肯亚病毒可根据病毒包膜蛋白的序列分析分为 3 个基因型：第 1 型包括所有西非分离株，第 2 型包括所有东非、南非以及中非分离株，而第 3 型则包括所有亚洲分离株。基孔肯亚病毒其基因组 RNA 总长 11 805 个核苷酸。病毒直径约 70 mm，有包膜。其基因组为不分节段的单正链 RNA，长度约为 11 800 bp。整个基因组包括 5'端非编码区、2 个独立的开放阅读框架（ORF）、1 个内在 poly A 尾部以及 3'端非编码区。2 个 ORF 分别编码病毒的非结构蛋白以及结构蛋白，从 5'端至 3'端依次是非结构蛋白 NSP1、NSP2、NSP3、NSP4、衣壳蛋白 C、包膜蛋白 E3、E2、蛋白 6K 和包膜蛋白 E1。NSP1 参与合成病毒负链 RNA；NSP2 具有解旋酶、三磷酸酶和蛋白酶活性，且可关闭宿主细胞转录；NSP3 是复制酶单元的一部分；NSP4 是病毒 RNA 聚合酶。E2 与细胞受体结合使病毒通过内吞作用进入细胞；E1 包括融合肽，在内体低 pH 环境暴露，使核衣壳释放入宿主细胞质；E3 介导 E2 与 E1 结合。6K 是一个小的包含 55～60 个氨基酸的蛋白，具有两个结构域，其中一个与离子通道功能有关，另一个为 E1 的信号肽。同时，在病毒复制时其负链可以复制出一段约占整个基因组长度 1/3 的与 3'端相同的亚基因组结构，称之为 26sRNA，在病毒复制的后期作为结构蛋白翻译的模板。

二、致病性和免疫机制

病毒进入机体后通过其包膜上的 E1、E2 蛋白与巨噬细胞、上皮细胞、内皮细胞、成纤维细胞、室管壁膜细胞、小脑膜细胞等细胞上的受体结合，然后通过网格蛋白（calthrin）介导的细胞内吞作用进入细胞，并在细胞内复制，导致细胞坏死和凋亡。病毒还可通过胎盘感染胎儿，导致流产或胎儿死亡。动物实验证明病毒易侵犯新生小鼠的中枢神经系统、肝、脾及结缔组织。有研究显示，患者病后 2～6 天血清中一些细胞因子浓度增高，如干扰素 γ 诱导蛋白 – 10（IP-10）、白细胞介素 – 8（IL-8）、单核细胞化学趋化蛋白 – 1（MCP-1）和干扰素 γ 诱导的单核因子（MIG/CXCL-9）等，而且以 CXCL-10 增高为主。患者血清中干扰素 γ、肿瘤坏死因子 α 及 Th2 细胞因子，如 IL-1b、IL-6、IL-10 和 IL-12 的浓度保持在正常范围。在恢复期，CXCL-10 和 MCP-1 的浓度下降，CXCL-10 的功能是在细胞免疫反应中对 Th1 细胞起化学趋化作用，因此，病情严重程度及进展可能与其浓度持续在高水平相关。另外，动物实验证明，干扰素 α 起着主要的抗病毒作用。基孔肯亚病毒导致关节痛的机制尚不完全清楚，但人及动物实验表明关节痛的形成与宿主炎症反应有关。基孔肯亚病毒在关节组织中具有较高浓度，病毒复制导致炎症细胞聚集，单核细胞、巨噬细胞和自然杀伤细胞构成主要的炎症细胞类型。

三、流行病学特征

作为非洲和亚洲非常重要的一种病毒，基孔肯亚病毒主要通过伊蚊传播。其中，猕猴和狒狒、黑猩猩、牛、马、猪、兔、人都是该病毒的脊椎动物宿主，人类感染基本上是第二位的，在病毒发生地的蝙蝠和蚊子体内也可分离出基孔肯亚病毒。

基孔肯亚病毒传染媒介是蚊子，也有经呼吸道传播者。媒介昆虫主要是埃及伊蚊，还有白线斑蚊等。

基孔肯亚病毒呈嗜热性，最初流行于非洲的热带和亚热带地区，在温带地区不易生存。基孔肯亚热具有 3～4 年的间歇性流行特点，且流行高峰一般呈循环性出现，病毒的传播主要发生于多雨季节，若基孔肯亚病毒传入且传入地区内伊蚊数量达到一定程度以及自然条件适合时，就可能引起流行或暴发。在非洲次撒哈拉地区（撒哈拉沙漠以南），除干燥地区和南纬 18°以下地区外，抗体流行率调查从 20%～90% 以上不等。在亚洲，主要是通过埃及伊蚊在人与人之间传播。基孔肯亚病毒见于印度、东南亚及菲律宾。在曼谷，血清流行率为 31%。目前，基孔肯亚病毒传播存在着超出现有地区分布范围之外的趋势，即向中美洲、南美洲以及美国南部地区传播。

四、临床表现

人被感染基孔肯亚病毒的蚊子叮咬，病毒进入机体后通常潜伏期为 1～12 天，平均为 2～3 天。常表现为突发的高热、关节疼痛、肌肉疼痛、头痛、恶心、呕吐、食欲减退、淋巴结肿大等典型症状。第 1～2 天是高病毒血症期，第 3～4 天病毒载量下降，通常第 5 天消失，随后表现为突发的高热（39～40 ℃），并伴有间歇性寒战，该急性期病程一般持续 2～3 天。发热后 7 天左右即可退热，退热状态持续 3 天后可能会再次出现较轻微发热。80% 的患者在发病后第 2～5 天会出现红色斑丘疹，数日后可逐渐消退。其中躯干和四肢是红斑和斑丘疹出现的常见部位；脸部、手掌以及脚掌等部位亦会出现斑丘疹。同时，部分患者会出现结膜充血和轻度畏光的结膜炎表现。几乎所有基孔肯亚热患者均有四肢躯干关节痛的主要临床症状，病毒感染后的疼痛常表现为多发性、游离性、对称性，部分患者疼痛剧烈，且病情发展迅速，往往在数分钟或数小时内关节功能丧失，不能活动。而其恢复期长达几周至数月之久。

五、诊断方法

基孔肯亚病毒感染的诊断主要依据流行病学史、临床表现和实验室检查结果综合判断。如患者在基孔肯亚热流行季节有旅居疫区史，并出现起病骤急，发热并伴有四肢和脊椎等关节部位剧烈疼痛，致躯干弯曲，行动障碍，同时身体的躯干及四肢等皮肤出现斑丘疹或皮疹等明显的临床症状，其中起病严重者甚至出现轻度出血、头痛、恶心呕吐等肠胃症状，则可初步确认。配合实验室血常规检测中出现白细胞轻度减少，淋巴细胞相对增多，血小板偏低等检测结果，另结合双份血清和病原核酸检测结果则可确诊。

六、防治原则

基孔肯亚病毒引起的基孔肯亚热无特效药物治疗，主要为对症处理。对于高热患者应先采用物理降温，有明显出血症状的患者，要避免酒精擦浴。若患者出现明显的关节疼痛且活动障碍，则可使用镇痛药物缓解病情，可使用非甾体消炎药（NSAIDs），避免使用阿司匹林类药物。同时可根据病情严重程度选择合适的康复治疗程序，而由疾病引起的脑膜炎患者应适当使用甘露醇、呋塞米等药物降低颅压，防止脑水肿产生而加重病情。患者于发热发病期间应尽量卧床休息，不宜下地活动，防止病情加重，特别是活动障碍患者和老年患者。该病毒死亡率不高，除少数因身体衰弱而死亡的老年患者之外，成年感染者死亡率几乎为零。其中关节损伤严重甚至引起活动障碍的患者虽然经过治疗最终可以缓慢恢复，但发病期剧烈疼痛和恢复缓慢仍严重影响患者的正常生活和工作。

目前尚无预防基孔肯亚病毒感染的疫苗，基于基孔肯亚病毒主要通过感染病毒的蚊虫叮咬人体而传播，因此，灭蚊防蚊是预防基孔肯亚病毒传播的主要途径。首先需对蚊类滋生地进行流行病学调查，尤其是在蚊媒传染病多发地区，在监控流行性乙型脑炎病毒、登革热病毒等疾病的基础上，需进一步开展针对基孔肯亚病毒的蚊虫监测工作，并定期消灭蚊虫和清除蚊虫滋生区域。若监测到病毒流行，应尽量采取就地隔离治疗的方式，以减少传播机会。患者在病毒血症期间，应予以入院并进行防蚊隔离，隔离病室中应有蚊帐、纱窗、纱门等防蚊设备。一般情况下患者隔离期为发病后 5 天。发病区域若发现疑似和确诊病例应及时上报。目前我国部分地区，尤其在海南、广东、广西等地区，不仅存在基孔肯亚病毒流行的条件，而且本身也可能存在局部流行，因此，非常有必要开展蚊媒病毒特别是基孔肯亚病毒的各项研究工作。

第五节 柯萨奇病毒

柯萨奇病毒（Coxsackie virus）是一种肠道病毒（enterovirus），是一类常见的经呼吸道和消化道感染人体的病毒。感染后可以造成广泛的疾病，可表现为较轻的呼吸道感染，如出现打喷嚏、发热、咳嗽等感冒症状，亦可进展为比较严重的病症，如脑炎、出血性结膜炎、手足口病、心肌炎、心包炎等，妊娠期感染甚至可引起非麻痹性脊髓灰质炎性病变，易致胎儿宫内感染和致畸形。柯萨奇病毒具有型别多的特点，根据其致病特点，将它们分为柯萨奇病毒 A 组（CVA）和 B（CVB），A 组有组对控制此病毒的发展及传播有重要意义。

一、生物学性状

柯萨奇病毒为单股正链小 RNA 病毒，基因长度 7.4 kb，其中 GC 碱基含量约为 47%，为具有 mRNA 活性的核苷酸，其两端为保守的非编码区，中间为编码区。其 3′端到 5′端的顺序为 5′端非编码区 – P1 区（1A-1B-1C-1D）– P2 区（2A-2B-2C）– P3（3A-3B-3C-3D）– 3′端非编码区，其 5′端共价结合一个大小约为 7 ku 的小分子蛋白质 VPg，其可在病毒 RNA 合成和病毒基因组装配的过程中起重要作用；其基因 3′端结合了 polyA 尾。病毒编码区编码病毒的多聚蛋白，该蛋白在形成的过程中被病毒的蛋白酶，产生 11 种终末，P1 区编码产生的蛋白为结构蛋白 VP1～VP4，主要组成病毒的衣壳，VP1、VP2 和 VP3 均暴露在病毒衣壳的表面，有中和抗原位点；VP4 位于衣壳内部，一旦病毒 VP1 与受体结合后，VP4 即被释放，病毒基因组脱壳穿入。病毒的 P2 和 P3 区编码病毒的蛋白酶，其中 P2A 区编码的产物中接近氨基酸序列的 C 末端有高度保守的片段 PGDCGGILRC，能起到抑制宿主细胞 mRNA 转录的作用。

柯萨奇病毒的增殖复制是在细胞的胞浆中进行，病毒穿入和脱壳时首先是病毒颗粒接触宿主细胞表面上的特异性受体，通过调整病毒颗粒进入细胞膜的位置，触发柯萨奇病毒表面构型改变，病毒外壳形成结构转换。这个转换过程中有 50%～90% 吸附病毒分子脱落为无感染性的亚分子，接着病毒在感染过程中形成瞬间中间体，成功地把病毒 RNA 转染进胞浆。胞浆内病毒 RNA 基因通过借用宿主细胞的蛋白质合成系统，开始进行病毒蛋白的翻译。并将翻译合成的多聚蛋白切割形成不同的活性片段，在此过程中伴随着病毒 RNA 的合成。新的病毒 RNA 合成的第一步以正链 RNA 为模板形成互补的负链 RNA，然后以它作为一个模板来合成新的正链 RNA。其中，病毒 RNA 如何被包装进入病毒颗粒目前还是个未知的过程。柯萨奇病毒颗粒形成和组装过程是比较复杂的，而且受许多因素控制。

二、致病性和免疫机制

柯萨奇病毒和其他肠道病毒感染类似，病毒通过呼吸道和肠道入侵机体，先于肠道淋巴结和咽部淋巴结复制增殖，随着淋巴循环和血液循环进入血液形成第一次病毒血症；病毒随着血液散播至全身的易感细胞实现再次增殖，进一步形成二次病毒血症；病毒可以入侵心脏、肺、眼、肝脏、脾脏等组织器官，甚至可以入侵中枢神经系统导致患者出现脑膜炎和轻度麻痹的症状。目前认为柯萨奇病毒入侵机体后有两种类型的感染表现形式，即溶细胞病变和持续感染，持续感染可分为两类：一是在感染期间连续或间断产生病毒颗粒的感染，二是几乎不产生病毒颗粒的情况，即病毒颗粒不能被分离，但可用核酸检测发现病毒 RNA。目前有研究认为柯萨奇病毒在人体持续感染的机制为病毒 RNA 转录及病毒衣壳蛋白合成受限所致。在病毒持续感染阶段，虽然宿主的免疫细胞经过激活后分化成特异的抗病毒细胞，但只要有少量易感细胞感染病毒便足以维持组织损伤及炎症。在此阶段，由于病毒复制大量受限，病毒 RNA 合成受限，病毒的核酸有可能以双链形式存在，一定程度上维持了核酸的稳定，这对于病毒维持持续感染有促进作用。此外，病毒在还可以感染具有免疫活性的细胞，影响免疫细胞功能，导致宿主免疫功能不同程度紊乱，易引起持续感染。

患者在感染病毒康复后，可获得长期特异性免疫，其主要表现形式为中和抗体，鼻咽部和肠道黏膜多以具有中和作用的 sIgA 为主。可以初步抑制病毒在鼻咽部和肠道内的复制增殖，阻止病毒经呼吸道分泌物和肠道粪便等排出体外导致散播。而血液中的中和抗体 IgG 和 IgM 可阻止病毒进一步侵入中枢神经系统，引起中枢神经系统的损伤。

三、流行病学特征

柯萨奇病毒主要传染源是患者、隐性感染者和带柯萨奇病毒的健康人群。感染症状较轻，多呈亚临床表现，感染后常能迅速恢复，预后良好，病后对同型病毒具有持久免疫力。可以从患者、隐性感染者及健康带毒者的粪便及鼻咽分泌物中检测到病毒的存在，其中，粪便中病毒含量多且排毒时间较长，可达到 29 周之久。因此，通过消化道的粪—口途径以及打喷嚏或咳嗽呼吸道排出的分泌物等呼吸途径是柯萨奇病毒的主要传播方式。此外，患者的脑脊液、血液及心肌标本中亦可分离出柯萨奇病毒，有时甚至在出现临床症状数天前即能从血液中分离出柯萨奇病毒。

柯萨奇病毒的传染性很强，可通过浸染病毒的手、日常用具及食物传播，极易在集体单位中散播。任何年龄阶段的人类均可感染柯萨奇病毒，其中孕妇、幼儿属于易感人群。健康儿童中的柯萨奇病毒的带毒率可以高达 5%～50%。若孕妇感染柯萨奇病毒且出现病毒血症，病毒能通过胎盘传给子代。宫内感染可能引起胎儿先天性心脏病和泌尿管畸形，甚至可能导致胎儿全身严重感染，引起新生儿死亡。除此之外，孕妇分娩时胎儿经产道接触阴道分泌物和血液感染，以及出生后接触母体分泌物感染等，均一定程度上增加柯萨奇病毒母婴传播的可能。

柯萨奇病毒感染分布于世界各地，除小规模流行和散发之外，甚至会出现季节性流行，四季均可发生，但高峰一般发生于夏秋季节，即温暖湿润的季节，相比于干燥的地区，湿润的区域更容易暴发柯萨奇病毒疫情，提示柯萨奇病毒的散播和温度、湿度以及气候的变化存在一定的相关性。

四、临床表现

柯萨奇病毒引起的临床症状特点是，症状较轻，以无症状感染比例较大，呈亚临床表现，虽然往往没有明显的临床体征，但只要出现临床症状，可能会依次出现发热，持续瘫痪，甚至发生死亡。其临床表现也呈复杂的多样化，会造成手足口病、无菌性脑膜炎、脑炎、急性心肌炎、心包炎、结膜炎、疱疹性咽峡炎等疾病。具体临床表现常有发热、头痛、呕吐、腹痛、胸痛、肌痛、淋巴结肿大、肝脾肿大，少数病例可有嗜睡、昏迷及平衡失调等症状，在病程中，颜面、颈部及手掌、足底可见疱疹，即为手足口病，部分病情类似脊髓灰质炎和 EV71 引起的手足口病。

五、诊断方法

柯萨奇病毒属于小 RNA 病毒科肠道病毒属，与柯萨奇病毒所属科属其他病毒存在很大的共性，不易于进行鉴别，尤其是发生团体感染，而又同时由几种病毒同时造成，并产生相同症状，因此，对一个被感染的患者，需要结合患者临床症状、流行病学因素和实验室检测结果等综合进行分析才可准确地做出判断。其中标本的采集为诊断的基础，根据肠道病毒的普遍共性，病毒进入机体后于 7 ～ 30 天内在肠道和淋巴组织中繁殖，期间可能发生病毒血症，病毒血症后病毒可进入到其他组织器官进行繁殖，一般在感染两周后可于粪便中检测到病毒的存在。出现轻微的亚临床症状时采集标本，如采集咽拭子、肛拭子、血液、脑脊液进行实验室病毒分离、抗体标记、探针标记、PCR 检测或采用 ELISA 的方法检测病毒特异性的 IgM 和 IgG，均可以检测到病毒的存在。

六、防治原则

对于柯萨奇病毒至今尚无特效的治疗方法，所以预防工作显得尤为重要，对于预防柯萨奇病毒感染的最主要的方法依然是流行病学监测。掌握了该病毒的传播途径、易感人群，有助于防控部门控制措施，如可根据柯萨奇病毒粪—口传播的途径，重视粪便产物处理，同时及时隔离患有其他疾病和体质较差的患者，特别是产科病房的隔离，一旦发生柯萨奇病毒感染，应迅速果断采取封闭隔离措施，上述方式虽然不能彻底根除，但仍可以将疫情有效地控制在小范围内。

目前随着基因工程技术的不断创新，新开发的针对柯萨奇病毒基因工程疫苗正处于研究阶段，但鉴于其型别较多，且存在毒力和抗原性会不断产生变异的特点，疫苗研究工作仍有很长的路要走。因此，对于患者临床治疗通常分为对症治疗，通常在急性期需给予抗病毒药物，如干扰素、抗病毒的中草药（黄芪、红芪、鱼腥草）。若患者出现呕吐、腹泻等症状，应及时纠正脱水和酸中毒。若严重患者出现急性心肌炎伴心力衰竭及严重心律失常时，应尽早吸氧，酌情使用肾上腺皮质激素，必要时给以利尿剂。同时为预防细菌合并感染，则适当给予抗生素辅助治疗。针对特殊的人群，在特殊情况下，也可以用被动免疫预防方法，注射免疫球蛋白也许能起到一定的抗病毒作用。

第六节　人类免疫缺陷病毒

人类免疫缺陷病毒（Human immunodeficiency virus，HIV），是一种感染人类免疫细胞的慢性病毒，人类感染 HIV 后会引起 T 淋巴细胞损害，造成持续性免疫缺陷，形成获得性免疫缺陷综合征（aquired immunodeficiency syndrome，AIDS），即艾滋病，患者最终全身多个器官出现机会性感染及罕见恶性肿瘤，最后导致死亡。HIV 对人类的生命健康造成极大的危害，是全球最重要的公共卫生问题之一。

一、生物学性状

HIV 呈球形，直径约 120 nm。电镜下可观察到病毒外膜是脂蛋白囊膜，镶嵌有病毒膜蛋白 gp120 与 gp41 形成的刺突，gp41 是跨膜结构，gp120 位于膜表面，两者通过共价作用结合，形成包膜糖蛋白。囊膜下由 HIV 的蛋白 p17 形成球形基质，向内则由病毒蛋白 p24

形成半锥形衣壳，衣壳内含有病毒蛋白酶、整合酶、逆转录酶以及由核衣壳蛋白 p7 包裹的病毒 RNA。HIV 基因组是两条相同的单股正链 RNA，两个单体通过 5′端的氢键结合形成二聚体，每条长度约 9.7 kb。RNA 从 5′至 3′的基因序列与其他逆转录病毒一致，长末端重复序列（long terminal repeats，LTR）－ gag － pol － env － LTR，此外，相比于其他逆转录病毒，HIV 较为复杂，还包含了 6 个调节基因：Tat、Rev、Nef、Vif、Vpu、Vpr，一共有 9 个基因。病毒的核心主要由 3 个结构基因编码，gag 基因编码病毒的核心蛋白，翻译时先形成蛋白前体，经病毒蛋白酶裂解后形成 p17、p24 和 p15。p17 和 p24 参与病毒内膜和内核的形成，可避免病毒 RNA 被核酸酶降解，为病毒的复制增殖提供稳定的保障；p15 在蛋白酶的作用下进一步裂解成为 p7 和 p9，进一步形成病毒的核衣壳蛋白。pol 基因主要编码聚合酶蛋白前体，蛋白前体经切割形成蛋白酶、整合酶、逆转录酶、RNA 酶 H，均在病毒增殖的过程中发挥关键作用。env 基因编码囊膜蛋白前体 GP160 并糖基化，该前体蛋白在蛋白酶的作用下裂解成 gp120 和 gp41。gp120 暴露于囊膜之外，为外膜蛋白，可与 $CD4^+T$ 细胞受体蛋白结合，结合之后蛋白构象会发生变化，使 gp41 分离并插入细胞膜，最终使病毒通过膜融合进入细胞，gp120 已证实为 HIV 中和抗原表位。Tat 基因由两个外显子构成，其编码产物 Tat 蛋白为病毒的反式激活因子，作用于病毒的 LAT，增加病毒所有基因转录率，但调节效果依赖于上游的增强子、启动子序列和细胞因子的协同作用。Rev 基因产物是一种顺式激活因子，亦有两个外显子，其编码产物 Rev 蛋白可调节病毒颗粒蛋白，能促进病毒结构基因表达和转录，尤其是晚期基因的转录，以合成相应的病毒结构蛋白。Nef 基因编码的蛋白是负调控因子，可作用于病毒的 LTR，抑制整合的病毒转录，推迟病毒的复制，但其产物可同时提高 HIV 的复制和感染能力。Vif 基因编码病毒感染性因子，与病毒的感染性有密切的关系。Vpu 和 Vpr 为 HIV-1 和 HIV-2 复制的非必需基因，其中 HIV-2 无 Vpu 基因，仅 HIV-1 持有，若 Vpu 缺失，会导致病毒感染性颗粒的生成有所下降；Vpr 基因编码蛋白是一种弱的转录激活物，会影响细胞的生殖周期，对于缺乏 Vpr 的 HIV-2 则无法在巨噬细胞中复制。

二、致病性和免疫机制

HIV 主要以感染 $CD4^+$ 的细胞，如 T 细胞、单核巨噬细胞、树突状细胞等。当 HIV 进入人体后，先由单核巨噬细胞吞噬，病毒结合单核细胞的辅助受体 CCR5 进入细胞并使巨噬细胞感染且失去消化吞噬和激活免疫应答的功能。病毒不仅不会溶解单核巨噬细胞且会随着单核巨噬细胞在组织和血液当中散播，可以于 2 天内抵达局部淋巴结，5 天左右即可在外周血、脑脊液和骨髓细胞中检测到病毒成分，继而产生病毒血症，进入原发感染的急性期。在感染后 7～30 天，70% 以上的患者出现发热、咽炎、淋巴结肿大等急性感染症状，此阶段患者体内出现 $CD4^+T$ 淋巴细胞减少又上升的趋势，大部分感染者未经治疗 $CD4^+T$ 淋巴细胞可自行逐渐恢复正常水平，随后即进入 HIV 的潜伏期。机体免疫系统不能将病毒完全清除，此阶段感染者如健康人一般，无任何病症，外周血中甚至检测不到病毒成分，此阶段持续数月或数年，有些患者潜伏期甚至达数十年之久，平均为 7～10 年。此阶段患者主要表现为 $CD4^+T$ 淋巴细胞数量持续缓慢减少；进入有症状期后，$CD4^+T$ 淋巴细胞数量再次迅速减少。

机体在感染 HIV 后，可激活机体的天然免疫应答和特异性免疫应答。由于感染病毒的单核细胞的部分吞噬功能的丧失，患者体内的天然免疫应答功能可能由补体系统中的经典途径或替代途径发挥作用，补体系统结合抗体或 NK 细胞发挥直接溶解和破坏感染病毒的细胞。机体的细胞免疫和体液免疫应答亦是早期控制病毒增殖和扩散的主要方式，如急性感染期机体通过体液免疫可产生抗 HIV 的多种抗体，包括中和抗体，可极大限度降低病毒抗原量乃至清除病毒，此时机体 CD4$^+$T 淋巴细胞功能并未丧失，可通过分泌 IL-2、IFN-γ 和 TNF-α 细胞因子促进和辅助 B 淋巴细胞、NK 细胞和 CD8$^+$T 淋巴细胞等细胞的功能而间接发挥其免疫增强作用，此时 CD8$^+$T 淋巴细胞对于感染病毒细胞和病毒的杀伤能力亦很强，但随着病情的发展，HIV 复制增殖感染破坏 CD4$^+$T 淋巴细胞数量的增多，CTL 前体细胞形成受阻直接导致 CD8$^+$T 淋巴细胞功能的不断丧失。

三、流行病学特征

医学史上对艾滋病的最早记载是 1959 年，在一位成年男性的血浆中发现 HIV，直至 1981 年美国疾病预防与控制中心报道了 5 例艾滋病患者，从此艾滋病迅速蔓延至世界各地。HIV 的传播途径有三种，即血液，性和垂直传播。性传播是 HIV 传播的主要方式，早期欧美国家是以同性间性行为传播为主，非洲是经异性传播，亚洲则以外来输入为主，但目前异性间的性传播已经成为 HIV 流行的主要因素，经 WHO 统计，全球约有 3/4 的患者是通过与异性进行性接触而感染。血液传播多发生在静脉注射吸毒共用注射器，血友病患者、多次输血者以及医源性感染，医源性感染主要是指医疗器具不洁，造成接受被服务者直接感染；也包括医护人员在提供医疗服务时，不慎被污染 HIV 的器具刺伤皮肤或黏膜，暴露于患者的体液导致感染。其中接受血液或血制品单次暴露的传染率最高，感染率大于 90%。垂直传播即母婴传播，感染 HIV 的母亲可经子宫内胎盘或分娩时和产后哺乳等致胎儿或新生儿感染。据 WHO 统计，约 50% 感染 HIV 的母亲经上述途径传播给其婴儿，其中胎盘感染最为多见。

目前全球 HIV 感染与艾滋病患者有以下特点：艾滋病年轻化的趋势明显，50 岁以下的青壮年发病率较高且蔓延速度快，全球每日约有 1.5 人成为新的 HIV 感染者，疫情已从发达城镇蔓延到农村；最不发达国家和发展中国家病情严重，全世界约 90% 的 HIV 感染者发生于防治能力较低的最不发达国家和发展中国家，非洲撒哈拉以南是艾滋病的重灾区，有些国家成人的 HIV 感染率已高达 20%；亚洲 HIV 感染疫情呈快速增长趋势，在亚洲某些国家中 HIV 感染率较高，如泰国，印度，缅甸等。艾滋病已成为严重威胁人类社会可持续发展的突出问题。

四、临床表现

HIV 感染后主要分为四个阶段，急性感染期、无症状潜伏期、艾滋病相关综合征期和免疫缺陷期。急性感染期 HIV 大量复制，产生病毒血症，此时可从血液中以检测到病毒的抗原成分，患者会表现出轻微的感冒症状，如发热、头晕、乏力，淋巴浅表淋巴结肿大，持续 3 周左右，易感细胞 CD4$^+$T 淋巴细胞会出现一过性的降低后升高至正常水平的表现，此后进入 HIV 感染的无症状潜伏期，多数患者无明显的临床症状，此时 HIV 并未完全清除出体外，而是存在于淋巴结中活跃复制，仅表现为周身多处无痛性浅表淋巴结肿大，多发生于头颈部、腋窝、腹股沟、耳后及颌下淋巴结等，一般有两处以上部位，有的多达十几处。期间 HIV 抗体检测为阳性，且机体 $CD4^+T$ 淋巴细胞数量会逐渐减少，此病程持续时间较长，平均为 10 年。当患者体内的 $CD4^+T$ 淋巴细胞的数量不断减少，患者会出现相应的 AIDS 相关综合征（AIDS-related complex，ARC），如患者常有病毒性疾病的全身疲倦，低热，盗汗，慢性腹泻，体重减轻等，有的患者周期性头痛、伴有抑郁和焦虑、出现感觉神经末梢病变，甚至出现精神紊乱，可能与病毒侵犯神经系统有关。此期间除了淋巴结肿大和全身病症外，患者经常出现复发性的非致命反复感染。半数患者出现真菌感染，如脚癣，亦会出现机会致病菌和病毒的局部感染，如口腔出现糜烂、充血等白色念珠球菌感染的症状；腋窝和腹股沟部位常发生葡萄球菌感染；肛周、生殖器、口腔黏膜常发生疱疹病毒感染和尖锐湿疣等，此外，其他疾病如非链球菌性咽炎，急性和慢性鼻窦炎和肠道寄生虫感染等亦常有发生。此类非致命感染进一步加重了病情的发展，使患者进入艾滋病典型的免疫缺陷期。此期间患者体内可检测到高水平含量的 HIV，患者体内的 $CD4^+$ 的 T 淋巴细胞明显下降，$CD8^+$ 淋巴细胞杀伤功能严重降低，引起严重的免疫缺陷，合并恶性肿瘤和自身免疫病等。若不及时用药控制，发病患者会在 2 年后死亡。

五、诊断方法

艾滋病是由于 HIV 在体内破坏辅助性 $CD4^+$ 的 T 淋巴细胞，造成细胞免疫功能降低，并继发体液免疫功能下降，机体无法抵抗外来和自身携带的致病微生物的侵袭而发生的。因此，艾滋病诊断通常采用检测 HIV 抗原或抗 HIV 抗体的方式来确诊。HIV 初次感染人体后，最早可检测到 HIV p24 抗原，若急性期血清中出现 HIV p24 的抗体，可能无法检测到 HIV p24，因此，急性期主要检测血清中 HIV p24 的抗体，以及随后血清中陆续，在无症状感染者体，相应抗体可持续存在，但很难检测到抗原的存在。内出现的包膜蛋白 gp120、gp41 或 gp160 和多聚酶蛋白 p64 和 p31 抗体为主，在整个无症状带毒期，血清中的上述各类抗体均持续存在，但病毒难以检测，当病情发展到 ARC 阶段时，血清中病毒核酸再次出现，而抗 HIV p24 的抗体滴度明显下降，最终消失。由此可见，诊断 HIV 感染的极早期只能靠抗原检测，而在感染后的大多数时间，则可用简单的血清学方法来诊断，除此之外，一些常见临床表现，如口腔出现毛状白斑可作为早期诊断艾滋病感染的重要线索。

六、防治原则

自艾滋病被首次报道到现在，人类一直在与 HIV 艰苦斗争。患者感染 HIV 后虽可以不隔离且能正常工作生活，但应根据病情的进展情况采取抗病毒治疗并密切监测病情的变化。目前世界范围内对于艾滋病的治疗采用最多的方法是药物抗病毒疗法，即使用 4 类药物：核苷逆转录酶抑制剂、蛋白酶抑制剂、非核苷逆转酶抑制剂以及融合抑制剂。同时，为了防止耐药毒株的产生，美籍华裔科学家何大一还推出了多种抗病毒药物联合使用的高效抗反转录病毒联合治疗法，简称为鸡尾酒疗法，虽然该疗法为全世界艾滋病患者带来了福音，但目前在全世界范围内仍缺乏根治 HIV 感染的有效药物，包括各种处于研发中的

HIV 疫苗，均无法起到有效地预防和根除病毒的疗效。艾滋病的抗病毒药物治疗的目的是保证患者的正常的免疫功能，最大限度和持久的降低病毒载量。当病毒在体内复制得到有效控制后，患者的免疫功能得以保存，不被继续破坏，还能逐渐恢复，可有效延长患者的生命，提高其生活质量。

如今世界上已经存在了治愈的病例，即"柏林患者"，该患者在进行骨髓移植时采用的供体骨髓中的造血干细胞携带 CCR5 辅助受体突变位点，在结束治疗的多次随访检查中，该患者体内检查不到 HIV。2016 年又有一位英国患者接受类似的治疗方法，直到 2019 年，该患者（伦敦患者）体内亦检测不到病毒，有望成为第二个治愈的患者。即便如此，但由于该类患者以及治疗方案条件苛刻，还不具备推广的可能性，因此，艾滋病的防控工作仍不可懈怠，在建立全球和地区性的 HIV 感染监测网的同时，需针对艾滋病的传播途径展开预防艾滋病的宣传教育，如提倡安全性生活，禁止共用注射器、牙刷和刮胡刀，对献血和器官捐献者必须做严格的 HIV 抗体检测，HIV 女性患者应避免怀孕及母乳喂养等。

 第七节 埃博拉病毒

埃博拉（Ebola virus）是一种罕见的病毒。1976 年，首次在苏丹和刚果的埃博拉河地区被发现，因其先后在乌干达、刚果等非洲国家相继流行从而引起世界性的广泛关注。埃博拉病毒主要通过与患者或感染动物的体液、排泄物及分泌物等密切接触而传染，人类和灵长类动物由于感染埃博拉病毒可引发埃博拉病毒病（Ebola virus disease），即埃博拉出血热（Ebola hemorrhagic fever），临床表现主要为急起发热、出血、休克、麻疹样皮疹和多脏器损伤，其死亡率高达 50% ～ 90%。是病死率最高的传染病之一。2014 年 2 月，西非严重的埃博拉疫情，最终扩散至欧洲和美洲，直至 2016 年 WHO 宣布疫情结束时，已导致接近 20 000 多人感染，7 000 多人死亡，这使得埃博拉疫情成为国际关注的突发公共卫生事件，是全球公共卫生面临的一大难题，埃博拉病毒病也被认为是世界上最凶猛的疾病之一。

一、生物学性状

埃博拉病毒于 1976 年被首次分离，属丝状病毒科，为具有囊膜的单股负链 RNA 病毒。电子显微镜可观察到该病毒呈现长丝状或杆状线形结构，会出现环状、分枝或缠绕等形态。病毒直径为 80 ～ 100 nm，其长度跨度范围一般为 1 000 ～ 14 000 nm 左右。病毒基因组的大小约为 19 kb，具有 7 个开放的阅读框。成熟的病毒体由位于中心的衣壳与外被的囊膜组成。病毒蛋白 VP35 和 VP30 与核蛋白组成核衣壳蛋白，并呈螺旋状缠绕病毒负链 RNA；病毒蛋白 VP40 和 VP24 组成核衣壳和囊膜之间的区域；病毒囊膜则来自宿主的细胞膜，其中糖蛋白（GP）为跨膜蛋白，埃博拉病毒基因组可编码 7 个结构蛋白和 2 个非结构蛋白，基因顺序为 5′-L-VP24-VP30-GP/sGP-VP40-VP35-NP-3′，分别由各自独立的 mRNA 编码，其两端的非编码区域提供的重要调控信号参与病毒转录、复制以及新病毒颗粒包装的整个过程。埃博拉病毒基因组所编码的结构蛋白中，NP 为病毒核衣壳蛋白；VP30 是锌指结构蛋白，能与 DNA 双螺旋结构结合激活病毒转录；VP35 被证实与病毒 RNA 合成、入侵过程及细胞毒性有关，且具有抑制 I 型干扰素的作用；VP24 和 VP40 与病毒的装配出芽有关，其中 VP40 是基质蛋白，在病毒以病毒样颗粒（virus-like particles，VLPs）方式出芽过程中起关键的作用。另外，病毒的可溶性糖蛋白（sGP）和小可溶性糖蛋白（ssGP）与跨膜 GP 与埃博拉病毒细胞毒性有关。

二、致病性和免疫机制

埃博拉病毒进入机体后，可能在血液中感染单核细胞和在局部淋巴结感染单核吞噬系统的细胞，包括巨噬细胞和单核细胞等。随后部分被感染的单核吞噬系统细胞随血液或淋巴液转移释放到其他组织，如肝脏、脾脏等。而携带病毒的单核吞噬系统细胞释放的埃博拉病毒也可感染相邻的细胞，包括血管内皮细胞、肾上腺上皮细胞和成纤维细胞等。感染的单核吞噬系统细胞此时会被激活，导致肿瘤坏死因子（TNF-alpha）、干扰素（IFN）、白细胞介素 – 2（IL-2）、白细胞介素 – 10（IL-10）等细胞因子及相关趋化因子大量释放，引起全身炎症反应，使血管内皮细胞通透性增加，内皮细胞表面黏附因子及促凝因子表达增多，组织破坏后血管壁胶原暴露又可释出组织因子等，最终导致弥散性血管内凝血（DIC）。在感染晚期，可发生脾脏、胸腺和淋巴结等处的淋巴细胞大量凋亡。但值得关注的是埃博拉出血热与其他出血热有两个显著不同：①急性期患者有高滴度埃博拉病毒血症；②不少患者缺乏抗体应答，体内难以检测到特异性抗体，恢复期血清不能有效中和埃博拉病毒。

三、流行病学特征

感染埃博拉病毒的人和非人灵长类动物等均可成为本病传染源。埃博拉病毒的自然储存宿主及其在自然界的自然循环方式尚不清楚。首发病例的传染源也不清楚，但首发病例与续发病例均可作为传染源。在非洲大陆，埃博拉病毒感染与接触雨林中死亡的黑猩猩、猴子等野生动物有关。有实验证实蝙蝠感染埃博拉病毒后不会死亡，对维持埃博拉病毒在热带森林中的存在可能充当重要角色。

埃博拉病毒最主要的传播途径为接近或接触传播。可因接触患者或亚临床感染者及感染动物的体液、血液、分泌物、呕吐物、尿粪等排泄物而感染。患者自急性期至死亡前的血液和体液中均可检测到高载量的病毒，若对患者隔离不充分或对尸体处理不及时彻底，则会成为导致院内感染和传播的危险因素，一定程度上甚至促成了埃博拉出血热的暴发流行，其中院内治疗可能存在的注射途径，如使用未经消毒的注射器也是该病的重要传播途径之一。已有研究显示，灵长类动物间埃博拉出血热是可以通过气溶胶传播的，但人人之间因呼吸道经空气传播的病例尚未见报道。此外，对于埃博拉出血热患者的检测显示，在发病后的百天，精液中均检测到埃博拉病毒的存在，故埃博拉病毒也存在性传播的可能性。

埃博拉病毒所致的埃博拉出血热无明显季节性，自 1976 年 6 ～ 11 月在非洲首次暴发以来的历次暴发流行，除扎伊尔共和国、苏丹、加蓬、乌干达、刚果共和国等地外，尼日利亚、肯尼亚、几内亚、利比里亚、埃塞俄比亚、喀麦隆、科特迪瓦、中非共和国、南非、西非等非洲地区也相继出现过散发病例，美国和西班牙也于2014年出现了埃博拉的疫情。

过去的流行病学监测显示，美洲、欧洲、泰国等地均有血清学证据，可能为输入性病例。20世纪八九十年代美国、意大利亦从来自菲律宾的猴子中检出埃博拉病毒。我国目前尚未发现埃博拉出血热患者，但随着我国"一带一路"倡议的实施，国际交往日益增多，引进动物或隐性感染者及患者输入埃博拉病毒的可能性大大提高。

四、临床表现

埃博拉病毒感染机体后可呈不发病状态或症状表现较轻，轻症患者发病后2周逐渐恢复。一般病毒感染后潜伏期为2～21天，通常为5～12天。发病最开始出现的症状为流感样症状，如发热，体温升至38～39℃或更高且伴随畏寒病征。同时全身会出现头痛、肌痛、关节痛等明显不适症状，并伴随结膜充血、眼痛、眼球压痛、咳嗽、咽痛等常见症状。其中消化道症状较为突出，病初有恶心表现，2～3天后可出现剧烈腹泻、腹痛、呕吐，腹泻持续1周左右并引发脱水。唇舌开裂和溃疡，吞咽困难。随后5～7天可出现特征性麻疹样皮疹，首先出现于颜面、躯干，渐至四肢，以肩部、手心和脚掌多见，不痒。4～5天后消退，有脱屑，部分患者可较长期留有皮肤改变。最严重且常见的症状表现为皮肤渗血、鼻出血、呕血、阴道出血、血尿等。病后10天左右为出血高峰，可为致命性。50％以上的患者表现为严重出血，出现明显的低血压、休克和面部水肿，以及血管内弥漫性凝血、电解质和酸碱平衡失调等。严重者甚至出现多器官功能损害，如出现急性肝炎、急性胰腺炎，病后4～5天进入极期，伴随中枢神经系统受累，出现情绪异常、侵犯等行为。此外，全脑可见神经胶质细胞损害，增生性损害表现为神经胶质结节和玫瑰花环形成，变性损害表现为核固缩、核碎裂。星形细胞、小神经胶质细胞、少突神经胶质细胞均受累。脑实质多处出面，普遍存在脑水肿。同时急性期还可并发心肌炎、支气管肺炎等，个别患者可合并渗出性胸膜炎、心包炎等。病毒可持续存在于精液等组织器官，引起睾丸炎、睾丸萎缩等迟发症。恢复后数周仍可有食欲缺乏、极度虚弱、脱发、精神失常等表现。死亡患者90％死于发病后12天内（一般为7～14天），主要死因为出血、休克、肝肾衰竭及其他致死性并发症。

五、诊断方法

埃博拉病毒的早期临床症状与其他病毒性出血热有类似之处，及时检出和确诊病例对其流行控制和治疗有重要意义。埃博拉病毒的确诊一般需要结合患者的临床症状、病理变化和实验室的检测。目前，埃博拉病毒的实验室检测方法主要有病毒分离、电子显微镜检测、RNA核酸检测、抗原检测试验、抗体酶联免疫吸附试验（ELISA）和血清学检测。主要的检测对象包括病毒抗原、抗体和核酸，以及感染的血液和组织样品中的病毒培养物。在每次疫情调查中，结合采用多种实验室诊断方法，能快速有效地确诊埃博拉病毒感染。

六、防治原则

过去非洲大陆曾多次暴发埃博拉疫情，且其药物和疫苗的研发速度受限，目前尚无有效的治疗药物、方法和措施。近几年，尤其是 2014 年西非大陆埃博拉疫情暴发甚至蔓延至了欧洲和美洲大陆，抗埃博拉病毒药物和疫苗研究逐渐引起了人们的重视，早年间某些抗病毒药物如法匹拉韦（Favipiravir，T-705），jk-05，Brincidofovir，BCX-4430 等在研抗埃博拉药物已进入临床试验，目前针对埃博拉病毒病的治疗主要是基于混合多种抗体的鸡尾酒疗法等生物治疗和支持治疗。其中 ZMapp 是包含 3 种人源化的单克隆抗体，属于优化的鸡尾酒疗法。ZMapp 在非人类灵长类动物实验中效果显著，曾使 2 名埃博拉患者康复。2019 年，REGN-EB3（雷根龙制药公司生产）和 mAb–114（美国国立过敏和传染病所研发）的药物被临床实验证实治疗效果更佳。与此同时，关于埃博拉疫苗的研究也取得了突破。如 MVA-BN Filo/AdVac，rChAdC3 Ebola（Zaire）；cAd3Z 埃博拉病毒，SynCon，VSV–埃博拉病毒；rVSVZ 埃博拉病毒等疫苗已进入了临床研究。目前关于埃博拉病毒引起的埃博拉疾病的基本治疗原则仍是早发现、早诊断、早隔离、屏障护理、对症和支持治疗，积极控制继发感染、肾衰竭、出血等并发症。对于普通患者应在做好隔离的基础上卧床休息，减少移动。体温过高可用温水擦浴和（或）酌用解热剂。头痛、肌痛严重者可酌情给予止痛剂。呕吐和大量腹泻者，应静脉补充水、氧化钠和葡萄糖等，注意纠正低钾血症和酸中毒，必要时可使用止吐剂。烦躁不安者可酌用艾司唑仑（舒乐安定）或巴比妥类镇静剂。对于严重的患者，如出现出血和休克的症状，则可采用输注新鲜全血、血小板、凝血因子、维生素 K 等止血药物。并在患者发生弥散性血管内凝血（disseminated intravascular coagulation，DIC）时根据凝血状态的不同给予适当处理。胃肠道出血时应加用奥美拉唑等抑酸剂。休克时应积极补充血容量、纠正酸中毒、适当使用血管活性药物等。

对于埃博拉病毒的预防目前的关键措施仍以控制传染源为主，做到严格隔离和及早治疗疑似及确诊病例，同时做好消化道、呼吸道和体液隔离，最好在负压病房进行隔离；对患者体液、分泌物、排泄物及污染物品进行严格消毒，对有明确暴露史者应就地实施至少 21 天以上的医学观察，一旦患者表现出体温升高的症状应立即隔离治疗；男性患者必须禁止性生活 3 个月以上，并通过精液无埃博拉病毒检查为止。同时，需严格采用切断传播途径的方法，如与患者或可疑动物接近和接触时应佩戴隔离衣，防护面具，手套和帽等；在疫区尽量不接触野生动物及其排泄物；严格执行规范的环境消毒工作；严格规范标本采集程序，病毒分离和培养应在 P4 级安全实验室进行。

第八节　马尔堡病毒

马尔堡病毒（Marburg virus，MbV），发现于 1967 年，因最早导致人类感染此病的病毒分离株来源于乌干达非洲绿猴，因此，也被称为绿猴病毒。电镜下观察，通常呈杆状长丝、或呈盘绕 U 型及 6 型形态，是人类科学史料记载的被发现的第一种丝状病毒属病毒，属于丝状病毒科。马尔堡病毒会引发马尔堡出血热（Marburg hemorrhagic fever，MHF），是一种高致命性的传染病，常以急性发热伴有严重出血为主要表现，病死率极高，为23%～90%。目前对这种传染病尚无有效的治疗药物和疫苗。到目前为止，通过几十年暴发和散发疫区涉及数百种动植物、昆虫、寄生虫等物种以及环境情况的调查，仍未查明该病毒的宿主或其他环境来源。其中动物感染物种中灵长类最易于受到病毒感染，但因感染发病时死亡太快不能维持病毒生存而未被认为是有效宿主，其他可感染动物几乎都如此。

一、生物学性状

马尔堡病毒为分节段单股负链 RNA，病毒基因组全长约 19.1 kb，带有互补末端序列。目前该病毒只发现一个血清型，其在形态观察上与埃博拉病毒较难区分，镜下常观察到其呈卷曲"6"字形、蚯蚓状、蹄铁形。其病毒颗粒直径 75 ～ 80 nm，长度跨度较大，为130 ～ 2 600 nm。从马尔堡病毒感染的细胞中分离出 6 个亚种，均为反义单链 RNA。基因组从 3′到 5′端含 7 个开放读码框，分别为独立编码核衣壳蛋白（nucleoprotein，NP）、病毒蛋白（viral protein）、VP24、VP30、VP35、VP40、包膜糖蛋白（glycoprotein，GP）以及聚合酶片段 L，其顺序为 3′-N-VP35-VP40-G-VP30-VP24-L-5′。马尔堡病毒其直径为 60 nm左右的核衣壳结构由脂蛋白形成的 20 nm 厚的包膜包裹，包膜上有大的凸起，包绕的螺旋状的核衣壳。其只有一个跨膜蛋白 GP，可对宿主靶细胞上的受体进行识别。该蛋白为 I型膜蛋白，约 220 ku，有甲基化和糖基化的 N 端和 O 端侧链。跨膜蛋白从胞外途径转运到质膜，参与质膜病毒颗粒脱胞。在高尔基质网内，蛋白水解酶激活分解为 2 个亚单位 GP1和 GP2，执行下游功能。目前认为，在组织蛋白酶作用下，病毒发生脱壳进入宿主细胞，包膜蛋白是关键，病毒吸附在细胞膜上，细胞膜内陷，将病毒包裹形成小囊泡，向内移动，通过内吞作用（胞饮作用）进入细胞。转录以负链 RNA 为模板，在自身携带酶的催化下，发生转录并转译 7 种蛋白质，最终与负链 RNA 组装成完整的病毒颗粒。病毒的释放则需要借助基质蛋白 VP40，VP40 以二聚体的形式存在，这种二聚体结构可以发生重排，组装构建病毒的外壳，促使细胞释放出大量的新病毒。

二、致病性和致病特点

马尔堡病毒进入人体后，首先侵犯树突状细胞和单核吞噬细胞系统，在淋巴系统内播散，通过血行感染肝、脾和其他器官组织。发病机制主要包含以下两方面：①马尔堡病毒感染宿主细胞导致细胞的直接损伤；②马尔堡病毒和细胞表面的特异性受体结合，进入细胞内复制，通过病毒蛋白的毒性作用导致细胞凋亡。马尔堡病毒和机体免疫系统相互作用导致细胞的间接损伤。马尔堡病毒由入侵部扩散至各系统，从而抑制机体固有免疫应答，包括树突状细胞和巨噬细胞对干扰素 - α 的应答；由于病毒感染，影响了体液的免疫反应；在整个感染过程中产生大量淋巴细胞凋亡，导致免疫抑制；受感染的巨噬细胞产生多种介质，细胞因子和趋化因子的释放导致血管功能失调、低血压。

研究表明，MbV 侵害多种细胞，特别是免疫系统的巨噬细胞和肝细胞。有研究者认为这些细胞的损害导致毛细血管内的血液倒流入外周器官，从而造成循环系统的崩溃并使人快速死亡。在 MbV 损害中，内皮通透性增加及毛细血管的受损或许是病理损伤的关键。

三、流行病学特征

患者和受感染动物是该病的主要传染源。马尔堡病毒最初可从患病的猴子传染给人类，但是目前仍然未清楚该病毒在自然界的主要宿主是什么动物。猴子受感染后比人类更易发病、死亡，因此，科学家们已对数百种动植物，昆虫等进行了检测，企图寻找那些可长期携带马尔堡病毒的动物宿主。然而，至今尚未能确定该病毒的真正自然贮存宿主。2019 年，有最新的报道发现西非塞拉利昂的果蝠体内可检测到马尔堡病毒，经过分析之后发现其与之前造成安哥拉疫情的马尔堡病毒毒株序列极其相似。

目前马尔堡病毒的自然宿主并未查明的情况下，一般认为其贮存宿主可能是非洲野生灵长类动物，主要以猴类为主。该病毒的传染性极强，与患者或者感染动物密切接触者易成为继发病例，一般潜伏期为 3～9 天。接触具有高病毒浓度的血液或其他体液——粪便、呕吐物、尿、唾液和呼吸道分泌物，尤其当这些液体含有血液时，可产生感染。至于呼吸系统和消化系统会不会传播还不清楚。传播不会在潜伏期发生，在伴有出血表现的疾病严重发作阶段，患者的传染风险极大。与严重患者在家庭或医院照顾期间密切接触是常见的感染途径。此外，处理死亡患者尸体或使用受污染的注射设备等可造成医源性传播。而动物之间通过气溶胶感染也曾有过报道。

最近一次的马尔堡病毒疫情发生于 2017 年的乌干达。根据 WHO 的统计数据，2005 年安哥拉的马尔堡病毒疫情死亡最为严重，将近 90% 的患者死亡。从该病的流行情况来看，所有人对马尔堡出血热都普遍易感。马尔堡病毒最容易感染儿童，在非洲，有约 75% 病例发生在 5 岁以下儿童，成人感染者大多为与儿童患者密切接触的亲属和医护人员。人在感染 2 周后可产生中和抗体，从而获得免疫力，但能持续多长时间尚不清楚。除此之外，该病毒还具有明显的地理流行病学特征，主要在非洲的一些国家的地区流行。但血清学调查发现中非共和国、尼日利亚、利比亚也有该病感染病例，美国、加拿大等国也有本病流行的血清学证据。

四、临床表现

马尔堡病毒的患者常会出现呼吸和消化系统疾病，严重者会出现呼吸和消化系统障碍。患者主要临床表现为浅表淋巴结肿大、咽痛、剧烈咳嗽等，其中，发热为患者常见症状，发病后数小时体温升高至 40 ℃以上，伴随畏寒和出汗等常见症状，高热持续 3～4 天后体温会有所下降并于第 12～14 天再次上升，高热期间毒血症症状较为明显，如出现剧烈头痛、乏力、全身肌肉酸痛、表情淡漠等。消化系统表现：在发病后第 2～3 天即会出现相应消化系统症状，如恶心呕吐、强烈腹痛、甚至腹泻等，腹泻病情严重者症状可持续一周，粪便常见大量血液，可因连续水样便引起脱水，并伴随肝功能检测异常及胰腺炎、胃炎等。患者最严重的临床症状为出血，常于发病后第 4 天开始有不同程度的出血，首先表现为皮肤充血性红疹、黏膜、鼻、牙龈少量出血，病情加重者则呕血、便血、血尿，阴道出血，甚至出现脏器出血，严重者可发生 DIC 及失血性休克。病情严重者表现为多系统损伤，如会出现结膜充血，心律失常甚至心力衰竭、少尿、无尿及肾功能衰竭、谵妄、昏迷等，甚至会有患者发生睾丸炎等。病程通常为 14～16 天，多于发病后 6～9 天死亡。

五、诊断方法

马尔堡病毒感染的确认需结合疫区流行病调查、患者临床表现、实验室抗原检测、病毒分离和病毒核酸检测结果等因素来判断。尤其对来自疫区或直接接触过输入的灵长类动物的人员，若他们起病急骤，高热伴出血，且存在头痛和全身肌肉疼痛等症状，应对患者保持高度怀疑状态。若后续实验室检测中从患者血液中检测发现马尔堡病毒 N 蛋白抗原阳性，血清特异性 IgM 抗体阳性，恢复期血清特异性 IgG 抗体滴度比急性期高 4 倍以上，且病毒 RNA 阳性，且能从患者的标本中分离出病毒，即可确诊。

六、防治原则

尚无针对马尔堡出血热的特效治疗药物。现有的抗病毒药物的疗效仍需进一步证实。二氮杂屈（DAAC）的甲基取代物或烷基氨基取代物在体外细胞水平对 MARV 等丝状病毒有较好抑制活性，尚待临床研究。除此之外，2018 年最新疗法中的抗体 MB191 抗体经试验证实可有效中和马尔堡病毒，基本处理原则是早发现、早诊断、早隔离、屏障护理、对症和支持治疗，积极防止继发感染、肾衰竭、出血、DIC 等并发症。患者应在隔离区内卧床休息，减少移动，同时补充足够的能量、液体和电解质，以保持水、电解质和酸碱平衡。对于出现相应症状的患者，如体温过高者可给予物理降温，必要时可酌情用解热剂；头痛、肌痛严重者可给予适当止痛剂；烦躁不安或谵妄者可酌用艾司唑仑或巴比妥类镇静剂；针对出血患者应及时输血和补充血小板，以提供大量正常功能的血小板和凝血因子防止出血病情恶化；出现心功能不全或衰竭者应立即采用强心药物；若患者肾功能受损衰竭，少尿应给予利尿剂，保持电解质和酸碱平衡，必要时可采取透析疗法维持肾功能；对于出现消化系统疾病的患者，尤其是肝功能损伤严重的患者应适当采取保肝治疗；重症患者可酌情应用抗生素预防感染。

虽然已有多种核酸和多肽疫苗正在研发中，如采用马尔堡病毒糖蛋白为病毒表面颗粒抗原、用灭活的马尔堡病毒和马尔堡病毒糖蛋白颗粒作为疫苗注射，对马尔堡病毒感染有明显的免疫和防止感染作用。但到目前为止，仍未有针对马尔堡病毒的疫苗上市。因此，控制传染源仍是目前预防马尔堡病毒重要的措施。其中，切断疫区动物，灵长类野生动物和人员来源的接触传播途径显得尤为重要，如尽量避免与疫区来源的动物接触、不食用野生动物、同时对来自疫区的人员和灵长类野生动物严格实施检疫，发现疑似患者应立即在专业机构进行严格隔离和消毒，同时进一步持续监测与患者有过亲密接触的人 3 周，若有疑似症状则立即采取隔离，扩大监测范围。在疫区因感染马尔堡病毒就诊时，应尽可能使用一次性医疗器具；医生和院内其他疾病患者，应尽可能做好防护，如佩戴口罩、手套等，直接接触患者的医护人员需提高防护等级，除口罩和手套之外，还需佩戴护目镜、防护服等个人防护用具。野生动物、家养动物或实验用动物一旦发生疑似病例，应立即全部捕杀和焚毁，并对有关房舍进行彻底消毒。

我国还没出现过马尔堡病毒的感染病例，关于马尔堡病毒的研究也相对较少，虽然马尔堡出血热的自然流行仅发生在非洲，但由于人口流动，科学实验和养猴业的发展等均有可能造成马尔堡病毒的侵入，因此，需关注非洲马尔堡出现的动态防止该病毒传入国内。

第九节　禽流感病毒

禽流感病毒（Avian influenza virus，AIV）可引起禽类等动物的急性传染性呼吸系统疾病，具有多种亚型，除 H5、H7、H9 等少数高致病毒株会造成家禽的大量死亡之外，其他绝大部分毒株不会给家禽带来过大的威胁，至今，该病毒几乎分布于世界各地。全球范围内出现过人感染禽流感的严重事件，暴发疫情时常造成巨大的经济损失，是需重点防制的传染病之一。由于禽流感病毒具有种类多，变异性高等特点以及天然宿主野禽难以管控不确定的特性，给禽流感的治疗和预防控制造成巨大的困难。

一、生物学性状

禽流感病毒属于正黏病毒科（*Orthomyxoviridae*），流感病毒属（influenza virus）。为负链 RNA 病毒，基因组分为 8 个片段，全长约 1.3 kb，片段 1～8 依次为 PB2、PB1、PA、HA、NP、NA、M 和 NS。这 8 个片段共编码 10 个病毒蛋白，其中片段 1～6 分别编码一种蛋白，片段 7 和片段 8 分别编码两种蛋白：M1 和 M2、NS1 和 NS2。除 NS1 和 NS2 蛋白外，PB2、PB1、PA、HA、NP、NA、M1 和 M2 蛋白都是完整病毒粒子的结构组成成分。禽流感病毒有多种形态，一般为球形，直径 80～120 nm；也常有丝状和棒状的形式，长短不一。病毒主要由包膜和衣壳两部分组成，由内到外通过电镜可以观察到病毒表面有数百个放射状排列的纤维状突起，病毒基质，以及病毒的核糖核酸。其中纤维状突起的长度约为 13 nm。其病毒血凝素（Hemagglutinin，HA）和神经氨酸酶（Neuraminidase，NA）基因编码的表面糖蛋白，根据形状，可以分为两种类型。一个是棒状，为 HA 三聚体；另一个是蘑菇状，为 NA 分子聚合物。HA 因其能特异性地吸附红细胞表面的唾液酸糖蛋白受体，引起红细胞凝集而得名。HA 可刺激机体产生特异性抗体，且抗体具有中和病毒感染和抑制血凝的作用，为病毒诱导产生的保护性抗体。NA 基因的产物神经氨酸酶具有亚型特异性，目前已发现 A 型流感有 N1～N9 共 9 个亚型，研究表明，NA 为外切糖苷酶，可裂解 α-糖苷键，以达到促进病毒的胞外释放的作用，同时还可以避免病毒在释放时与 HA 受体连接（唾液酸残基）产生聚集而导致病毒无法顺利释放到细胞外。病毒的基质主要由病毒的 M1 基因编码，M1 编码病毒的基质蛋白可与宿主细胞膜的蛋白激酶 C 受体发生相互作用，进而在病毒复制及感染中起关键作用。另外一个由 M2 基因编码的蛋白通过嵌入病毒的包膜的脂质双层结构与病毒的内表面结合，M1 和 M2 与病毒核心螺旋对称的核糖核蛋白 RNP 结合，形成膜状结构保护病毒的核心。病毒的核心结构 RNP，由病毒的核衣壳蛋白 NP 形成螺旋状的颗粒和聚合酶编码基因 PB1、PB2、PA 编码形成的三种聚合酶蛋白，以及 8 个病毒 RNA 节段构成。NS 编码的 NS1 和 NS2 虽然是禽流感病毒的非结构蛋白，但由于其在功能结构上具有与病毒毒力相关的功能区，使其具有一系列与病毒复制和毒力相关的重要功能。如 NS1 对宿主细胞的蛋白合成具有抑制作用，抵抗干扰素的效应，并能下调细胞凋亡以及提高病毒毒力等。NS2 可能介导病毒 RNP-M1 复合物从细胞核输入到细胞质，其确切功能还有待深入研究。

二、致病性和免疫机制

　　禽流感病毒的 HA 是一种吸附蛋白，其与唾液酸残基结合，多数禽流感病毒选择性地与含有唾液酸 – α2，3 – 半乳糖（SA-α2，3-Gal）连接的受体结合决定了禽流感病毒感染的开始。病毒的 HA 结合至宿主细胞受体后随即由受体介导的内吞作用进入细胞，形成内体，内体进一步结合溶酶体形成内体性溶酶体。其内体溶酶体内环境的酸性环境使 HA 三聚体的结构发生变化。并激活 M2 蛋白离子通道的活性，促进 H^+ 进入细胞，降低病毒的pH 环境，直接破坏病毒结构 M1 和 RNP 的稳定结构，使得病毒的 RNP 游离并发生脱壳，因此，病毒 RNP 进入细胞质，再由细胞质进入细胞核，并在细胞核中发生转录和复制。病毒的结构和非结构蛋白均在细胞质内合成，许多病毒蛋白在胞质合成后回到细胞核发挥促进 RNA 复制和病毒粒子装配的重要功能。由于病毒 HA、NA 可形成跨膜蛋白，病毒在形成 M1-RNP 结构后可与被糖基化的 HA 和 NA 相互作用，最终在 NA 的帮助下裂解细胞释放病毒。通常情况下，禽流感病毒不感染人，即便感染也为症状较轻的隐性感染或潜伏感染，即非致病性感染易感人群或其他宿主，然后在其体内或中间宿主（猪）体内进化而提高毒力并获得对人的致病性，如与人或猪流感病毒基因片段重组等形式。禽流感病毒HA 与唾液酸残基的结合是病毒入侵细胞的关键。人的呼吸道黏膜细胞膜上有 Neu5Acα2 –6Gal，而 H5N1 高致病性禽流感病毒通过 HA 突变，突破了种属屏障，增强了致病性，成功感染人，可在人群中散播。HA 前体被裂解成 HA1 和 HA2 过程的难易程度往往也决定了禽流感毒株的毒力以及致病性的强弱。能改变毒株毒力的基因还包括 PB2，有报道显示，单个氨基酸的变化即可影响禽流感病毒毒力。还需要特别关注的是人体针对流感的中和抗体与其他 HA 亚型几乎没有交叉反应，这也是禽流感病毒能逃避宿主体液免疫跨种传播的原因之一。

　　禽流感病毒在感染机体后会激活机体的特异性免疫应答，HA 抗原刺激机体产生的抗体为中和抗体，有抗病毒感染的作用，一定程度可以减缓病情的发展或减轻病情的症状。其他抗原诱导产生的抗体无中和作用，如 NP 抗体目前更多用于病毒的分型，NA 抗体虽不能中和病毒，但可以抑制病毒的散播。机体 CD8$^+$T 淋巴细胞可以直接溶解被病毒感染的细胞而发挥其杀伤作用，CD4$^+$T 淋巴细胞分泌的细胞因子如 IL-2、TGF-β、IL 不仅可以刺激 B 淋巴细胞增殖产生大量的特异性抗体，亦可以增强 CTL 的杀伤作用，但是值得关注的是，高致病毒株以高病毒载量感染机体刺激机体产生强烈的炎症反应时，机体过激的免疫应答会产生大量细胞因子，有学者将产生此类细胞因子的现象称为细胞因子"风暴"，认为免疫系统的过度反应可能是患者致命的原因。

三、流行病学特征

　　禽流感病毒在世界范围内的传播机制还不清楚，有人提出可能的传播方式是从野生鸟类—家禽—人类或其他动物。大多是经粪—口途径通过消化道感染野生水禽，而其感染家禽的途径却主要是呼吸系统，亦可通过密切接触感染家禽的分泌物、排泄物和受病毒污染的水等被感染，疫情暴发时，从事家禽养殖、销售、屠宰的相关人员属于高危人群，尤其是直接接触患病和死禽的人员。

　　禽流感的天然宿主是野生鸟类（包括野生水禽及候鸟等）。至今发现的不同亚型的流感病毒均可从禽类中追溯其来源，大多数携带病毒的野生水禽属于迁移性候鸟，其种类繁多，数量巨大且有群集生活的习惯，为禽流感病毒的长期生存提供了条件，因此，有学说认为水禽是流感病毒基因天然的流动的巨大的储存库。很多禽类都能自然感染禽流感病毒，包括火鸡、鸡、珍珠鸡、石鸡、鹧鸪、鸽子、鸵鸟、鹌鹑及常见的鸭、鹅和野生水禽（如天鹅、海鸥、野鸭等）。其中水禽中分离到的病毒比其他禽类多，而家养禽类中，火鸡和家鸡易感且引起的疾病最为严重，鸭、鹅多呈隐性感染，可持续数月。禽类的排泄物和分泌物、羽毛和器官组织，禽蛋均可带有病毒，禽流感病毒在粪便和羽毛上至少存活 1 周，在水中甚至可存活 1 个月。除此之外，哺乳动物亦可以成为禽流感病毒的中间宿主，马、猪、猴、猫、鼠和虎等体内均可检测到禽流感病毒，亦有禽流感病毒散播造成哺乳动物严重死亡的案例发生。

　　禽流感一年四季均可发生，主要发生在冬春和秋冬交替，候鸟迁徙的季节，多在寒流突袭，气温变化较大时发病。农村地区的发病率显著高于城市，这与农村广泛饲养禽类有直接的关系。通常情况下带毒的野生禽类对人类健康没有太大的影响，但禽流感病毒因其基因结构特点，易在禽类间不停传播时发生重组突变，重组后可能出现新的高致病性的毒株，可打破种属限制，传播给人，如 H5N1、H7N2、H7N7、H7N9 等，其中，儿童和青壮年感染患病比例较高。人类感染禽流感病毒主要是通过直接接触，吸入带感染性的飞沫或间接接触了污染物，然后通过手、口途径进入到上呼吸道或者黏膜组织，亦有可能是通过食用生鸡、鸭血或未煮熟的禽类食品等受到感染。但这几种途径的具体传播概率并没有得到确认。

四、临床表现

　　人感染不同亚型禽流感病毒之后可引起不同的临床症状，但大部分表现与其他流感病毒感染的临床表现相似，如有发热、头痛、乏力、畏寒、全身肌肉酸痛、咽痛、咳嗽等，部分患者可出现结膜炎，有流泪、畏光、结膜红肿等症状。高热是禽流感发病后的特点之一，多在 39～40 ℃，可持续 1～7 天，多为 3～4 天。除此之外，患者常表现为呼吸系统的症状，如气短、呼吸困难、咳血，胸片显示有严重异常表现，有些患者甚至出现呼吸困难、发绀，病情恶化者会出现原发性病毒性肺炎，死于急性呼吸窘迫综合征和多器官衰竭。部分患者的消化系统，心血管系统亦会出现异常。例如，在病程早期，患者会有食欲减退、恶心、呕吐、腹痛、腹胀、腹泻等消化系统症状，一般发生于发病后 7～9 天，大部分禽流感病毒感染导致的腹泻发生率为 35% 左右，极个别亚型的感染可达到 70% 以上。心血管系统出现的异常多为胸闷，重症患者可表现为心率增快，血压下降，并迅速发展成休克，最终患者可因心功能衰竭和循环系统衰竭而死亡。禽流感病毒感染导致的神经系统、异常并发展成死亡的病例并不多见，其中的 H5N1 可导致急性脑炎，引起人们的广泛关注。但多数患者只出现头痛、烦躁、嗜睡等症状，伴随病程的发展，会逐渐减轻。

五、诊断方法

　　禽流感病毒的感染需根据流行病学接触史、临床表现和实验室检查结果来进行判断，除根据临床表现，胸片影像学分析来进行判断之外，流行病学接触史在诊断中更具有重要的意义。例如，患者曾到过疫区，与被感染或感染后死亡的禽类及发病的患者有密切的接触史等可作为诊断的重要线索和依据。实验室诊断方法为病毒的分离及鉴定。分离禽流感病毒常用鸡胚培养分离法，接着通过血清学检测如金标准的血凝抑制试验和神经氨酸酶抑制试验可以进一步区分病毒的 HA 及 NA 亚型。医学和生物技术的发展使得病毒核酸检测和酶联免疫技术在禽流感病毒的实验室检测中广泛应用，如 RT-PCR 和基因芯片技术已逐渐应用到禽流感病毒检测和确诊当中。

六、防治原则

虽然禽流感属于乙类传染病，但需实施甲类管理，对于人禽流感的防控必须结合动物禽流感的预防和控制来展开，针对传染源、传播途径和易感人群采取防控措施。到目前为止，并未有证据充分证实禽流感存在人传人情况，因此，对于禽流感传染源的防控主要还是在于家禽和野禽等的防控。在动物出现疫情时，需对疫区采取严密的控制措施，务必把疫情控制在一定范围内并及时消灭清除，阻断疫情向周围扩散和向人传播。例如，关闭疫情所在地区的活禽市场，对活禽进行扑杀，对活禽和死禽的禽舍禽粪进行终末消毒，并严格对死禽可能污染的物品进行消毒，尤其是水源进行消毒和管理，必要时还需进行空气消毒等。除了在管理动物方面进行严密防控之外，提高人们对禽流感病毒的认识，加大宣传教育亦是阻止禽流感病毒散播的重要手段之一。例如，在疫情暴发的时候，保持室内空气流畅，尽量减少与禽类尤其是病禽或死禽的不必要的接触，必须接触人员（禽类作业人员）在工作期间需做好防护措施。尽量不购买未经过检疫的活禽加工和宰杀，食用禽类食物需高温煮熟煮透。

若人感染禽流感病毒，必须遵循早发现、早报告、早隔离、早治疗的“四早”防控原则，以控制疫情的散播。出现疑似症状的患者需进行必要的医学监测观察，观察期为 7天。对临床诊断和确诊病例应尽早采取住院隔离，并简化医疗治疗处理程序，严格控制感染病区人员的出入。由于目前针对禽流感病毒感染的患者，尚无特效的治疗手段，普遍在两个“合理运用”的原则的基础上，即糖皮质激素合理运用、辅助通气设备合理运用的基础上，展开对症治疗和抗病毒治疗，必要时给予抗细菌真菌治疗。及时给氧和维持患者的水电解质平衡尤为重要。病毒重组突变后会在禽和人之间广泛传播，虽然采用抗病毒药物治疗可降低禽流感的发病率和患者的死亡率，但人群长期使用抗病毒药物会导致病毒出现耐药毒株，为之后禽流感耐药株的流行埋下隐患。除药物治疗之外，大面积的预防接种被证实可有效预防禽流感病毒的感染，降低死亡率，减轻人类临床症状，目前我国已经研制成功了家禽用疫苗且广泛使用，同时人的禽流感疫苗的研究也取得了一定进展。

第十节 狂犬病毒

狂犬病毒（Rabies virus）隶属于弹状病毒科（*Rhabdoviridae*）狂犬病毒属（*Lyssavirus*），是一种侵害中枢神经系统的病毒，会引起急性病毒性传染病。是一种人畜共患的自然疫源性的传染病，可引起蝙蝠、狐狸、狼、犬、猫和多种野生动物的自然感染，因人感染后怕饮水，恐惧水声，亦称恐水症（Hydrophobia），是目前死亡率最高的传染病，狂犬病的潜伏期为 2～3 周，极个别病例可长达数年，一旦发病，病死率近乎 100%。尚无有效的治疗方法。

一、生物学性状

狂犬病毒为单股不分节段的负链 RNA 病毒，直径为 75 nm，长度一般在 100～300 nm之间，不同毒株之间有所差异。我国目前主要流行的为 RABV 狂犬病毒。狂犬病毒直径为 75～80 nm，长度为 170～180 nm，形状似子弹头，一端呈半圆形，另一端平坦或呈凹状。电镜下可观察到狂犬病毒颗粒内部构成病毒的 RNA 被一层致密的蛋白质衣壳所包裹，呈螺旋结构，即病毒的核糖核蛋白，其外被的脂蛋白囊膜是病毒出芽时从宿主细胞获得，囊膜上可观察到长 6～8nm 的刺状突起。囊膜的内层是间质蛋白 M。狂犬病毒基因组全长约为 12 kb，从功能上分为先导 RNA、编码区、非编码区和间隔区 4 个部分，结构蛋白的编码区排列紧凑，从 3′到 5′端依次为编码 N、ML、M2、G、L 蛋白的 5 个基因，可编码核蛋白（N）、基质蛋白（M）、糖蛋白（G）、大蛋白（L）和磷蛋白（P）。N 蛋白属于磷酸化蛋白，可与病毒的 RNA 结合形成 RNP，保护 RNA 免受核酸酶的侵害；M1 和 M2 蛋白分别构成病毒衣壳和包膜的基质成分，其中，磷酸化 M1 蛋白可作为辅助分子通过与病毒 L 蛋白的结合而构成有完整活性的 RNA 聚合酶；L 蛋白是病毒最大的蛋白，具有识别启动子序列的结构且有多种酶的活性；G 蛋白是跨膜蛋白，可构成病毒包膜刺突，不仅具有诱导中和抗体和刺激细胞免疫的作用，还具有凝集血球的功能，G 精氨酸序列的替换可能导致病毒致病性的改变。根据 G 蛋白的特性及交叉血清中和试验，将狂犬病毒分为 4 个型别，后经单抗测定，不同类型的狂犬病毒除了 G 蛋白之间有差异之外，N 蛋白之间也存在差异，之后根据更精确的序列比对分析数据，在原有 4 个型别的基础上，增加至 6 个型别。除此之外，WHO 还根据狂犬病毒感染性的强弱，将狂犬病毒分为野毒株和固定毒株，在自然条件下可以从患病动物或者人体内分离出的具有强致死性的毒株为野毒株，或称其为街毒株。野毒株分离并接种于易感动物，经过多次传代可导致其毒力降低，成为固定毒株。

二、致病性和免疫机理

狂犬病毒主要在动物间传播，狗、猫、狐狸或蝙蝠等都可能患病并传染。动物间的狂犬病主要是通过患病动物咬伤健康动物而传播的，患病动物的唾液中含有大量的病毒，潜伏感染的动物亦有传染性，含有病毒的唾液感染破裂皮肤或沾染正常黏膜、眼结膜亦可能导致发病，病毒亦可通过接触病畜皮、进食染毒肉类、吸入染毒蝙蝠群聚洞穴中含病毒气溶胶而发病，故近年来狂犬病发病呈上升趋势，春夏季节发病居多。狂犬病毒感染人的方式主要是通过带毒动物咬伤或舔染新近皮肤破损处（如被抓伤伤口）所致，人在被患病动物咬伤后，如未经处理，则 40%～70% 的人会发病。对于易感人群，如工作中接触蝙蝠、犬、猫的人员或长期在狂犬病发生频繁的地区的人员以及经常接触狂犬病毒的实验人员，需事先接种疫苗。感染后是否发病与病株的毒力，损伤部位，伤后处理，疫苗注射情况等因素有关，亦有非寻常感染途径，如吸入固定病毒株而发生狂犬病，接种未被彻底灭活的固定病毒株的狂犬疫苗进行免疫等。

狂犬病毒对神经组织有很大的亲嗜性。感染早期，病毒不进入外周血，而是首先在伤口附近非神经细胞内繁殖，沿传入神经上行侵入中枢神经系统，故不产生病毒血症，病毒在神经细胞内繁殖，会引起急性弥漫性脑脊髓炎，并沿脊髓上升至脑，在脑内大量增殖，以脑干、小脑病变为主。感染晚期病毒从中枢神经系统向周围神经扩散，感染神经支配的组织和器官，从而引起全身各种组织和器官的感染，最终导致患者死亡。

机体感染狂犬病病毒后可产生细胞免疫和体液免疫。杀伤性T淋巴细胞可以特异性地作用于病毒G蛋白和N蛋白引起病毒溶解，单核细胞产生的IFN和IL-2具有抑制病毒复制和抵抗病毒攻击的作用。通过中和抗体、血凝抑制抗体和抗体依赖细胞毒作用等可发挥抗病毒作用，主要机制包括中和游离的病毒、阻断病毒进入神经组织细胞，以及调节T淋巴细胞对狂犬病毒抗原的作用。

三、流行病学特征

野生动物如狼、狐狸、豹、野狗、猴、蝙蝠、浣熊等是狂犬病病毒的主要自然宿主，在发展中国家，病犬是人感染狂犬病的主要传染源，其次是猫，而在发展中国家，野生动物如狼、狐狸和蝙蝠等则逐渐成为主要传播者。即使是外貌健康而携带病毒的犬、猫、狐狸等动物也可发挥传染源的作用而感染人类。虽然患者唾液中含有少量病毒，但直接感染他人者的案例鲜有报道。

狂犬病毒在感染动物的唾液腺内的病毒含量极高，唾液中的病毒通过动物互相舔咬，并主要通过皮肤和黏膜破损伤口进入机体，尤其是有一些细微不易发现的伤口亦可以成为病毒入侵的途径，除此之外，在带毒动物繁殖的巢穴中，以及某些研究实验室，病毒甚至还可通过气溶胶经呼吸道感染健康人。由于狂犬病毒对不同的酸碱度和唾液中的酶有一定的抵抗力，因此，在感染动物的血、体液中和尸体中亦可检测到病毒。动物间的互相残食以及食物链均可成为动物间狂犬病的传播途径。

狂犬病毒潜伏时间较长，平均潜伏周期为3～10周，少则5～10天，更有甚者数10年后才发病。无论是人还是动物，一旦发病都会在1周内死亡。潜伏期的长短由许多因素共同决定，如病毒的型别、毒力，感染病毒的量，宿主免疫力等，但与暴露部位的关系最为密切，头面部暴露伤要比四肢等远端部位暴露的潜伏期短，儿童的潜伏期要比成人短。狂犬病全年均可发病，无较为明显的暴发季节，但一般多见于春、夏和秋季等户外活动较多的季节，冬季相对较少。狂犬病的流行主要分布于农村，目前随着城市圈养宠物的行为的盛行，犬和猫的密度很高，直接或间接地使城市狂犬病的发病率提高，从我国的狂犬病发患者数统计来看，男性发病率高于女性，约为2∶1左右；就其年龄性别分布来看，青少年发病率较高，此外，我国的狂犬病多是由犬引起。

四、临床表现

狂犬病毒的临床表现可以用4个时期来划分：潜伏期、前驱期、兴奋期和瘫痪期。前驱期狂犬病的早期症状主要表现为伤口处有因神经损伤所引起的发痒、麻木、疼痛等症状，患者还表现出嗜睡、头痛、咽痛和发热等非特异性症状，此阶段一般持续 2～4 天，除此之外患者可能会出现恐惧、激动、焦虑、易怒，神经过敏和失眠等精神症状。进入兴奋期阶段时由于受损神经处于功能亢进阶段，患者出现典型的神经系统症状，由于颅脑神经的损伤，导致患者咽部和喉部肌肉疼痛性症状，以致吞咽困难和窒息，无法饮水，害怕饮水，甚至害怕听到水声，产生典型的恐水症。除此之外，光线、触觉等也可以导致患者产生咽肌痉挛，甚至产生幻觉，咬人，嚎叫等异常的精神状态，此过程维持 2～3 天。在进入瘫痪期之后患者逐渐安静，恐惧消失，在痉挛停止后出现瘫痪，伴随出现全身肌肉松弛、口流唾液、反射消失、瞳孔放大和潮式呼吸等症状，最后患者因呼吸或循环系统衰竭而死亡。

五、诊断方法

通常患者是否存在被可疑动物咬伤的历史对狂犬病的诊断具有重要的参考价值。另外通过观察狂犬病典型的临床症状依然是目前世界上大多数地区直接诊断的依据，如伤口附近有蚁咬样感觉，出现交感神经异常兴奋，如血压升高、多汗、心率加快、流涎等以及出现恐水症和吞咽痉挛。除了通过流行病学和临床表现进行判断之外，在感染初期，通过免疫荧光抗体检测病毒抗原为较敏感的检验方法，而脑脊液和血清中的中和抗体的检测则需要在 7～10 天之后才可检出。患者死亡之后采集脑组织切片检查内氏小体，其阳性率可达到 70%。

六、防治原则

感染狂犬病毒发病后的死亡率几乎为 100%，因此，加强犬的管理和免疫接种是预防狂犬病的重中之重，其次是对人群的预防，狂犬病的预防存在暴露前预防接种和暴露后免疫接种。

暴露前预防主要针对的人群为长期接触家畜，野生动物及进行狂犬病毒研究和疫苗生产的人员。接种程序一般为当天、第 7 天、第 21 天或第 28 天接种 3 次狂犬病毒疫苗，并定期检测体内的抗体含量，及时加强免疫。WHO 将暴露等级分为 3 类：一类为喂养和接触，动物舔及完整皮肤，属于未暴露，如有可靠病史，无须处理；二类为轻咬裸露的皮肤，未出血的轻微抓伤或擦伤，属于轻度暴露；三类为一处或多处穿透皮肤的咬伤或擦伤，舔及破损的皮肤，唾液污染黏膜和暴露于蝙蝠，则属于严重暴露。对于暴露者，不管诊断结果如何，均应及时进行预防性处理，如对受伤部位采用肥皂、去污剂彻底清洗和碘酒消毒以达到灭活部分狂犬病毒的目的，接着根据暴露等级采取注射疫苗或受伤部位浸润注射抗狂犬病毒免疫球蛋白等措施。

暴露后狂犬疫苗的免疫接种程序为当天、第 3 天、第 7 天、第 14 天、第 28 天进行肌肉注射。对于发病的患者，采取严密的隔离措施，并控制隔离室的光线、声音和风等，避免刺激患者，尽可能延长患者生命。

（蔡泓志　裴华）

参考文献

1. 陈奥蕾，李新华．寨卡病毒与胎儿发育畸形的研究进展［J］．热带医学杂志，2018，18（3）：416 – 418.

2. 陈学敏，雷迎峰．基孔肯雅病毒疫苗的研究进展［J］．微生物学免疫学进展，2015，43（5）：64 – 68.

3. 贺联印，许炽燠．热带医学（第 2 版）［M］．北京：人民卫生出版社，2004.

4. 金奇．医学分子病毒学［M］．北京：科学出版社，2001.

5. 李凡，刘晶星，徐志凯．医学微生物学［M］.7 版．北京：人民卫生出版社，2007.

6. 万东华，何剑峰．人感染 H7N9 禽流感的研究进展［J］．华南预防医学，2018，44（1）：74 – 82.

7. 周雅娴，张建琼．乙型脑炎病毒侵染细胞机制的研究进展［J］．病毒学报，2014，30（2）：188 – 192.

8. PLOKIN S A，ORENSTEIN W A，OFFIT P A．Vaccines［M］.6th ed. Singapore：Elssevier，2013.

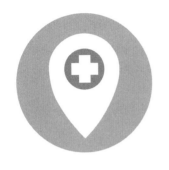

第四章 | 热带常见寄生虫
感染及所致疾病

热带寄生虫病指在热带地区发生、感染比其他地区更为普遍的寄生虫性传染病。热带寄生虫病的感染与温度、湿度等气候条件、人们的生活行为与饮食习惯、热带媒介昆虫的传播等密切相关。

本书因篇幅所限，所介绍热带常见寄生虫病有溶组织内阿米巴（经口感染——食入被四核包囊污染的食物或水）、疟原虫（经肤感染——受染的雌性按蚊叮咬人传播）、钩虫（经肤感染——土壤中的丝状蚴经毛囊、汗腺等侵入人体）、广州管圆线虫（经口感染——食入含有三期幼虫的螺肉等食物；经肤感染——三期幼虫经皮肤侵入人体）、华支睾吸虫（经口感染——食入含有囊蚴的淡水鱼、虾等食物）、日本血吸虫（经肤感染——皮肤接触含有尾蚴的疫水）、链状带绦虫（经口感染——食入含有猪带绦虫卵、猪囊尾蚴的食物）、曼氏迭宫绦虫（经口感染——食入被剑水蚤、裂头蚴污染的食物；经肤感染——裂头蚴经皮肤侵入人体）。

热带常见寄生虫病的预防在于加强宣传教育、改变不良的饮食习惯和行为方式、改善环境卫生、消灭有害昆虫。

 第一节　溶组织内阿米巴

溶组织内阿米巴（*Entamoeba histolytica* Schaudinn，1903），又称痢疾阿米巴。寄生于人体结肠，引起阿米巴痢疾、阿米巴结肠炎及各种阿米巴病。Brumpt 在 1928 年提出溶组织内阿米巴有两种类型，分别是侵袭性阿米巴和非侵袭性阿米巴。此二种阿米巴的形态和生活史相似。1978—1987 年，Sargeaunt 等进行阿米巴分离株的同工酶分析。1991 年，Clark 比较核糖体基因限制性内切酶的酶切图谱。WHO 于 1903 年正式将致病性的阿米巴虫株命名为溶组织内阿米巴；非致病性阿米巴虫株命名为迪斯帕内阿米巴（*Entamoeba dispar Brumpt*，1925）。

阿米巴病为全球分布，多见于热带与亚热带地区，尤其是卫生条件比较差、经济发展落后的地区。据统计，全世界感染侵袭性阿米巴的病例高达 4 千万例以上，每年死于该病的患者不少于 4 万例。欧美地区高发人群为男同性恋者和旅游者。我国阿米巴感染主要分布于西藏、云南、新疆、贵州、甘肃等 18 个省、市、自治区。

一、形态结构

溶组织内阿米巴有滋养体（trophozoite）和包囊（cyst）两个时期。

（一）滋养体

滋养体有致病力，寄生于结肠黏膜、黏膜下层及肠外组织中。大小在 12～60 μm，借助明显的单一伪足而活泼运动，细胞质外质呈透明凝胶状，内质富含颗粒呈溶胶状，具一个圆球形泡状细胞核，核仁小，居于中央，核膜内侧缘有单层排列均匀、大小一致的核周染色质粒，周围围以纤细丝状结构。从侵袭性阿米巴患者组织中分离的滋养体细胞质中常含有宿主的红细胞。电镜观察，虫体表面分布许多丝状突起，即丝状伪足，已证明它们参与阿米巴对宿主的侵袭机制。

（二）包囊

包囊呈圆形，直径 10 ～ 20 μm，未成熟包囊常含 1 ～ 2 个细胞核，有糖原泡和拟染色体，成熟包囊含有 4 个细胞核。碘液染色后，囊壁光滑透明呈黄色。经铁苏木素染色的包囊，核结构清楚，与滋养体相同，拟染色体呈蓝黑色棒状，两端钝圆，糖原泡为空泡状。

二、生活史

四核包囊是感染虫期，人食入被四核包囊污染的食物或水后而感染。包囊在小肠内经消化液作用，囊壁破裂，虫体逸出，分裂为 4 个单核小滋养体，以细菌及淀粉粒等为营养来源，进行二分裂增殖。当小滋养体移行至结肠下端时，随着肠内容物水分不断被吸收，虫体排出内涵物，形成包囊前期，然后外质分泌囊壁，形成包囊，再分裂为两核、四核包囊，随粪便排出体外，污染食物及水，感染新宿主，形成包囊—滋养体—包囊的生活史基本形式。

当宿主的抵抗力下降或肠功能紊乱时，滋养体借助伪足运动及其分泌的酶和毒素作用侵袭肠壁组织，虫体增大变为组织型滋养体，大量繁殖，破坏肠黏膜并吞噬红细胞，肠组织内寄生的滋养体可随血流至肝或其他部位产生病变，也可随坏死的肠组织进入肠腔由粪便排出体外。由于滋养体对外界环境的抵御力很弱，故在传播上不起作用。

三、致病与临床表现

溶组织内阿米巴的滋养体阶段能够侵袭宿主的组织和器官，适应宿主免疫反应，并且表达致病因子。滋养体侵袭盲肠、阑尾、乙状结肠、升结肠引起肠阿米巴病。病变部位出现似烧瓶样的溃疡。与细菌引起的肠黏膜溃疡的不同之处在于阿米巴病溃疡间的肠黏膜正常或有轻微水肿、充血，而细菌性肠黏膜溃疡具有弥漫性充血和水肿的特征。急性阿米巴重症患者其肠内滋养体可使肠黏膜溃疡深达肌层。阿米巴肿（amoeboma）是急性阿米巴病转变而来的慢性病变，导致肠黏膜组织肉芽增生、纤维化，临床上需与肿瘤进行鉴别诊断。

肠外阿米巴病常继发于肠阿米巴病，滋养体侵袭肠外组织引起无菌性、液化性坏死。病变部位主要是肝脏，其次是肺脏、心、脑、皮肤和生殖器官等。肝脓肿是最常见的肠外阿米巴病，是由滋养体侵袭肠黏膜入血后到达肝脏，引起大小不等的脓肿，肝右叶受损者居多。

四、诊断方法

肠阿米巴病的病原学诊断方法以粪便作为检验物。对于急性阿米巴痢疾患者使用生理盐水涂片法，显微镜下观察有活动的滋养体即可确诊。腹泻患者的稀便或者粪便中的脓血部分较易查见滋养体。检查时要注意防止粪便被尿液污染，保持 25 ～ 30 ℃以上的温度、快速检测。对慢性腹泻患者及带虫者以碘液涂片法检查包囊，多次检查，以防漏诊。

肠外阿米巴病以肝脓肿穿刺液、病灶处分泌物等作为检验物，查到活动的滋养体进行确诊。

五、防治原则

带虫者是阿米巴病传播的重要传染源,要及时治疗带虫者。管理粪便,防止水源被污染;消灭有害昆虫苍蝇和蟑螂;注意饮食卫生,防止病从口入,生食的蔬菜、水果务必清洗干净。

甲硝唑(metronidazole)广泛应用于治疗急性、慢性肠阿米巴病患者。替硝唑(tinidazole)、奥硝唑(ornidazole)和塞克硝唑(secnidazole)也可以用于治疗阿米巴感染者。

第二节 疟原虫

引起人类疟疾的疟原虫有 4 种,即间日疟原虫(*Plasmodium vivax* Grassi & Feletti,1890)、三日疟原虫(*Plasmodium malariae* Laveran,1881)、恶性疟原虫(*Plasmodium falciparum* Welch,1897)和卵形疟原虫(*Plasmodium ovale* Stephens,1922)。疟疾是一种古老的寄生虫病。我国古代对疟疾的认识有限,把疟疾称作瘴气。意大利学者称疟疾为"malaria",皆认为与湿热空气有关。早在 3000 多年前我国殷商时代就有关于疟疾流行的记载。1880 年,法国学者 Laveran 在疟疾患者的血液中发现病原体为疟原虫,获 1907 年诺贝尔生理学或医学奖。1897 年,英国军医 Ross 揭示了传播疟疾的媒介昆虫是按蚊,并且证实了按蚊体内疟原虫的生活周期,他也因此获得 1902 年诺贝尔生理学或医学奖。目前,疟疾仍是 WTO/TDR 在全球范围重点防治热带病之首。

疟疾在全球分布广泛,多见于北纬 60°至南纬 30°。间日疟原虫分布最广,主要在温带地区,亚热带、热带及寒带地区也有病例报道;恶性疟原虫分布于热带、亚热带地区;三日疟原虫呈点状分布于热带非洲及东南亚的局部地区;卵形疟原虫分布于非洲西海岸的小范围地区。据 WHO 最新数据,2017 年,全世界疟疾病例为 2.19 亿例,死亡人数为43.5 万人,而在 2016 年,全世界疟疾病例为 2.16 亿例,死亡人数达 45.1 万人;2017 年,大多数疟疾病例发生在 WHO 非洲区域(2 亿人,占 92%),还有 WHO 东南亚地区和WHO 东地中海地区。撒哈拉以南非洲和印度的 15 个国家承担了全球疟疾负担的近 80%。5 个国家占全世界疟疾病例的近 50%:尼日利亚(占 25%)、刚果民主共和国(占 11%)、莫桑比克(占 5%)、印度(占 4%)和乌干达(占 4%)。2017 年,疟疾流行国家政府和国际伙伴在全球疟疾防治和消除努力中投资了约 31 亿美元,其中 3/4 的投资(22 亿美元)用于世卫组织非洲区域,其次是 WHO 东南亚区域、美洲区域以及东地中海和西太平洋区域。

一、形态结构

对疟疾有诊断意义的是疟原虫在红细胞内发育的各个时期。

1. 环状体(ring form)

胞核小,胞质少,核与质中间有较大的空泡,呈环状,核位于虫体一侧,似镶有宝石的指环。

2. **滋养体**（trophozoite）

胞核增大，胞质增多并出现不规则形态似伪足，胞质中出现疟色素，红细胞开始出现不同变化。

3. **裂殖体**（schizont）

胞核继续增大开始分裂，胞质增多，胞核和胞质间空泡逐渐消失；当胞核分裂到一定数目，胞质随之分裂，每一个分裂后的胞核外都有胞质包裹，形成裂殖子（merozoite），疟色素聚集成团。

4. **配子体**（gametocyte）

裂殖子侵入红细胞内发育，胞核增大，胞质增多，虫体变为圆形、椭圆形或新月形，分别形成雌配子体（female gametocyte）和雄配子体（male gametocyte）。雌配子体胞核较小、致密，多偏于虫体一侧；雄配子体胞核较大、疏松，多位于虫体中央。

4 种疟原虫在红细胞发育时期形态有所不同，被寄生的红细胞出现变大、变小，颜色变浅等变化。

二、生活史

人体疟原虫完成生活史需要人和雌性按蚊两个宿主。以间日疟原虫为例叙述如下。

1. **疟原虫在人体内的发育**

肝细胞内发育。亦称为红细胞外期发育，简称红外期。感染有疟原虫子孢子的雌性按蚊刺吸人血时，子孢子进入人体末梢血液，经 30 ~ 40 分钟后侵入肝细胞。在肝细胞内，子孢子进行裂体增殖。肝细胞破裂后释放出的裂殖子，一部分被巨噬细胞吞噬，其余侵入红细胞内开始红内期发育。

红细胞内发育。从肝细胞释放的裂殖子侵入红细胞，形成环状体然后发育成滋养体、裂殖体。成熟的裂殖体易导致红细胞破裂，释放出的裂殖子一部分被巨噬细胞吞噬，其余侵入正常红细胞，重复红内期发育。疟原虫经过几次裂体增殖后，部分裂殖子发育成雌、雄配子体。

2. **疟原虫在按蚊体内的发育**

当疟疾患者的外周血中含有雌、雄配子体时，雌性按蚊叮咬人吸血，雌、雄配子体通过按蚊口器进入胃内，形成雌、雄配子；雌、雄配子受精后形成合子、动合子，成熟动合子在蚊胃壁上形成球形卵囊，在卵囊内进行孢子增殖，子孢子从卵囊中释放出来，成熟后进入蚊涎腺管内，可随蚊叮咬人血时进入人体内。

三、致病与临床表现

典型发作。疟疾发作的典型症状表现为周期性的寒战、发热、出汗。患者全身寒战，面色苍白，皮肤鸡皮样，常伴头痛，体温迅速上升，发冷消失，体温可达 39.5 ~ 40 ℃，甚至更高，常持续 2 ~ 6 小时。疟疾的发热是由于裂殖体成熟后，红细胞破裂释放出裂殖子和代谢产物；同时红细胞碎片等被白细胞吞噬后产生"内源性致热原"，导致患者发热。而后患者大汗淋漓，乏力，体温降至正常。

贫血。以恶性疟原虫致患者出现急性严重贫血为主。

肝脾肿大。肝脾肿大是疟疾患者的常见体征，恶性疟患者肝脾肿大较显著。

凶险性疟疾。又称重症疟疾，常以恶性疟原虫引起的脑型疟和超高热型疟为主。

再燃。疟疾患者在无重新感染的情况下，由于体内残存有少量疟原虫虫体，在一定条件下又大量增殖而导致的疟疾发作。

复发。疟疾患者红细胞内疟原虫虫体已被彻底清除，在无重新感染的情况下，肝细胞内迟发型子孢子结束休眠期，开始裂体增殖，而后侵入红细胞内增殖导致的疟疾发作。

四、诊断方法

于患者外周血检出红细胞内的疟原虫虫体可作为疟疾确诊的依据。以外周血作为检验物，在耳垂或手指指尖取血，做薄血膜涂片及厚血膜涂片染色法，镜下观察疟原虫虫体，可鉴别虫种。

五、防治原则

防蚊灭蚊、切断传播途径是预防疟疾的关键，疟疾流行区应注意给予居民及短期进入的流动人口预防服药，健全疫情报告。

疟疾患者应早确诊、早治疗。治疗的主要目标是确保患者血液中的疟原虫迅速并完全得到清除，以防止疟疾发展为重症疾病，甚至死亡，或转为慢性感染从而出现疟疾引起的贫血症。针对恶性疟原虫引起的无并发症疟疾，世卫组织建议使用青蒿素为基础的联合疗法。对于重症疟疾，应当用青蒿琥酯注射液（肌肉注射或静脉注射）进行至少 24 小时治疗，一旦患者口服药物后，应立即进行为期 3 天的完整青蒿素为基础的联合疗法治疗。如果不能进行注射治疗，6 岁以下的重症疟疾患儿应接受转诊前治疗，采用青蒿琥酯直肠给药，然后立即转至能够提供全面医护的卫生保健机构。

第三节　钩虫

在人体内寄生的钩虫主要有两种，分别是：十二指肠钩口线虫（*Ancylostoma duodenale* Dubini，1843），又称十二指肠钩虫；美洲板口线虫（*Necator americanus* Stiles，1902），又称美洲钩虫。

钩虫的成虫在人体小肠内寄生，引起钩虫病（hookworm disease）。据 WHO 数据显示，全世界钩虫感染人数为 5.76 亿～7.4 亿。分布于亚洲、非洲、欧洲、美洲等气候温暖、潮湿的地区，特别是热带、亚热带的农村地区。我国钩虫感染率由南向北呈下降趋势，长江流域及其以南的省、市、自治区感染较严重，海南省感染率最高。

一、形态结构

成虫呈线状，体长约 1 cm。虫体前端有一口囊，角质发达。十二指肠钩虫的口囊大，而且深，口囊的腹侧缘具有两对钩齿。美洲钩虫的口囊较小，内有一对半月形的板齿。雌虫尾端呈圆锥状，阴门位于虫体腹侧。雄虫尾端具有交合伞，常膨大成伞状结构，交合伞是由具有肌肉性状的辐肋支撑。按照不同的位置把辐肋分为腹辐肋、侧辐肋和背辐肋。交合伞内两根细长的交合刺是两种钩虫雄虫主要形态区别。

两种钩虫的虫卵在光学显微镜下难以区别。虫卵呈椭圆形，无色透明，大小为（57～76）μm×（36～40）μm，卵壳薄而光滑，卵内含有2～8个卵细胞，卵壳和卵细胞之间有一圈明显的空隙。便秘患者的粪便或粪便排出很久后观察，由于卵内的卵细胞不断分裂，可见到多细胞卵、含桑椹期胚，甚至是含幼虫卵。

二、生活史

十二指肠钩虫和美洲钩虫的生活史基本相同。成虫在人体的小肠上段寄生，雌、雄虫交配后产出的虫卵随人粪排出到外界，在25～30℃温暖的环境温度下，潮湿、荫蔽的疏松土壤中，卵细胞分裂后孵出杆状蚴，从卵壳内孵出的杆状蚴蜕皮发育为丝状蚴。丝状蚴为感染期幼虫，对人体具有感染性，在土壤中存在，也可沿植物茎向上爬行。当其与人体皮肤接触时，通过毛囊、汗腺或皮肤破损处钻入人体。丝状蚴侵入人体后，先在皮下组织内移行，24小时后进入血管和淋巴管，随血流至右心，经肺动脉到肺，沿支气管和气管至咽，随人体吞咽动作进入食管、胃，最终到达小肠发育为成虫。

三、致病与临床表现

两种钩虫致病机制相似。幼虫经皮肤侵入人体并在体内移行；成虫在小肠定居均可对人体造成损害，以成虫在小肠寄生阶段对人体的危害最为严重。

（1）钩蚴性皮炎。丝状蚴侵入人体皮肤后，感染者在数分钟内即有烧灼样、针刺状或发痒的感觉，出现充血斑点或丘疹，俗称"粪毒""痒疙瘩"。

（2）呼吸道症状。幼虫移行至肺部，穿破微血管，引起肺部的出血和炎症反应。患者出现咳嗽、痰中带血、畏寒、发热等临床表现。严重者有剧烈的干咳和嗜酸粒细胞增多性哮喘。常在感染后3～7天出现症状，经数日至十余日可自愈。

（3）消化道症状。成虫咬附致肠黏膜有出血点和小溃疡。患者早期表现为食欲亢进、乏力、上腹部不适及隐痛；后期食欲减退、恶心、腹泻等。重度感染者的大便出现隐血，甚至出现柏油样黑便、血水便，还可出现水肿、精神痴呆，甚至出现心力衰竭而死亡。某些患者喜食生米、生豆、泥土、瓦片等，称为"异嗜症"。

（4）贫血。贫血是钩虫病最显著的临床症状。成虫长期寄生和吸血，导致患者呈低色素小细胞性贫血。表现为头晕眼花、乏力、心悸。重度贫血患者皮肤呈蜡黄色，黏膜极度苍白，颜面部、下肢甚至全身性凹陷性水肿，甚至出现贫血性心脏病的表现，劳动能力丧失。

四、诊断方法

光学显微镜下鉴别患者粪便的钩虫卵是确诊钩虫感染的依据。但虫卵在轻度感染者中检出率不高。在实验室条件下培养出钩蚴也是诊断的依据。常用的方法有粪便直接涂片法、饱和盐水浮聚法、钩蚴培养法、改良加藤法。对在流行区的消化道出血患者如按消化道溃疡治疗效果不佳，可尽早进行胃镜检查。钩虫感染者胃镜下可见肠黏膜有散在或成簇的圆形出血点，多在十二指肠降部和球部，如能找到钩虫即可直接确诊。

五、防治原则

避免钩虫感染的防治原则是：①不要赤足接触土壤；②控制传染源；③治疗患者；④防止粪便污染土壤；⑤在流行区开展普查普治工作。常用的驱虫药物有阿苯哒唑、甲苯哒唑和噻嘧啶；⑥加强个人防护，提高广大农民的自我保健意识，改革农业施肥和耕作方法。提醒他们在钩虫感染季节不赤手赤足下地作业，或涂抹防护药膏，可显著减少感染机会。

第四节　广州管圆线虫

广州管圆线虫〔*Angiostrongylus cantonensis*（Chen，1935）Dougherty，1946〕成虫寄生于屋顶鼠、褐家鼠、刺毛棉鼠等多种鼠类的肺动脉内。人类是广州管圆线虫的偶尔宿主，第三期幼虫寄生于人体引起嗜酸性脑膜炎。腹足动物（蜗牛和蛞蝓等）是广州管圆线虫的中间宿主。此外，该虫也可感染多种野生动物、哺乳动物、鸟类等。

广州管圆线虫主要流行于东南亚、太平洋岛屿，热带和亚热带地区感染率较高。患者分布于30多个国家和地区，在我国台湾、北京均出现过暴发性流行。

一、形态结构

成虫呈长线状，头端钝圆，头顶中央有一小圆口，雄虫长11～26 mm，交合伞肾形，两侧对称。雌虫长17～45 mm，尾端斜锥形，子宫为双管型，白色，与充满血液的肠管相互缠绕，红白相间。

第三期幼虫为感染期幼虫，无色透明，细杆状，大小为（0.462～0.525）mm ×（0.022～0.027）mm，头端稍圆，尾部尖细。

二、生活史

雌性成虫在鼠类肺动脉产卵，虫卵在肺部毛细血管末梢孵出第一期幼虫，幼虫穿破毛细血管进入肺泡，沿呼吸道移行至咽部，经过吞咽进入消化道，随鼠粪排出，到达外界环境。幼虫在潮湿环境中存活，被中间宿主吞入或主动侵入中间宿主体内，继而发育为第二期、第三期幼虫。鼠类因吞食含第三期幼虫的中间宿主、转续宿主或食物和水而感染，幼虫在鼠胃内钻入肠壁血管，随血流到达全身，大多数幼虫可沿颈总动脉移行至脑部，经过2次蜕皮后从脑静脉通过右心到肺动脉，发育为成虫并定居于此。

中间宿主有褐云玛瑙螺、福寿螺、蛞蝓、皱疤坚螺、短梨巴蜗牛等。转续宿主有黑眶蟾蜍、虎皮蛙、金线蛙、蜗牛及鱼、虾、蟹等。终宿主为褐家鼠、黑家鼠、白腹巨鼠、黄毛鼠及屋顶鼠等。

第三期幼虫经口感染人体，因人食入含有第三期幼虫的中间宿主和转续宿主的肉类、食物、水。第三期幼虫也可经皮肤侵袭宿主引起感染。人不是本虫适宜宿主，虫体在人体内停留在第四期或成虫早期（性未成熟）阶段，滞留在中枢神经系统，如能到达肺也能完成发育。

广州管圆线虫成虫宿主广泛，以啮齿类动物最为多见，还有猫科动物、犬等。中间宿主和转续宿主多达 50 多种，该虫的许多宿主也为人类的食物。人主要因为生食或半生食这些中间宿主、转续宿主而感染；在加工螺类的过程中，第三期幼虫有机会经皮肤侵入造成感染。婴幼儿可因在地上爬行玩耍或玩弄蜗牛等中间宿主而感染。

三、致病与临床表现

幼虫侵犯人体中枢神经系统引起嗜酸性粒细胞增多性脑膜炎。潜伏期为 1～3 周，甚至长至几个月至 1 年。患者出现恶心、呕吐、颈部僵直、急性剧烈头痛、游走性疼痛、触摸痛、发热、嗜睡、昏迷等症状。头痛起初为间歇性，之后发作渐渐频繁或发作期延长，一般为胀裂性乃至不能忍受，部位多在额部，其次为颞部、枕部，止痛药仅对 45% 患者有效。部分患者感觉异常，偶可寄生于眼部、肺部和消化系统；如果治疗及时，绝大多数患者预后良好；极个别病情严重者可致死亡，或留有后遗症。

四、诊断方法

询问病史，近期是否生食或半生食中间宿主或转续宿主肉，以及未洗净的瓜果蔬菜、生水等；典型临床症状和体征；脑脊液压力升高，白细胞总数增多，嗜酸性粒细胞超过 10%；酶联免疫吸附试验、间接荧光抗体试验等免疫学方法检测血液或脑脊液中抗体或循环抗原；核磁共振等影像学检查方法对疾病的诊断有意义；从脑积液中查出幼虫或发育期成虫可确诊，但检出率不高。

五、防治原则

预防措施：不吃生或半生的中间宿主和转续宿主肉，不吃未彻底洗净的蔬菜，不喝生水；制备淡水螺食物时要加强监管，加工人员要避免受到感染；加强灭鼠工作。阿苯达唑对本病有良好疗效。

 ## 第五节　华支睾吸虫

华支睾吸虫 ［*Clonorchis sinensis*（Cobbold，1875）Looss，1907］寄生于人体肝胆管内，又称肝吸虫（liver fluke），引起华支睾吸虫病。在我国西汉古尸、战国古尸体内均发现该虫虫卵，说明该病在我国的发生已有 2300 多年的历史。

华支睾吸虫病流行于日本、韩国、朝鲜和越南北部等国家和俄罗斯远东地区。在我国，该病以广东、广西、黑龙江、吉林、辽宁等省感染严重，台湾、香港也有不同程度的流行。

一、形态结构

成虫狭长，前端较细，后端钝圆，背腹扁平，大小为（10～25）mm ×（3～5）mm。

虫体前端具一口吸盘，腹面前 1/5 处有一腹吸盘，口吸盘比腹吸盘略大。由口、咽、食管、肠支组成消化道，肠支末端为盲端。雄虫的生殖器官有一对前后排列、高度分支的睾丸，位于虫体的后 1/3 处。雌虫的生殖器官有一个浅分叶状卵巢，其前处有一个呈管状盘绕的子宫，其内充满虫卵。卵巢旁有一细长的劳氏管。

虫卵芝麻状、黄褐色，极小，是人体寄生蠕虫卵最小者之一，约为 29×17 μm。虫卵前端较窄，有明显的卵盖，卵盖周围与卵壳结合处的隆起称为肩峰；虫卵后端钝圆，有一个疣状突起。卵壳内部有一个成熟的毛蚴。

二、生活史

成虫寄生于终宿主的肝胆管内。成虫产出的虫卵随宿主的胆汁进入小肠，而后通过粪便排出体外。虫卵在外界环境中必须入水才能继续发育。在水中，虫卵被第一中间宿主淡水螺（长角涵螺、纹沼螺及赤豆螺）吞食，在螺的消化道内毛蚴孵出，发育成胞蚴、雷蚴，并产生大量尾蚴，尾蚴成熟后从淡水螺体内逸出，活动的尾蚴侵入第二中间宿主淡水鱼、虾，发育成囊蚴。人及其他食肉哺乳动物因食入含活囊蚴的淡水鱼、虾而感染。囊蚴在人体小肠消化液的作用下，囊壁软化，其内幼虫脱囊为童虫。童虫进入肝胆管内发育为成虫。成虫寿命一般可达 20 ～ 30 年。

三、致病与临床表现

病变部位主要为肝的次级胆管。成虫在肝胆管内破坏胆道上皮及血管，虫体代谢产物和机械性刺激可引起局部病变，表现为胆管壁上皮细胞不断脱落、增生，管壁因结缔组织增生而变厚，管腔变窄、堵塞，引起胆汁淤滞，胆管出现局限性扩张，严重者出现阻塞性黄疸。本病可导致胆管炎、胆囊炎、胆管结石、胆汁性肝硬化等。

轻度感染者可无明显症状，部分患者有上腹部不适、进食后上腹饱胀、食欲不振等消化道症状。中度感染者可有食欲不振、乏力、肝区疼痛、腹泻、消瘦及低热等症状，肝脏肿大，左叶更明显。长期慢性感染可合并胆囊炎、胆石症、胆囊息肉、梗阻性黄疸等。重度感染者症状明显加重，可形成肝硬化，出现门脉高压症，如肝脾肿大、腹水、腹壁静脉曲张等。晚期可因上消化道出血、肝昏迷，或由于长期腹泻导致脱水和电解质平衡紊乱而死亡。儿童严重感染者可引起发育障碍，甚至出现侏儒症。

四、诊断方法

详细询问病史，了解其是否来自或到过流行区，有无生食或半生食鱼（虾）史。病原学检查以检获虫卵为确诊的依据。粪便涂片法简单易行，但漏检率较高。改良加藤厚涂片法可有效提高检出率，检出率达95%以上。沉淀集卵法较直接涂片法检出率高，包括自然沉淀集卵法和离心沉淀集卵法。十二指肠引流液检查，是将引流的胆汁离心沉淀后检查虫卵。此法检出率虽高，但操作复杂。另外，免疫学检查及 B 超检查、CT 检查等，可作为辅助诊断方法。

五、防治原则

开展健康教育，养成良好的饮食习惯，不食生的或未熟的鱼、虾，不混用切生、熟食的砧板及器皿，是预防本病的关键。加强粪便管理，防止未经处理的人畜粪便入水。

积极治疗患者和感染者，首选药物为吡喹酮，阿苯达唑也有较好的疗效。

第六节 日本血吸虫

血吸虫又称裂体吸虫，寄生于人体的血吸虫主要有 6 种，分别是日本血吸虫（*Schistosoma japonicum*）、曼氏血吸虫（*Schistosoma mansoni*）、埃及血吸虫（*Schistosoma haematobium*）、湄公血吸虫（*Schistosoma mekongi*）、间插血吸虫（*Schistosoma intercalatum*）和马来血吸虫（*Schistosoma malayensis*）。日本血吸虫流行于中国、菲律宾和苏拉威西。曼氏血吸虫主要分布在撒哈拉以南非洲和一些南美国家（巴西、委内瑞拉、苏里南）和加勒比地区，在阿拉伯半岛有零星报道。埃及血吸虫出现在非洲和中东的一些地区。湄公血吸虫出现在柬埔寨和老挝的部分地区。间插血吸虫分布在刚果民主共和国。日本血吸虫病在我国曾遍及长江流域及以南 12 个省、市、自治区。感染严重的省份是湖北、湖南、江西、安徽、江苏等。中华人民共和国建立后，日本血吸虫病得到有效的防治，研究者取得显著的成就。截至 2000 年，上海、福建、广东、广西、浙江已达到消灭血吸虫的标准。目前，全国流行范围大幅度缩小，流行程度也明显下降。

一、形态结构

成虫雌雄异体。雄虫乳白色，长 12～20 mm，前端有发达的口吸盘和腹吸盘。自腹吸盘以下，虫体两侧向腹面中央卷曲，形成抱雌沟，故外观呈圆柱形。雌虫形似线虫，圆柱形，长 12～28 mm，口吸盘和腹吸盘较小，不及雄虫明显。雌虫常位于雄虫的抱雌沟内，呈雌雄合抱状态。

虫卵椭圆形，淡黄色，大小约为 89×67 μm，卵壳薄，无卵盖，卵壳一侧有一个逗点状小棘。卵内含有一成熟的毛蚴，毛蚴与卵壳之间有大小不等油滴状的毛蚴分泌物，为可溶性虫卵抗原。

二、生活史

成虫寄生于人及多种哺乳动物的门脉－肠系膜静脉内，雌虫产出的虫卵一部分沉积在肝脏、肠黏膜或其他组织，少部分虫卵随粪便排出，落入外界水中，在适宜的条件下，卵壳内的毛蚴孵出，在水中游动，进入中间宿主钉螺的体内进行无性繁殖，发育成母胞蚴、子胞蚴、尾蚴。尾蚴活动能力强，从螺体内逸出，在水面游动。当终宿主人或其他哺乳动物的皮肤接触到含有尾蚴的水，尾蚴可侵袭皮肤，引起感染。在人体内发育为童虫，童虫进入小静脉或淋巴管，随血流、淋巴经过右心、肺、肺泡小血管、左心而进入全身，最终到达肠系膜静脉定居，发育为成虫，成虫成熟后产卵。

三、致病与临床表现

尾蚴、童虫、成虫和虫卵4个发育虫期均能引起不同程度的损害。尾蚴侵袭人体皮肤引起皮炎、丘疹、瘙痒，局部皮肤毛细血管扩张、出血、水肿等，称"尾蚴性皮炎"。童虫在人体内移行经过肺部，引起肺部毛细血管栓塞、破裂、局部细胞浸润、点状出血，患者表现为发热、咳嗽、痰中带血、嗜酸性粒细胞增多。成虫的机械性刺激、代谢产物、分泌物和排泄物可引起静脉内膜炎、静脉周围炎。而成虫产出的虫卵则是对人体危害最大的虫期，是日本血吸虫病主要致病因子。虫卵沉积于肝脏和结肠肠壁等组织，其分泌的可溶性虫卵抗原可引起虫卵肉芽肿，肉芽肿逐步发生纤维化，形成瘢痕组织。

急性血吸虫患者表现为发热、食欲不振、腹痛、腹泻、大便带黏液和血便、肝脾肿大。慢性血吸虫患者常见症状为慢性腹泻、腹痛、黏液血便。晚期血吸虫病患者有巨脾型、腹水型、结肠增殖型和侏儒型4种临床类型。

四、诊断方法

使用自然沉淀法、尼龙袋集卵法、改良加藤厚涂片法在粪便中查见虫卵，也可用毛蚴孵化法从粪便中孵出毛蚴、直肠黏膜活组织检查检出虫卵即可确诊。

皮内试验、环卵沉淀试验等免疫学方法可用于辅助诊断日本血吸虫病。

五、防治原则

治疗患者使用吡喹酮，该药物是理想的抗血吸虫药物，也可以用于保虫宿主病畜的治疗。

加强粪便管理，保护水源，防止虫卵入水，是控制血吸虫病传播的重要环节。消灭钉螺，切断传播途径。流行区居民做好个人防护，加强卫生宣教，避免接触疫水，下水时穿好长筒靴、防护衣裤或涂抹苯二甲酸二丁酯油膏等防护药物。

第七节　链状带绦虫

链状带绦虫（*Taenia solium* Linnaeus，1758）又称猪带绦虫、猪肉绦虫、有钩绦虫。成虫寄生于人的肠道，可引起链状带绦虫病，又称猪带绦虫病。幼虫寄生于人体各组织器官，引起猪囊尾蚴病，又称猪囊虫病。

猪带绦虫病呈世界性分布，尤其是东欧、俄罗斯、东非和拉丁美洲感染率较高。我国流行普遍，散发全国各地，以黑龙江、云南、广西等地感染率较高。生食或食入未熟的猪肉是引起猪带绦虫病的主要因素。例如，少数民族地区有食"生皮""剁生"的饮食习俗，猪肉未完全熟透，大大增加了感染猪带绦虫病的概率。

一、形态结构

成虫由头节、颈部和链体组成。头节略呈球形，直径0.6～1.0 mm，有4个吸盘、顶突和两圈小钩。颈部可生长出新的节片。链体长度可达2～4 m，由700～1 000个节片组成。节片较薄，乳白色、略透明。成节卵巢3叶，除左右两叶外，还有一中央小叶，孕节子宫侧支在7～13支，且排列不甚整齐。

虫卵近圆形，直径为50～60 μm，卵壳薄而透明，容易破裂，内有较厚的胚膜，棕黄色，胚膜上具有放射状条纹，内含六钩蚴。

二、生活史

成虫寄生在人体小肠内，链体末端孕节脱落，随粪便排出体外。当孕节或虫卵被猪食入后，卵内六钩蚴在小肠内孵出，穿过肠壁，随血液流到猪的各个组织和器官，发育为猪囊尾蚴。含有囊尾蚴的猪肉称作"米猪肉"或"豆猪肉"。如人食入未熟的含有猪囊尾蚴的猪肉时，活囊尾蚴进入人体的消化道内，受消化液的刺激，囊尾蚴翻出头节，2～3个月后发育为猪带绦虫成虫，引起猪带绦虫病。成虫在人体内可存活25年以上。当人食入被猪带绦虫虫卵污染的食物、水时，虫卵在人体组织器官内发育为囊尾蚴，引起猪囊尾蚴病。

三、致病与临床表现

猪带绦虫病患者一般无明显的临床表现，或仅有轻微的消化道症状。患者在排便时发现虫体节片是前往医院就诊的主要原因。

囊尾蚴病患者的临床症状是否严重，则与囊尾蚴在人体内的寄生部位、虫体数量密切相关。囊尾蚴在人体常见的寄生部位为皮下、肌肉、脑、眼等，引起占位性病变，可压迫正常组织，导致局部炎性反应和组织水肿；而其分泌的抗原物质，亦可诱发变态反应。皮下肌肉型囊尾蚴病表现为数个甚至数千个直径为0.5～1 cm的皮下或肌肉内结节，主要分布在躯干和头部，结节与周围组织不粘连，无炎症反应和色素沉着。脑型囊尾蚴病，又称作脑囊虫病，危害极其严重。患者有癫痫发作、眩晕、恶心、呕吐、头晕、头疼、耳鸣等症状。囊尾蚴可寄生在眼的任何部位，以玻璃体和视网膜下为多见，导致眼型囊尾蚴病。炎症起始于虫体周围，并扩延至其他部位，造成视力障碍。

四、诊断方法

猪带绦虫病诊断需询问病史，了解其食肉习惯、是否来自流行区和排节片史等。以粪便中检出虫卵或节片为确诊的依据。

猪囊尾蚴病诊断应根据囊尾蚴寄生部位的特点而有所选择。皮下肌肉型以活检最为直接；脑型囊尾蚴病则主要依赖核磁共振和CT的影像学特征，结合免疫试验和临床表现予以确诊；眼型囊尾蚴病则可进行检眼镜等的检查。此外，免疫学试验具有重要的辅助诊断价值。

五、防治原则

治疗患者和带虫者使用吡喹酮、阿苯达唑、甲苯达唑；中药槟榔南瓜子合剂也有很好的疗效。

加强人粪管理，废除连茅圈或"开放式"的厕所，防止猪随意吃到人粪；养猪提倡圈养，避免猪被感染。加强卫生宣传，改变不卫生的饮食习惯，不生食或半生食猪肉。加强肉类检查，肉畜统一宰杀，特别是进入农贸市场上的猪肉，应严格检查，禁止出售含囊尾蚴的猪肉。

 第八节　曼氏迭宫绦虫

曼氏迭宫绦虫（*Spirometra mansoni* Joyeux et Houdemer，1928）的终宿主为猫、犬；成虫寄生于猫和犬的小肠内，偶尔在人体小肠内寄生。幼虫阶段裂头蚴可侵袭人体多个组织和器官，引起裂头蚴病。危害非常严重，是一种重要的人兽共患寄生虫病。

曼氏迭宫绦虫大多数病例记载来源于东南亚国家。在我国广东、台湾、云南、四川、上海等地均有报道。裂头蚴病广泛分布于全世界，在北美各地的动物中流行，但人类感染的病例很少。而在东亚、东南亚国家的感染率很高。在非洲、欧洲等地也有报道。我国首次记载的裂头蚴病为1882年，研究者在厦门一男尸体内检出裂头蚴虫体。裂头蚴病分布于广东、吉林、福建、四川、广西、湖南、浙江、海南、江西、江苏、贵州、云南、安徽、辽宁、湖北、新疆、河南、河北、台湾、上海、北京等21个省、市、自治区。

一、形态结构

成虫长 60～100 cm，宽 0.5～0.6 cm。头节梭形，在背腹各有一个吸槽。链体节片一般呈宽大于长的扁长方形，但虫体后端的节片长宽接近等长。成节和孕节的内部结构相似，有雄性和雌性生殖器官各一套，节片中央有雌雄两个生殖孔，一后一前位于节片前部中央腹面；子宫位于节片中部，螺旋状盘曲，基部宽而顶端窄小，呈发髻状，亦开口于节片中央，位于雌性生殖孔之后。

虫卵浅灰褐色，椭圆形，两端较尖，长 52～76 μm，宽 31～44 μm，卵壳薄，虫卵前端有一个卵盖，卵内含有一个卵细胞和数个卵黄细胞。

裂头蚴白色，似腰带，无节片，有皱褶。长 300 mm，宽 0.7 mm。虫体前端膨大，具有一个明显的凹陷，末端钝圆。

二、生活史

成虫寄生于猫、犬等食肉类动物的小肠内，偶尔寄生于人体小肠。雌虫子宫产出虫卵，卵入水后经 3～5 周发育为钩球蚴，被第一中间宿主桡足类甲壳动物剑水蚤吞食，在剑水蚤体内发育为原尾蚴。剑水蚤在水中活动，被第二中间宿主蝌蚪、蛙类吞食，原尾蚴则发育为裂头蚴。受感染的蛙类如被非正常宿主（蛇、鸟或猪）吞食后，裂头蚴穿过肠壁，进入腹腔，仍以裂头蚴的形式寄居在上述非正常宿主（转续宿主）的体内。猫、犬等动物捕食蝌蚪、蛙类等第二中间宿主以及转续宿主后，裂头蚴进入猫、犬消化道内，在小肠发育为成虫。自感染的第 3 周以后，成虫产出的虫卵随猫、犬等终宿主的粪便排出到外界环境。幼虫阶段原尾蚴和裂头蚴均对人具有感染性，原尾蚴可经口感染人体，裂头蚴经口、皮肤感染人体。生吞小蝌蚪，食入未熟的蛙肉、蛇肉，眼部敷贴生蛙肉是感染裂头蚴病常见的原因。

三、致病与临床表现

成虫偶尔寄生于人体小肠内，出现腹部不适等较轻的消化道症状。幼虫阶段裂头蚴寄生人体引起的裂头蚴病比较常见，危害也大。裂头蚴可定位于人体任何组织。常见侵袭部位有皮下组织、乳房、眼眶、尿路、胸膜腔、肺部、腹部脏器和中枢神经系统。敷贴蛙肉或体内裂头蚴移行至眼部，引起眼裂头蚴病，患者眼睑红肿、畏光，严重者导致失明。裂头蚴可在皮下组织游走移行，引起皮下裂头蚴病，皮下出现条索状游走性结节。当裂头蚴侵袭脑组织，患者出现虚弱、头痛、癫痫等临床表现。虫体移行至内耳，患者则眩晕、耳聋。

四、诊断方法

曼氏迭宫绦虫病可由粪便检查，显微镜下观察到虫卵确诊。裂头蚴病患者的诊断，可在浅表病灶处检出虫体。对于深部组织寄生者，不易采用病原学诊断方法的患者，使用免疫学检查、影像学检查作为辅助诊断方法。

五、防治原则

注重养成良好的卫生习惯，改变不良的生活行为，讲究卫生。不用蛙肉等贴敷皮肤、黏膜，不饮生水、不活吞小蝌蚪、不生食蛙肉、蛇肉、蛇胆，以防感染。

驱除成虫常用药物有吡喹酮、阿苯达唑等；裂头蚴则需手术摘除。

（芦亚君）

参考文献

1. 贺联印，许炽熛. 热带医学 ［M］. 2 版. 北京：人民卫生出版社，2004.
2. 吴观陵. 人体寄生虫学 ［M］. 3 版. 北京：人民卫生出版社，2005.
3. 张进顺，高兴政. 临床寄生虫检验学 ［M］. 4 版. 北京：人民卫生出版社，2009.

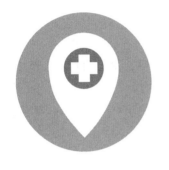

第五章 | 热带真菌感染及
　　　　所致疾病

自然界的真菌种类繁多，迄今，发现有几百种真菌对人有致病性或机会致病性。而90%的人类真菌病的元凶仅集中在几十种真菌。近年来，真菌感染的病例日益增多，主要与长期使用广谱抗生素后所致的菌群失调，免疫抑制剂、抗肿瘤药物的使用，以及 AIDS、糖尿病等患者所致的免疫功能低下有关。在热带地区的真菌病也有其独特的种类，本章将主要介绍几类热带地区临床上比较常见的病原性真菌及其引起的真菌性疾病。

第一节 浅部感染真菌

浅部感染真菌主要指侵犯人和动物皮肤、毛发及指（趾）甲，寄生和腐生于角质组织（表皮、毛发和甲板）中，一般不侵入皮下深部组织及内脏，因此，不引起全身感染。浅部真菌病多是由于接触患者或患病动物而导致的。浅部感染真菌种类繁多，有记载的有10万种之多，但对人类致病的大约 400 种。浅部感染真菌包括皮肤感染真菌和皮下组织感染真菌两类。

一、皮肤感染真菌

（一）皮肤癣菌

皮肤癣菌（dermatophyte）是寄生于皮肤角蛋白组织中引起浅部感染的真菌，又称皮肤丝状菌，是临床上最多见的浅部感染性真菌。分为毛癣菌属、表皮癣菌属和小孢子癣菌属 3 个属，其中侵犯人类的有 20 多个菌种。皮肤癣是由于真菌在局部的增殖及其代谢产物的刺激产生的病理反应。可根据菌落的形态、颜色、菌丝和大、小分生孢子的形状、排列方式作初步鉴定。皮肤的癣菌各属形态见图 5 − 1。

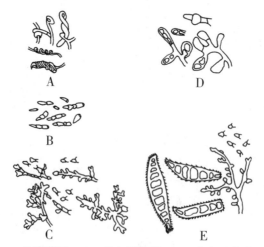

A–C:毛癣菌属；D：表皮癣菌属；E：小孢子癣菌属

图 5 − 1 皮肤癣菌各属形态

1. **生物学特性**

（1）毛癣菌属。毛癣菌属共有 20 余种，其中，13 种对人致病，主要有红色毛癣菌、紫色毛癣菌、须毛癣菌、断发毛癣菌和疣状毛癣菌等。在沙保弱培养基上，菌落可呈绒毛状、粉末状或颗粒状。菌落颜色为灰白色、红色、橙色、紫色或棕色等。显微镜下可见细长、薄壁、棒状的大分生孢子，葡萄状或梨状小分生孢子，以及螺旋状、球拍状、鹿角状或结节状菌丝。

（2）表皮癣菌属。表皮癣菌属中只有絮状表皮癣菌对人类致病，可侵犯人类的表皮和甲板，但不损伤毛发。可引起体癣、手足癣和甲癣等，热带地区多发。感染的皮屑和甲屑，经消化后可见分支断裂的有隔菌丝。在沙保弱培养基上，菌落开始时呈白色鹅毛状，后变为黄绿色粉末状。镜检可见卵圆形或粗大的棒状薄壁大分生孢子和球拍状菌丝，在陈旧培养物中可见厚膜孢子。

（3）小孢子癣菌属。小孢子癣菌属共有 15 种，其中，8 种对人致病，主要侵犯皮肤和毛发。病变的皮屑和毛发经消化后可见分支断裂菌丝。在沙保弱培养基上呈灰色、橘红色或棕黄色、绒毛状或粉末状的菌落。镜检可见厚壁梭形大分生孢子、卵圆形小分生孢子，以及梳状、结节状和球拍状的菌丝。

2. **致病与临床表现**

以上 3 种癣菌均可损害皮肤，引起手癣、足癣、体癣及甲癣等。一种菌可引起多种病变，并且同一部位的病变可由不同的癣菌引起。

3. **流行病学**

在我国，红色毛癣菌发病率最高，其次为紫色毛癣菌、须毛癣菌和絮状表皮癣菌等。

4. **诊断方法**

皮屑和指甲标本用 KOH 液消化后直接镜检。若镜检见透明、有隔、分支的菌丝及成链的关节孢子即可初步诊断。若需进一步鉴定，则采用分离培养方法。取皮屑、甲屑和毛发经处理后接种沙保弱培养基，培养至第 4 周。镜检观察菌丝和孢子的形态或做小培养后再镜检。必要时添加毛发穿孔试验、脲酶试验和特殊营养需要试验等来鉴定皮肤癣菌。

5. **防治原则**

注意个人卫生，避免接触患者。足癣应保持鞋袜干燥。头癣可用灰黄霉素和伊曲康唑等治疗，甲癣可选用灰黄霉素和伊曲康唑，体癣和股癣可选用伊曲康唑。

（二）角层癣菌

角层癣菌是主要寄生于人体皮肤和毛干最表层浅部真菌，不接触组织，很少引起宿主细胞反应。如秕糠马拉癣菌（*Malassezia furfur*），是我国主要的表面感染真菌，可引起皮肤表面黄褐色的花斑癣，俗称汗斑。

1. **生物学特性**

由于该菌具有嗜脂性特点，培养基需加入芝麻油等。培养温度为 37 ℃，通常为乳白色光滑的酵母型菌落。镜下可见球形或卵圆形的酵母形细胞，亦可见短粗、分枝状有隔菌丝。

2. **致病与临床表现**

秕糠马拉癣菌在健康人正常皮肤上可分离出，属条件致病菌。它可侵犯皮肤角质层，好发于汗腺丰富部位如颈、胸、背和上臂等，引起一种慢性、无症状或轻微症状的浅部真菌病，即汗斑。感染的原因可以是油性皮肤、多汗、遗传、免疫缺陷等，也可由于相对高温、高湿度或应用肾上腺皮质激素等药物治疗。

3. 流行病学

花斑癣在热带地区较常见。此病多发于夏秋季，主要是由于出汗多，汗湿的衣物未及时更换等原因造成，当个体皮肤抵抗力降低时而致病，也可因特殊职业导致发病，如重体力劳动者、运动员等均为易感人群。

4. 诊断方法

患处标本直接镜检可见短粗、分枝状有隔菌丝，以及成丛状的酵母样细胞。若需进一步鉴定，则需分离培养。

5. 防治原则

预防汗斑要做到工作运动出汗后及时沐浴及更换衣物，患病后应及早诊治。可选用外用药物涂抹，如克霉唑霜、益康唑乳液或咪康唑乳液等，疗效显著，一般无须口服抗真菌药治疗。

二、皮下组织感染真菌

皮下组织感染真菌主要包括着色真菌和孢子丝菌。

（一）着色真菌

着色真菌为自然界的腐生菌，广泛存在于土壤、腐木和农作物等植物中，经外伤侵入破损皮肤而感染，引起受损皮肤呈黑色，因此，又被称为着色真菌病。

1. 生物学特性

在组织中本菌为厚壁、圆形的细胞。在培养基上生长缓慢，菌落呈灰黑色至黑色，有绒毛状气生菌丝。菌丝短粗分隔，呈棕色。直接镜检可见棕色有隔菌丝，在分枝、侧面或顶端形成花瓶状的分生孢子梗，梗上产生棕色圆形或椭圆形的分生孢子。

2. 致病与临床表现

着色真菌常因外伤感染，潜伏期1个月左右，有的可长达数月至1年。病变多发生在四肢皮肤，开始为小丘疹，有鳞屑。真菌侵入局部真皮深层，在皮下组织生长繁殖，并缓慢向周围组织扩散，皮损增大形成斑块、结节，表面呈疣状或菜花状。若发生继发感染，病灶可化脓结痂，慢性感染可长达数十年不愈。当免疫功能低下时，可侵犯中枢神经系统或经血行播散。

3. 流行病学

着色真菌病呈全球性分布，主要分布于热带和亚热带地区。

4. 诊断方法

分生孢子的不同形状可作为鉴定本菌的重要依据。近年来，二次代谢产物和分子生物学方法已被用于本菌的鉴定和诊断。

5. 防治原则

避免外伤及直接接触带菌植物。着色真菌病没有传染性，小面积病变皮肤可经外科手术切除，大面积皮肤损伤者可选用5-氟尿嘧啶或伊曲康唑进行治疗。

（二）孢子丝菌

孢子丝菌广泛分布于土壤、尘埃和木材上，属于腐生性真菌。常由于外伤感染本菌引起孢子丝菌病，引起皮肤、皮下组织及附近淋巴系统的慢性感染。主要的感染菌是申克孢子丝菌（*Sporothrix schenckii*）。

1. 生物学特性

申克孢子丝菌属二相性真菌。在自然环境中或沙保弱培养基上，25～28 ℃培养时菌落呈霉菌型（菌丝相），而在营养丰富的培养基上 37 ℃培养时或在组织内则为酵母型菌落（组织相）。

2. 致病与临床表现

申克孢子丝菌主要经微小创口侵入皮肤，开始时在局部出现炎症性小结节，进而形成炎症性斑块，也可沿淋巴管走行，引起亚急性和慢性肉芽肿，使淋巴管形成链状硬结，称为孢子丝菌性下疳。经呼吸道吸入可引起气管和肺孢子丝菌病，并可经血行播散至其他器官。

3. 流行病学

申克孢子丝菌病分布于全世界，在我国各地散在发生。

4. 诊断方法

取患者脓液、痰液、血液、痂皮或活检组织块等制作涂片或切片，革兰氏染色或 PAS 染色，油镜下可见在巨噬细胞或中性粒细胞内外有革兰氏阳性的卵圆形或梭形孢子。血清学检测中若抗体效价大于 1∶320 有诊断意义。培养方法用于鉴定菌种。确诊主要依靠真菌培养阳性，病理检查对诊断同样有重要意义，应与皮肤结核、恶性肿瘤、分枝杆菌病及其他真菌病鉴别。

5. 防治原则

注意避免外伤及与带菌材料直接接触。若皮肤有破伤，可用碘酒涂抹伤口。治疗采用口服碘化钾溶液或伊曲康唑，深部感染可用 5 – 氟胞嘧啶或两性霉素 B。若外伤后出现结节，应考虑本病的可能，应及早进行真菌培养以利于早确诊和治疗。

 ## 第二节　深部感染真菌

深部感染真菌是指侵害人体内脏、深部组织如骨骼、筋膜、内脏及神经系统等，以及引起全身感染的真菌。由该类真菌引起的疾病统称为深部真菌病。深部感染真菌分为两大类：①致病性真菌。此类真菌属外源性感染，以新生隐球菌感染最为常见。其他深部感染真菌如组织胞浆菌、球孢子菌、副球孢子菌、芽生菌、马尔尼菲青霉菌等，可导致地方流行性性真菌病，在我国较少发病；②条件致病性真菌。此类真菌属人体的正常菌群，当机体抵抗力降低时可导致疾病，如白假丝酵母菌、卡氏肺孢子菌和曲霉菌等。

一、白假丝酵母菌

假丝酵母菌（Candida）目前有 81 个种，其中的 11 种对人体致病，尤以白假丝酵母菌为最常见。此外，热带假丝酵母菌、克柔假丝酵母菌和光滑假丝酵母菌也较多引起疾病。白假丝酵母菌（*Candida albicans*），又称白色念珠菌，广泛存在于自然界，也可作为正常菌群存在于人体的口腔、呼吸道、肠道及阴道等部位。当机体免疫力降低或发生菌群失调时，可致感染。

（一）生物学特性

菌体呈圆形或卵圆形，革兰氏染色阳性。当出芽繁殖时，称为芽生孢子。孢子生长成芽管，但不与母细胞脱离，形成类似菌丝的结构称为假菌丝。培养基可采用普通琼脂、血琼脂和沙保培养基，均生长良好。需氧，菌落呈典型酵母样，在 1% 吐温 – 80 玉米粉培养基上生长，可长出厚膜孢子和假菌丝。

（二）致病与临床表现

白假丝酵母菌属机会致病性真菌，当人体免疫力降低或菌群失调时，可侵犯许多部位，引起各种念珠菌病。常见的感染有：①皮肤感染。好发于腋窝、腹股沟及甲沟等处的皮肤皱褶处；②黏膜感染。见于鹅口疮、口角糜烂及阴道炎等；③内脏感染。见于支气管炎、肺炎、肠炎、膀胱炎及肾盂肾炎等；④中枢神经系统感染。大多见于由原发病灶转移而来的脑膜炎、脑膜脑炎、脑脓肿等。

（三）流行病学

随着广谱抗生素、糖皮质激素、免疫抑制剂等的使用增多，深部假丝酵母菌感染也随之增多，菌种也发生了变化。艾滋病患者、癌症患者、器官移植者、ICU 患者以及吸毒成瘾者等均是高危人群。白假丝酵母菌在女性阴道疾病中的发病率较高，特别是在老年人和长期应用激素者。在糖尿病患者皮肤溃烂病例中，白假丝酵母菌常与细菌混合感染。近年来，除白假丝酵母菌外，热带假丝酵母菌在热带地区也有病例报道。热带假丝酵母菌（*Candida tropicalis*，*C. tropicalis*）是一种条件致病菌，广泛存在于自然界，可从水果、蔬菜、乳制品、土壤中分离到，也可存在于健康人体的皮肤、阴道、口腔和消化道等部位。一部分无任何临床症状的健康妇女和孕妇阴道内携带有此菌，当机体抵抗力降低或阴道局部环境发生改变时，热带假丝酵母菌可大量繁殖，产生病变，引起阴道炎。严重时也可引起全身感染，在血液、脑脊液和肺泡灌洗液等标本中均可检测到。

（四）诊断方法

标本中检测到白假丝酵母菌的芽孢和假菌丝即可确诊。若有症状而多次检查均阴性时，可用培养法。微生物学检查常采集脓汁、痰液及分泌物标本，其中痰液和尿液标本检出率最高。标本直接涂片，经革兰氏染色后镜检。患部若为皮肤或指（趾）甲，取皮屑或甲屑用 10% KOH 消化后染色镜检，可见圆形或卵形的菌体及芽生孢子及假菌丝。分离培养可将标本接种于沙保弱培养基中培养，维持 25 ℃ 或 37 ℃，经 1～4 天培养，可见乳白色酵母样菌落，镜检可见假菌丝及成群的卵圆形芽生孢子。鉴定试验常用芽管形成试验、厚膜孢子形成试验及糖同化或发酵试验。也可用 ELISA 及免疫印迹法检测抗原。近年来，应用 PCR 法检测白假丝酵母菌 DNA，具有较好的敏感性。

（五）防治原则

对于长期应用抗生素、糖皮质激素及免疫抑制剂者，应定期观察皮肤黏膜有无白假丝酵母感染，并定期检查粪便、尿液及痰等标本。对于免疫受累、白细胞减少、癌症化疗后及长期静脉导管患者，应随时监测有无感染情况发生，并及时采取措施。

白假丝酵母菌对两性霉素 B 和 5 - 氟胞嘧啶等药物较敏感，但极易产生耐药性。制霉菌素、克霉唑、益康唑、咪康唑及联苯苄唑可外用于皮肤黏膜念珠菌病。氟康唑对白假丝酵母菌疗效较好，但也有耐药菌株，对克柔念珠菌和光滑念珠菌耐药，伊曲康唑常用于治疗深部和较为严重的浅部真菌感染。

二、新生隐球菌

新生隐球菌（*Cryptococcus neoformans*）属隐球菌属（*Cryptococcus*），广泛分布于自然界的土壤和鸽粪中，也可存在于人体体表、口腔和肠道内。

（一）生物学特性

新生隐球菌在组织中呈圆形或卵圆形。采用墨汁负染色后镜检，在黑色背景下可观察到透亮菌体和宽厚荚膜。非致病性隐球菌无荚膜。在沙保弱或血琼脂培养基上于 25 ℃和 37 ℃下皆可生长（非致病菌 37 ℃下不生长），数天后形成酵母型菌落，表面黏稠、光滑，由乳白色渐转为橘黄色，最终转为棕褐色，但无假菌丝形成。荚膜根据其抗原性分为 A ～ D 4 个血清型，临床分离株多为 A 或 D 型。

（二）致病与临床表现

新生隐球菌主要的入侵途径是呼吸道，常引起肺部感染，一般预后良好。若由肺经血行播散，则可侵犯其他脏器组织，主要侵犯脑及脑膜，引起慢性脑膜炎，也可侵犯皮肤、骨、关节、淋巴结和内脏器官。脑膜炎预后不良，若不经有效治疗，常导致死亡。新生隐球菌感染好发于细胞免疫功能低下者，如 AIDS、恶性肿瘤、糖尿病、白血病、器官移植及大剂量使用糖皮质激素者。近年来，新生隐球菌感染的发病率越来越高，在国外已成为 AIDS 最常见的并发症之一，是 AIDS 死亡的首要原因。

（三）流行病学

新生隐球菌主要通过空气传播，鸟类是人和动物的主要传染源，在鸽粪中大量存在。新生隐球菌分 4 个血清型，其中 A 型广泛分布于世界各地，B 与 C 型主要分布于热带和亚热带地区，D 型在欧洲较常见。我国有 A、B、D 型存在，以 A 型最多见。免疫力低下者为高危人群，主要引起肺和脑的急性、亚急性或慢性感染。

（四）诊断方法

有中枢神经系统感染的症状、体征、脑脊液压力明显增高及糖含量明显下降的患者，以及有饲养鸽子或鸽粪接触史者，应高度怀疑本病。实验室检查具有重要的诊断价值。标本通常采集脑脊液、痰液、脓汁、尿液、活体组织及尸体解剖材料检查，其中以脑脊液最多。墨汁负染色检查是诊断隐球菌脑膜炎最简便、快速的方法，镜检可见圆形折光性菌体，外有厚荚膜。分离培养采用沙保弱培养基，病原性隐球菌在 25 ℃和 37 ℃孵育均可生长，而非病原性隐球菌在 37 ℃时不生长。生化鉴定可采用酚氧化酶试验、脲酶试验和糖同化及发酵试验。用乳胶凝集试验、ELISA 和单克隆抗体法等免疫学方法检测隐球菌荚膜多糖特异性抗原。核酸检测为诊断隐球菌病的新方法，临床标本可用痰液、支气管吸出物等。核酸检测方法有 DNA 探针法、PCR 探针法等。

（五）防治原则

注意个人和居住环境卫生，妥善管理家鸽和鸽粪。对于高危人群应高度警惕新生隐球菌感染的可能性。

新生隐球菌对两性霉素 B、5 - 氟胞嘧啶、氟康唑等敏感，感染急性期常采用两种药物联合治疗，巩固期治疗常采用氟康唑或伊曲康唑。治疗肺部病变可选用 5 - 氟胞嘧啶和酮康唑，治疗脑膜炎可选用两性霉素 B 静脉滴注或伊曲康唑口服，必要时加用鞘内注射。

三、组织胞浆菌

组织胞浆菌属有 2 种，即荚膜组织胞浆菌（*Histoplasma capsulatum*）和杜波组织胞浆菌（*Histoplasma duboisii*）。传染性大，全球有 30 多个国家发现有组织胞浆菌病。

（一）生物学特性

标本直接镜检可见圆形或卵圆形细菌位于单核或中性粒细胞中，染色镜检可见芽生孢子或荚膜。该菌是一种双相型真菌，在 25 ℃培养时呈经典型菌丝体，在 37 ℃培养时呈酵母型，位于细胞内或外。

（二）致病与临床表现

本菌主要侵犯单核吞噬细胞系统，有时也可由血行播散而侵犯全身各脏器。荚膜组织胞浆菌引起的 3 种不同临床表现的组织胞浆菌病包括：①原发急性组织胞浆菌病。可无明显临床症状，仅皮肤试验阳性，胸片示肺部有较多散在钙化点；②慢性空洞型。可引起较大的肺损害，但多无临床症状或症状轻微，故常被误诊为肺结核；③严重播散型。极少数患者可进展到此型，全身的器官均可受累，尤其是单核吞噬细胞系统，预后严重，一些易发生急性暴发而致死。一些免疫力低下者常是本病的高危人群，如白血病、淋巴瘤、AIDS或长期应用激素治疗者等。

（三）流行病学

荚膜组织胞浆菌分布于全世界，主要分布于美洲。杜波组织胞浆菌主要集中于非洲撒哈拉和喀拉哈利两大沙漠之间的国家，以 10～20 岁发病居多，见于免疫力低下人群引起的肺部或系统性感染。组织胞浆菌多生长于土壤中，特别是鸟粪污染过的尘土中，主要通过空气传播，引起肺部的原发感染灶。在我国组织胞浆菌病是一种地方性真菌病，如江苏、湖南和新疆等地均有组织胞浆菌感染的报道，近年来也发现一些归国华侨的感染病例。

（四）诊断方法

组织胞浆菌病应与结核病相鉴别。标本直接镜检可见单核细胞或中性粒细胞中有圆形或卵圆形的酵母型细胞。分离培养采用含抗生素的沙保弱培养基，25 ℃条件下培养，生长缓慢，形成白色至棕色绒毛状菌落，当转种于血琼脂培养基上于 37 ℃条件下培养，很快形成酵母型菌落，经沙保弱培养基培养后镜下可见特征性的货轮状大分生孢子，有诊断价值。鉴定试验采用脲酶试验和明胶液化试验。采用免疫学方法检测抗体，如补体结合试验、免疫扩散及乳胶凝集试验等。

（五）防治原则

尽量避免进入污染物较易扩散到空气中的场所，如鸟窝、鸡舍、工地、洞穴等，否则应采取适当防护措施。例如戴面罩，穿隔离服，或应用甲醛等消毒液消毒等。

组织胞浆菌对两性霉素 B、酮康唑、伊曲康唑敏感。对致命性或伴有 AIDS 的患者应首选两性霉素 B，对非急性致死性组织胞浆菌病的患者首选伊曲康唑，疗效及耐受性优于酮康唑。

四、卡氏肺孢子菌

卡氏肺孢子菌（*Pneumocystis carinii*）广泛分布于自然界，可寄生于多种动物，也可寄生于健康人体，当机体免疫力低下时，可引起机会性感染，常见引起肺部感染，即卡氏肺孢子菌肺炎（Pneumocystis pneumonia，PCP）。肺孢子菌曾经被称为肺孢子虫，因其具有原生动物的生活史及寄生虫形态而归于医学原虫，近年来发现肺孢子菌的超微结构以及基因和编码的蛋白均与真菌相似，故将其归于真菌。

（一）生物学特性

为单细胞型真菌，同时具备原虫和酵母菌的特点。其生活史有包囊和滋养体两种形态：包囊为感染型，滋养体为繁殖型，呈二分裂法繁殖。

（二）致病与临床表现

卡氏肺孢子菌病多为无症状的隐性感染或亚临床感染。当宿主免疫力低下时，可导致疾病。PCP 在临床上分为两种类型：①流行型。主要发生于早产儿、营养不良的婴幼儿，肺泡间质内以浆细胞浸润为主；②散发型。好发于免疫缺陷的儿童和成人，肺泡间质内以淋巴细胞浸润为主。

卡氏肺孢菌病是 AIDS 最常见、最严重的机会感染性疾病，病死率高达 70%～100%。近年来，卡氏肺孢菌病已成为艾滋病患者最严重的机会感染性疾病，发病初期为间质性肺炎，病情迅速发展，重症患者因窒息在 2～6 周内死亡，未经治疗的患者病死率几乎为 100%。卡氏肺孢子菌还可引起中耳炎、肝炎及结肠炎等。

（三）流行病学

卡氏肺孢子菌可寄生于动物和人体，广泛分布于自然界，如土壤和水等。卡氏肺孢子菌主要经空气传播。在健康人体内，多为隐性感染。当机体免疫力下降时，如长期使用免疫抑制剂、器官移植、肿瘤及艾滋病等，潜伏的卡氏肺孢子菌在患者肺内大量繁殖扩散，使肺泡上皮细胞受损，导致间质性的卡氏肺孢子菌肺炎。

（四）诊断方法

免疫功能缺陷的患者，一旦出现干咳，逐渐加重的呼吸困难症状而又缺少肺部体征时，应考虑本病。免疫功能严重受损的患者，若出现发热伴原因不明的淋巴结及肝脾肿大，应警惕肺外感染的可能。病原学检查可采集痰液、支气管灌洗液或肺活检组织，经吉姆萨染色镜检，发现滋养体或孢子囊即可确诊。血清学检查可采用 ELISA 法及免疫荧光技术等方法检测血清中的特异抗体，但因肺孢子菌隐性感染较为普遍，因此，血清学检查仅可作为辅助诊断。近年来 PCR 技术及 DNA 探针已试用于肺孢子菌感染诊断，敏感性和特异性均较高，但尚未广泛应用。

（五）防治原则

本菌引起的疾病无有效的预防方法。对长期大量应用免疫抑制剂者及艾滋病患者应警惕继发的肺孢子菌肺炎，对患者应进行隔离，及早治疗可有效降低死亡率。

本菌对多种抗真菌药物不敏感。用药首选复方新诺明，戊烷眯气雾剂吸入效果也较好，还可联合应用克林霉素和伯氨喹。

（李岩）

参考文献

1. 甘晓玲，李剑平. 微生物学检验［M］. 3 版. 北京：人民卫生出版社，2014.
2. 倪语星，尚红. 临床微生物学检验［M］. 5 版. 北京：人民卫生出版社，2012.

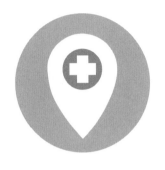

第六章 │ 其他热带病原所致疾病

立克次体、支原体、衣原体、螺旋体、动物源性细菌（巴尔通体、炭疽杆菌、柯克斯体、弗朗西斯菌、巴斯德菌）、放线菌、L 型细菌等其他病原菌简称"特殊病原体"。近年来，由于这些病原体相关毒力的变迁和耐药性的增加，以及社会人口老龄化等原因，立克次体、支原体及衣原体等"特殊病原体"的防控面临着许多新的课题和挑战。

"特殊病原体"大多引起急性自然疫源传染病，致病性强，临床早期诊断困难，严重威胁人类的生命健康，大多数病原体所致发病主要分布在亚太地区的热带和亚热带国家。

第一节　立克次体

立克次体（*Rickettsia*）是一类以节肢动物为传播媒介，专性寄生于真核细胞内，介于细菌与病毒之间，而接近于细菌的一类独特原核生物。有细胞壁结构，以二分裂方式繁殖，也有比较复杂的酶系统，对多种抗生素敏感。对人畜致病的主要有 4 种，即普氏立克次体（*Rickettsia prowazekii*）、莫氏立克次体（*Rickettsia mooseri*）、恙虫病东方体（*Orientia tsutsugamushi*）和立氏立克次体（*Rickettsia rickettsii*）。立克次体主要寄生于节肢动物体内，通过虱、蚤、蜱、螨等传入人体，可引起多种疾病，如流行性斑疹伤寒、地方性斑疹伤寒、斑点热及恙虫病等。临床表现多为急性感染，持续一至几周发热、头痛、疲乏、虚脱、外周血管炎以及典型皮疹。

一、生物学特性

立克次体一般呈多形性球状、杆状或长丝状，专性细胞内寄生，大小为（0.3～0.6）$\mu m \times$（0.8～2.0）μm，有细胞形态，呈革兰氏阴性反应，但不易着色，一般不能通过细菌滤器，在光学显微镜下清晰可见。具有 DNA 和 RNA 两种核酸，但没有核仁及核膜结构。基因组较小，如普氏立克次体的基因组约为 1.1 Mb，含 834 个基因。以二分裂方式进行繁殖，但繁殖速度较细菌慢，一般需要 9～12 小时繁殖一代。立克次体具有不完整的产能代谢途径，大多只能利用谷氨酸和谷氨酰胺产能而不能利用葡萄糖或有机酸产能。大多数立克次体不能用人工培养基培养，需用鸡胚、敏感动物或动物组织细胞来培养。大多数立克次体抵抗力较弱，对热、紫外线及一般消毒剂敏感，56 ℃，30 分钟或 37 ℃，5～7 小时即可灭活，100 ℃迅速灭活。对氯霉素、四环素、青霉素及红霉素等多种抗生素敏感，但磺胺类药物可刺激其生长繁殖。

二、流行病学

各种立克次体均以共生形式存在于节肢动物体内，立氏立克次体、恙虫病东方体等可经卵传代。虱、蚤、蜱、螨等的粪便中均可含有病原体，而随粪排出体外。此外，蜱和螨体内的立克次体尚可进入唾液腺和生殖道中。各种立克次体主要经节肢动物叮咬从皮肤进入人体。例如，普氏立克次体的主要传播媒介是体虱，莫氏立克次体的主要传播媒介是鼠蚤和鼠虱，恙虫病东方体的主要传播媒介是恙螨。立克次体病绝大多数为自然疫源性疾病，其流行有明显的地区性。人群普遍易感立克次体，感染后可获较持久免疫力，抗感染以细胞免疫为主，体液免疫为辅。在各种立克次体之间可存在交叉免疫现象，当机体免疫力低下时也可复发。

三、致病与临床表现

立克次体主要致病物质是脂多糖和磷脂 A，不同立克次体的致病机制有所不同。普氏立克次体主要导致血管病变、毒素引起的毒血症及变态反应。病原体侵入人体后，主要侵犯小血管及毛细血管内皮细胞。当细胞溶解破裂，大量病原体进入血液形成立克次体血症，使机体各主要脏器的血管内皮细胞受到感染。立克次体对血管内皮细胞的直接损伤及其释放的内毒素可引起全身微循环障碍，病程第 2 周出现的变态反应加重病变。莫氏立克次体经吞噬作用进入内皮细胞，并大量繁殖致细胞破坏而引起血管炎。病理改变与普氏立克次体感染所致的流行性斑疹伤寒相似，但病情较轻，毛细血管内血栓形成较少见。恙虫病东方体从恙螨叮咬处侵入人体，先在叮咬局部组织细胞内繁殖，引起局部皮肤损害，继而直接或经淋巴系统进入血流，形成恙虫病东方体血症，血流中的病原体侵入血管内皮细胞和单核吞噬细胞内生长繁殖，产生毒素，引起全身毒血症状和多脏器的病变。

潜伏期为 4～21 天，一般为 10～14 天。不同立克次体导致疾病的临床表现有所差异。

1. 流行性斑疹伤寒

发病急，有剧烈头痛、全身肌肉酸痛、乏力和高热，多于 4～7 天后出现皮疹，为多形性，具有玫瑰疹和瘀点的混合特征，严重的为出血性皮疹。有的还伴有神经系统表现（如头晕、失眠、语言模糊、耳鸣及听力减退等）、循环系统表现（如心率加快、心律不齐、心音低钝及低血压休克等）和其他实质器官损害。

2. 地方性斑疹伤寒

临床表现与流行性斑疹伤寒相似，但症状较轻，病程较短。起病缓慢，体温逐渐上升，多呈弛张热或稽留热，可伴头痛、全身痛及结膜充血。患者可有皮疹，出现时间及特点与流行性斑疹伤寒相似，但皮疹较稀疏，多为充血性斑丘疹，出血性皮疹极少见。中枢神经系统症状较轻，大多患者仅有头痛、头晕、失眠及听力减退。1/3～1/2 患者有脾肿大，肝大较少见，心肌很少受累。

3. 恙虫病

发热等全身中毒表现起病急骤，体温迅速上升，多呈弛张热型，常伴头痛、全身酸痛、疲乏、食欲减退等。病程进入第 2 周后，病情常加重，可有神志淡漠、重听、谵妄、抽搐及昏迷等中枢神经系统症状。也可有心率加快、心音弱及心律不齐等循环系统表现。呼吸系统可出现咳嗽、胸痛、气促、肺啰音等肺炎表现。第 3 周后，体温渐降至正常，症状减轻至消失，并逐渐康复。特征性的焦痂与溃疡可见于大多数患者，常呈圆形或椭圆形，大小不一，直径多在 4～10 mm，焦黑色，边缘稍隆起。焦痂附近的局部淋巴结明显肿大，有压痛，可移动，不化脓。皮疹多出现于病程的 4～6 天，常为充血性暗红色斑丘疹，少数呈出血性。部分患者可有轻度肝脾肿大。

四、诊断方法

由于立克次体导致疾病与其他热带传染病的临床症状相似，易引起误诊、治疗不当、甚至发生死亡。因此，建立早期、快速、简便、准确的实验室检测方法对疾病的监控、治疗及流行病学研究有重要意义。常用的检查方法包括病原学、血清学和分子生物学检查法。

1. 病原学检查法

病原体的分离可采用鸡胚培养、组织培养，或接种豚鼠、小鼠、大鼠等动物。由于患者血中的立克次体很少，组织培养和接种等方法往往失败，且易导致实验室传播，不宜推广。

2. 血清学检查法

用于立克次体病诊断的血清学方法有多种，但最常用者仍为外斐试验。宜取 2 份或 3份血清标本（发病初期、第 2 周和恢复期）滴定效价 ≥1：160 为阳性，恢复期滴定效价比早期增高不小于 4 倍者则更具诊断意义，但不能用于早期诊断。次常用者为补体结合试验和立克次体凝集试验，其他如间接免疫荧光抗体检测法（indirect immunofluorescent antibody test，IFAT）、酶联免疫吸附试验（enzyme-linked immunoadsordent assay，ELISA）、间接免疫酶染色法（indirect immunoperoxidase technique，IIP）、固相放射免疫测定（solid-phase radioimmunoassay，SPRIA）、乳胶凝集试验、间接血凝试验及免疫电镜等也有助于诊断，但临床上应用较少或仅供研究、流行病学调查。

3. 分子生物学检查法

PCR 技术可用于检测血液等标本中的立克次体 DNA，对于疾病的诊断及病原体株鉴定有一定意义。采用新型 TaqMan-MGB 探针建立的立克次体的实时荧光定量 PCR 方法，具有较好的敏感性和特异性。

五、防治原则

与其他疾病一样，立克次体所致疾病是可以预防的。预防原则同其他昆虫传播的疾病一样，首先应对昆虫等中间或储存宿主加以控制和消灭，如灭鼠、灭虱、灭蚤、避免恙螨叮咬。接种疫苗有一定效果，对患者应早期发现、隔离并及早应用抗生素治疗。

 第二节　支原体

支原体（mycoplasma）是一类缺乏细胞壁、高度多形性、可通过滤菌器、能在特殊培养基人工培养增殖的最小、最简单原核细胞型微生物。由于能够形成丝状或分枝状，故称为支原体。支原体不同于细菌，也不同于病毒，种类繁多，广泛存在于人、动物、植物及昆虫体内，大多不致病，对人致病的支原体主要有肺炎支原体（*Mycoplasma pneumoniae*，MP）、解脲支原体（*Ureaplasma urealyticum*，UU）、人型支原体（*Mycoplasma hominis*，MH）及生殖器支原体（*Mycoplasma genitalium*，MG）等。其中，肺炎支原体引起呼吸道感染，解脲支原体、人型支原体和生殖器支原体主要引起泌尿生殖道感染。

一、生物学特性

支原体结构简单，没有细胞壁，只有三层结构的细胞膜，故具有较大的可变性，有球形、杆形、丝状及分枝状等多种形态，大小一般在 0.3～0.5 μm。革兰氏染色为阴性，但不易着色，一般用吉姆萨染色，染成淡紫色。基因组为环状双链 DNA，分子量小，合成与代谢很有限。主要以二分裂方式繁殖，亦可以分节、断裂、分枝或出芽等方式繁殖，分枝形成丝状后断裂呈球杆状颗粒。大部分支原体繁殖速度比细菌慢。培养支原体的营养要求比细菌高，除基础营养物质外还需加入 10%～20% 人或动物血清以提供所需的胆固醇与其他长链脂肪酸，适宜生长温度为 35 ℃，最适 pH 为 7.6～8.0。支原体可在固体培养基上培养，形成典型的"荷包蛋样"菌落，还能在鸡胚绒毛尿囊膜或培养细胞中生长。能够分解葡萄糖的支原体一般不能利用精氨酸，能够利用精氨酸的则不能分解葡萄糖，解脲支原体不能利用葡萄糖或精氨酸，但可利用尿素作能源。支原体抵抗力较弱，对热、干燥及表面活性剂敏感，也对 75% 乙醇、重金属盐、石炭酸、来苏水、煤酚皂溶液敏感，55 ℃条件下经处理 15 分钟可使之灭活。对红霉素、四环素、螺旋霉素、链霉素、卡那霉素及氯霉素等药物敏感，但对影响壁合成的青霉素不敏感。

二、流行病学

肺炎支原体引起的支原体肺炎一年四季均可发病，以夏末秋初多见，可流行，多发生在学校、医院、家庭及军事基地等人口密集的地方，通过飞沫进行传播，是引起上下呼吸系统疾病特别是社区获得性肺炎的主要病原之一。支原体肺炎在儿童和青少年中发病率最高，一般每 4～7 年流行 1 次，发病时间可达 1 年。溶脲脲原体、人型支原体、生殖器支原体引起的泌尿生殖道感染主要通过性接触传播，也可通过污染的衣物间接接触传播，引起尿道炎、前列腺炎、附睾炎等泌尿生殖道感染；亦可经胎盘传播引起早产、流产、先天畸形、死胎和不孕症等，经产道感染可引起新生儿肺炎或脑膜炎。

三、致病与临床表现

支原体不侵入机体组织与血液，而是在呼吸道或泌尿生殖道上皮细胞黏附并定居后，通过不同机制引起细胞损伤，例如，获取细胞膜上的脂质与胆固醇造成膜的损伤，释放神经（外）毒素、核酸酶、磷酸酶及过氧化氢等引起细胞的溶解、上皮细胞的肿胀与坏死。

支原体肺炎起病缓慢，潜伏期较长，可达 2～3 周，发病初有全身不适、乏力、头痛等症状。2～3 天后出现发热，体温常达 39 ℃左右，持续 1～3 周。同时，可伴有咽痛和肌肉酸痛，咳嗽为最突出的症状，初为干咳，后转为顽固性剧咳。支原体肺炎虽然病程较长，肺部病变较重，炎症吸收较慢，但具有自限性，绝大多数预后良好，很容易受到人群的忽视。也存在导致重症肺炎的可能，可引起肺外组织的病变，造成关节炎、肝坏死、神经组织、心血管和胃肠道系统等一系列的损伤，甚至可致死。

泌尿生殖道支原体感染的潜伏期为 1～3 周，常表现为尿道刺痛、尿急及尿频，尿道口红肿，分泌物稀薄，量少，为浆液性或脓性，常见晨起尿道口有少量黏液性分泌物或有痂膜封口。亚急性期常合并前列腺感染，患者常出现会阴部胀痛、腰酸、双股内侧不适感或在做提肛动作时有自会阴向股内侧发散的刺痛感等症状。女性患者多为以子宫颈为中心扩散的生殖系炎症，多数无明显自觉症状，少数重症患者有阴道坠感。当感染扩及尿道时，尿频、尿急是引起患者注意的主要症状，感染多局限在子宫颈，表现为白带增多、混浊，子宫颈水肿、充血或表面糜烂，感染扩及尿道表现为尿道口潮红，充血，但很少有压痛出现。

四、诊断方法

支原体肺炎的临床症状有头痛、咽喉痛、湿咳等，淋巴细胞经常正常或只有轻微的升高，这些症状在其他疾病也会发生，对支原体肺炎没有诊断价值。影像学改变多样，特征不显著，特异性差，故影像学检查结果不能作为诊断依据。泌尿生殖道支原体感染急性期症状也与其他非淋病性泌尿生殖道感染相似，不易诊断。目前，支原体感染的诊断主要依靠实验室诊断进行鉴别，实验室诊断方法大致分为分离培养、血清学检查以及分子生物学检测技术等。

1. 病原学检查法

分离培养一直被视为支原体感染诊断的金标准，但由于支原体的生长非常缓慢，一般需要培养数天才能发现阳性菌落。此外，由于支原体对大量的营养物质的需求，使得分离培养变得困难。支原体只包含一组酶，不具备氨基酸生物合成的能力，并且绝大多数辅助因子、脂肪酸以及核酸前体，都必须从环境中获得，分离培养是非常耗时和不灵敏的。另外还受样本来源、保存方式、运输、支原体含量以及技术水平等多种因素的影响，因此，并不推荐作为常规的早期诊断方法，一般用于回顾性诊断和研究。

2. 血清学检查法

主要包括冷凝集（cold agglutinin，CA）试验、补体结合（complement fixation，CF）试验以及酶联免疫吸附试验（enzyme-linked immunoadsordent assay，ELISA）等。CA 特异性并不高，它们只在 50%～60% 被支原体感染患者体内升高，也会在其他病原菌感染人体的时候升高，如 EB 病毒、自身免疫疾病等。CF 主要检测早期的 IgM 应答，对 IgG 不敏感，灵敏度和特异性均较差，无法区分抗体的类型，因此，很容易与人类组织和一些细菌出现交叉反应，例如细菌性脑膜炎。ELISA 的灵敏度和特异性都高于 CF，可以定性也可以定量检测，是目前诊断支原体感染血清学检查中最常用的方法。在 MP 感染发生 3～4 周，检测急性期或恢复期的双份血清 MP 特异性抗体滴度呈现 4 倍或以上增长即可精确诊断为支原体感染。但实际上在临床诊断中，测双份血清间隔时间需要 2 周时间，无法快速进行试验诊断，而单份血清检测 IgM 也会因为急性时期采取标本的时间过早的检测不到。有些患者感染支原体后 IgM 出现较迟，处于非抗体高峰期；IgM 的产生受机体免疫状态的影响，免疫缺陷的患者和有些成人体内并不产生 IgM。

3. 分子生物学检查法

分子生物学检测技术检测样本简便快速，具有较好的敏感性和特异性，高于其他传统的诊断手段，现在经常被视为新的金标准。PCR 采用的目标基因引物包括 16S rRNA 基因、P1 蛋白基因、EF-Tu 基因、ATPase 基因、CARDS 毒性基因等。方法包括普通 PCR、实时荧光定量 PCR（quantitative real-time，qRT-PCR）、巢式 PCR、复合 PCR、环介导等温扩增技术（loop-mediatedisothermal amplification，LAMP）等。

五、防治原则

大环内酯类抗生素是常用的支原体肺炎治疗药物，如罗红霉素、克拉霉素、阿奇霉素等。或使用喹诺酮类药物如左氧氟沙星、加替沙星、司帕沙星和莫西沙星等，四环素类也用于肺炎支原体肺炎的治疗。泌尿生殖道支原体感染应加强宣教，切断传播途径。感染者可用四环素类、大环内酯类及喹诺酮类药物治疗。

 ## 第三节 衣原体

衣原体（chlamydiae）是一组介于立克次体与病毒之间、严格真核细胞内寄生、具有独特发育周期，并能通过细菌滤器的原核细胞型微生物。其广泛寄生于人类和动物中，对人致病的衣原体主要有4种，即肺炎嗜衣原体（*Chlamydophila pneumoniae*）、沙眼衣原体（*Chlamydia trachomatis*）、鹦鹉热嗜衣原体（*Chlamydophila psittaci*）和兽类嗜衣原体（*Chlamydophila pecorum*）。

一、生物学特性

衣原体独特发育周期内存在原体（elementary body，EB）和网状体（reticulate body，RB）两种不同的形态：原体小而致密，直径 $0.2 \sim 0.4$ μm，呈球形、椭圆形或梨形；网状体大而疏松，直径 $0.5 \sim 1.0$ μm，呈圆形或椭圆形。原体有细胞壁，吉姆萨染色呈紫色，Macchiavello 染色呈红色，具强感染性，在宿主细胞外较为稳定，无繁殖能力，当进入宿主易感细胞后，原体被宿主细胞膜包围形成包涵体（inclusionbody）后逐渐发育增殖为网状体。网状体无细胞壁，Macchiavello 染色呈蓝色，是衣原体发育周期中的繁殖型（二分裂方式繁殖），不具感染性。衣原体耐冷不耐热，60 ℃环境下仅能存活 $5 \sim 10$ 分钟，而在 -60 ℃其感染性可保持 5 年。衣原体对常用消毒剂敏感，紫外线照射可迅速灭活，四环素、氯霉素、多西环素等抗生素有抑制衣原体繁殖的作用。大多数衣原体能在 $6 \sim 8$ 日龄鸡胚卵黄囊中繁殖，于感染后 $3 \sim 6$ 天致鸡胚死亡。组织细胞培养时，衣原体可在 He-La、McCoy、HL 等细胞中生长良好，但多缺乏主动穿入组织细胞的能力。根据细胞壁的成分不同，可将衣原体抗原分为属、种、型特异性抗原。

二、流行病学

衣原体在自然界广泛存在，能引发人类、鸟类、家畜类的眼、关节、呼吸系统、神经系统、泌尿生殖系统疾病。血清流行病学显示几乎所有人在一生中都感染过衣原体。肺炎衣原体作为呼吸道常见的病原体可感染各类人群，仅寄生于人类，无动物储存宿主，在人与人之间经呼吸道分泌物或飞沫传播，扩散较为缓慢，潜伏期约 30 天，机体感染后由于体内产生的细胞免疫力和体液免疫力不强，故易造成持续、反复、隐性感染，且具有散发和流行交替出现的特征。衣原体肺炎的发病率与年龄相关，发病高峰为每年的 $4 \sim 6$ 月。

三、致病与临床表现

衣原体抑制被感染细胞的代谢，溶解破坏细胞并导致细胞内溶解酶释放，导致代谢产物的细胞毒作用，从而引起机体变态反应和自身免疫。不同的衣原体由于主要外膜蛋白（major outer membrane protein，MOMP）等不同，其嗜组织性不同，致病性也不同。衣原体可通过微小创面侵入机体后通过肝硫素"桥梁"，原体吸附于易感的柱状或杯状黏膜上皮细胞，并进入细胞内生长繁殖；也可进入单核吞噬细胞，由吞噬细胞膜围绕原体内陷形成空泡，原体在空泡中发育为网状体，完成繁殖过程。衣原体能产生类似于革兰氏阴性菌类毒素的毒性物质，抑制宿主细胞代谢从而破坏感染细胞。同时还能逃避宿主免疫防御功能，得到间歇性保护。衣原体的致病机制既与宿主细胞对毒素的反应有关，也与衣原体的 MOMP 能否阻止吞噬体与溶酶体的融合有关。此外，衣原体的Ⅲ型分泌系统（type Ⅲ secretion system，T3SS）及热休克蛋白（heat shock protein，HSP）等均可感染细胞进而引起相关病变。如通过 T3SS 系统，衣原体能够把自身的蛋白质分泌穿过真核细胞膜或包涵体膜进入宿主细胞胞质，从而为衣原体进入宿主细胞提供条件。HSP 能刺激机体巨噬细胞产生 TNF-α、IL-1、IL-6 等炎症性细胞因子。

不同衣原体感染机体的部位不同，从而引起不同类型的疾病。如沙眼衣原体感染眼部可引起沙眼、包涵体结膜炎、新生儿眼炎等。沙眼衣原体感染眼结膜上皮细胞后，在其中繁殖并在细胞质内形成包涵体，引起局部炎症。早期临床症状是流泪、有黏性或脓性分泌物、结膜充血及滤泡增生；晚期出现结膜瘢痕、眼睑内翻、倒睫等；严重者可引起角膜血管翳，导致角膜损害，影响视力甚至致盲。而肺炎衣原体感染后机体常常无任何症状或仅出现轻微症状或成为慢性感染状态，其临床症状和体征没有特异性，起病缓慢，常表现为发热、干咳、头痛和咽炎。在上呼吸道感染肺炎衣原体的患者中，70% 感染者无临床症状或仅有轻微症状，仅 30% 感染者症状比较明显。

四、诊断方法

多数衣原体引起的疾病可根据临床症状和体征确诊，如急性期沙眼或包涵体结膜炎患者就以临床诊断为主。而有些衣原体感染者，临床症状不明显，则需经过一定的实验室检查才能诊断，常用的检查方法包括病原学、血清学和分子生物学检查法。

（一）病原学检查法

沙眼急性期患者取结膜刮片，吉姆萨或碘液及荧光抗体染色镜检，观察上皮细胞内有无包涵体。肺炎嗜衣原体感染者常采用痰标本、鼻咽拭子或支气管肺泡灌洗液，直接涂片观察包涵体。

（二）血清学检查法

取沙眼衣原体感染者感染组织渗出液或刮取物，接种于鸡胚卵黄囊或传代细胞，35℃培养 48～72 小时后用 IFA 或 ELISA 检测培养物中的衣原体。肺炎嗜衣原体感染最常用的血清学方法是被称为金标准的微量免疫荧光实验（MIF），此法测定血清中的 IgM 和 IgG 抗体，可区别近期感染和既往感染，也可区别原发感染和继发感染。

（三）分子生物学检查法

分子生物学检测手段可用于临床标本的快速诊断，且具有高敏感性和特异性。对于沙眼衣原体感染者，可用特异性引物通过 PCR 或链接酶链反应（LCR）等扩增技术检测沙眼衣原体 DNA。肺炎嗜衣原体感染者可根据肺炎嗜衣原体的 16S rRNA 基因或 MOMP 基因保守序列设计特异性引物，采用 PCR 技术检测。

五、防治原则

广泛开展宣传教育，加强服务业管理。培养个人良好的卫生习惯，对高危人群开展普查及监控，避免直接或间接的接触传染。治疗沙眼一般选用多西环素、罗红霉素、阿奇霉素、加替沙星等药物。

第四节　螺旋体

螺旋体（spirochete）是一类细长、柔软、弯曲呈螺旋状的运动活泼的原核单细胞型生物。其种类繁多，广泛分布在自然界和动物体内，对人类致病的螺旋体主要为钩端螺旋体属（Leptospira）、密螺旋体属（Treponema）和疏螺旋体属（Borrelia）。钩端螺旋体属感染机体所致钩端螺旋体病（leptospirosis），是全球性分布的人兽共患病，在我国是重点防控的 13 种传染病之一，因此，下面以钩端螺旋体属为例来介绍。

一、生物学特性

菌体细长，（6～12）μm×（0.1～0.2）μm，一端或两端弯曲使菌体呈问号（?）、C 字形、S 字形或 8 字形。基本结构由外至内分别为外膜、内鞭毛、细胞壁、原生质体。钩端螺旋体抵抗力弱，56 ℃条件下持续 10 分钟即死亡。对青霉素敏感，在酸碱度中性的湿土或水中可存活数月。革兰氏染色阴性，但不易着色。Fontana 镀银染色菌体呈金黄色或棕褐色。培养要求较高，需氧或微需氧，生长缓慢，在液体培养基中分裂一次约需 8 小时，28 ℃，培养 1 周后呈半透明云雾状；在固体培养基上 28 ℃呈培养 2 周后可形成半透明、不规则、直径为 1～2 mm 的扁平菌落。钩端螺旋体主要有属、群、型 3 类特异性抗原。

二、流行病学

钩端螺旋体病是一种典型的人兽共患病，也是一种典型的自然疫源性传染病。本病发生有明显季节性，流行于夏秋季，雨季造成内涝水淹或山洪暴发时可引起暴发流行，是我国洪涝、地震等自然灾害中重点监控的四种传染病之一。全世界至少发现约 200 余种动物可携带致病性钩端螺旋体，我国有 50 余种，其中以黑线姬鼠及猪、牛为主要储存宿主。钩端螺旋体在感染动物中长期生存并持续从尿液中排出，直接或经土壤间接污染水源形成自然疫源地，人类接触污染的水源而被感染。

三、致病与临床表现

目前为止，未发现钩端螺旋体能产生任何典型的细菌外毒素，故倾向于内毒素是其主要致病物质，黏附素和溶血素也可能在其致病过程中发挥重要作用。钩端螺旋体内毒素中脂质 A 结构与典型的细菌内毒素有所差异，毒性较弱。重症钩端螺旋体病患者和实验感染动物可出现与革兰氏阴性菌内毒素反应相似的临床症状和病理变化。致病性钩端螺旋体经皮肤进入人体后，经淋巴系统或直接进入血液微循环产生毒素，引起钩端螺旋体血症。其潜伏期为 2～20 天，平均 10 天。感染者可出现中毒性败血症和体征，如发热、乏力、头痛、肌痛、眼结膜充血及浅表淋巴结肿大等，继而引起相关脏器和组织的损害及体征。由于感染的钩端螺旋体血清型、毒力、数量及机体免疫反应不同，感染者临床表现差异很大，轻者像一般感冒，重者则出现严重的腔道出血及内脏功能衰竭。病程可分为败血症期（早期）、内脏损害期（中期）、恢复或后发症期（后期）。

四、诊断方法

（一）病原学检查法

于发病 7～10 天取外周血，两周后取尿液，如有脑膜刺激症状者则取脑脊液。将标本差速离心集菌后做暗视野或 Fontata 镀银染色后直接镜检。也可将标本接种至 Korthof 或 EMJH 培养基中，28 ℃基培养 2 周，用暗视野镜检有无钩端螺旋体生长。

（二）血清学检查法

采集发病 1 周及 3～4 周双份血清。用于钩端螺旋体血清学检测的方法有显微镜凝集试验（MAT）、TR/patoc I 属特异性抗原凝集试验、间接凝集试验，其中，以 MAT 最为经典和常用。用我国 15 群 15 型致病性钩端螺旋体参考标准株结合当地常见的血清群、型的活钩端螺旋体作为抗原，与不同稀释度的疑似钩端螺旋体病感染者血清混合后 37 病孵育 1～2 小时，在暗视野下镜检有无凝集现象。若血清中有同型抗体存在，则可见钩端螺旋体被凝集呈不规则的团块或蜘蛛状。以 50% 钩端螺旋体被凝集的最高血清稀释度作为效价判断终点，单份血清标本的凝集效价 1∶300 以上或双份血清标本凝集效价升高 4 倍以上有诊断意义。本试验敏感性及特异性均较高，但操作烦琐，不适于基层医疗单位采用；SAT 和间接凝集试验操作简便快速，但不能区分感染钩端螺旋体是否为致病的群和型，仅适用于基层医疗单位的筛查。

（三）分子生物学检查法

常用于检测标本中钩端螺旋体 16S rDNA 基因片段，PCR 法简便、快速及敏感，但不能获得菌株。限制性核酸内切酶法可用于钩端螺旋体鉴定、分型及变异研究，脉冲场凝胶电泳聚类分析可用于流行病学调查。

五、防治原则

做好防鼠、灭鼠工作，加强对带菌家畜的管理，保护水源。流行季节应尽量避免或减少与疫水接触，一旦接触可口服强力毒素对人群进行紧急预防。疫区人群应接种多价疫苗进行预防和控制。钩端螺旋体病的治疗首选青霉素，部分感染者注射青霉素后出现赫氏反应，可能与钩端螺旋体被青霉素杀灭后所释放的大量毒性物质及可溶性抗原有关；青霉素过敏者可选用庆大霉素或多西环素。

第五节　巴尔通体

巴尔通体（Bartonella）是一类革兰氏染色阴性、氧化酶阴性、营养条件苛刻、呈多形性、细小微弯曲的嗜血兼性胞内寄生需氧杆菌。其在自然界分布广泛，以哺乳动物为自然宿主，由吸血节肢动物（跳蚤、体虱、白蛉等）传播，可引起多种人兽共患传染病，已被认为是一类呈现世界性分布的不容忽视的新发及老感染性疾病，给人畜健康带来极大威胁。已证明对人体有致病性的巴尔通体主要有五日热巴尔通体（*B. quintana*，Bq）、汉赛巴尔通体（*B. henselae*，Bh）、文森巴尔通体博格霍夫亚种（*B. vinsoniisubsp. berkhoffii*，Bvb）、杆菌样巴尔通体（*B. bacilliformis*，Bb）、伊丽莎白巴尔通体（*B. elizabethae*，Be）等。

一、生物学特性

巴尔通体呈多形性，革兰氏染色阴性，Gimanez 染色呈红色。杆菌样巴尔通体的培养物有 $1 \sim 10$ 根单端鞭毛，长 $3 \sim 10$ μm，少数菌体可同时具有次极端或侧鞭毛。巴尔通体可在血琼脂或巧克力、活性炭 – 酵母浸液琼脂上培养。不同类型的巴尔通体其菌落特征有区别：如汉赛巴尔通体初代分离菌落大小一致，为灰色、凸起、粗糙并嵌入琼脂内，传代后多呈光滑黏稠状；而五日热巴尔通体常为大小不一、光滑、扁平、有光泽、不透明、不致琼脂凹入的菌落。巴尔通体在宿主细胞表面黏附和繁殖，也有聚集于细胞空泡内。巴尔通体生化反应不活泼，除伊丽莎白巴尔通体在兔血琼脂上培养后显不完全清晰的溶血圈外，其他的不溶血，但能促使内皮细胞增殖。

二、流行病学

巴尔通体的自然宿主主要是哺乳动物（如人、猫、狗、鼠等）。因此，人和动物普遍易感，且病后无持久免疫力。巴尔通体感染引起的疾病（巴尔通体病）主要通过白蛉叮咬而传播，基本是散发，其传染源主要为患者及无症状病原体携带者，在秘鲁、厄瓜多尔、哥伦比亚海拔 $800 \sim 2\,500$ m 地区，无症状携带病原体者可高达 $10\% \sim 20\%$。患者症状消失后，血中仍有少量带菌可持续数年。其中猫抓病（cat scratch disease，CSD）报告最多，患者多为 $2 \sim 14$ 岁儿童，男性略多于女性，有明显的季节性，温暖季节较寒冷季节多见，病例呈家庭集中分布。

三、致病与临床表现

巴尔通体感染引起的疾病谱广泛，临床表现复杂。实验研究表明巴尔通体吸附单层培养细胞，致细胞膜损伤，侵入、促细胞增生和心血管疾病发生等与病原体结构、组分等密切相关。巴尔通体感染可引发 CSD、战壕热、卡里翁氏病、心内膜炎、杆菌性血管瘤、慢性巴尔通体血症、视网膜炎、脑炎、肾小球肾炎、肺炎等多种疾病，但以 CSD 较为多见，其临床表现为淋巴结炎，受累部位依次为腋窝、腹股沟、颈部、耳后等，同时伴随发热及周身不适等症状。

四、诊断方法

由于巴尔通体病临床表现复杂，临床诊断十分困难，必须借助于实验室手段才可进行确诊。对 CSD 诊断可参考以下四点中的任意三点即可：①是否与猫频繁接触和被抓伤，或有原发损害（皮肤或眼部）；②特异性抗原皮试呈阳性；③从病变淋巴结中抽出脓液经培养和实验室检查，排除其他病因引起的可能性；④淋巴结活检出现热整形病变，饱和银染色找到多形革兰氏阴性小杆菌。

（一）病原学检测法

带菌者应做血液培养才能明确。分离培养多用于急性病的确诊和新病例的确定，但此法困难且耗时常，目前较少用。

（二）血清学检查法

通常用 IFA 和 ELISA 法检测抗体。Bh 和 Bq 有市售检测试剂盒，Bvb 仅国外个别实验室能够进行，且结果的判读具有一定的主观性，灵敏度和特异性均不高，已与衣原体等出现交叉反应。

（三）分子生物学检查法

多种分子生物学诊断技术的应用，尤其是广谱 PCR 技术和基因测序已经成功用于检测和确诊巴尔通体感染。

五、防治原则

目前尚无疫苗研制成功，巴尔通体病的预防措施主要是控制传染源与传播媒介，如避免战争和荒灾、加强群体个人卫生和宠物保洁，加强对巴尔通体病原菌的隔离防治，加强对未知宿主及传播媒介动物的感染调查，同时加强对巴尔通体感染所致疾病的宣传认知。对巴尔通体感染者进行彻底治疗和管理。另外，还应加强城市流浪人员的管理，消灭巴尔通体传播媒介白蛉和虱。巴尔通体在体外对抗生素高度敏感，但仅氨基糖苷类抗生素对其有杀灭作用，治疗以对症疗法为主。

（蔡群芳　邬强）

参考文献

1. 贺联印，许炽熛. 热带医学［M］. 2 版. 北京：人民卫生出版社，2004.
2. 刘运德，楼永良. 临床微生物学检验技术［M］. 北京：人民卫生出版社，2015.
3. 罗恩杰. 病原生物学［M］. 第 5 版. 北京：科学出版社，2016.
4. 俞守义，邹飞，陈晓光，等. 现代热带医学［M］. 北京：军事医学科学出版社，2012.

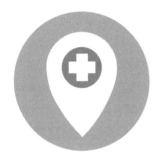

第七章 | 常见热带医学昆虫

节肢动物（arthropod）种类繁多，分布广泛，占动物种类的 2/3 以上，其中与医学有关的种类，即通过骚扰、螫刺、吸血、毒害、寄生和传播病原体等方式危害人畜健康的节肢动物，称为医学节肢动物。而研究医学节肢动物的分类、形态、生活史、生态习性、地理分布、致病和防制方法的科学，称医学节肢动物学（medical arthropodology）。

节肢动物门常分为 13 个纲，与医学有关的节肢动物分属于昆虫纲、蛛形纲、甲壳纲、唇足纲和倍足纲 5 个纲，最重要的是昆虫纲和蛛形纲。

医学节肢动物能够对人类健康造成危害，主要包括两方面。一方面是节肢动物通过直接骚扰、吸血、螫刺、寄生和由其引发的超敏反应等引起的节肢动物源性疾病，此种危害称为直接危害；另一方面是由节肢动物作为媒介传播病原体引起的虫媒病，此种危害称为间接危害。

医学节肢动物通过携带病原体，造成疾病在人和动物之间互相传播。由医学节肢动物传播病原体而引起的疾病称为虫媒病，因此，医学节肢动物的防制是虫媒病防制工作中的重要环节。大多数医学节肢动物的繁殖能力及适应能力很强、生态习性复杂且种群数量巨大，单一的控制措施很难达到效果，必须采取综合防制的措施才有可能达到有效的控制。医学节肢动物综合防制是从医学节肢动物与生态环境和社会条件的整体观点出发，采取综合防制的方法，降低医学节肢动物的种群数量或缩短其寿命，将其种群数量控制在不足以传播疾病的密度。医学节肢动物的综合防制方法包括环境、物理、化学、生物、遗传和法规等防制方法。本章将介绍常见的热带医学昆虫。

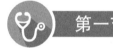

第一节　蚊

蚊在分类上属于昆虫纲、双翅目、蚊科，属重要的医学昆虫种类。蚊虫分布广，种类多，全球已知蚊科分 3 亚科，有 34 属约 3 300 种及亚种，我国已发现 18 属 400 种及亚种。其中伊蚊属、按蚊属、库蚊属中的蚊种是重要蚊媒疾病的媒介，与疾病传播关系密切。

一、形态

蚊属于小型的昆虫，成蚊体长 1.5 ~ 12 mm，呈灰褐色、棕褐色或黑色，分头、胸、腹 3 部分。

（1）头部。近半球形，具有复眼、触须及触角各 1 对，喙 1 个。在头部两侧有较发达的复眼。触角上长轮毛，雄蚊的发达，长且浓密，雌蚊的短且稀疏。触须形状因性别种类而不同。蚊的口器常称为喙，口器为刺吸式。

（2）胸部。分前胸、中胸和后胸。中胸发达，有 1 对翅，后胸有一对平衡棒，为双翅目昆虫的特征。蚊翅窄长、膜质，具有纵脉，覆盖有鳞片。足有 3 对，细长。

（3）腹部。分 11 节，有的蚊种在其背面有鳞片组成的淡色横带、纵带或斑。

二、内部构造

蚊具有多个系统，包括消化、排泄、呼吸、循环及生殖等。消化和生殖系统与传染病的流行有关。消化系统包括口腔、咽、食管、胃、肠及肛门。生殖系统：雄蚊有睾丸一对，雌蚊有成对的 1 对卵巢和输卵管。

三、生活史

蚊的生活史包括卵、幼虫、蛹和成虫 4 个时期，属于完全变态。雌蚊产卵于水中，卵于水中发育至蛹期，羽化为成虫后生活在陆地上。

（1）成蚊。从蛹羽化之后，经 1 ～ 2 天的发育即可进行交配、吸血和产卵。自虫卵发育至成蚊所需时间受环境温度、食物等多种因素的影响。在适宜条件下自虫卵发育至成蚊 9 ～ 15 天，一般一年可繁殖 7 ～ 8 代。

（2）卵。雌蚊产卵于水面、水边或水中，甚或在低洼积水的场所。蚊卵较小，最长不超过 1mm，刚产出时为灰白色，1 ～ 2 小时后颜色变深，成棕色或黑色。其形状随蚊种而异，按蚊卵呈舟形，两侧还具有浮囊，可使卵漂浮在水面。

（3）幼虫。分头、胸和腹 3 部分，各部分着生毛或毛丛。头部有复眼、触角和单眼各 1 对，腹面有咀嚼式口器。胸部略呈方形，不分节。腹部细长，可见 9 节。按蚊无呼吸管，但有气门及掌状毛各 1 对，幼虫在水面下停留时，虫体与水面平行。库蚊亚科幼虫的腹部无背板及掌状毛，但有呼吸管，幼虫停留在水面下时，虫体与水面形成角度。幼虫的生长发育需要水、空气和食物等。

（4）蛹。逗点状，胸背两侧有呼吸管 1 对，为分属的重要依据。蚊蛹不食但能运动，常静止于水面上，夏季通常 2 ～ 3 天羽化为成蚊。

四、成蚊生态

1. 滋生习性

蚊幼虫滋生于水中，但不同种类的幼虫滋生于不同的水体中。滋生水体环境可分为以下 5 种类型：

（1）污水型，包括洼地积水、污水沟、下水道、沙井、污水坑、清水粪缸和污水池等，主要是致倦库蚊和淡色库蚊的滋生地。

（2）容器型，包括植物容器（如树洞、竹筒、椰子壳等）和人工容器（如缸、罐、坛、瓶、盆、碗、桶、盒、废旧轮胎等），主要是埃及伊蚊和白纹伊蚊的滋生地。

（3）田塘型，包括稻田、芦苇塘、沼泽、各类池塘、草塘、人工湖等大型或较大的积水场所，主要是中华按蚊和三带喙库蚊的滋生地。

（4）缓流型，包括清洁的小溪、灌溉沟渠、积水梯田、渗水坑岸边等，主要是微小按蚊的滋生地。

（5）丛林型，包括丛林浓荫下的山溪、荫蔽的山涧溪床、石穴、泉潭等小型清洁积水体，主要是大劣按蚊的滋生地。

2. 吸血习性

雌蚊可以吸取植物的汁液维持生存，但多数蚊种必须吸血后才能使卵巢进一步发育并产卵。蚊虫通过吸血传播疾病，所以了解蚊虫的吸血习性能够探知其与疾病的关系。雌蚊多在羽化后 2 ～ 3 天开始吸血，温度、湿度和光照等对蚊的吸血活动均有一定的影响。而雄蚊不吸血，以吸取花蜜或植物汁液为食。

蚊种不同，吸血活动的时间也不同，伊蚊一般是白天吸血，库蚊和按蚊多在夜晚吸血。蚊虫的吸血对象，因蚊种而异，有的偏嗜人血，有的偏嗜家畜血。偏嗜人血的蚊虫可兼吸动物的血，嗜吸动物血的蚊虫也可兼吸人的血，蚊虫的嗜血习性与相关传染病的传播及流行有着密切的关系。偏嗜人血的蚊虫是蚊媒疾病的重要传播媒介。由于兼吸人和动物的血，蚊虫能传播人畜共患疾病，比如流行性乙型脑炎和黄热病等。

3. 栖息习性

蚊虫羽化之后及活动之后均须寻找地方栖息，吸血之后也须寻找地方栖息，蚊虫多在隐蔽、较为阴暗的场所、避风的地方栖息，例如在室内多栖息于蚊帐内、床下、柜后、门后、屋角、墙缝等处，以及畜舍地下室等场所；而室外多栖息于草丛、石缝、山洞、地窖、桥洞等处。

蚊虫的栖性是指其吸血之后在藏匿场所度过胃血消化的过程。栖性分3种类型：①家栖型。在室内进行胃血消化，如淡色库蚊、嗜人按蚊。②半家栖型。室内胃血消化，但有一定比例的饱血雌蚊飞出室外栖息，如中华按蚊、日月潭按蚊。③野栖型。室外进行胃血消化，如大劣按蚊和白纹伊蚊。因季节或地区不同，同一蚊种的栖型有可能发生改变，其栖性也可有改变。

4. 越冬

越冬是蚊对冬季气候季节性变化而产生的一种生活适应现象，表现为进入滞育状态，主要取决于温度，但也受光照周期的影响，可发生于蚊的各个发育各期。有的蚊虫以成蚊越冬，如中华按蚊、致倦库蚊、淡色库蚊等；有的蚊虫以卵越冬，多见于伊蚊，如白纹伊蚊。以幼虫越冬的多见于清洁水中滋生的蚊种，比如微小按蚊。在热带及亚热带地区，全年平均温度均在10 ℃以上，蚊虫无越冬的现象。雌蚊越冬时，将所吸食的血液转化为脂肪，隐匿在山洞、地窖、暖房、地下室、墙缝等较阴暗、潮湿、不大通风的地方。等到第二年春天，蚊虫开始复苏，飞出、吸血、产卵。

5. 季节消长

蚊虫季节消长的影响因素很多，包括温度、湿度、雨量等，但主要是温度。我国南北地域气候相差悬殊，各地区蚊虫的季节消长不相同，纬度越高，蚊虫繁殖和活动的季节越短。不同地区的同一蚊种或同一地区的不同蚊种，由于受环境因素的影响或蚊虫本身的因素而有不同的季节消长。蚊的季节消长与其传播的疾病密切相关。病媒蚊种出现后，蚊媒病也开始出现；病媒蚊种的种群密度高峰出现之后，往往是蚊媒疾病的高峰。

6. 寿命

温度、湿度等因素能够影响蚊虫寿命的长短。通常在适宜条件下，雄蚊寿命为1～3周；雌蚊寿命较长，为1～2个月，如未吸血产卵或越冬时甚至可长达数月。

五、重要传病种类及其与疾病的关系

蚊是最重要的医学昆虫，不仅能够对人体进行吸血和骚扰，同时能够传播多种疾病。我国有以下重要的传病蚊种。

1. 埃及伊蚊

成蚊黑色或深褐色，且具有银白色或白色斑纹的中型蚊种。我国埃及伊蚊主要分布在北纬22°以南地区，包括海南岛、台湾南部以及广东、广西的部分地区。埃及伊蚊是典型的家蚊。雌蚊偏吸人血，多在室内或滋生容器附近刺吸人血，主要是白昼活动，下午活动高峰比上午明显。有间歇吸血习性，即吸血时受到干扰会飞离而再次吸血，这就增加了传播疾病的机会。滋生场所主要是居民点及周围的容器，特别是厨房内饮用容器积水以及屋檐下积贮雨水的缸罐或者废弃轮胎。在我国，埃及伊蚊是登革热的传播媒介，还可传播黄热病。

2. 白纹伊蚊

成蚊是深褐色或黑色且具有银白斑的中型蚊虫。其在我国分布广泛，包括辽宁（北至沈阳）、河北、山西、陕西、河南、山东、江苏、浙江、福建、广东、台湾、澳门、香港、广西、贵州、四川、云南和西藏，但以北纬34°以南为常见。雌蚊偏吸人血，也刺吸犬、鸡等动物血液，在饱吸血液之后以及在卵巢发育过程中会再次或多次吸血。白纹伊蚊是"半家蚊"，多滋生在居民房及其周围的各种人工容器中，包括各种积水容器、废弃轮胎和植物容器。目前，白纹伊蚊是我国登革热的重要传播媒介。

3. 嗜人按蚊

灰褐色中型蚊种。嗜人按蚊是我国独有的蚊种，一般认为分布于北纬34°以南地区。雌蚊主要吸人血，但在广西、贵州、四川等地区也有吸牛血。刺叮活动的高峰一般在午夜后。本种具有内栖型，吸血后多数栖留室内。幼虫也可在茭白田、芦苇塘、渗出水井等地生长。

4. 中华按蚊

灰褐色的中型蚊种。中华按蚊广布于我国大部分地区，除青海和新疆外，各省（区）都有这种按蚊记载。雌蚊广泛地刺吸人以及牛、驴、马、猪等的血液，主要偏向家畜血液。中华按蚊是典型的稻田型蚊虫，虽然广泛地滋生在各种有水生植物的水体，如沼泽、沟渠、芦苇塘、水池水坑、泉潭等地，但受稻田种植和积水期的影响。中华按蚊是疟疾和马来丝虫病重要的媒介。

5. 微小按蚊

小型至中型的棕褐色蚊种。在我国分布于北纬32°以南的山区和丘陵地区，通常以低山和山麓，特别是其间的"坝子"最为常见。该蚊是我国南方山区疟疾的重要媒介。

6. 大劣按蚊

雌蚊是灰褐色中型蚊种。分布在海南岛的丛林地区、云南的西南和南部以及广西的南部。刺叮活动的高峰在中午前后，进入室内吸血的雌蚊饱吸血液之后即飞离至野外栖息，在室内停留的时间很短，是典型的外栖型蚊种。幼虫主要滋生在有树或灌木丛荫蔽、不暴露于阳光下的溪床积水、山间石穴以及丛林边缘的洼地部小型积水，通常不易被发现。在海南岛，成蚊的季节高峰出现于7～8月。

7. 淡色库蚊和致倦库蚊

褐色、红棕或淡褐色中型蚊种。淡色库蚊和致倦库蚊是我国最常见的"家蚊"，分别广布我国北南地区，两者分界线大致在北纬32°～34°，可有重叠分布区，重叠区可有两者的中间型，不易区分。它们偏吸人血，但也兼吸动物血液。淡色库蚊多兼吸鸡、鸟等禽血，偶尔也吸家畜血液；致倦库蚊则多兼吸犬血等，其次是禽血。侵入室内吸血的雌蚊多数栖留室内，卵成熟后才外飞在室外产卵。淡色库蚊和致倦库蚊主要滋生在小型积水场所，特别是污染的积水中。致倦库蚊在我国南方，如广东广州、广西南宁、福建福州以及海南岛等地，连年滋生不息。由于它主要滋生于小型和容器积水，季节分布通常与降水分布密切相关。两种蚊是班氏丝虫病的主要媒介，也是我国流行性乙型脑炎的传播媒介。

8. 三带喙库蚊

小型棕褐色或褐色蚊种。雌蚊嗜吸家畜血液，包括猪、牛和马血等，也兼吸人血。幼虫的滋生习性与中华按蚊类似，稻田是它主要的滋生场所，在许多地区是稻田幼虫组成的优势种，它也广泛滋生在有漂浮植物的自然水体以及水坑、灌溉渠等。三带喙库蚊是我国流行性乙型脑炎的传播媒介。

 第二节　蝇

蝇（fly）属双翅目，环裂亚目，种类繁多，全世界发现 34 000 多种，我国记录有 4 200 种。与人类疾病有关者属于蝇科、丽蝇科、狂蝇科及麻蝇科等。

一、形态

成蝇体长 6～14 mm。体色呈黑、暗灰、暗褐、黄褐或带有金属光泽的绿色、紫色、蓝色、青蓝色等。全身被有鬃毛。

（1）头部。头部近似半球形，两侧各有一个大复眼，一般雌蝇的两眼距离较宽，而雄蝇则较窄或相接。颅顶中央有 3 个单眼，排列成三角形。触角分 3 节，第 3 节最长，在其近基部的前外侧有 1 根触角芒。头部下方为口器（喙），绝大多数蝇类都有明显的口器。由于取食习性不同，可分为舐吸式和刺吸式两型。

（2）胸部。中胸发达，前、后胸退化。中胸背板上的鬃毛、条纹等特征可作为分类依据。翅 1 对，位于中胸背板两侧，翅脉不分支，除前缘脉、亚前缘脉外，有 6 条纵脉。腿 3 对，生有很多鬃毛；跗节分 5 节，其末端有爪垫各 1 对。爪垫上密布细毛，可分泌黏液，具有黏附、携带病原体的作用。

（3）腹部。腹部呈圆筒状，末端尖圆，分 10 节，外观仅可见 5 节，末端各节为外生殖器。卵生雌蝇有产卵器，产卵时伸出。雄性外生殖器的形态特点是蝇种鉴定的重要依据。

二、生活史

蝇的发育为全变态，生活史包括卵、幼虫、蛹和成虫 4 个时期。蝇大多为卵生，少数为卵胎生，如麻蝇、舌蝇。

卵乳白色，椭圆或香蕉形，长约 1 mm，在夏季约经 1 天即可孵出幼虫。

幼虫呈乳白色，俗称蛆，多数为圆柱形，前尖后钝，长约 1～13 mm。幼虫分 3 龄，

1 龄幼虫较小，经蜕皮 2 次发育为成熟的 3 龄幼虫。成熟的幼虫停止摄食，在滋生物外表层或爬到附近疏松且干燥的泥土中化蛹。幼虫时期的长短和成熟幼虫的大小因蝇种和外环境的情况而不同。

蛹由 1 龄幼虫至化蛹所需时间，受营养、温度和湿度等影响。化蛹之前，幼虫停止取食，虫体渐缩短，表皮硬化为蛹壳，其颜色逐渐变深，多为棕褐色至黑色，一般长 5～8 mm，蛹不食不动。舍蝇在夏秋时蛹期一般为 3～6 天，而在 35～40 ℃和相对湿度为 90% 时，只需 3～4 天。

成虫蝇羽化后 2～3 天即可交配。蝇一生仅交配一次即可使卵受精延续 3 周以上，交配后数日产卵。蝇类发育要求较高的温度，当温度在 30～40 ℃时，只要 8～10 天即可完成一代。蝇类一般每年可繁殖 7～8 代，在我国南方可达 10 代以上。

三、成蝇的生活习性

1. 蝇的习性复杂

因蝇种的不同而差异较大，与传播和防制有关。

蝇类分类如下。

（1）吸血蝇类。这类蝇形态上的特征是具有刺吸式口器，适于刺破皮肤吸血。雌、雄蝇都刺吸动物血液，以吸家畜的血为主，有的种类也吸人血，如厩螫蝇。吸血蝇类在生物性传播疾病上起重要作用，例如非洲的舌蝇属传播锥虫病，俗称睡眠病。

（2）不吸血蝇类。口器为舔吸式，适于舐吸食物。不吸血蝇类大多为杂食性，舐吸各种腐败的动、植物有机物质，如腐败的鱼、肉、瓜果蔬菜，也舐吸人及动物的排泄物、分泌物（如粪便和痰液）以及人的食物如饭菜、饮料；且取食频繁，有边爬、边吃边吐、边排粪这样携带的病原体就容易污染食物。不吸血蝇类在疾病的机械性传播上有重要意义，如大头金蝇及舍蝇。

（3）不食蝇类。口器已经退化、只剩痕迹，不能取食，全靠幼虫期所摄取的食物为营养。这类蝇的幼虫可致人、畜蝇蛆病，如皮蝇、纹皮蝇、羊狂蝇。

2. 活动栖息与播散

蝇的活动和栖息场所因种类而异，且受温度和光线的影响。成蝇需要一定的温度才能活动，如家蝇，在 4～7 ℃时能爬行，12 ℃时能飞行，15 ℃时开始进食，17 - 18 ℃时开始产卵。蝇具有趋光性，多在白天活动，夜间则栖息在天花板、空悬的绳索及电线、杂草上。蝇善飞翔，如家蝇，每小时可飞行 6～8 km，活动范围 1～2 km，可随着车、船、飞机等交通工具到远处。

3. 季节分布

各种蝇类对气温的适应性不同，其季节分布也有差异。按蝇类繁殖盛期可分为：夏型（比如市蝇和厩螫蝇）、秋型（比如舍蝇）、春秋型（比如巨尾阿丽蝇和厕蝇）、夏秋型（比如大头金蝇、丝光绿蝇和麻蝇）。夏秋型和秋型蝇类与夏秋季肠道传染病的关系最为密切。

4. 越冬

蝇以一定的虫期越冬，低温不利于蝇的发育和生活。一般来说，大多数以蛹期越冬，少数以幼虫越冬，较少以成蝇越冬。金蝇、丽蝇、麻蝇多以蛹期越冬，绿蝇、厕蝇多以幼虫越冬，家蝇属的幼虫、蛹或成蝇均可越冬。越冬的幼虫多位于滋生物的底层，蛹在滋生地附近土壤中，成虫的越冬则在暖室、墙缝、屋角、地下室等较为温暖而隐蔽的地方蛰伏。

四、重要蝇类

1. 家蝇

体长 5～8 mm，呈灰褐色。胸部背面有黑色纵纹，翅第 4 纵脉末端向上急弯成折角，梢端与第 3 纵脉靠近腹部呈橙黄色，并具有黑色纵条。成虫在温暖季节通常处于室外，幼虫则主要滋生于腐败的植物、畜粪和垃圾中。

2. 丝光绿蝇

体长 5～10 mm，呈绿色金属光泽，颊部银白色，胸背部鬃毛发达，腋瓣上无毛。成蝇喜欢活动于腥臭腐烂的尸体及垃圾等处，也可飞入住室、食品店及菜市场等处。幼虫主要滋生于腐败的动物中。

3. 大头金蝇

体长 8～11mm，呈青绿色金属光泽，躯体肥大，头宽于胸。复眼深红色，颊部橘黄色。成蝇活动于腐烂的蔬菜、瓜果及粪便等的周围，在也可侵入室内。幼虫常滋生于人畜粪便、禽类、垃圾和腐肉中。

4. 夏厕蝇

体长 5～7 mm，呈灰色。翅第 4 纵脉直，末端与第 3 纵脉有相当距离；腹部第 1、2 合背板和第 3、4 背板有倒"T"形暗斑，其两侧呈黄色。成虫喜飞翔于室内，主要分布于北方。幼虫滋生于人、畜粪便以及腐烂植物中。

5. 厩腐蝇

体长 6～9 mm，翅第 4 纵脉末端呈弧形，腹部具有或浓或淡的斑，胸部背面有 4 条暗黑色条纹，中央 2 条较明显。成虫常见于室外，春夏季易侵入室内。幼虫主要滋生在人畜粪便、腐败植物及垃圾中。

6. 厩螫蝇

体长 5～8 mm，暗灰色，形似家蝇，刺吸式口器，胸部背面有不清晰的 4 条黑色纵纹，翅第 4 纵脉末端呈弧形弯曲。成虫在室外活动，刺吸人畜血液，幼虫主要滋生在人畜粪便及腐败的植物中。北方地区常见。

7. 巨尾阿丽蝇

体长 5～12 mm，颊部黑色，胸部暗青灰色，腹部背面有深蓝色金属光泽。胸背面前中央处有 3 条短黑色纵纹，中央的 1 条较宽。成蝇主要在室外活动，出没在垃圾、厕所及人的食物等处。幼虫主要滋生在半稀人粪尿中，也可滋生于腐败的动物和垃圾中。

五、与疾病的关系

蝇类是我国爱国卫生运动中的"四害"之一。除对人体进行骚扰吸血外，其医学重要性还包括机械性、生物性传播疾病和蝇蛆病。

（1）机械性传播疾病。包括病毒病、细菌病和原虫病。

（2）生物性传播疾病。有些蝇类可作为眼结膜吸吮线虫的中间宿主。在非洲，舌蝇（采采蝇）可生物性传播锥虫病（睡眠病）。

（3）蝇蛆病。由蝇类幼虫寄生于人体和动物的组织或器官中而引起的疾病称为蝇蛆病。临床上，根据蝇蛆寄生部位不同可分为以下 6 类：眼蝇蛆病；口腔、耳、鼻咽蝇蛆病；皮肤蝇蛆病；胃肠蝇蛆病；泌尿生殖道蝇蛆病；创伤蝇蛆病。

第三节 蜱

蜱属蛛形纲（arachnida）、螨亚纲（acari）、寄螨目（parasitiformes）、后气孔亚目（metastigmata）、蜱总科（ixaodidea）。下分硬蜱科、软蜱科和纳蜱科三科。世界已知约 800 余种，我国已记录的约有 110 余种，但目前我国只有软蜱科和硬蜱科。

一、形态

蜱未吸血时体扁平干瘪，圆形或椭圆形，吸血后膨胀成囊状。蜱按其功能与位置可区分为躯体和颚体（亦称为假头）两部分。躯体位于颚体后方，未吸血时扁平，吸血后膨胀成囊形，表皮革质。硬蜱背面有甲壳质的盾板（scutum），雌蜱盾板仅占前部，雄蜱盾板覆盖整个躯体。软蜱雌雄背面均无盾板，常具有皱纹、颗粒、乳突或陷窝等。颚体位于躯体前端，如硬蜱的成蜱、若蜱、幼蜱和软蜱的幼蜱；或位于躯体腹面前方，如软蜱的成蜱和若蜱。颚体由颚基、口下板、1 对螯肢和 1 对须肢组成，在刺吸血液时，可较长时间固定在宿主的皮肤上。

二、生活史

蜱生活史分为 4 个时期，包括卵、幼蜱、若蜱和成蜱。软蜱若虫经过 1～6 期不等，硬蜱若蜱只有 1 期。幼蜱足 3 对，若蜱足 4 对。软蜱完成一代生活史所需时间为 6 个月至 2 年不等，硬蜱则为 2 个月至 3 年不等。软蜱成虫能够多次吸血和多次产卵，一般可存活 5 年至数十年不等，硬蜱的寿命为 1 个月到数十个月。

三、习性

1. 吸血习性

软蜱和硬蜱的吸血习性有很大不同。软蜱多在夜间侵袭宿主，吸血的时间较短，一般数分钟到 1 小时。软蜱只在吸血时才寻找宿主，且吸完血就脱落，隐藏在宿主巢穴及附近缝隙。吸血时间长短因种龄期而不同。比如波斯锐缘蜱在鸡体吸血，幼蜱期需 5～6 天，而若蜱和成蜱只需 30 分钟至 1 小时，寻找宿主吸血多在夜间。与软蜱不同的是，硬蜱多在白天侵袭宿主，吸血时间较长，一般需要数天。如微小牛蜱，幼蜱需 2～4 天，若蜱和成蜱各需 7～9 天；长角血蜱的幼蜱、若蜱和成蜱吸血时间分别为 2～3 天和 9 天。硬蜱的宿主选择性有广有狭，狭者专一宿主寄生，如小牛蜱；宿主选择性广泛的一生可三觅宿主,且其宿主范围很广,如全沟硬蜱。软蜱多为多宿主型。在实验室条件下,可改变宿主范围,如边缘璃眼蜱成蜱,前几代拒绝吸食兔血,经多代驯化,能吸兔血。蜱对宿主的选择性可能与宿主对蜱的免疫抵抗有关。

2. 栖息地与产卵

硬蜱多栖息在森林、草原和荒漠地带等草木茂盛处。软蜱多栖息在家畜圈舍、鸟巢、野生动物的洞穴及人房的缝隙中。雌性成虫饱血后落地产卵,产卵场所常为草、树根和畜舍等处的缝隙。软蜱和硬蜱的产卵次数和产卵量不一样。软蜱一生产卵多次,每次产卵数个至数十个,一生产卵的次数和总量依吸血次数和吸血量而定,一般一生产 1 000 多个卵。硬蜱一生只产卵 1 次,产卵天数一般是在饱血后的 4～40 天,产卵量因吸血量而异,有些种类仅产 200 个,个别硬蜱可产 2 万个。

3. 季节消长和越冬

温度、湿度、土壤、光照和宿主都可影响蜱虫的季节消长和活动。温暖地区大多数蜱虫在春、夏和秋季活动,炎热地区有些蜱虫在秋、冬、春季活动。例如,我国东北林区的全沟硬蜱出现于 4 月中下旬,5 月达到密度高峰,6 月以后很少见。除自然条件外,蜱自身的发育类型也与其季节消长和越冬有关。蜱虫多数在栖息场所越冬,软蜱主要在宿主住处附近越冬,硬蜱可在动物的洞穴、土块、枯枝落叶层中或宿主体上越冬。蜱虫越冬虫期因种类而不同。有的各虫期均可越冬,如硬蜱属中的多数种类;有的以若虫和成虫越冬,如血蜱属和软蜱中的一些种;有的以成虫越冬,如革蜱属中的所有种类;有的以若虫越冬,如残缘璃眼蜱;有的以幼虫越冬,如微小牛蜱。

四、重要蜱种

1. 全沟硬蜱

身体呈卵圆形、褐色。成虫多寄生于家畜和野生动物身上,亦可侵袭人类,幼虫和若虫寄生于小型哺乳动物及鸟类身上,其为森林脑炎和莱姆病的重要传播媒介,亦可传播 Q 热和北亚蜱传斑疹伤寒。分布于我国东北、西北、华北和西藏等地区。

2. 亚东璃眼蜱

体型较大,有眼和缘垛,颚基两侧缘略突出,须肢狭长,盾板上刻点稀少。眼大突出呈半球形。足各关节呈淡色环带。成虫主要寄生在骆驼、牛、羊等家畜身上,也可侵袭人类,幼虫和若虫常寄生于小型野生动物身上,其为克里木－刚果出血热的传播媒介,多见于荒漠或半荒漠地带,主要分布于我国吉林、内蒙古以及西北等地区。

3. 草原革蜱

盾板上珐琅斑明显,有眼和缘垛;须肢宽短,颚基矩形,足转节 I 的背距短而圆钝。成虫寄生于大型哺乳类动物,有时侵袭人类,幼虫和若虫寄生于各种啮齿动物身上,是北亚蜱传斑疹伤寒的主要媒介,多见于半荒漠草原地带,分布于我国东北、华北、西北和西藏等地区。

4. 突钝象蜱

体缘圆钝,背腹面之间无缝隙相隔。体表颗粒状。口下板短,其前端只达须肢第 2 节前缘。肛后横沟与肛后中沟交界处成直角。栖息于中小型兽类的洞穴或岩窟内。寄生在狐狸、野兔、野鼠、刺猬等中小型兽类身上，也常侵袭人类。国内主要分布于新疆等地，为蜱媒回归热的媒介，亦可传播 Q 热等。

五、与疾病的关系

蜱在叮咬吸血时多无痛感，叮咬部位可造成局部充血水肿，还可引起继发性感染。蜱传播的疾病主要有以下 7 种。

1. 森林脑炎

又称俄罗斯春夏脑炎，是由森林脑炎病毒引起的神经系统急性传染病，为森林地区的自然疫源性疾病。我国森林脑炎有两个疫区，一个是东北疫区，包括小兴安岭和长白山疫区，全沟硬蜱为主要媒介，嗜群血蜱、日本血蜱、森林革蜱为次要媒介。另一个是新疆天山疫区，为家畜和野生动物林缘牧场型，全沟硬蜱是主要媒介，边缘革蜱是次要媒介。蜱在越冬期间仍能保存病毒，蜱是本病的媒介兼具贮存宿主的作用。

2. Q 热

病原体为 Q 热立克次体，又称贝纳考克斯体，牛羊为主要传染源，其次是野生哺乳动物。传播途径主要通过呼吸道吸入传播，硬蜱和软蜱亦可作为传播媒介。已知有 50 余种蜱虫可作为传播媒介，有许多蜱种也能在吸血时通过唾液传播。贝纳考克斯体在干的蜱粪中存在 19 个月后仍可从伤口感染宿主，在荷氏钝缘蜱体内可经 772 天而仍具有感染力，而保存期可达 979 天。贝纳考克斯体也能经变态和经卵传递至第二代。蜱对 Q 热亦起储存宿主作用。

3. 莱姆病

病原是伯氏疏螺旋体，也以篦子硬蜱复合组多种蜱为媒介，自然宿主是小型哺乳动物和鸟类。南方中华硬蜱疑为媒介，有自然感染莱姆病螺旋体的，还有锐附硬蜱、粒形硬蜱、草原革蜱、森林革蜱等也可能是其媒介。我国 1986 年发现莱姆病，且已证实我国有 20 省、市、自治区有本病流行。

4. 蜱媒回归热

又称地方性回归热，病原体为螺旋体科疏螺旋体属中的约 20 种。鼠类及患者是本病的主要传染源。我国的主要传播媒介是特突钝缘蜱和乳突钝缘蜱，两者传播的病原体分别是伊朗包柔螺旋体和拉氏包柔螺旋体。发病多在 4—8 月份，人群普遍易感。本病流行于我国新疆及西部边缘省份。

5. 克里米亚刚果出血热

病原属于布尼亚病毒科内罗病毒属。这也是一组病毒病，我国以前称新疆出血热，分布在欧洲克里米亚、高加索、保加利亚，非洲刚果（金）、尼日利亚、肯尼亚、乌干达，亚洲乌兹别克、巴基斯坦、中国等广大地区。疫源地景观有草原、半荒漠等多种，一般为在璃眼蜱的分布区。人群普遍易感，春季为发病季节，散发，以青壮年为主，有疫源地放牧或劳动和蜱咬史者风险较高。

6. 发热伴血小板减少综合征

俗称"蜱咬病"，病原体为发热伴血小板减少综合征布尼亚病毒，简称新布尼亚病毒，是一种自然疫源性疾病。主要通过蜱叮咬吸血传播。流行期为 4～10 月，流行高峰为 5～

7月。近年来,我国在湖北、江苏、山东、河南、安徽和辽宁等省相继发现病例。在丘陵、森林、山地等地区生活、生产的居民和劳动者以及赴该类地区户外活动的旅游者感染风险较高。

7. 人巴贝虫病

病原体为巴贝虫,主要寄生于牛、马、羊等哺乳动物的红细胞内,该虫是通过硬蜱媒介在哺乳动物间传播感染。人偶尔感染,我国云南和内蒙古有报道。

六、防治原则

1. 环境防治

草原地带可采用牧场轮换和隔离办法消灭蜱虫,使硬蜱得不到吸血的机会。垦荒、清理禽畜圈舍、清除灌木草丛、堵洞嵌缝以防硬蜱滋生,捕杀啮齿动物等。清理软蜱滋生地,包括居室、禽舍、马厩和牛栏内的裂隙或洞缝等。

2. 化学防治

在蜱虫栖息和越冬场所可喷洒化学杀虫剂,比如倍硫磷、马拉硫磷、毒死蜱和溴氰菊酯等,对牲畜可进行定期喷洒或药浴杀蜱。在林区可用烟雾剂灭蜱。进入有硬蜱地区应穿防护服、长袜长靴及戴防护帽等,或用驱避药物浸泡衣服。

3. 个人防护

皮肤裸露部位可涂驱避剂,并应快步行走,定时检查体表,防止蜱叮咬。离开时应相互检查,避免将蜱带出疫区。

第四节　蚤

蚤属于昆虫纲、蚤目(*Siphonaptera*),是哺乳动物及鸟类的体外寄生虫,也是恒温动物的体外寄生虫。世界已知约2 500余种,我国记录有650余种。在已知种类中约有94%寄生于兽类,6%寄生于鸟类。

一、形态

雌蚤长约3 mm,雄蚤稍短,体棕黄至深褐色。有眼或无眼。全身长有多刚劲的刺称为鬃。

雌蚤头部略呈三角形,其中央的触角窝可将头分为前头和后头两部分,前头上方称额,下方称颊。触角分3节,末节膨大,又常可分为9个假节。触角位于触角窝内,能转动或上举,由柄节、梗节和棒节组成。在角前区,眼和眼鬃上方为额,其下为颊。额的前缘为口缘,口器生此。刺吸式口器,由上唇、1对上颚、1对下颚、舌和下唇组成。眼位于触角窝前方,其大小、形状和发育程度因种类而异。

胸部分3节,每节由背板、腹板各1块及侧板2块所构成。部分种类的前胸背板后缘具有粗壮的梳状扁刺,称为前胸栉。无翅,足有3对,长而发达,尤以基节特别宽大,跗节分为5节,末节具有爪1对。

腹部由 10 节组成，前 7 节为正常腹节，每节背板两侧各有气门 1 对。雄蚤 8～9 腹节、雌蚤 7～9 腹节变形为外生殖器，第 10 腹节为肛节。第 7 节背板后缘两侧各有一组粗壮的鬃，称臀前鬃，保护着其后第 8 节上的臀板，臀板为感觉器官，略呈圆形，板上有若干杯状凹陷并且各具一根细长鬃和许多小刺。

二、生活史与习性

蚤的生活史为完全变态，发育过程有卵、幼虫、蛹和成虫 4 个时期。卵椭圆形，长 0.4～1 mm，初产时白色、有光泽，以后逐渐变成暗黄色。卵在合适的温湿度条件下，约经 5 天左右即可孵出幼虫。幼虫为白色，蛆形，头部有咀嚼式口器。幼虫活泼，爬行敏捷，在合适条件下约经 2～3 周的发育，经过蜕皮 2 次即成为成熟的幼虫，体长可达 4～6 mm。多在阴暗地面、缝隙中、鼠洞等处活动，以成蚤的粪便、宿主脱落的皮屑、血块及多种有机物质为食。蛹具成虫雏形，头、胸、腹及足均已形成，并逐渐变为淡棕色。在适宜的条件下，由蛹发育为成虫约需 3～8 周。雌蚤一生可产卵数百至上千个，寿命 1～2 年。在蚤的繁殖和发育过程中，温度是重要的影响因素之一。

三、种类

蚤目是一个较小的目，我国已知种类达 600 余种，其中重要的种类有下列几种。

1. 印鼠客蚤

体形短圆，全身鬃细而色淡。额鬃少，眼发达，眼鬃 1 根。中胸侧板宽，有明显的缝，或有横行内脊。雄性抱器不动突短小，略呈三角形，第 2 突窄长，呈细指形，第 3 突起退化。雌性受精囊头部不宽于尾的基部，两部分的下缘大致在一个水平线上。印鼠客蚤全世界分布广泛，在我国分布也很广，除新疆、宁夏和西藏外，各省（区）都有发现，其宿主主要为黄胸鼠、褐家鼠和黑家鼠，也吸人血。其为人间鼠疫的重要媒介，也可传播鼠型斑疹伤寒及缩小膜壳绦虫。

2. 人蚤

也称致痒蚤，眼大而色深。眼鬃 1 根，位于眼下方。雄蚤抱器突起甚宽大，遮盖于钳形的第 2、3 突起之外，雌性第 7 腹板后缘有一小凹陷，受精囊头部圆形，尾部细长弯曲。嗜吸狗、猪和人血，对人骚扰性较大，尤以儿童为甚。可传播鼠疫，也是缩小膜壳绦虫及犬复孔绦虫的中间宿主。

3. 猫栉首蚤

本亚种为长头型，额部前缘倾斜，与颊缘成锐角，雌性尤为明显。眼发达。雄性抱器不动突为叶形，向后方延伸。抱器柄突为细杆形，末端不明显膨大。为世界性广布种多宿主性蚤，除主要寄生于猫、鼬、犬等食肉动物外，也寄生于人和各种啮齿动物，少数寄生于食虫动物。它能传播鼠疫，也是犬复孔绦虫的中间宿主。

4. 具带病蚤

具额鬃列，眼发达，无颊栉。它随其宿主（多为鼠类），通过借助交通工具传播到世界各地，多分布于比较寒冷的地区，包括我国东北的大连、长春和哈尔滨等地。该蚤在我国的主要宿主是褐家鼠和小家鼠，但也曾见于犬、猫、兔以及其他鼠类动物，也能吸人血。

5. 方形黄鼠蚤松江亚种

额鬃通常仅有 1 根，眼发达，无颊栉，具前胸栉。雄蚤上抱器可动突略呈三角形，末端宽。雌蚤受精囊头部呈椭圆形，尾部呈纺锤形。主要宿主为黄鼠、长爪沙鼠及布氏田鼠等。分布于我国东北、内蒙古和河北。本亚种和蒙古亚种都是鼠疫的传播媒介。

6. 谢氏山蚤

眼较小，下唇须长，至少有 1 节超过前足转节，前胸栉齿长度比前背板短。雄蚤上抱器不动突较宽短，可动突棒状，后缘呈弧形。雌蚤受精囊略呈球形，尾部末端有发达的乳突。主要宿主为旱獭。分布于新疆、青海、甘肃、内蒙古、西藏、四川西部和与云南西北部。盛见于秋季，其为旱獭鼠疫的主要媒介。

四、医学重要性

蚤对人体危害可分为骚扰、寄生和传播疾病 3 个方面。具体如下。

（1）骚扰。人在有蚤存在的场所行走或停留时被侵袭，叮刺吸血。

（2）寄生。潜蚤属的雌蚤寄生于动物的皮下。寄生于人体的潜蚤是穿潜蚤，引起潜蚤病。这种蚤分布于中南美洲及热带非洲。

（3）传播疾病。蚤不仅能传播鼠疫和鼠型斑疹伤寒，也是缩小膜壳绦虫、犬复孔绦虫和微小膜壳绦虫的中间宿主。

五、防治原则

堵塞鼠洞，清除禽畜棚圈，保持室内地面、墙角光洁。定期给狗、猫药浴。用敌敌畏、溴氰菊酯等或用鸡屎藤、巴豆仁及除虫菊花的乙醇提取物等药物喷洒室内及禽畜棚圈，杀灭蚤的幼虫。捕杀或毒杀室内外的鼠类。

第五节　白蛉

白蛉（sand fly）属于双翅目的毛蛉科（phlebotomidae），全世界已知 5 属 600 多种，我国已记录有 40 余种（亚种）。

一、形态

成虫多为灰褐色，体长 1.5～4.0 mm，全身密被细毛，虫体分头、胸及腹 3 部分。

（1）头部。复眼黑而大。触角细长，由 16 节组成。口器为刺吸式，喙与头约等长，触须分 5 节，向下后方弯曲。口腔内大多有口甲和色板，咽内有咽甲，口甲和咽甲的形态为鉴别蛉种的重要特征。

（2）胸部。胸背隆起呈驼背状，有 1 对翅、3 对足，足细长、多毛，翅狭长，末端尖且被有细毛。停息时，两翅向上竖立，与躯体约成 45°角。

（3）腹部。腹部由 10 节组成，1～6 节腹背生长着浓密的长毛，所有的蛉种第 1 腹节背面的毛均竖立，第 2～6 节腹背的毛或竖立或平卧，或者两者混杂，据此可把白蛉分为竖立毛、平卧毛和交杂毛 3 类。前 7 节的形状相似，8～10 节转化为雌、雄外生殖器。

二、生活史

白蛉的生活史属于完全变态，其发育过程有 4 个时期，包括卵、幼虫、蛹和成虫。成虫产卵于地面泥土里、墙缝或洞穴内，在适宜条件下 1～2 周孵幼虫。幼虫分 4 龄，以土壤中的有机物为食，一般经 3～4 周化蛹。蛹不食不动，在适宜气温下经 6～12 天化为成虫。成虫羽化后 1～2 天内即可进行交配。从卵发育至成虫需 6～8 周。雌蛉寿命不超过 1 个月。

三、生态习性

吸血习性：雄蛉不吸血，以植物为食，雌蛉吸血，一般多吸人和哺乳动物的血液，蛉种不同吸血对象不同。雌蛉吸血一般在黄昏以后黎明之前进行，白昼时雌蛉在黑暗的环境中也可吸血。

（1）滋生地。白蛉的滋生地广泛，凡温度湿度适宜、土质疏松且有机物质丰富的场所，如住屋、窑洞、畜舍、室外墙缝、砖石草堆下面等幼虫均可滋生。

（2）栖息与活动。中华白蛉等家栖蛉种吸血后通常栖息在室内阴暗、无风处，如屋角、墙缝。吴氏白蛉等野栖蛉种吸血后飞出室外。白蛉的飞行能力较弱，只能作跳跃式飞行。其活动范围一般在 30 mm 以内。

（3）季节消长与越冬。每年白蛉出现大约 3～5 个月。在北方，中华白蛉在 5 月中旬出现，6 月中下旬达高峰，8 月中旬消失。大多数蛉种 1 年繁殖一代，少数可繁殖两代。白蛉以四龄幼虫潜藏在 2.5～10 cm 之内的地表浅土中越冬。

四、重要种类及与疾病的关系

1. 中华白蛉（*Phlebotomus chinensis*）

体淡黄至灰黄色，腹部第 2～6 节背板上的毛竖立。中华白蛉在我国分布广泛，主要属于旧北区蛉种，分布在北纬 32°以北。向西限于兰州、西宁地区，向南虽可至东洋区的海南岛和贵州等地，但极罕见。除新疆、甘肃西部及内蒙古的额济纳旗外，我国的黑热病都由此蛉传播。

2. 长管白蛉（*Phlebotomus longiductus*）

该蛉仅分布在新疆维吾尔自治区境内，北纬 36°～46°、东经 75°～94°范围内，与中华白蛉的分布截然不同，是我国新疆地区老居民点内黑热病的主要传播媒介。

3. 吴氏白蛉（*Phlebotomus wui*）

体灰褐色，腹部第 2～6 节背板上的毛竖立。雌、雄蛉口腔内均无口甲及色板。雄蛉的咽甲与雌蛉相仿，但发育略差。该蛉为我国新疆、内蒙古额济纳旗等荒漠地区的野栖蛉种，已证实其为当地新移民点内黑热病的传播媒介。

4. 亚历山大白蛉（*Phlebotomus alexandri*）

该蛉主要分布在新疆地区及甘肃西部。1985 年管立人等证实该蛉为新疆吐鲁番市黑热病的传播媒介。

五、防治原则

白蛉的防治以控制成蛉为主，辅以改造环境使其幼虫不利滋生。杀灭成蛉的药剂有顺式氯氰菊酯、溴氰菊酯和马拉硫磷等，进行室内滞留喷洒，家犬药浴。环境治理包括保持畜舍及禽圈的卫生，清理垃圾等措施，以消除幼虫滋生地。

 第六节　蜚蠊

蜚蠊（cockroach）俗称蟑螂，属网翅目、蜚蠊亚目，世界已知蜚蠊约 5 000 种，我国记录 250 余种。大多数栖居野外，室内常见的有姬蠊科、蜚蠊科、光蠊科和地鳖科等。

一、形态

成虫多为深褐色或黄褐色，也有全黑、黑色或其他色泽，其背腹扁平，椭圆形，头较小，隐藏于前胸背板下，通常仅头顶超出前胸背板前缘。复眼发达，有的种类退化或消失。单眼 1 对或退化。触角细长呈丝状，其节数可达 100 余节。咀嚼式口器。前胸背板发达，盾状，有的种类表面具有斑纹。第 1～7 腹节背板通常有性腺，第 11 节背板和侧板变为肛上板和肛侧板。雄虫的最末腹板后缘两侧生有 1 对腹刺，雌虫无腹刺。雌虫的第 7 腹板为分叶状构造，具有夹持卵荚的作用。翅分前翅、后翅，各一对，前翅革质，后翅膜质，发育程度因种类而异，有的种类翅完全退化。足发达适于疾走，跗 5 节。尾须 1 对，分节或不分节。

蜚蠊有野栖和家栖两类。野栖占本目的绝大多数，主要生活于石块、树皮、枯叶以及垃圾等下面，与人类卫生关系不大。

蜚蠊为渐变态昆虫，生活史有卵、若虫、成虫 3 个阶段。蜚蠊绝大多数属两性生殖，少数有孤雌生殖现象。交配后 10 天雌虫产卵，雌虫产卵前先排泄一种化学物质形成坚硬、暗褐色的长约 1 cm 的卵荚，每个卵鞘含卵 16～48 粒。卵荚排出后夹在雌虫腹部末端，然后黏着在黑暗且隐蔽的场所。卵期 1～2 个月。若虫虫体较小，无翅，生殖器官尚未发育成熟，生活习性与成虫相类似。若虫期 30～450 天，若虫需通过 7～13 次蜕皮、经 5～7 个龄期发育才能羽化为成虫。每个龄期约为 1 个月。完成整个生活所需的时间为数月至 1 年，甚至 1 年以上。雌虫寿命约半年至 1 年多，雄虫稍短。

二、生态习性

蜚蠊喜栖息于室内温暖、食物丰富、靠近水分、多缝隙的场所，所以家庭、饭店、轮船、火车等都有它们存在，厨房是侵害最严重的场所。蜚蠊喜暗怕光，昼伏夜出，白天隐藏在阴暗避光处，夜间四处活动，并显示一定的昼夜节律。蜚蠊有集栖的习性，主要由于成虫分泌的"聚集信息素"的作用。

蜚蠊为杂食性昆虫，人和动物的各种食物、排泄物、分泌物及垃圾都可做为其食物，特别是嗜食糖类和肉食类，且需经常饮水。它们也常咬食其他物品，如棉毛织品、皮革制品、书籍和肥皂等。

　　蜚蠊的季节消长因地而异。比如在上海、江苏和浙江等地区，黑胸大蠊和美洲大蠊在4月开始活动，随着气温上升，活动明显增高，7～9月达到高峰。10月以后，随气温下降活动逐渐减弱。在冬天，在无取暖设备的建筑物中，当温度在12 ℃以下时，它们便以成虫、若虫或卵在黑暗、无风的隐蔽场所越冬；在有取暖设备的建筑物内和南方城镇，室温较高，其可终年活动。

三、与疾病的关系

　　蜚蠊是我国的四害之一，由于杂食性，可在垃圾、厕所和盥洗室等处活动，蜚蠊科可携带数十种病原体。如副伤寒沙门菌、痢疾志贺菌、铜绿假单胞菌（绿脓杆菌）、变形菌属等多种细菌，肠道病毒、腺病毒、脊髓灰质炎病毒和肝炎病毒等，蛲虫卵、阿米巴及贾第虫包囊等，其也可作为东方毛圆线虫、棘头虫、美丽筒线虫和缩小膜壳绦虫的中间宿主，此外，其可作为引起变态反应的过敏原。

四、防治原则

　　（1）保持室内清洁卫生，及时清理垃圾，堵塞缝隙。

　　（2）用诱捕器或诱捕盒捕杀成虫，用啮小蜂幼虫寄生于卵荚内残食虫卵，用噻替派毒饵可使蜚蠊绝育。

　　（3）对蜚蠊变应原皮试阳性的哮喘和皮炎者，可用蜚蠊重组变应原进行脱敏疗法。

第七节　虱

　　虱属昆虫纲、虱目（anoplura），人虱科。虱目已知有15个科，30余属，超过500种。其中寄生在人体的仅人虱和阴虱共3种。人体寄生的虱（louse）属虱目、虱科和阴虱科中的人虱和耻阴虱。人虱又分为两个亚种，为人体虱和人头虱。

一、形态

　　（1）人虱。成虫背腹扁平，呈灰白色，体较长，雌虱体长可达4.4 mm，雄虱稍小。头部小略呈菱形，在触角处最宽，触角约与头等长，向头两侧伸出，分5节。眼明显。刺吸式口器，主要部分缩在头内，胸部3节融合。足的跗节仅1节，其末端有一弯曲的爪，胫节的远端内侧具有指状胫突，爪与胫突配合形成强有力的攫握器，可紧握住宿主身上的毛发或衣物纤维。腹部分节明显。雌虱的腹后端呈"W"形；雄虱的腹后末端钝圆，体末有一交合刺。

　　（2）耻阴虱。体型宽短似蟹，成虫呈灰白色，雌虱体长1.5～2.0 mm，雄虱稍小。胸部宽而短，腹部前宽后逐渐变窄，腹侧具锥形突起，上有刚毛。前足及爪均较细，中、后足及爪明显粗大。

二、生活史与习性

虱生活史为渐变态，包括卵、若虫和成虫 3 个阶段。卵乳白色椭圆形，大小约 0.8×0.3 mm，其游离端有盖，盖上有气室及小孔。雌虫产卵时分泌胶液，将卵黏附在毛发或织物纤维上。若虫 7 ~ 8 天后从卵盖处孵出，外形似成虫，较小，尤其腹部较短，生殖器发育未成熟，需经 3 次蜕皮才能变为成虫。一雌虱的产卵量，人虱可达 300 枚，耻阴虱约 30 枚。在适宜条件下完成生活史人虱需时 23 ~ 30 天，耻阴虱需 34 ~ 41 天。人虱寿命为 20 ~ 30 天，耻阴虱寿命稍短。

人头虱寄生在人头上有头发的部分，产卵于头发根部，以耳后较多。而人体虱主要生活在贴身衣裤上，以皱缝里、衣领和裤腰等处较多，产卵于衣裤的织物纤维上。耻阴虱寄生在毛发较粗较疏之处，主要寄生在阴部及肛周的毛上，其他部位的毛以睫毛较多见。

在自然条件下若虫及雌雄成虫均嗜吸人血，若虫每日至少吸血 1 次，成虫则数次，通常边吸血边排粪。正常人的体表温度为 29 ~ 32 ℃，是人体寄生的虱最适宜的温度。虱在一般的情况下不离开宿主，当人患病体温上升，汗湿衣着，或病死后变冷，虱则爬离原来的宿主另找新宿主。以上习性与传染疾病有关。

三、与疾病的关系

人体虱叮刺吸血后，叮刺部位可出现丘疹和瘀斑，产生剧痒，抓搔后可引起继发感染。能传播流行性斑疹伤寒、战壕热和虱媒回归热。

（1）流行性斑疹伤寒。流行性斑疹伤寒是一种由普氏立克次体所引起，主要通过人体虱传播的急性传染病。人体虱由于刺吸患者的血液而获得立克次体的感染，侵入胃上皮细胞繁殖，数日后上皮细胞肿胀破裂，立克次体随虱粪一同排出，污染了人体皮肤的伤口，或由于虱被压破后立克次体经伤口侵入人体而感染。。

（2）战壕热：又称五日热，病原体是五日热罗卡里马体。人感染战壕热的方式同流行性斑疹伤寒，但立克次体只能在虱胃内或上皮细胞表面繁殖，不侵入细胞内。

（3）回归热：又称流行性回归热，是一种周期性反复发作的急性发热传染病，以虱或蜱为传播媒介。虱传回归热的病原体为俄拜氏螺旋体，人体虱为其传播媒介。俄拜疏螺旋体随患者的血液进入虱的消化道后大部分被消灭，小部分通过肠壁到达体腔，经过 5 ~ 6 天繁殖，大量出现于血淋巴中，唾液腺及消化道均不含病原体，故人感染虱传回归热是由于虱体被压破后，体液内的疏螺旋体经伤口进入体内而受染。

四、防治原则

勤换洗衣服、被褥单，勤洗发等，以防生虱。衣物可蒸煮、干热、熨烫等，不耐高温的衣物可在 -20 ℃冷冻一夜灭虱，也可用倍硫磷、二氯苯醚菊酯等喷洒、浸泡、药笔涂抹，或用环氧乙烷熏蒸。对人头虱和耻阴虱可剃去毛发，用二氯苯醚菊酯、百部酊等涂擦毛发灭虱。也可用 0.9% 的多杀菌素治疗 4 岁以上儿童及成年人头虱感染。洁身自好，预防耻阴虱感染。

第八节　恙螨

恙螨属于真螨目（*Acariformes*）、绒螨亚目（*Trombidiformes*）、恙螨科（*Trombiculidae*）。目前全世界已知约有 3000 余种，我国恙螨约 500 种，分布遍及全国各个省、市、自治区。少数种类叮人，引起皮炎，主要危害在于有些种类能传播烈性传染病灌丛斑疹热（scrub typhus）。

一、形态

绝大多数恙螨种类都是从其寄生的宿主上采得的幼虫，所以目前恙螨的分类仍以幼虫形态为根据。恙螨躯体呈囊状，不分头、胸、腹，体色橙、红、乳白或土黄。幼螨 3 对足，分为 6 或 7 节，如为 7 节则股节又分为基股节和端股节。成螨和若螨 4 对足。幼螨躯体多为椭圆形，成螨或若螨葫芦形，前足体与后足体间大多有围颈沟，常呈腰隘状。幼螨体毛稀疏可数；成螨和若螨体毛稠密且长，形如绒球。躯体前背有盾板，中央有一对感器。幼螨盾板大，外围有盾板毛；成螨盾板小而呈心形，外围无毛，但与头崝相连。须跗节生于胫节腹面，呈拇指状，可与须胫节爪（须爪）对握，夹持食物。螯肢裸露，无螯肢鞘包围，端节呈爪状，成为刺螯构造。

二、生活史

恙螨发育过程一般包括：卵、前幼螨、幼螨、若蛹、若螨、成蛹、成螨。卵呈球形，直径约 200 μm，淡黄色，卵发育为前幼螨再发育为幼螨后进行取食，幼螨取食前聚集在一处，遇宿主时攀附寄生，常在宿主柔软湿润处钉刺，刺吸 3～5 天，饱食后跌落在宿主活动的地面，3～7 天后于缝隙中化为若蛹，经若螨、成蛹而化为成螨。成虫以间接方式交配，受精雌螨分批产卵，产卵可达 15 枚/日，总数 100～200 个，产卵后约 30 天死亡。成螨可存活 2～5 个月。

三、生态习性

1. 活动

幼虫喜群集于草树叶、石头或地面物体尖端，有利于攀附宿主。其活动主要受温湿度、光照及气流等因素的影响，大多数种类需要温暖潮湿的环境。幼虫对宿主的呼吸、气味、体温和颜色等较敏感，主要依靠宿主携带而进行散布。

2. 食性

幼虫以宿主被分解的组织和淋巴液为食，而成虫和若虫主要以土壤中的小型节肢动物和昆虫卵为食。

3. 幼虫宿主

幼虫寄生于哺乳类、鸟类、两栖类、爬行类及无脊椎动物，某些种类也可侵入人体。

4. 分布、滋生地与季节消长

恙螨分布在温暖和潮湿的地区，从海边沙滩到僻野高原，从热带雨林到喜马拉雅山亚寒带磊石山地，河流峡谷杂草丛生处，只要局部微小生境的温湿度适宜，均可滋生。根据其种群出现的季节性高峰分为夏季型、秋冬型、春秋型。

四、与疾病的关系

1. 恙虫病

又称丛林斑疹伤寒，病原体为恙虫立克次体，在我国黑线姬鼠、黄胸鼠和黄毛鼠等是主要保虫宿主，地里纤恙螨、小盾纤恙螨、微红纤恙螨、高湖纤恙螨、海岛纤恙螨和吉首纤恙螨等是主要的传播媒介。

2. 肾综合征出血热

又称流行性出血热。汉坦病毒是病原体。黑线姬鼠是我国肾综合征出血热的主要保虫宿主，小盾纤恙螨是其体外优势螨种，为陕西疫区野鼠型肾综合征出血热的传播媒介。

3. 恙螨皮炎

人体被恙螨叮刺后皮肤剧痒，被叮咬处出现红疹，继而形成水疱，坏死和出血，晚期形成结痂。欧美是恙螨皮炎发生最多的地区，是秋恙螨叮刺引起的。秋恙螨幼螨在秋季出现高峰，农民下田秋收，常引起恙螨皮炎暴发，故在欧洲被称为秋收螨。

五、防治原则

恙螨的防治，除了针对疫源地进行灭鼠，主要有以下 3 方面。

1. 切断传播途径

搞好环境卫生，清除适合鼠类取食、筑巢和繁殖的条件。采用机械，除草剂或焚烧等方法清除螨岛。

2. 药物杀螨控制传播媒介

使用杀螨剂，对滋生地定期喷洒倍硫磷、氯氰菊酯等杀虫剂。

3. 加强个人防护

在疫区，流行季节应教育全体人员不在杂草丛生的地方坐卧休息；不在杂草、灌木丛上晒衣服；不用新鲜的杂草垫铺或盖棚，必须用时要经过暴晒，并喷洒杀螨剂。在野外伐木割草时，应扎紧袖口和裤管口，衬衣扎入裤腰内。

第九节　革螨

革螨（gamasid mites）又称虫穴岈、腐食螨，是螨类中一个很大的类群，属寄螨目（parsiti-formes）、革螨亚目（gamasida），绝大多数是自由生活的种类，寄生性的革螨与人类疾病有关的仅少数几种，分散在皮刺螨科和厉螨科中。全世界已知革螨 800 多种，我国记录 400 余种，有重要医学意义的种类有柏氏禽刺螨、格氏血厉螨、鸡皮刺螨等。

一、形态

成虫卵圆形，褐色或黄色，体表膜质。躯体较小，长 0.2～0.5 mm，少数种类在吸血后可达 3 mm 左右。体色因种而异，革螨体表骨片较多且大，色泽较深，寄生性革螨体表骨板较小，色泽浅淡，但吸血后受血的消化程度而改变。躯体为椭圆形，背腹扁平。背面有 1 块或 2 块背板，雌性腹面则有许多骨板，在正中有 3 块，雄性往往只有 1 块大腹板。气门位于第 3～4 对足基节间的外侧，有气门沟向前延伸，是革螨的特征性构造。颚体构造较复杂，主要有 1 对长杆状的螯肢和 1 对指状须肢。

二、生活史

革螨发育过程分为卵、幼虫、第一若虫、第二若虫和成虫 5 个时期。革螨为卵生、卵胎生或孤雌生殖。一般在产卵后 1～2 天孵出幼虫。幼虫呈白色，3 对足，没有气门，不摄食，在 24 小时内蜕皮为第一若虫。前若虫 4 对足，气门沟较短，雄性吸血 1 次，雌性吸血 2 次，经 2～6 天发育成为第二若虫。第二若虫与成虫形态相似，但无生殖板和生殖孔，摄食后 1～2 天蜕皮为成虫。一般完成生活史革螨需 1～2 周。

三、生态习性

革螨大多数为营自生生活，少数为营寄生生活。营自生生活的革螨主要捕食小型的节肢动物，也能以腐败的有机质为食。寄生生活的革螨多寄生于宿主体表，如厉螨属；少数寄生于宿主体内呼吸道、外耳道及肺部等，如肺刺螨属等。革螨有广泛的宿主，包括哺乳类、鸟类、爬行类、两栖类及无脊椎动物等，亦可侵袭人类。寄生性革螨，部分为专性吸血，以宿主的血液和组织液为食；有的兼性吸血，既可刺吸血液，也可捕食小型节肢动物或有机质，如格压厉螨。按寄生特性可将革螨分为：①巢栖型，②毛栖型。革螨整年都可活动，但活动受温度、湿度和光照的影响。宿主活动主要取决于季节变化、宿主巢穴的微小气候条件、宿主和巢穴的关系程度等。一般革螨种群密度在 9 月份后逐渐增高，10～11 月份出现高峰，入冬后逐渐下降，春夏季最小。

四、与疾病的关系

1. 直接危害

革螨叮刺吸血可造成局部皮肤损害及过敏性反应，称为革螨皮炎，患者局部皮肤出现红色丘疹，中央有针尖大小的蜇刺痕迹，较痒，重者出现丘疹样荨麻疹。此外，少数体内寄生革螨偶尔侵入人体，引起各种螨病，如肺螨病。

2. 间接危害

肾综合征出血热（流行性出血热）：是通过粪、尿、飞沫，螨经皮肤接触、吸入，经口、血循环和螨媒多种途径传播的病毒病。

立克次体痘：又称疱疹性立克次体病。病原体为小蛛立克次体，我国大部分地区都有流行。传染源主要是鼠类，传播媒介主要为血红异皮螨。主要通过叮刺吸血传播。

五、防治原则

1. 环境防治

结合爱国卫生运动，经常整顿室内外卫生，清除杂草、垃圾，暴晒铺草，保持清洁、干燥，防止革螨滋生。不要在住宅内养家禽，如发现家禽窝巢内有革螨，用药剂杀灭。

2. 化学防治

有机磷类、敌敌畏、乐果和杀螟硫磷等杀螨效果颇佳。

3. 个人防护

对裸露的手、脸、颈部皮肤，可涂擦驱避剂或用浸药布带系于腕、踝关节处，防螨侵袭。驱蚊剂、避蚊胺、E701（乙烯基四氢喹啉、驱蚊灵 157 号）对革螨均有一至数小时的驱避效果。

第十节　疥螨

疥螨（*Sarcoptes scabiei*）属于真螨目（acarifomes），疥螨科（sarcoptidae），疥螨属，是一种寄生于温血动物表皮层内的螨类。其寄生于人及哺乳动物的皮肤表皮层内，只要人一碰到它，能够引起一种有剧烈瘙痒的顽固性皮肤病，即疥疮。记载的疥螨属有 28 种，寄生于人体的为人疥螨。

一、形态

疥螨肉眼不易看清。成虫体近圆形或椭圆形，背面隆起，乳白或浅黄色，腹面较平，无眼，无气门，体表有大量波状皮纹，背面有成列的圆锥形皮棘，还有成对的粗刺、刚毛和长鬃。4 对足，很短。颚体短小，基部嵌入躯体内，有钳形的螯肢，螯肢如钳状，尖端有小齿，适于啮食宿主皮肤的角质层组织。

二、生活史

疥螨交配一般是晚间在人体皮肤表面进行，由雄性成虫和雌性后若虫完成，受精后的雌螨十分活跃，雄螨一般在交配后即死，此时亦为最易感染新宿主的时期。在宿主表皮的适当部位，以螯肢和前足跗节末端爪突在皮纹沟交叉处挖掘，约经 1 小时钻入皮内，快的 20 ~ 30 分钟。交配后的雌螨经 2 ~ 3 天开始在隧道内产卵，总计产卵 40 ~ 500 个，卵呈圆形或椭圆形，淡黄色，壳薄。卵发育为幼螨，后经若螨、后若螨而为成螨，完成一代约需 10 ~ 14 天。雌螨寿命 6 ~ 8 周。

三、与疾病的关系

疥螨专性寄生于人和动物体的表皮层内，引起剧痒，造成丘疹、结节、脓疱、斑块或水疱等皮肤病灶，此皮肤疾病即为我们熟知的疥疮。

1. 发病机制

疥螨能从薄嫩的皮肤褶纹交叉点钻入皮内，挖掘时间为 40 ～ 120 分钟，进入后不断向前掘进，其啮食和移行过程中对宿主皮肤产生机械性刺激，而排泄物、分泌物和死亡虫体的崩解物可引起宿主产生由 T 淋巴细胞介导的迟发性超敏反应，造成皮肤损伤及强烈痒感。疥螨在隧道中产卵，孵出幼螨在隧道中发育，变态时的蜕皮也是刺激物。雌螨挖掘隧道时可引起机械性刺激同时生活中的排泄物和分泌物可引起超敏反应。白天瘙痒症状较轻，夜晚加剧，睡后更甚。由于患处剧痒，通过搔抓，可引起继发性感染，发生脓疱、毛囊炎或疖肿。

2. 病理

疥螨生活在人体表皮角质层的深处，一般不及下面的颗粒层，以螯肢啮食角质层组织和取食渗出的淋巴液，导致皮肤组织反应，过度角化，上皮细胞和棘细胞等蛋白变性、凝固性坏死。另外，表皮中朗格罕细胞受损伤，形态异常和密度下降，表明有细胞免疫参与。患者血清免疫球蛋白 IgE 明显比正常人高，表明有变态反应存在，是强烈的痒感的病因。在角质层与真皮相邻部以及真皮乳突血管内有 IgM、IgA 和 C3 分子沉着，表明还有体液免疫参与。

3. 临床表现

疥螨侵入皮肤后，典型的皮损是皮疹和隧道，隧道为灰白色或浅黑色线状损害，呈弧形或波折状。入口处常有小丘疹或小水疱，盲端可见小白点为雌疥螨所在的地方。隧道入口处常有已孵化的幼螨。皮疹在手指侧面、指缝、拇指球部及腕关节屈侧常见，多为散在小丘疹，称干疥，有水疱同时又有脓疱时则称湿疥或脓疱疥。

儿童皮肤细嫩，全身各处均可发病，掌跖和面部也可出现典型皮疹与隧道样病变。疥疮常先发于手及阴部，2 ～ 3 周后逐渐蔓延到其他好发部位，如腕、肘窝、腋窝前后、腰围、乳下、下腹、臀部及大腿内侧和小腿等。可能由于疥螨背光性，昼伏夜出，刺激皮肤所致。本病瘙痒剧烈，尤以夜间入睡在被窝中温暖后为重，严重影响睡眠，白天往往无症状。

疥疮是皮肤剧烈瘙痒搔抓后引起血痂和继发性感染，发生毛囊炎、脓疱、疖病、继发红斑等，因而掩盖原发皮损，血痂脱落后局部色素沉着。严重的疥疮可出现局部淋巴结炎、并发蛋白尿和急性肾炎等。患者免疫功能低下时，疥螨大量繁殖，数以百万计，播散至全身，皮损可似动物疥疮，称结痂型或挪威疥疮。

近年来由于擦用类固醇激素膏剂，自觉症状和皮疹的分布可不典型，疥疮皮疹可呈水疱、红斑、风团、结痂和角化等多样变化，有时和疱疹样皮炎或毛囊角化病很相似。

四、诊断

病原诊断最佳的方法是将患者的手或腕部置于体视显微镜下，放大 10×4 倍，用强光源照射检查皮损，即能非常清晰地观察到角皮下疥螨所挖的蜿蜒隧道，并能辨别出隧道内的疥螨所在，短时间内即能根据发现的隧道确诊。用消毒针尖挑破隧道直到尽端，然后取出疥螨；或用消毒的矿物油滴在皮肤患处，再用刀片轻刮患处局部皮肤，将刮取物镜检。也有国内学者采用解剖镜直接检查皮损部位，发现有隧道和其盲端的疥螨轮廓，用手术刀尖端挑出疥螨，即可确诊，其阳性率可达到97.5%。如无体视显微镜，也可用锋利刀片刮破丘疹和血痂，将刮屑置于载玻片上用同样的方法镜检，以找疥螨或其卵，此法检出率约为52%～80%。

病原检验疥螨阳性是与其他皮肤病的鉴别诊断，根据患者的接触传染史、皮疹部位、水疱及隧道、夜间瘙痒特别加剧等即可明确诊断。

寄生在各种动物体上的疥螨与人疥螨形态相似，生理上略不同，但属于同种，故牧人和动物园饲养员常受动物体疥螨的感染。在家猫和家兔体上常寄生猫痂螨，引起猫和兔的痂螨症，其症状与疥疮近似，偶尔寄生于人体。

五、防治原则

做到"三勤"：勤洗澡、勤换衣、勤晒衣被。避免与患者接触及使用患者的衣物和用具，患者衣服与被褥经洗净后再用沸水或热水浸烫，反复数次。或每日充分暴晒，连续两周。

患者家属或集体同宿人员应检查有无皮疹，可疑者应进行预防治疗。要常洗澡，衣服消毒，不要共用不洁衣服。常用治疗药物有硫磺软膏、苯甲酸苄酯搽剂及伊维菌素等。

参考文献

1. 贺联印，许炽熛. 热带医学［M］. 2版. 北京：人民卫生出版社，2004.
2. 黎家灿. 中国恙螨［M］. 广州：广东科学技术出版社，1997.
3. 吴观陵. 人体寄生虫学（第3版）［M］. 北京：人民卫生出版社，2005.
4. 俞守义，邹飞，陈晓光，等. 现代热带医学［M］. 北京：军事医学科学出版社，2012.
5. 赵慰先. 人体寄生虫学［M］. 2版. 北京：人民卫生出版社，1992.
6. 诸欣平，苏川. 人体寄生虫学［M］. 8版. 北京：人民卫生出版社，2013.

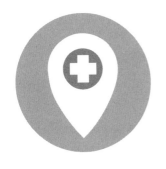

第八章 | 热带环境变化对健康的影响

环境是人类社会生存的主体，其优劣与人类健康密切相关。任何环境的污染或者改变都可能对人类健康产生影响，甚至给人类带来危机和灾难。工业革命以来，经济高速发展，各类环境污染事件和环境问题也层出不穷。全球八大环境污染公害事件、全球气候变化、臭氧层损耗和破坏、酸雨、土地沙漠化以及有毒化学品污染和越境转移等都对人类健康造成各种不利的影响。因此，弄清环境与健康的关系，发挥人类主观能动性改善环境，避免或减轻环境污染和破坏对人类健康的影响，才能实现发展与环境协调共赢，构建环境友好型社会。

第一节 环境变化与全球健康的关系概述

环境与全球健康问题，是 20 世纪末提出的重要问题。这一问题之所以被重视，一方面是因为随着全球气候变暖和人类活动对生态系统破坏的加剧，各种新的健康问题频繁出现，同时一些已经消灭或减弱的疾病又重新并快速在全球流行；另一方面是因为环境中有害污染物增多，被污染的空气、水、土壤、食品使人罹患各种疾病，是近年来各种健康问题发生的重要原因。WHO 对全球疾病负担中归因与环境因素的部分做了量化评估。在 102 类主要的疾病和残疾中，环境因素在其中 85 类中导致了疾病负担。在全球范围，估计 24% 的疾病负担（健康寿命年损失）和 23% 的死亡（早逝）可归因于环境因素。在 0～14 岁的儿童中，归因于环境因素的死亡比例甚至高达 36%。总体来说，与环境相关最为密切的健康问题包括腹泻、下呼吸道感染、意外伤害、疟疾和慢性阻塞性肺病。

一、环境的概念与分类

20 世纪 70 年代以来，环境污染和破坏产生的各种影响人类健康的事件，使环境问题受到人们的普遍关注。何为环境？何为人类环境？环境（environment），即指与被研究对象有关的周围所有客观事物的总和。在生态学中，环境指某一特定生物或生物群落以外的空间，以及直接或者间接影响该生物体或者生物群体生存的一切事物的总和。在环境学中，环境是指人类赖以生存和发展的各类物质条件的综合体，包括阳光、温度、气候、地磁、陆地、岩石、天然水体、原始森林、野生动物等诸多自然要素，也包括水库、农田、村落、城市、工厂、港口、公路，及政治、经济、文化、宗教等人文要素。在《中华人民共和国环境保护法》中，对环境的定义为："本法所称环境是指影响人类生存和发展的各种天然的和经过人工改造的自然因素的总体，包括大气、水、海洋、土地、矿藏、森林、草原、野生生物、自然遗迹、人文遗迹、风景名胜区、自然保护区、城市和乡村等。"

环境按其属性可分为自然环境、建筑环境和社会环境三大类。自然环境即指直接或者间接影响人类生存的以自然事物为主体的所有外部空间事物的总和，包括水圈、大气圈、土壤圈、生物圈和岩石圈等 5 个圈层，自然环境是人类赖以生存和发展的物质基础。建筑环境又称人工环境，是指经人类的干预和开发结合原始材料、空间及文化而开发的产物，所以它是经人类所创造，并结合了物理元素和能量而建立的地方和空间，如建筑物、公园、商场、交通系统。目前建筑环境通常用来描述跨学科的领域，主要涉及设计、施工、管理和利用作为一个相互关联的整体及其与人类长期活动的关系。由于人类活动而形成的环境要素，它包括由人工形成的物质能量和精神产品以及人类活动过程所形成的人与人的关系（后者也成为社会环境）。"人工环境"学科涉及人类生存发展、人类生存发展对人工环境的需求、人工环境性能与影响因素、形成和调控人工环境的原理与技术、人工环境工程方法等。社会环境是指人类生存及活动范围内的社会物质和精神条件的总和。在自然环境的基础上，人类通过长期有意识的社会劳动，对自然物质进行加工和改造，创造的物质生存体系，积累的物质文化等所形成的环境体系，是与自然环境相对的概念。

二、环境污染对人体健康的影响

环境污染物可通过大气、土壤、水和食物等多种介质进入人体产生危害，作用对象是整个人群，包括老、弱、病、幼和胎儿。一般生活环境中的环境污染物水平很低，但人群长期生活在这样的环境中，累计暴露量大，会出现慢性中毒。环境中的污染物种类很多，可同时进入人体，产生联合作用。环境污染物的联合作用可表现为相加作用、协同作用、拮抗作用或独立作用。此外，污染物在环境中可通过生物学或理化作用发生转化，从而改变原有的性状，表现毒性增强或减弱及物质富集或降解等毒性或浓度的改变，进而产生不同的危害作用。（见表8-1）

表8-1　环境对人类健康效应分类简表

环境介质	健康效应的作用类型	健康伤害实例
空气	物理性	紫外线、辐射、高温环境、高压、低压等物理有害因素的影响
	化学性	吸入致癌物质：房间新装修后室内存在的甲醛、多环芳烃及其衍生物、重金属和放射性氡等
	生物性	肺炎：感染空气颗粒中携带的炭疽杆菌
水	物理性	溺水死亡：被海啸或者其他洪水淹没
	化学性	皮肤癌或者血管病变：长期饮用含砷水
	生物性	脑膜炎：在温泉中被阿米巴感染
土壤/食物	物理性	直接损害：来自自然的或人工建筑的垮塌
	化学性	甲状腺肿：土壤碘缺乏地区的代谢失衡
	生物性	破伤风：伤口被土壤中的梭状芽孢杆菌孢子感染

环境污染物对人群作用可引起急性中毒、慢性中毒、致癌作用、致畸作用、生殖发育毒性和内分泌干扰等。

（一）环境污染物的急性危害

环境污染物在短时间内大量进入环境中，使暴露人群在短时间内出现不良反应、急性中毒甚至死亡。环境污染物引起的急性中毒以大气污染事件居多，如印度博帕尔事件。

1984年12月3日，美国联合碳化公司在印度博帕尔市的农药厂的地下储罐内，剧毒甲基异氰酸脂因压力升高而爆炸外泄，造成市区近2万人死亡，20多万人受害，其中约5万人失明，受害面积40平方公里。

（二）环境污染物的慢性危害

环境中有害因素长时间、低浓度反复作用于机体所产生的危害称为慢性危害。由于长期（超过2个月）摄入被少量有毒物质污染的食物，对机体造成损伤的伤害称为慢性伤害。慢性伤害是由于环境污染物对机体微小损害的积累或环境污染物本身在体内的蓄积所致。

环境污染物的慢性危害具有如下特征：一是在环境污染物的长期小剂量作用下，机体生理功能、免疫功能、对环境有害因素作用的抵抗力可明显减弱，对生物性感染的敏感性增加，表现为人群的患病率、死亡率增加，儿童生长发育受到影响等；二是环境污染物的长期小剂量作用导致一些慢性疾病，例如由于长期暴露在污染的大气环境下，导致慢性阻塞性肺部疾患、慢性支气管炎等；三是某些环境中不易降解的环境污染物如重金属和有机氯农药可在人体中不断蓄积，对机体产生慢性危害。如"痛痛病"事件：1955—1972年，日本富山县的一些铅锌矿排放的废水中含有重金属镉，这些废水进入附近水和土壤环境中，人长期饮用含镉水，食用含镉河水浇灌的稻谷，最终导致骨骼严重畸形、剧痛，身长缩短，骨脆易折。

（三）环境污染物的致癌作用

目前认为，癌症的发生是宿主与环境之间紫外线、辐射、高温环境、高压、低压等物理有害因素的影响相互作用的结果。重要的宿主因素包括遗传因素和健康状况，而主要的环境因素包括环境污染物、食物、职业暴露和生活方式等。据估计，约70%的肿瘤与环境因素有关。这其中1/3与吸烟有关，1/3与不合理膳食有关，剩余1/3与感染、职业暴露及环境污染等因素有关。

许多研究表明多环芳烃对人类健康最大的危害是使人类患各种癌症的风险明显增加。暴露于多环芳烃可能会增加肺癌、口腔癌、喉癌、咽癌、食道癌、膀胱癌等癌症患病风险，其中报道最多的是肺癌，因为肺是许多化学因素毒性作用的主要靶器官之一。Armstrong等通过筛选相关文献对39个队列（研究对象主要来自焦炉厂、煤气生产厂、铝冶炼厂等）进行暴露评估、Meta分析、回归分析等一系列分析后发现通过吸入的方式职业暴露于多环芳烃与肺癌风险相关。选择不吸烟交警为研究对象，研究对象通过携带个人环境监测仪来采集个人暴露样本，采样点选择十字路口、路中央等交警工作的典型区域，用ILCR模型联合苯并芘毒性等效方法进行健康风险评估后发现，在路边或校园附近工作的交警比在十字路口工作的交警职业风险下降$10^{-6} \sim 10^{-3}$。

流行病学研究已证明砷能诱发皮肤癌。在有皮肤毒性的金属中，只有砷最终显示具有致癌性。皮肤原发鳞状上皮细胞癌和基底细胞癌都与长期摄入无机砷有关，潜伏期为2～20年；另外流行病学研究也提示砷暴露与肝血管瘤、肺癌及膀胱癌等多种体内肿瘤有关。

近年来，在我国广西的扶绥、广东的佛山、福建的同安和江苏的启东等肝癌高发区的调查显示，饮用水类型不同，肝癌的死亡率也不同，饮用水污染是独立于乙型肝炎病毒感染和黄曲霉毒素的肝癌危险因素。饮宅沟水死亡率相对危险性最高，饮井水死亡率的相对危险性最低，改变饮用水类型后肝癌发病率有逐年下降趋势。江苏启东和上海崇明等地的调查表明，沟塘水中含有致癌性的藻类肝毒素如微囊藻毒素、节球藻毒素等。这类毒素是蛋白质磷酸酯酶系的强烈抑制剂，可诱发细胞增殖控制机制的失调，促进肝癌的发生。

（四）环境污染物的致畸作用和内分泌干扰作用

随工农业生产进入环境的各类污染物中，有许多对生殖细胞、胚胎发育有直接损伤作用。研究报道的许多环境污染事件中都观察到由于孕期摄入有毒化学物质而引发胎儿畸形发生率的明显增加。美国国立职业安全与卫生研究所登记处登记的 37 860 种工业化合物中，有 585 种注明有致畸性。

目前研究报道较多的如有机氯农药 DDT，有雌激素样活性。此外，2001 年联合国环境规划署提出首批控制的 12 种持久性有机污染（POPs）都属于环境内分泌干扰物。事实上，符合 POPs 定义的化学物质还远远不止上面所提到的 12 种，一些机构和非政府组织已相继提出了关于新 POPs 的建议，2004 年 8 月，欧盟在一份题为"化学污染：委员会想从世界上清除更多的肮脏物质"的新闻稿中提议扩大 POPs 名单，拟在《斯德哥尔摩公约》中加入下列 9 种新 POPs：开蓬、六溴联苯、六六六（包括林丹）、多环芳烃、六氯丁二烯、八溴联苯醚、十溴联苯醚、五氯苯、多氯化萘（PCN）和短链氯化石蜡。另外一些被学术界或非政府组织提名的新 POPs 物质包括：毒死蜱、阿特拉津和全氟辛烷磺酸类。

三、环境污染引起的八大公害事件

现代化学、冶炼、汽车等工业的兴起和发展，工业"三废"排放量不断增加，环境污染和破坏事件频频发生，在 20 世纪 30 年代至 60 年代，发生了 8 起震惊世界的公害事件。分别是比利时马斯河谷烟雾事件、美国洛杉矶光化学烟雾事件、美国多诺拉镇烟雾事件、伦敦烟雾事件、日本四日市气喘病事件、日本富山痛痛病事件、日本水俣病事件和日本米糠油事件。具体发生时间、形成原因及危害见表 8 - 2。

表 8 - 2　世界历史上的八大公害事件

事件名称	时间、地点	污染源及现象	造成的危害
马斯河谷事件	1930 年，比利时马斯河谷工业区	二氧化硫等几种有害气体和煤烟粉尘污染的综合作用	一周内，60 多人相继死亡，数千人呼吸道疾病
洛杉矶烟雾事件	1943 年，美国洛杉矶	晴朗天空出现蓝色刺激性烟雾，主要由汽车尾气经光化学反应造成	引发眼痛、咽喉炎和咳嗽等症状，导致 400 多人死亡
多诺拉烟雾事件	1948 年，美国宾夕法尼亚州多诺拉镇	二氧化硫与金属元素、金属化合物相互作用，空气污染物在近地层积累	引起眼痛、肢体酸乏、呕吐、腹泻，有 17 人死亡，5 911 人发病

（续表）

事件名称	时间、地点	污染源及现象	造成的危害
伦敦烟雾事件	1952 年，英国伦敦	二氧化硫、尘粒等在一定气候下形成刺激性烟雾	有许多人患呼吸系统疾病，并有 4 000 多人相继死亡
四日市哮喘事件	1961 年，日本四日市	石油化工排出的二氧化硫、金属粉尘的废气，重金属微粒与二氧化硫形成硫酸烟雾	许多居民患上哮喘等呼吸系统疾病。1961—1972 年，全市共确认哮喘病患 817 人，10 多人死亡
富山县痛痛病事件	1955 年，日本富山县神通川流域	炼锌厂排入神通川的废水中含有金属镉，这种含镉的水被用来灌溉农田，使稻米含镉	在 1963—1968 年 5 月，共确认患者 258 人，死亡人数为 128 人
水俣病事件	1956 年，日本熊本县水俣湾	生产氮肥的工厂排放的含汞废物污染了鱼、贝类	中枢神经受伤害，听觉、语言、运动失调，死亡 1 000 多人
米糠油事件	1968 年，日本北九州地区	生产米糠油时所用的脱臭热载体多氯联苯，由于管理不善，混入米糠油中	致使 1 400 多人食用后中毒，患病者超过 1 400 人，4 个月后，患病超过 5 000 人，其中 16 人死亡，实际受害者约 13 000 人

第二节　当代地球主要环境问题

随着欧洲工业革命的发展，人类经历了由农业社会向工业社会的快速转变。工业化给人类带来了巨大的物质财富，但是同时也带来了严重的资源短缺、环境污染和生态破坏。尤其是最近 50 年来，人类对环境的影响已经遍及全球每个角落。2005 年，联合国发布的《千年生态环境评估报告》中指出，过去 50 年中，由于人口急剧增长，资源的过度开发和利用，一些地区的生态系统已遭受无法逆转的破坏。目前，世界范围内突出的环境问题有全球气候变化、臭氧层破坏、森林破坏、生物多样性减少、酸雨污染、土地沙漠化、有毒化学品污染和有害废物越境转移等问题。

一、全球气候变化

根据联合国政府间气候变化专门委员会（Intergovernmental Panel on Climate Change，IPCC）2013 年第五次评估报告，气候变暖的发生是不容置疑的。近百年来，全球大气中的温室气体含量在急剧增加。由于人类在生产和生活活动中大量地使用化石燃料，使得大量的 CO_2 进入大气层，导致大气中的 CO_2 浓度快速增加。从上一个冰河期到工业纪元前，地球表面 CO_2 从 180 mL/m³ 上升到了 280 mL/m³，从而使得地球表面温度平均上升了 4 ℃；自从工业纪元以来，大气中的 CO_2 浓度在 280 mL/m³ 基础上增加了 30%。当今大气的 CO_2 浓度已达到了 387 mL/m³，加上其他温室效应气体，所达到的 CO_2 当量浓度已达到 430 mL/m³。IPCC 估计，到 2050 年大气中 CO_2 当量浓度可达到 550～700 mL/m³，到 2100 年将达到 650～1 200 mL/m³。

全球气候变暖已是不争的事实，因此，关于大气中 CO_2 浓度翻倍后对气候变化的影响可能有以下几个方面的预测：①全球气温将平均升高 1.5～4.5 ℃，由此会引起一定程度的全球温度带位移。②最低温度的增幅要比最高温度的增幅大，夜晚温度增幅比白天的增幅大，冬季温度增幅比夏季的增幅明显。③全球降雨量将有所增加，但不同区域和不同季节会有很大差别。④由于气候变暖会使蒸散的水分远大于降雨量增加的量。因此，在中纬度内陆地区夏季干旱将明显增加。气候变暖还将导致海平面升高，增加沿海洪涝灾害，导致人口迁移。全球一半以上的人口现在居住在沿海 60 km 范围内。某些易受影响的地区包括埃及尼罗河三角区，孟加拉国的恒河—雅鲁藏布江三角区，以及很多小的岛屿，如马尔代夫、马绍尔群岛和图瓦卢等太平洋岛国。

二、臭氧层耗损与破坏

臭氧层能吸收大部分的太阳紫外线辐射，是地球的一个保护层，处于大气平流层。臭氧层的臭氧浓度减少，将会导致到达地球表面的太阳紫外辐射量增加，从而对生态环境产生破坏，进而影响人类和其他生物有机体的正常生存。关于臭氧层空洞的形成，目前占主导地位的是人类活动化学假说：人类大量使用的氯氟烷烃化学物质（如制冷剂、发泡剂、清洗剂等）在大气对流层中不易分解，其在平流层中受到强烈紫外线照射时会分解产生氯游离基，游离基同臭氧发生化学反应，使臭氧浓度减少，从而造成臭氧层的严重破坏。鉴于此，1987 年各国签订了限量生产和使用氯氟烷烃等物质的蒙特利尔协定。

三、森林破坏

森林破坏，是指各种因素对森林的破坏。其包括人为因素和自然因素两个方面。人为因素主要有森林采伐、人类引起森林火灾、酸雨和引进外来物种。自然因素则包括自然现象导致的森林火灾、昆虫和物种之间的竞争等。

在过去 1 万年流失的世界森林当中，有一半发生在近 80 年中，近 80 年中又有一半的世界森林的毁坏发生在近 30 年之中。在 1997 年的调查统计数据表明：全世界只有 20% 的森林仍然能保持着原始森林的原貌。其中，俄罗斯的寒带森林、加拿大的寒带森林和巴西的热带雨林比较完整地保存了原有森林的 75% 。2006 年 3 月 2 日绿色和平组织发布的世界森林地图，表明地球上只剩下 10% 的陆地面积是未受侵扰森林。148 个在森林带范围内的国家中，有 82 个国家完全失去了未受侵扰的原始森林，而世界森林中未受侵扰的原始森林主要由两种森林类型构成：热带雨林和北方针叶林，其中 49% 是分布在拉丁美洲、非洲和亚太地区的热带森林，另外 44% 是分布在俄罗斯、加拿大和阿拉斯加广袤大陆的针叶林。

四、生物多样性减少

生命系统是一个等级系统，包括多个层次或水平，从微观到宏观有：基因→细胞→组织→器官→种群→物种→群落→生态系统→景观等层次，每一个层次都具有丰富的变化，即都存在着多样性。生物多样性涵盖了所有生物个体、种群和物种间的差异，包括遗传变异、群落和不同生态系统之间的差异性。总体来说分为 3 个层次：遗传多样性、物种多样性和生态系统多样性。

生物多样性的破坏除自然灾害影响外，最主要的一个原因就是人类活动。随着人口的增长，人类对各种自然资源需求的加大，以及环境污染大量进入自然生态系统，造成生境破碎，生物失去家园，从而导致生物多样性减少。《世界自然保护联盟濒危物种红色名录》显示，从 1988 年以来，全球鸟类在所有生态体系和生态地理范围内所受整体威胁的状况持续恶化。20 世纪 90 年代，这种恶化状况在印度马来地区尤为突出，这主要是由于对印度尼西亚苏门答腊岛和加里曼丹岛 Sundaic 低地森林的毁坏而造成的。1980—2004 年对两栖动物所作的红色名录指数初步评估显示了与鸟类类似的恶化状况，其中最严重的恶化状况出现在新热带地区和澳大拉西亚/海洋地区。生物多样性的减少，不仅会使人类丧失一系列宝贵的生物资源，丧失它们在食物、医药等方面直接和潜在的利用价值，而且会造成生态系统的退化和瓦解，这将直接或间接威胁人类生存的基础。

五、酸雨污染

酸雨是指 pH 小于 5.6 的雨雪或其他形式的降水，分为硝酸型酸雨和硫酸型酸雨两种类型。酸雨为酸性沉降中的湿沉降，酸性沉降分为湿沉降与干沉降两大类：湿沉降是指大气中的污染物或粒状污染物由于降水冲刷而沉降的过程，干沉降则是指悬浮于大气中的各种粒子以其自身末速度沉降的过程。

酸雨最早发生在 19 世纪中叶的英国，从 1972 年在斯德哥尔摩召开的联合国人类环境会议开始，其真正被作为一种国际性环境问题正式提上议事日程。欧洲最早的酸雨主要发生在挪威、瑞典等北欧国家，后来扩展到东欧和中欧，直至几乎覆盖整个欧洲的酸雨自 20 世纪 80 年代以来呈加速发展的趋势。20 世纪 80 年代，我国的酸雨主要发生在以重庆、贵阳和柳州为代表的高硫煤使用地区及部分长江以南地区。90 年代中期，酸雨已发展到青藏高原以东及四川盆地的广大地区。以长沙、赣州、南昌、怀化为代表的华中酸雨区，现在已成为全国酸雨污染最严重的地区，其中心区年均降水 pH 低于 4.0，酸雨频率高于 90%，已到了几乎"逢雨必酸"的程度。

六、土地沙漠化

土地沙漠化简单地说就是指土地退化，也叫"荒漠化"。1992 年，联合国环境与发展大会对荒漠化的定义为：荒漠化是由于气候变化和人类不合理的经济活动等因素，使干旱、半干旱和具有干旱灾害的半湿润地区的土地发生了退化。土地沙漠化的形成是一个复杂的过程，它是人类不合理经济活动和脆弱生态环境相互作用的结果。自然地理条件和气候变异为荒漠化形成、发展创造了条件，但其过程缓慢，人类活动（过度开垦、过度放牧、乱砍滥伐和水资源不合理利用）则激发和加速了这一进程，是土地荒漠化的主要原因。

七、有毒化学品污染

有毒化学品是指通过环境蓄积、生物富集、生物转化或化学反应等方式损害环境和生物健康，或者通过直接或者间接接触对人体具有严重危害和具有潜在危险的化学品。

常见的有毒化学品污染物主要分为两个大类，即无机有毒污染物和有机有毒污染物。其中，无机有毒污染物包括含碳无机污染物、含硅无机污染物、含氮无机污染物、含氧无机污染物、含硫无机污染物、含氯无机污染物、含氟无机污染物、金属污染物和重金属污染物等。常见的有机污染物有烃污染物、含氮有机污染物、含磷有机污染物、含氧有机污染物、含硫有机污染物、含卤素有机污染物和金属有机污染物等。（见表 8 - 3）

表 8 - 3　常见有毒化学污染物

污染物类型	常见有毒化学污染物
含碳无机污染物	一氧化碳、二氧化碳
含硅无机污染物	硅尘、石棉
含氮无机污染物	氮氧化物、一氧化氮、二氧化氮、一氧化二氮、五氧化二氮、氮气、硝酸、亚硝酸、硝酸盐、亚硝酸盐、氰化物
含氧无机污染物	臭氧
含硫无机污染物	二氧化硫、三氧化硫、硫化氢、二硫化碳、硫酸、亚硫酸
含氯无机污染物	氯气、氯化氢
含氟污染物	氟、氟化氢
金属污染物	铝、铍、铊、锌、铜、钴、镍、锡、锰
重金属污染物	铅、铬、镉、汞、砷
烃污染物	甲烷、苯、甲苯、二甲苯、多环芳烃、苯并（a）芘
含氮有机污染物	亚硝胺、苯胺、萘、萘胺、硝基苯、重氮/偶氮化合物、丙烯腈、氮肥
含磷有机污染物	有机磷农药
含氧有机污染物	酚类化合物、甲醛、过氧乙酰硝酸酯、甲醇、乙醇
含硫有机污染物	硫醇、硫醚、阴离子表面活性剂
含卤素有机污染物	氯苯、氟利昂、哈龙、多氯联苯、二噁英、光气、有机氯农药
金属有机污染物	有机汞、有机铅、有机锡

八、有害废物越境转移

联合国环境署把危险废物定义为："危险废物是指除放射性以外的那些废物，由于他们的化学反应性、毒性、易爆性、腐蚀性和其他特性引起或可能引起对人体健康或环境的危害。"WHO 定义为："危险废物是一种具有物理、化学、或生物特性的废物，需要特殊管理与处置过程，以免引起健康危害或产生其他有害环境的作用。"根据《国家危险废物名录》的定义，危险废物大致可分为两种类别：其一为具有腐蚀性、毒性、易燃性、反应性或者感染性等一种或者几种危险特性的物品；另一种则为不排除具有危险特性，可能对环境或者人体健康造成有害影响，需要按照危险废物进行管理的物品。

第三节　环境变化与热带病

20 世纪 90 年代以来，人们开始关注全球气候变暖问题。数据显示，地球环境正朝着气候变暖方向变化，近 100 多年间大气温度上升了 0.5 ℃。据联合国政府间气候变化专门委员会预测，到 2100 年，全球平均气温将上升 2 ℃。气候变暖将会导致一些传染病的增加，从而引起人类感染各种疾病的风险，导致死亡率增加。高温增加人类的循环系统负担，引起由昆虫传播的疟疾及其他传染病增加，从而使疟疾、淋巴结丝虫病、血吸虫病、黑热病、登革热、脑炎增加或再次发生。WHO 提出警告：21 世纪将发生以蚊虫为媒介的感染如疟疾、登革热、西尼罗河等虫媒病毒性脑炎，以及海水温度升高所致的霍乱扩大流行（见 8-4）。

表 8-4　主要热带媒介传播疾病及气候变动所致的分布变化的可能性

疾　病	传播媒介	有感染危险的人数/人*	每年感染人数/人	分布区域	气候变动所致的分布区域变化的可能性
疟　疾	蚊	24 亿	3 亿～5 亿	热带/亚热带	+++
登革热/登革出血热	蚊	25 亿	5 000 万	热带/亚热带	++
血吸虫	螺	6 亿	2 亿	热带/亚热带	++
淋巴性丝虫病	蚊	1 亿 9 400 万	1 亿 7 000 万	热带/亚热带	+
亚尾丝虫病	黑蝇	1 亿 2 300 万	1 750 万	非洲/拉丁美洲	++

注：+表示有可能，++表示可能性大，+++表示可能性极大
*：从 1989 年推测的人口计算。

一、疟疾

疟疾是经按蚊叮咬或输入带疟原虫者的血液而感染疟原虫所引起的虫媒传染病。影响

疟疾流行的主要为温度、湿度、雨量、海拔等。温度对按蚊的生存和繁殖起重要作用。温带地区夏季按蚊滋生，疟疾盛行。冬季按蚊滞育，传疟中断。热带地区，终年存在疟疾的传播和发病。此外，气候变暖、海平面上升、降雨和洪水频繁发生等全球气候变化也会对疟疾的发生、分布和流行强度造成影响。研究指出，疟疾的发生流行及媒介蚊虫的生长繁殖所需最适温度范围是 20～25 ℃，随着全球变暖，将会有更多的国家和地区常年保持在 20 ℃ 及以上的温度，如果全球气温增加 2～3 ℃，将会使受疟疾影响的人群数量增加 3%～5%，这意味着随着全球气候变化疟疾的分布和影响范围将进一步扩大，主要是向高纬度和高海拔地区延伸。目前全球有 45% 的人口受到疟疾影响，据气候模型预测，到 21 世纪末，气候变暖引起的媒介蚊虫分布范围的扩大，将使全球 60% 的人口生活在有疟疾潜在传播流行的区域，即每年将有 5 000 万～8 000 万的新增疟疾病例发生。据 WHO 称，目前全球每年有 3.5 亿～5 亿人发生疟疾，每年因疟疾死亡人数达 100 多万人，主要发生在卫生条件差、人均收入低的非洲、亚洲等地区的发展中国家。有研究称，到 2030 年全球为预防和控制疟疾的财政投入将达 360 亿～500 亿美元。

二、霍乱

气候变暖对水传播疾病的影响，最典型的是霍乱和副霍乱。霍乱弧菌流行的温度为 20～30 ℃，最适生存温度为 22 ℃，全球变暖必将导致适合该菌的生存区域变大，则疫情也将随之蔓延传播。同时，气候变化会对地面水的分布和质量产生影响，如海平面上升及频繁发生的飓风、强降雨和洪水等会破坏甚至摧毁受影响地区的地下排水和供水系统，引起受灾地区的水质恶化和饮用水短缺；另外，洪水造成的大量人口迁移及当地卫生基础设施的破坏使受灾人群的卫生条件和营养状况得不到保障，进而使营养不良和心理疾患的发病率增加，这些都为霍乱的发生和流行创造了有利条件，尤其是在人口稠密、人均收入低、居住环境卫生条件差且易受气象灾害影响的发展中国家，伴随气候变化发生和流行的霍乱会对人群健康和社会将造成更大的负面影响和经济损失。此外，霍乱的流行可能与厄尔尼诺有关，1991 年，南美洲发生的致死性霍乱流行，科学家推测可能是厄尔尼诺现象导致太平洋增暖的环流刺激携带霍乱弧菌的浮游生物生长，为霍乱在南美洲 19 个国家流行创造了条件。

三、登革热

登革热是由埃及伊蚊和白纹伊蚊传播的一种病毒性疾病。气候变化影响登革热疫情的地理分布和扩散。当气温升高时，会缩短病毒在蚊虫体内的潜伏期，传播登革热病毒的蚊虫分布区域也可能扩大。研究表明：蚊体内温度达到 20 ℃ 以上时，登革热病毒容易繁殖复制，当低于 16 ℃ 时则停止繁殖，登革热的传播也随即终止。据估计，全球平均气温每升高约 1 ℃，登革热的潜在传播风险将增加 31‰～47‰。研究发现西印度群岛的特立尼达岛降雨量与登革热发病率显著相关，且在 6～11 月形成明显的登革热季节；南太平洋地区 10 个岛国的南方涛动指数（SOI）与登革热发病率呈正相关，其中 5 个岛国的南方涛动指数与气温或降雨量有关。目前，登革热病毒只在北纬 30° 和南纬 20° 之间的热带地区传播。气候变暖，会使虫媒和疾病的分布扩散到较高纬度或海拔较高的地区，到 2100 年登革热的传播地区可能向气温相对较低的地区延伸 1 600 km。

四、鼠疫

鼠疫是由鼠疫耶尔森菌引起，由贮藏在大家鼠上的蚤——印鼠客蚤传播的甲类传染病。鼠疫在历史上曾有多次世界性大流行，在 3 个有记载的大流行期间导致了大约 2 亿人死亡，最近一次鼠疫大流行是在中国起源的。鼠疫是自然疫源性疾病，气候变化及其引起的生态环境的改变必然对宿主（鼠）或媒介（蚤类）产生深刻影响，进而影响人间鼠疫的发病。蚤类在 20 ~ 30 ℃ 间最活跃，相对湿度为 90% 时比低于 30% 时生命期长 4 倍。1880—1950 年的气候增温期与鼠疫高发期一致。随着 1976 年以来气温和湿度双双呈上升趋势也使这些地区的疫源地范围发生变化和扩大。1994 年印度鼠疫的大暴发也与酷热的夏季和不寻常的季风气候条件密不可分。我国鼠疫流行区和疫源地明显分布在东北到西南的北方草原富钙生态景观和南方东南沿海森林富铁生态景观里。例如，云南省 20 世纪 80 年代到 2005 年常有鼠间人间疫情，2000 年广西隆林县和贵州省兴义市暴发了人间鼠疫，雷州半岛是黄胸鼠鼠疫疫源地，2005 年 5 月雷州市乌石镇黄胸鼠密度升高到 9.7 左右，印鼠客蚤指数达到 10.0 左右，表明疫源地的现状趋于紧迫，不能放松警惕。目前，气候变化与鼠疫流行的耦合分析成为研究的焦点之一，在气候干旱的北方地区，降水量增加通常会增加鼠疫的严重程度。湿润的环境很可能增加种子的产量和植被的生长，导致跳蚤寄生的啮齿动物有更大的食物来源。反过来这些跳蚤可能携带导致鼠疫的鼠疫耶尔森氏菌。在气候更潮湿的中国南方，降水量增加通常会减少鼠疫的严重程度，这可能是由于跳蚤种群增长被抑制以及由于洪水和其他原因导致啮齿动物死亡率增加。

五、流感

流感发病与气象条件的关系十分密切，冬季是流感发病的高峰期，夏季为低值期，因为冬季大气扰动强烈，导致北方寒流南侵和锋面过境造成气温骤降，相应呼吸道疾病患者猛增。对于引发流感的因素，有两种观点。一种观点认为气温高低是诱发流感的关键因子，生物学实验表明流感传播的最适宜湿度为 20% ~ 25%，当湿度上升至 80% 时，流感传播被完全阻断；气温 5 ℃ 时流感传播的可能性大于 20%，当气温上升至 30 ℃ 时，流感传播被完全阻断。而另一种观点则认为：季节转换时期有关气象要素的突变才是触发流感的关键，其中尤以气温突变为明显。流感一类的呼吸道疾病，其发生、蔓延与气象上的冷热变化有很大关系，尤其是在季节转换时出现的冷热变化最易引发此类疾病，气温高低本身并非诱发流感的关键因子。

六、流行性乙型脑炎

流行性乙型脑炎（简称乙脑）是由日本脑炎病毒（Japanese encephalitis virus，JEV）引起的人畜共患病。该病在热带地区全年均会出现流行或散发，而在温带和亚热带地区则主要在夏秋季流行。乙型脑炎病毒的主要传播媒介是库蚊，因此，其受蚊虫的生长发育条件影响较大，其在蚊体内发育时，气温低于 20 ℃ 时失去感染能力，26 ~ 31 ℃ 时体内病毒浓度上升，传染力增强。在全球气候变化背景下，乙脑传播主要媒介（库蚊）的地理分布区已发生了明显的改变且向非流行区扩散。2009 年，研究人员在西藏采集的三带喙库蚊标本中，成功分离出了乙脑病毒，预示着该病毒已向曾经认为不会造成乙脑流行的高原地区扩散。近年来，这种扩散趋势在其他国家和地区也被逐渐发现。

七、其他传染性疾病

近年来，再现和新发传染病逐渐增多，使人类对这方面的关注也越来越多。随着全球气候变化的影响，冰雪融化可能释放出深埋地层的古老细菌或病毒，未来可能会有越来越多的新传染病出现。据估计，自 1970 年以来，已有 30 种新传染病出现。1999 年西尼罗河病毒在北美洲第一次出现，被认为是全球变暖、干旱等气候变化的结果。2012 年，该病毒在美国再次暴发，至当年 8 月末造成 1 590 人感染和 66 人死亡。据 WHO 统计，2003 年在中国广东首发并迅速蔓延全球的严重急性呼吸系统综合征（SARS），共导致 8 069 人患病，其中有 775 人死亡，对受影响地区人群健康和生命安全造成了极大的威胁。

 第四节　热带环境变化与个体反应的特征

热带环境因素变化作用于个体后，个体将会发生相应的反应。其反应的质和量，受到热带环境因素和个体状态的影响。在热带医学的研究中，其作用的热带环境因素和作用的对象人群及其反应均有一些自身的特征。

一、环境介质与热带环境因素暴露

热带环境因素，尤其是环境化学物质的暴露，大多数是通过接触含有这些物质的环境介质而发生的。然而，自然的和人为的环境化学物质排放后进入环境，将在空间位置、化学性质或存在形态等方面发生相应的复杂变化。这些变化可归纳为两种：一种是通过环境本身的自净作用，修复到污染前的状态；另一种则可能增大个体暴露的机会、增加环境因素对个体的危害性。热带医学应特别关注后一种转归，研究环境化学物质在热带环境中迁移和转化的过程及规律，以及对环境化学物质作用途径、浓度、方式等暴露特征的影响。

（一）环境物质在环境介质中的迁移

环境物质的迁移是指环境物质在热带环境中发生的空间位置改变的过程。其物质一进入到环境介质中，最先是在所接纳环境物质的介质内转移，接着到达其他环境介质当中。

1. 单一环境介质内的迁移

在空气中，环境物质主要靠扩散和对流两种方式进行迁移。因为空气的黏度较低，在空气中环境物质的扩散相对较快，对于同一种物质，比在水中快 100 倍。空气对流的迁移作用最强，在大气的对流层中，有规则的对流和无规则的湍流，直接影响到物质的迁移。在水体中，环境物质的运动主要通过扩散、弥散和水流来实现，其迁移主要靠水的湍流和平流。在土壤中，环境物质的运动是靠在其液体内的扩散或水通过土壤颗粒间空隙的运动实现的。扩散的方向总是从浓度高的区域向浓度低的区域。

2. 不同环境介质间的迁移

环境化学物质一经排放，可进入多种环境介质，并可在不同介质间迁移。比如进入水中的污染物可通过蒸发的形式进入空气，也可通过灌溉吸附等方式进入到土壤，另外还可以沉积进入水体底泥。个体可通过呼吸、饮水、食物等方式接触到环境化学物质。化学物从一种介质移动到另一种介质，受很多因素的影响，如土壤中污染物的转移和自净依赖不同介质间的迁移。

3. 生物性迁移

生物界的物质流是通过食物链和食物网进行的。在迁移中，化学物质可蓄积于生物体内，导致体内含量升高，尤其在食物链的顶层生物其含量增加得更快。经食物链和食物网的迁移作用，生物体内化学物质的浓度随着营养级的增高而升高的现象称为生物放大作用（biomagnification）。

（二）环境物质在环境介质中的转化

化学物在环境中经化学或生物学作用改变为另一物质的过程称为化学物的转化。一般把在环境中通过转化所形成的与最初理化性状不同的新污染物称为二次污染物（secondary pollutant），而由污染源直接排入环境的污染物称为一次污染物（primary pollutant）。

1. 化学转化

化学物发生各种化学反应后的变化。在空气中，化学物的转化以光化学氧化和催化氧化为主。大气中的挥发性有机物、氮氧化物等污染物通过光化学氧化作用生成臭氧、过氧乙酰硝酸酯及其他类似的氧化性物质，统称为光化学氧化剂。美国的"洛杉矶光化学烟雾事件"就是一起典型的由光化学反应所引起的大气污染公害事件。

2. 生物转化

生物转化指环境化学物通过生物相应酶系统的催化作用所发生的变化过程。化学物在有关酶系统的催化作用下，经各种生物化学反应改变其化学结构和化学性质。环境化学物经过生物转化后一方面能够让大部分物质的毒性降低，同时也可导致一部分物质的毒性增大，或变为更难降解的分子结构或更易被生物吸收和蓄积的形式，如河流底泥内的无机汞在微生物的参与下能转化成剧毒的甲基汞。

化学物在热带环境中的迁移和转化，大部分为相互影响和相互作用的复杂过程。迁移为转化提供了环境条件，转化又为新的迁移提供了基础。因此，迁移和转化的关系非常密切。

（三）环境物质的迁移和转化对环境因素暴露的影响

环境化学物和污染物通过在环境介质中的迁移和转化，会影响人群暴露的范围、途径、性质、剂量和产生的危害。

1. 扩大暴露范围

热带环境中各种化学物质或颗粒物可通过环境介质的迁移作用而到达很远的地方。环境毒物的迁移会使得暴露人群范围增大，而造成更为严重的后果。如发生在苏联切尔诺贝利的核泄漏事故，核反应器爆炸时放射性尘埃直升高空，进入大气，使周围 30 km 范围成为"死亡区"。随后进一步扩散，导致很多欧洲国家大气中放射性物质超标。可见，当今所面临的环境污染和环境问题已经没有国界。

2. 增加暴露途径

环境污染物可通过多种方式在环境介质之间迁移。因此，一个污染源不仅会造成接纳污染物的单一环境介质的污染，还可进入其他环境介质。通过这些环境介质，个体可通过呼吸道、消化道、皮肤等途径暴露。例如：金属汞在其排放地可污染土壤；汞的升华污染大气；随着水循环，土壤和大气中的汞可进入水体；水中的无机汞在微生物的参与下可转化为甲基汞，甲基汞被水生生物吸收，经食物链发生生物放大作用。因此，一个污染源的汞最终可在土壤、空气、水和生物体出现。那么，人体可经呼吸道、消化道、皮肤的途径暴露于汞。

3. 改变污染物的性质和毒性

热带环境因素与环境介质的相互作用中，化学的和生物的转化作用都可能改变环境化学物质的性质，使其毒性增强。如污染物二氧化硫在大气中经氧化转化为三氧化硫，再溶于大气中的水形成硫酸雾，硫酸雾的刺激作用比二氧化硫大 10 倍。再如溶解度很小的硫化砷如 As_2S_2（雄黄）和 As_2S_3（雌黄）毒性很低，在土壤微生物的参与下能转化为有机砷，有机砷的溶解性和生物的吸收率大大提高，其危害性也会增加。

4. 影响暴露剂量

环境化学物质在环境介质中的迁移过程大多数是稀释过程，使其在环境介质中的浓度降低。因此，人群的环境暴露一般为低剂量长期反复暴露。但是，在生物性迁移过程中，可通过生物放大作用，导致机体内环境污染物的浓度比环境介质高出千倍、万倍，甚至几十万倍。这些环境中含量较低的物质可通过食物链使其含量增加到危害健康的浓度。

二、暴露特征与反应

环境暴露是热带环境因素产生健康有害作用的决定因素。暴露的途径、强度和时间与其效应产生的相关性极高。

（一）暴露途径

同一种有害化学物，可有不同的污染来源。即便是同一污染来源，由于环境介质的物质迁移作用可以在不同介质之间进行，许多环境有害化学物进入环境后都会在多种介质中存在。通过这些介质，环境有害化学物经呼吸道、消化道、皮肤暴露途径进入人体。暴露途径与效应产生的关系密切，可通过以下方式影响有害效应的产生。

1. 影响总暴露量

暴露的途径越多，总暴露量则可能越大，产生的作用也就越明显。许多环境有害物质是通过多种途径暴露的，如铅及其化合物可以通过饮水、食物经口摄入，呼吸室内外空气经呼吸道吸入，暴露尘土或涂料经皮肤吸收。在热带环境暴露评价研究中，必须考虑多种暴露途径，以反映总的暴露水平。

2. 影响吸收率

不同暴露途径的吸收率不同，当吸收率高、吸收量大时，产生的效应也随之增强、危害增大。如金属汞，经口摄入时，由于经消化道吸收率极低，其危害小；但若以汞蒸气的形式经呼吸道吸入，其在肺内的吸收快，毒性也大。

3. 改变作用靶

进入体内的途径不同，首先到达的器官和组织不同，作用的机制也不同。如硝酸盐经口摄入在肠道菌的作用下，还原成亚硝酸盐，可引起高铁血红蛋白症；经肝脏解毒的物质，经口摄入毒性较低。

环境暴露的特点是途径多，因素复杂，在研究环境因素与健康效应的关系时，必须注意不同暴露途径可能产生的影响。

（二）剂量反应关系

1. 剂量与反应

剂量通常指进入机体的有害物质的量。与机体出现各种有害效应关系最为密切的是有害物质到达机体靶器官或靶组织的量。因靶器官或靶组织中的剂量比较难测定，在环境卫生工作实践中常用环境外暴露量来反映人体的接触剂量。环境有害因素作用于机体，可引起生化代谢改变、生理功能障碍、死亡等多种生物学效应。随着暴露剂量变化，产生反应的数量随之改变的相关关系称为剂量–反应关系（dose-response relationship）。

2. 剂量反应关系曲线的类型

产生某一反应的临界剂量值称该反应的阈值，一般认为，化学物的一般毒性（器官毒性）和致畸作用的剂量–反应关系是有阈值的（非零阈值），而遗传毒性致癌物和性细胞致突变物的剂量–反应关系是否存在阈值仍有争论，通常认为是无阈值（零阈值）。据此，剂量–反应曲线分为无阈值和有阈值两种类型。其环境毒理学特征不同。

（1）无阈值化合物。无阈值化合物是指在大于零的剂量暴露下，则可产生有害效应的化合物，其剂量–反应曲线的延长线通过坐标的原点，通常把这类化合物认为是无安全剂量，例如遗传毒性致癌物。

（2）有阈值化合物。一般化合物均存在阈值，某些化合物还存在两个阈值。只有当达到或大于阈剂量时才产生其效应。低于阈剂量则不产生其效应的物质称为单阈值化合物，其剂量–反应曲线大部分为 S 形或抛物线形。必需微量元素的剂量–反应曲线呈 U 形，有两个阈值。

（三）暴露时间

作用剂量不仅与环境介质中污染物的浓度有关，还与暴露时间相关。有害因素的暴露或是一次短时间的，或是多次长期的。对于环境污染物的暴露，大部分是低剂量长期重复暴露。重复暴露的时间包括暴露频度及暴露持续期这两个因素。

三、环境多因素暴露与联合作用

（一）环境因素的多样性

环境有害因素是多样的，包括物理性、化学性和生物性因素。每一大类又存在多个亚类和具体的因素。以化学物质为例，目前已知的化合物有数百万种，致癌物和致畸物有数千种。这些物质存在于人类暴露的各种环境介质中。同时，人类生产和生活活动排放的污染物，如烟道废气、汽车尾气及工业废水，都是复杂的混合物；饮用水氯化消毒可产生200多种氯化消毒副产物；烹调油烟有200多种成分；烟草燃烧可产生3 800多种物质，其中确认的致癌物至少有44种。这些物质均可进入各种环境介质。人体暴露的污染物并非单一的，而是多种物质同时存在，在机体内表现为特别复杂的交互作用，互相影响生物转运、转化、或排泄的过程，从而改变机体的毒性效应。2 种或 2 种以上的化学物同时或短时间内先后作用于机体所产生的综合毒性作用，称为化学物的联合毒性作用（joint toxic effect 或 combined toxic effect）。随着外环境污染日益增多，联合作用的危害已引起高度关注。

（二）联合作用的类型

依据多种化学物同时作用于机体时所产生的毒性反应性质，可将化学物的联合作用分为下列几类。

1. **相加作用**

如在化学结构上为同系物，或其毒作用的靶器官相同，则其对机体产生的总效应为各化合物单独作用时产生效应的总和，称为化合物的相加作用（additive effect）。大部分刺激性气体的刺激作用呈相加作用。

2. **独立作用**

两个或两个以上化合物作用于机体，因为其各自作用的受体、靶细胞或靶器官等不同，产生的效应也互不干扰，因此，其交互作用表现为各化合物单独的毒性效应，称为独立作用（independent effect）。

3. **协同作用**

各个化合物交互作用产生的总效应大于各自单独效应的总和，则称为化合物的协同作用（synergistic effect）。如有机磷化合物可通过抑制胆碱酯酶的活性而增加其他化合物的毒性效应。

4. **拮抗作用**

一种化合物使另一种化合物的毒性效应降低的作用，称为拮抗作用（antagonistic action）。如阿托品可治疗有机磷化合物引起的毒蕈碱症状等。

 第五节　环境基因组计划与人类健康

环境基因组计划（Environmental Genome Project，EGP）是 1997 年由美国国立环境卫生科学研究所首先提出，并于 1998 年投资 6000 万美元正式启动，我国于 2000 年前后开始环境基因组计划的研究。环境基因组计划的主要目标是识别有重要功能意义的环境应答基因的多态性，确定它们引起环境暴露致病危险性方面的差异；改进基因分析方法，优化研究设计，开发样品库，开展基因 – 环境相互作用的流行病学研究，确定基因多态性在疾病发生中的作用。

一、环境基因组计划研究的研究对象

目前，环境基因组计划主要研究以下七大类疾病和缺陷。

（1）癌症：肺癌、膀胱癌、乳腺癌和前列腺癌；

（2）呼吸系统疾病：哮喘和纤维囊性肿；

（3）退行性神经系统疾病：早老性痴呆（Alzheimer disease）、帕金森综合征和肌萎缩内侧硬化症；

（4）发育障碍：智力低下和注意力缺陷多动症（ADHD）；

（5）先天缺陷：口面裂；

（6）生殖系统疾病：不育、子宫肌瘤、子宫内膜异位、青春期早熟；

（7）自身免疫疾病：全身性红斑狼疮、多发性硬化。

此外环境基因组计划还涉及的 10 类候选基因，分别是①受体基因；②代谢基因；③信号传导基因；④DNA 修复基因；⑤外源化合物代谢和解毒相关基因；⑥免疫和感染应答的介质基因；⑦参与氧化过程的基因；⑧细胞周期调控基因；⑨介导营养因素的基因；⑩细胞内药物敏感基因。

二、环境基因组计划实施进度

第一阶段，选择进行序列分析的靶基因；采用由人类基因组计划（Human Genome Project，HGP）发展来的高通量实验技术快速地进行序列分析；建立关于基因多态性的中心数据库。

第二阶段，通过功能分析，确定在功能上有重要差异的基因多态。可以采用多种方法进行研究，如基因产物的活性分析；或是进行表达差异分析，而后对表达有差异的基因的上游调节区域（与表达量相关）序列差异研究，探索一些基因在保守序列区域（如在 BRCAI 中的锌指结构）的差异进而预测序列差异；用三维结构分析方法鉴别蛋白—蛋白和蛋白—化合物的相互作用；利用动物模型如基因剔除技术进行功能分析。

第三阶段，实施以人群为基础的流行病学研究，来探索基因—环境的相互作用过程及其在疾病发病中的作用，改进危险性评价及环境暴露的调控方法，并对高危人群进行特定疾病筛查，更好地保护易感人群。

三、环境基因组计划的研究内容与进展

EGP 是一个多学科的协作计划，除了美国国家环境卫生科学研究所（National Institute of Environmental Health Sciences，NIEHS），其他的美国国立卫生研究院（National Institutes of Health，NIH）以及能源部和其他的联邦政府机构，大学也参与了该计划的实施。目前，与该计划相关的课题已超百个，包括以下 5 个方面：

（1）生物统计学和生物信息学前者主要发展分析基因 – 环境相互作用的统计学方法，后者主要发展大分子细胞成分（DNA、RNA、蛋白质）计算机分析数据库，也包括开放网络应用的计算机资源。

（2）功能分析包括结构功能研究、酶学、细胞定位、蛋白质折叠、组织 – 器官特异的基因表达方式，功能基因组学、转基因和其他动物模型系统，以及离体和细胞学方法。

（3）以人群为基础的研究包括环境和分子流行病学研究、生物标志、遗传易感性和基因 – 环境相互作用。

（4）DNA 测序工作包括 DNA 序列测定和分析，人群队列遗传变异的再测序工作，同源性测定，载体结构，侧翼序列和内含子/外显子范围分析，以及增强子和其他调节区带

分析。

（5）技术开发开发基因/蛋白质功能研究的高通量技术，包括 DNA 微阵列（DNA microarray）技术的开发验证、质谱、毛细管电泳、变性 HPLC 等技术，以及全细胞蛋白质含量分析方法的建立等。

目前，已筛查出 620 余个候选环境应答基因，并从 8.8 Mb 基线序列中鉴定出了 88 162 个单核苷酸多态性（single nucleotide polymorphism，SNPs），这无疑为基因型 – 表型 – 环境相互作用的关联性基因定位提供了宝贵的资源。

四、我国环境基因组计划研究概况

我国关于环境基因组的研究重点是弄清基因 – 环境之间的交互作用，解决接触条件相同，但不同个体患病与否及患病程度不同的现象，研究项目包括基因多态性与未知病因的疾病关系，也有对已知特定环境因素致病易感基因的筛选，涉及的疾病有肿瘤、神经系统疾病、生长发育障碍、循环系统疾病和骨骼疾病等方面。

在与环境相关疾病易感性标志物研究方面：谷胱甘肽 S 转移酶（GST）、细胞色素氧化酶（CYP）和 N – 乙酰化酶等基因的多样性与人群对化学致癌物的易感性有关。氨基乙酰丙酸脱水酶（ALAD）基因多态性与铅中毒易感性差异、对氧磷酶基因多态性与有机磷农药易感性关系、乙醛脱氢酶（ALDH2）基因多态性与乙醇毒性差异等。

在基因多态性功能研究领域，王溯等发现 GSTM1 基因多态性与吸烟联合作用会增加中国人慢性阻塞性肺病易患性；高建平等发现携带 N – 乙酰基转移酶（NAT2）慢乙酰化基因型的吸烟者可能是肝癌的高位人群；此外，基因多态性影响体内铅负荷水平和早期血液毒性，细胞色素氧化酶基因多态性与锰中毒致锥体外系损失有关联等。

机体与环境之间的相互作用对健康产生的影响是不言而喻的，全面认识环境因素对机体遗传易感性的影响，就可以准确地对引起疾病的环境因素进行识别、评价并采取积极措施避免有害因素的危害，也可以帮助敏感个体较准确地认识他们所处的环境暴露可导致的健康危险，更好地保护易感人群的身体健康。目前，科学家提出的环境基因组计划正在积极探寻多种危害较严重疾病的环境应答基因和易感基因（susceptible gene），并试图阐明此等基因在疾病发生发展中的作用及其影响因素等。随着分子生态性（易感基因）关系的研究成为环境与健康关系研究中的热点，人类健康与疾病的发生是环境因素与机体相互作用的结果，这一论断将进一步为更多的科学研究结论所证实。

（文少白 肖莎）

参考文献

1. 白杰，刘桂芳，张丽红，等．环境与人类健康［J］．北方环境，2010，22（5）：19 – 22.
2. 晨咏．借来的地球：15 起世界环境灾难的教训［M］．北京：机械工业出版社，2011.
3. 戴群莹，彭娟，董旭东，等．多环芳烃对人类健康影响的研究进展［J］．重庆医学，2014，43（21）：2811 – 2813.
4. 郭新彪，王欣，卢秀玲，等．环境健康学基础［M］．北京：高等教育出版社，2010.
5. 黄飚，周青．城市环境污染对人类健康的影响［J］．生物学教学，2005，30（8）：2 – 4.

6. 阚海东，鲁元安，仇小强，等．环境与全球健康［M］．北京：人民卫生出版社，2016.

7. 李国栋，张俊华，焦耿军，等．气候变化对传染病暴发流行的影响研究进展［J］，生态学报，2013，33（21）：6762－6773.

8. 李钰．环境污染健康损害赔偿制度研究——以宁夏回族自治区为例［D］．北京：中央民族大学，2012.

9. 廖赤眉，严志强．全球环境变化对人类健康的影响及对其研究意义［J］．广西师范学院学报（自然科学版），2002，19（1）：8－13.

10. 刘起勇．气候变化对媒介生物性传染病的影响［J］．中华卫生杀虫药械，2013，（1）：1－7.

11. 刘新会，牛军峰，史江红，等．环境与健康［M］．北京：北京师范大学出版社，2009.

12. 龙璐．海南省疟疾疫情时空分析及影响因素研究［D］．武汉：华中科技大学，2013.

13. 梅内拓生，刘乾文，高桂华．地球环境变化与感染性疾病［J］．日本医学介绍，2004，25（12）：557－558.

14. 石碧清，赵育，间振华．环境污染与人体健康［M］．北京：中国环境科学出版社，2008.

15. 万俊香，任雪峰，夏昭林．美国环境基因组计划介绍［J］．劳动医学，2001，18（4）：252－253.

16. 徐丹丹，尹家祥．气候变化对鼠疫流行的影响［J］．热带医学杂志，2018，18（1）：111－113，121.

17. 杨华源，冯志勇，卢瑞明．广东省鼠疫疫源地性质的研究［J］．热带医学杂志，2006，6（7）：794－795.

18. 俞守义，邹飞，陈晓光，等．现代热带医学［M］．北京：军事医学科学出版社，2012.

19. 曾四清．全球气候变化对传染病流行的影响［J］．国外医学（医学地理分册），2002，23（1）：36－38.

20. 张瑜．危险废物越境转移的责任承担及其实践［D］．浙江：浙江大学，2017.

21. 赵杰夫，吕中科，赵燕妮．流行性感冒与气象条件的关系初探［J］．暴风灾害，1998，17（2）：19－20.

22. 郑宝山，肖唐付，李社红，等．医学地质学：自然环境对公共健康的影响（中文版）［M］．北京：科学出版社，2009.

23. 郑学礼．全球气候变化与自然疫源性、虫媒传染病［J］．中国病原生物学杂志，2011，6（5）：384－387.

24. 郑学礼，罗雷．埃及伊蚊对重要黄病毒易感性研究概况［J］．寄生虫与医学昆虫学报，2010，17（1）：47－54.

25. 周兰兰，蒋义国，曹虹，等．环境基因组计划研究进展［J］，中国公共卫生，2007，23（10）：1263－1265.

26. 左玉辉，柏益尧，华新，等．环境学 ［M］．2 版．北京：高等教育出版社，2009.

27. CAMINADE C, KOVATS S, ROCKLOV J, et al. Impact of climate change on global malaria distribution ［J］. Proceedings of the National Academy of Sciences of the United States of America, 2014, 111（9）：3286 – 3291.

28. CHADEE D D, SHIVNAUTH B, RAWLINS S C, et al. Climate, mosquito indices and the epidemiology of dengue fever in Trinidad ［J］. Annals of tropical medicine and parasitology, 2007, 101（1）：69 – 77.

29. CHOI K M, CHRISTAKOS G, WILSON M L. EI Nino effects on influenza mortality risks in the state of California ［J］. Public health, 2006, 120（6）：505 – 516.

30. COONEY C M. Climate change and infectious disease: Is the future here? ［J］. Environmental health perspectives, 2011, 119（9）：A394 – A397.

31. EBI K L. Adaptation costs for climate change – related cases of diarrhoeal disease, malnutrition, and malaria in 2030 ［J］. Globalization & health, 2008, 4（1）：1 – 9.

32. HALES S, WET N D, MAINDONALD J, et al. Potential effect of population and climate changes on global distribution of dengue fever: an empirical mode ［J］. Lancet, 2002, 360（9336）：830 – 834.

33. HASHIXUME M, ARMSTRONG B, HAJAT S, et al. The effect of rainfall on the incidence of cholera in Bangladesh ［J］. Epidemiology, 2008, 19（1）：103 – 110.

34. IPCC. Climate change 2007: synthesis report ［M］. Cambridge: Cambridge University Press, 2007.

35. KUMARESAN J, SATHIAKUMAR N. Climate change and its potential impact on health: a call for integrated action ［J］. Bulletin of World Health Organization, 2010, 88 （3）：163.

36. LOWEN A C, MUBAREKA S, STEEL J, et al. Influenza virus transmission is dependent on relative humidity and temperature ［J］. Plos pathogens, 2007, 3（10）：1470 – 1476.

37. PASCAL M, VISO A C, MEDINA S, et al. How can a climate change perspective be integrated into public health surveillance? ［J］. Public health, 2012, 126（8）：660 – 667.

38. RODO X, PASCUAL M, FUCHS G, et al. ENSO and cholera: a nonstationary link related to climate change? ［J］. Proceedings of the National Academy of Science of the United States of America, 2002, 99（20）：12901 – 12906.

39. SEMENZA J C, SUK J E, ESTEVEZ V, et al. Mapping climate change vulnerabilities to infectious diseases in Europe ［J］. Environmental health perspectives, 2012, 120 （3）：385.

40. SEMENZA J C, MENNE B. Climate change and infectious diseases in Europe ［J］. Lancet Infectious Diseases, 2009, 9（6）：365 – 375.

41. SØRENSEN M D, SØRENSEN B, GONZALEZ-DOSAL R, et al. Severe acute respiratory syndrome（SARS） ［J］. Annals of the New York Academy of Sciences, 2010, 1067 （1）：500 – 505.

42. URASHIMA M, SHINDO N, OKABE N. A seasonal model to simulate influenza oscillation in Tokyo [J]. Japanese journal of infectious diseases, 2003, 56 (2): 43 –47.

43. VIBOUD C, PAKDAMAN K, BOOLLE P Y, et al. Association of influenza epidemics with global climate variability [J]. European journal of epidemiology, 2004, 19 (11): 1055 –1059.

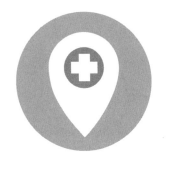

第九章 | 热带环境与心理健康

随着自然环境和人类社会的发展演变，环境对人类心理健康的影响越来越深刻和复杂。在热带环境下，人的生理和心理指标会发生很大变化，认知能力、情绪和意志水平会受到很大影响，甚至出现心理障碍。精神分析疗法、行为疗法、来访者中心疗法和认知疗法是目前主要的心理治疗方法。

 第一节 热带环境对心理健康的影响

一、心理健康

（一）心理健康的定义

1989 年，WHO 提出健康包括躯体健康（physical health）、心理健康（psychological health）、社会适应良好（good social adaptation）和道德健康（ethical health）。从此，人类一致认可心理健康是健康必不可少的要素，对其的关注和研究也进入了史无前例的高峰阶段。但是对心理健康进行准确定义是非常困难的，正如 Kaplan（1965）所言："心理健康是一个混合的领域，它不仅包含知识体系，也包含生活方式、价值观念以及人际关系的质量。"

经过查阅文献，归纳不同学者对心理健康（psychological health）的不同定义，总结为：个体能够适应发展着的环境，具有完善的个性特征；且其认知、情绪反应和意志行为处于积极状态，并能保持正常的调控能力。在生活实践中，能够正确认识自我，自觉控制自己，正确对待外界影响，从而使心理保持平衡协调，就已具备了心理健康的基本特征。

（二）心理健康的测评工具

目前常用的心理健康测评工具主要有两种：一是对心理健康的全面测评，二是对心理健康单方面的测评。

1. 对心理健康的全面测评

既包括对积极心理水平，也包括对消极心理水平的测评，它能比较准确地反映出个体的整体心理健康状况。比较常用的量表有以下几种：

（1）心理健康调查表（mental health inventory）。由 Veit 和 Ware（1983）编制，包括 38 项条目，由心理痛苦（psychological distress）和心理幸福（psychological well-being）两个分量表组成。心理痛苦分量表主要测评焦虑、抑郁、行为与情绪失控；心理幸福分量表主要测评正性情感和情绪纽带。

（2）症状问卷（symptom questionnaire）。由 Kellner（1973）编制，一共 92 项条目，其中 68 项条目可对抑郁、焦虑、愤怒与敌对、心理问题躯体化等不同的症状进行测评，24 项条目对幸福感进行测评。

（3）正性情感与负性情感问卷。最近研究认为，心境的两个最重要的维度分别是正性情感（positive affect）和负性情感（negative affect）。其中，正性情感反映了个体对生活的热情程度，分数高表示个体精力旺盛，能全神贯注和快乐，而分数低表示情感淡漠；负性情感表示个体烦恼或不愉快的程度，分数高表示个体主观感觉困惑和痛苦，而分数低表示淡定。常用的情感问卷有：由 McNair，Lorr 和 Droppleman（1971）编制的简明心境量表（brief profile of mood state）；由 Watson 和 Clark（1988）编制的简式正性情感和负性情感量表（positive affect and negative affect scale），以及由 Watson 和 Clark（1991）编制的心境和焦虑症状问卷（mood and anxiety symptom questionnaire）等。

2. 对心理健康单方面的测评

比较常用的测评心理健康单一方面的量表既有仅测量心理健康积极方面的主观幸福感等量表，又有仅测评心理健康消极方面的症状自评量表等。

（1）对心理健康积极方面的测量。积极心理学中近年来最常用的概念之一是主观幸福感（subject well-being），它是指个体依据自己设定的标准对其生活质量所做的整体评价。比较常见的测量主观幸福感的量表有：由 Kozma 和 Stones（1980）编制的纽芬兰纪念大学幸福度量表（memorial university of Newfoundland scale of happiness）；由 Diener 等（1985）编制的总体生活满意度量表（satisfaction with life scale）；由 Argyle 等（1988）编制的牛津主观幸福感问卷（Oxford happiness inventory）和 Bradley（1994）编制的 WHO 幸福量表（WHO well-being scale）等。

（2）对心理健康消极方面的测量。主要集中在那些反映心理病理症状的量表上，即根据心理病理症状的有无及严重程度不同来编制各种心理健康量表，既包括了那些综合测量精神症状的量表，如症状自评量表（symptom checklist 90）、明尼苏达多相人格测验（Minnesota multiphasic personality inventory）；又包括了评价心理病理单一症状的量表，如汉密尔顿焦虑量表（Hamilton anxiety scale）、汉密尔顿抑郁量表（Hamilton depression scale）和简明精神病评定量表（brief psychiatric rating scale）等。

心理健康是一个复杂的系统，需要从多个视角、采用多学科的方法进行动态研究。个体心理健康受到生物因素、社会因素和心理因素等多种因素的影响，且随着年龄的增长，个体心理素质也在发生着变化，这些因素都直接影响着对个体心理健康的评估和研究。

二、热带环境对心理健康的影响

（一）高温

1. 高温影响心理的作用机制

高温对心理的影响主要是由于神经系统在热的强烈刺激下应激而引起的。神经系统控制着内分泌系统，而内分泌系统又控制着许多生理现象和行为，并进而影响人的心理。在高温环境下，热的持续作用减弱了中枢神经系统的兴奋性，使机体体温调节功能降低，破坏了热平衡。热主要通过皮肤温觉感受器的传入冲动和温度升高的血液共同影响着下丘脑内的体温调节中枢，引起神经内分泌的改变，从而对下丘脑调节中枢起负反馈调节作用。大量的研究发现，许多参与体温调节的介质如肾素、血管紧张素 I、醛固酮、皮质醇、5-羟色胺、前列腺素和环磷腺苷等，在热应激时普遍明显升高。这些神经内分泌的改变对机体的生理和心理均可产生明显影响，如糖皮质激素分泌过多，可引起人思维不能集中，烦躁以至失眠。此外，肾上腺皮质激素增多时，可使人血压升高，心跳加快，紧张感和不安感增强，这些对人的情绪和行为都会产生相当大的影响。

2. 高温对情绪的影响

在高温和热辐射的作用下，大脑皮质体温调节中枢的兴奋性增高，中枢神经系统受到抑制，可导致个体情绪不稳定，容易出现紧张、抑郁、焦虑、恐惧以及愤怒等负性情绪。在遭受急性热作用的人群中，有的曾出现突然的、引人注目的情绪失控，如自我无法控制的哭泣或无缘无故突然大怒等。尤其在急性应激影响下，有的人可引起心理和精神创伤。除此之外，在高温环境之下，人的生理代谢速度会加快，以致加剧人的疲劳程度，这会给人的意志力带来消极影响，从而导致盲从和被暗示等现象的发生。

3. 高温对认知的影响

在高温和热辐射的作用下，可导致个体情绪不稳定，从而影响人体的认知能力。认知能力是指人脑加工、储存和提取信息的能力。根据有关数据表明，当人体处于高温高湿环境中时，其认知能力会受到明显的干扰和损害，从而出现注意力不集中、短时记忆容量变小、动作的准确性与协调性差、思维想象困难、认识判断能力下降、反应迟钝和味觉敏感阈增高等问题，甚至出现视幻觉和视错觉等严重的认知损害。

（二）热带条件下的特殊作业环境

热带条件下除了高温环境是影响人体的生理、心理健康的重要因素以外，某些特殊职业的作业环境也严重地影响了人们的健康，如航海、飞行、潜艇、驻守边防海岛等工作环境具有高噪声、环境相对封闭、电磁辐射、环境污染特点。

船上的工作环境有其特殊性，如船上高温、高湿、拥挤的居住环境；信息闭塞、生活枯燥；海上气候多变，生活节律的改变，颠簸晕船，睡眠不好。以上这些使海上工作人员可能会出现紧张疲劳、焦虑、寂寞、抑郁、敌意及感知、记忆、运算能力降低。当处在这样一个薄弱心理基础上的舰员又一次受到相同的环境影响时，其心理反应的剧烈程度及中枢神经系统受到的影响都将超过健康人群。

某些官兵长期驻守在南方重要战略要地及岛礁，高温、高湿、高盐的居住环境，家庭分离孤独感倍增，以及工作形式固定呆板，使其生理和心理指标会发生很大变化，认知能力、情绪表现、意志水平会受到很大影响，主要表现为容易疲劳，生活、工作、战斗能力下降，工伤事故发生率上升等。

（三）台风、海啸和地震等自然灾害

台风、海啸和地震等是严重的自然灾害，不仅造成严重的人员伤亡和经济损失，而且给灾民带来严重的心理行为影响。这些影响可表现为短时的急性应激障碍（acute stress disorder）和长期的创伤后心理障碍（post traumatic stress disorder）。

灾后急性应激障碍发生率为6%～59%，创伤后应激障碍发生率为6%～59%，这可能与各研究涉及的创伤类型、样本的收集、所使用的评估方法、研究的人群、进行诊断的时间存在差异等因素有关。有研究显示，2013年海燕台风在菲律宾造成大约6 000人死亡，约有25%的人符合美国《精神疾病诊断与统计手册》（The Diagnostic and Statistical Manual of Mental Disorders）第5版急性应激障碍的诊断标准；灾后4个月约30%的人仍有较严重的创伤后心理障碍现象。

灾后应激障碍在生理、情绪、认知和行为等方面有各种不适应。在生理方面主要表现为肠胃不适、食欲下降、头痛、疲乏、感觉呼吸困难或窒息和肌肉紧张等。在情绪方面常出现害怕、疑虑、沮丧、悲伤、绝望、否认、紧张、愤怒、烦躁、自责、过分敏感或警觉、无法放松、持续担忧等。在认知方面常出现注意力不集中、犹豫不决、短暂性遗忘、效能降低等。在行为方面表现社交退缩、不敢出门、不易信任他人等。

 第二节　热带环境下常见的心理障碍

由于环境的特殊性，在热带环境下工作、生活的人们经常会因为环境的作用而产生一些心理问题，严重的会出现心理障碍，其中比较常见的是癔症、抑郁症、焦虑症、神经衰弱等神经症和应激障碍。

一、癔症

癔症（Hysteria）又称歇斯底里，患者都是在精神因素作用下发病，精神因素是引起癔症发作的直接原因，并影响癔症症状的产生和内容。在某些情况下可以引发癔症的集体发作。《国际疾病分类》（International Classification of diseases）第 10 版中，癔症更名为分离（转换）性障碍，并作为独立的疾病诊断。美国《精神疾病诊断与统计手册》（The Diagnostic and Statistical Manual of Mental Disorders）第 5 版中癔症分为分离障碍和转换障碍（属于躯体症状及相关障碍的亚型）。

（一）临床表现

癔症症状可以分为躯体功能障碍和精神症状两方面。躯体功能障碍：表现为痉挛发作、肢体震颤、肌阵挛、抽搐、瘫痪、起立不能和步行不能、不言症、失语症、多种感觉障碍和特殊感官障碍、自主神经功能障碍。精神症状：主要表现为情感暴发、意识蒙眬状态、昏睡状、遗忘症、交替人格、童样痴呆等。

（二）诊断与鉴别诊断

《中国精神障碍分类与诊断标准》（Chinese Classification and Diagnostic Criteria of Mental Disorders）第 3 版的诊断标准如下：

1. **症状标准**

首先，有心理社会因素作为诱因，并至少有下列综合征的 1 项：①癔症性遗忘；②癔症性漫游；③癔症性多重人格；④癔症性精神病；⑤癔症性运动和感觉障碍；⑥其他癔症形式。其次，没有可解释上述症状的躯体疾病。

2. **严重标准**

社会功能受损，给本人造成痛苦或不良后果。

3. **病程标准**

起病与应激事件之间有明确联系，病程多反复迁延。

4. **排除标准**

排除器质性精神障碍（如癫痫所致精神障碍）、诈病。

说明：①癫痫可并有癔症表现，此时应并列诊断；②癔症性症状可见于分裂症和情感性精神障碍，假如有分裂症状或情感症状存在，应分别做出后两者的相应诊断。

5. 鉴别诊断

癔症表现可类似多种疾病，鉴别诊断复杂，只举例鉴别如下：

（1）癫痫大发作。发作时，突然意识丧失，发出痫叫，随处倒地，先强直、后阵挛，分期明确。瞳孔散大，对光反应消失，并有锥体束征，持续时间仅数分钟，发作后入睡，清醒后完全遗忘。癔症性发作时，意识不完全丧失，发作后可部分回忆，缓慢倒地，抽搐不规律，持续时间长，无瞳孔散大及锥体束征等可鉴别。

（2）反应性精神病。既往无类似发作史，致病的精神因素强烈，症状常反映与精神因素有关的情感体验，没有像癔症患者那样易受暗示，也缺乏鲜明的戏剧性、幻想性和情感性，躯体症状少。反复发作者少。

（3）精神分裂症。精神分裂症的附体妄想内容荒谬，持续时间长。癔症的附体妄想为阵发性，且表情生动、情感外露，而精神分裂症则倾向于隐蔽不谈。

（4）脑器质性疾病。疾病的动态观察，详细的躯体和神经系统检查及脑电图、头颅CT 等辅助检查结果可资鉴别。

（三）治疗

癔症的症状是功能性的，心理治疗是治疗癔症的有效方法之一，药物治疗主要是适当服用抗焦虑药，以增强心理治疗疗效。

治疗中应注意：第一，建立良好的医患关系，给予适当的保证，忌讳过多讨论发病原因。第二，检查尽快完成，只需进行必要的检查，以使医师确信无器质性损害为度。第三，以消除实际症状为主。

二、重度抑郁障碍

重度抑郁障碍（major depression disorder）是一种持久的心境低落状态，该病是以显著而持久的心境低落、思维迟缓、认知功能损害、意志活动减退和躯体症状为主要临床特征的一类心境障碍。

（一）临床表现

兴趣减少、快感缺失、感到失望与无助、易疲劳、社会退缩、意志行为减退。往往自我评价过低，遇事踌躇不前、逢人退避三舍，因而陷入痛苦的两难境地，常有自杀念头。

（二）诊断与鉴别诊断

《中国精神障碍分类与诊断标准》（Chinese Classification and Diagnostic Criteria of Mental Disorders）第 3 版的诊断标准如下。

1. 症状标准

以心境低落为主，并至少有下列 4 项：①兴趣丧失、无愉快感；②精力减退或疲乏感；③精神运动性迟滞或激越；④自我评价过低、自责或有内疚感；⑤联想困难或自觉思考能力下降；⑥反复出现想死的念头或有自杀、自伤行为；⑦睡眠障碍，如失眠、早醒，或睡眠过多；⑧食欲降低或体重明显减轻；⑨性欲减退。

2. 严重标准

社会功能受损，给本人造成痛苦或不良后果。

3. 病程标准

①符合症状标准和严重标准至少已持续2周；②可存在某些分裂性症状，但不符合分裂症的诊断。若同时符合分裂症的症状标准，在分裂症状缓解后，满足抑郁发作标准至少2周。

4. 排除标准

排除器质性精神障碍或精神活性物质和非成瘾物质所致抑郁。

（三）治疗

1. 药物治疗

抗抑郁药物包括传统抗抑郁药物和新型抗抑郁药物。传统抗抑郁药物有单胺氧化酶抑制剂（MAOI）、三环类抗抑郁药（TCAs）和四环类抗抑郁药物；新型抗抑郁药物有选择性5-羟色胺再摄取抑制剂（SSRIs）、5-羟色胺和去甲肾上腺素再摄取抑制剂（SNRIs）、去甲肾上腺素和特异性5-羟色胺再摄取抑制剂（NASSAs）。目前仍以选择性5-羟色胺再摄取抑制剂（SSRIs）为主，应用也最广泛。

2. 心理治疗

对于严重迟滞或激越的、有自杀危险的或有自伤、自残行为的急性期抑郁症患者，药物治疗和躯体治疗通常是治疗的第一手段。当症状缓解，患者可以与医师交谈时，才能根据患者的情况选择适合于患者的心理治疗方法。对轻性抑郁或对药物治疗不能耐受的患者可以首选心理治疗。传统针对抑郁症的心理治疗主要包括精神分析、认知行为治疗、人际团体治疗、支持性心理治疗等。自20世纪70年代以来，禅宗与心理治疗学各流派广泛融合，在心理治疗领域，其诸多思想也早已获得了认可。在这一背景下，正念疗法得以独立发展，应用于治疗抑郁症。

三、焦虑症

焦虑症（anxiety disorders）以焦虑情绪体验为主要特征，可分为慢性焦虑和急性焦虑两种形式。主要表现为无明确客观对象的紧张担心和坐立不安，常伴有头昏、胸闷、心悸、尿频、出汗和运动不安等明显的躯体症状，其紧张或惊恐的程度与现实情况不符。

（一）临床表现

1. 慢性焦虑症

又称广泛性焦虑症，是一种自己不能控制的、没有明确对象或内容、与现实情境不符的过分担心与紧张害怕。还伴有心慌、呼吸加快、面色苍白等植物性神经系统症状。

2. 急性焦虑症

又称惊恐发作。突如其来的濒死感或失控感，伴有植物性神经系统紊乱。每次发作持续几分钟到数小时，1个月可数次发作，间歇期可无明显症状。在慢性焦虑症的基础上可有惊恐发作。

（二）诊断依据与鉴别诊断

《中国精神障碍分类与诊断标准》（Chinese Classification and Diagnostic Criteria of Mental Disorders）第3版的诊断标准如下。

1. 症状标准

①反复出现无明确原因、对象或内容的恐惧、紧张不安等情感体验，并伴有运动性不安和自主神经功能亢进等躯体症状；②自知力完整，要求治疗；③病程持续 1 个月以上；④病前性格特征、精神因素及家族中有类似发作者等均有助于诊断；⑤已影响患者的工作、学习和生活；⑥排除癔症、抑郁症、精神分裂症、心脏疾病及其他躯体疾病和精神疾病伴发的焦虑状态。

2. 鉴别诊断

（1）心脏疾病。惊恐发作时出现的胸痛和心悸等易误诊为急性心肌梗死，通过查体、发作时间、诱发因素及心电图检查可以鉴别。

（2）甲状腺功能亢进。甲亢伴发的焦虑症状，经过治疗，焦虑症状随甲状腺功能的恢复而改善。

（3）癔症。癔症的情感发作具有浓厚情感色彩，哭笑无常，情绪多变；惊恐发作则以强烈而不能自控的焦虑和紧张为主要特征。

（4）抑郁症。抑郁症虽常伴有焦虑，但是以情绪低落、兴趣减退和快感缺失为主；焦虑症则以紧张和恐惧为主。

（三）治疗

1. 药物治疗

抗焦虑药既能稳定患者的情绪，又有助于心理治疗，以苯二氮䓬类药物最常用，如阿普唑仑和艾司唑仑。亦可选用具有抗抑郁和抗焦虑双重作用的抗抑郁药，如多塞平、马普替林和苯佐他明。惊恐发作时可静脉缓慢注射地西泮。

2. 心理治疗

不同的流派使用的技术会不同。精神分析会帮助患者寻找其焦虑的起源，分析其童年经历，使患者认识疾病的本质，完成其中的心理情结。认知行为治疗会分析患者在焦虑情境中的自动思维，帮助患者改变认知，并制订相应的行动方案。以来访者为中心疗法则以无条件接纳和共情为基础，帮助来访者缩小现实我和理想我的差距。

四、创伤后应激障碍

（一）临床表现

由异乎寻常的威胁性或灾难性心理创伤所导致的个体延迟出现和长期持续存在的精神障碍。主要表现为：

（1）反复发生闯入性的创伤性体验重现（病理性重现）、梦境，或因面临与刺激相似或有关的境遇，而感到痛苦和不由自主地反复回想；

（2）持续的警觉性增高；

（3）持续的回避；

（4）对创伤性经历的选择性遗忘；

（5）对未来失去信心。

少数患者可有人格改变或有神经症病史等附加因素，从而降低了对应激原的应对能力或加重疾病过程。精神障碍延迟发生，在遭受创伤后数日甚至数月后才出现，病程可长达数年。

（二）诊断依据与鉴别诊断

《中国精神障碍分类与诊断标准》（Chinese Classification and Diagnostic Criteria of Mental Disorders）第 3 版的诊断标准如下：

1. **症状标准**

（1）遭受对每个人来说都是异乎寻常的创伤性事件或处境（如天灾人祸）。

（2）反复重现创伤性体验（病理性重现），并至少有下列 1 项：①不由自主地回想受打击的经历；②反复出现有创伤性内容的噩梦；③反复发生错觉、幻觉；④反复发生触景生情的精神痛苦，如目睹死者遗物、旧地重游，或周年日等情况下会感到异常痛苦和产生明显的生理反应，如心悸、出汗、面色苍白等。

（3）持续的警觉性增高，至少有下列 1 项：①入睡困难或睡眠不深；②易激惹；③集中注意困难；④过分地担惊受怕。

（4）对与刺激相似或有关的情境的回避，至少有下列两项：①极力不想有关创伤性经历的人与事；②避免参加能引起痛苦回忆的活动，或避免到会引起痛苦回忆的地方；③不愿与人交往、对亲人变得冷淡；④兴趣爱好范围变窄，但对与创伤经历无关的某些活动仍有兴趣；⑤选择性遗忘；⑥对未来失去希望和信心。

2. **严重标准**

社会功能受损，轻者妨碍学习和工作，较严重的工作效率明显下降，更严重的影响是导致休假退学或无法正常工作。

3. **病程标准**

精神障碍延迟发生（即在遭受创伤后数日至数月后，罕见延迟半年以上才发生），符合症状标准至少已 3 个月。

4. **排除标准**

排除情感性精神障碍、其他应激障碍、神经症、躯体形式障碍等。

（三）治疗

原则上以心理治疗为主，辅以必要的药物治疗，加强身体锻炼、调整生活规律也有重要意义。

1. **药物治疗**

主要是对症治疗。对于麻木回避、自杀等症状可考虑使用抗抑郁药物，能明显减轻严重程度，也能有效改善其生活质量；对于持续的警觉性增高、闪回和惊恐发作等症状可考虑使用抗焦虑药物。

2. **心理治疗**

创伤后应激障碍的首选治疗尚无一致意见，比较肯定的是心理治疗合并药物治疗的效果更佳，有文献报道有效率达70%，常用的方法有认知行为治疗（cognitive behavior therapy）、眼动脱敏与再加工治疗（eye movement desensitization and reprocessing）。

第三节　常见的心理干预方法

自弗洛伊德创立精神分析问世之日起，经过一百多年的发展，现代心理治疗已经形成较为完善的体系。现代的心理治疗方法有上百种，但究其理论根源来说，可大致分为 4 个方向：一是以精神分析流派为理论基础的精神分析疗法（psychoanalytic psychotherapy），旨在从早年经验和人对事物的领悟中帮助人解决心理上的问题；二是以行为主义流派为理论基础的行为疗法（behavior therapy），旨在通过改变行为方式从而帮助人的习惯改变从而获得更好的适应能力；三是以人本主义流派为理论基础的来访者中心疗法（client-centered therapy），旨在帮助人认识自身，调动人的潜能以此期望能够达到自我实现的境界；四是以认知流派为理论基础的认知疗法（cognitive therapy），旨在帮助人改变对自己、对他人包括对事物的不合理信念，重新建立正确的想法和观念，进而改善个人与其生活环境的关系。

一、精神分析疗法

精神分析疗法由弗洛伊德创立，是所有现代心理治疗方法中历史最悠久、影响最深远的一个流派。弗洛伊德认为，心理障碍的发生往往与来访者幼年时期的冲突密切相关，而在成长过程中这些冲突被压抑到了潜意识之中，因而来访者本人意识不到冲突的存在。那么精神分析的目的就在于将被压抑的冲突通过分析早年经历带到意识层面从而能够使用较合乎情理的、现实的方法处理问题。继弗洛伊德之后，其他的精神分析学者们又进一步发展了他的理论，形成了新的理论体系，主要包含新精神分析学派和后精神分析学派。新精神分析学派，主要指个体心理学和分析心理学；后精神分析学派，主要包括自我心理学和自体心理学派等。精神分析是一个比较复杂的理论流派，这里简单介绍弗洛伊德常用的治疗技术。

（一）自由联想

让来访者放松下来，不要有任何抗拒，在整个谈话过程中咨询师会遵循保密原则，因此，头脑中想到什么就随心所欲地表达出来，不要刻意回避或者编撰。在毫无保留的倾诉中才能真正地发掘来访者压抑在潜意识内的致病情结或者矛盾冲突，把它们带到意识中来，让来访者自己领悟到问题的所在，并主动建立现实性的健康心理。

（二）阻抗

精神分析理论将阻抗定义为来访者在自由联想过程中对于那些使人产生焦虑的记忆与认识的压抑，因此，在自由联想的过程中，阻抗也是必然发生的现象之一。当一位来访者保持沉默、突然改换话题或不能回忆起一件事的细节时，精神分析师便认为阻抗发生了，这增强了个体的自我防御。因此，阻抗应成为精神分析师特别注意的焦点，要化解来访者的阻抗，让他把心中压抑的矛盾与冲突得以尽情倾诉，疏解其紧张的情绪，从而达到治疗的目的。

（三）移情

移情是来访者将自己过去对生活中某些重要人物的情感太多投射到心理治疗师身上的现象。移情有时是正性的、友好的，称之为正移情；有时则是负性的、敌对的，称之为负移情。精神分析认为，在心理咨询与治疗的过程中，移情是必然发生的现象。通过分析移情，心理治疗师可以了解来访者以前尤其是儿童时期生活中某种被长期压抑的情感，引导来访者领悟并充分表达自己的思想感情和内心活动，从而达到治疗的目的。

二、行为疗法

行为疗法以行为主义心理学理论为基础，产生于20世纪20年代，特别是美国精神病学家Wolpe在临床实践中对其进行系统的应用，极大程度地推动了行为治疗的进一步发展。在20世纪60年代，由于生物反馈治疗技术的出现，心理治疗领域中的行为治疗得以成为一个独立的体系并成为一种卓有成效的治疗方法而被广泛运用。到20世纪70年代时，行为治疗已被誉为心理治疗领域的"第二势力"。行为治疗的方法很多，如系统脱敏、满灌疗法、奖赏和惩罚、生物反馈治疗，在此不一一赘述，主要介绍系统脱敏和生物反馈治疗。

（一）系统脱敏

系统脱敏主要建立在经典条件反射和操作条件反射的基础上，它的治疗原理是对抗条件反射，用于治疗恐怖或焦虑。治疗的原理是用一种与焦虑或恐惧不相容的反应，即松弛来代替焦虑或恐惧的反应。第一步是进行放松训练，有时候为了帮助那些不能放松的人，也可采用药物与催眠的方法。第二步是建立一个焦虑或恐惧的等级层次，将引致焦虑或恐惧的情境按等级程度从小到大的顺序排列。第三步是系统脱敏，引导来访者进入放松状态，然后从最低等级开始想象焦虑或恐惧情境。用放松去对抗焦虑或恐惧，直到来访者不再对想象感到焦虑或恐惧时再进入下一个等级。

（二）生物反馈治疗

生物反馈治疗是20世纪60年代发展起来的一种学习疗法或松弛疗法。在专业治疗师的指导下，来访者运用生物反馈仪将人体不易察觉的生物信号如血压、心率等，转变为可以被察觉到的信号如视觉、听觉信号等，通过有意识的主动参与，学会在一定范围内控制自己内脏器官的活动，使血压、心率等生理指标降到正常范围内，从而达到治疗的目的。

具体方法过程是来访者借助生物反馈仪得到有关于自身的生理状态信息，在医生或者专业治疗师指导下反复训练。随着训练次数的增加来访者对体内信息的间接感知的敏感度逐渐提高，逐渐将间接的感知转化为直接的感知，并将感知能力强化，最终形成即使脱离生物反馈仪也能够拥有自我控制和调节某些心理、生理反应的能力。针对患有焦虑症的来访者，主要利用焦虑发作时的快活动、α节律降低的脑电波图，对其实施训练和反馈，能促使其身心获得有效放松，从而达到彻底改善焦虑症状的目的。

三、来访者中心疗法

以人本心理学为理论基础的来访者中心疗法认为，当一个人实现个人潜能的历程受到环境或其他人（父母、教师、配偶）阻碍的时候（环境或其他人试图引导个体沿着他们认为可接受的路线发展），个体便开始否认自己的真实情感，成长的潜能也受到抑制，心理障碍便发生了。Rogers尝试帮助来访者接触他们真实的自我，在不受外界的影响下，做出深思熟虑的抉择。来访者中心疗法包括以下3种主要方法和技巧：真诚、无条件积极关注和共情。

（一）真诚

不同于精神分析的居高临下，来访者中心疗法追求平等的咨访关系，主张治疗师坦率诚实，不在职业面具下行动，让感情和态度自然地表现出来，在治疗师与来访者之间真诚相待。治疗师的这种示范会让来访者感受到一种自然的内心发泄，会促使来访者积极地成长。

（二）无条件积极关注

无条件的积极关注是指不对来访者做出任何评价，不管来访者是何种面目，咨询师都会全地的接纳他/她，并且坚定不移地相信来访者有能力对自身的问题提出建设性的解决办法。当治疗师对来访者采用积极的又不做任何评价的全面接纳的态度，那么，来访者的所有情绪都会自然而然毫无保留地表达出来，如恐惧、羞愧、愤怒、喜悦、悲伤等。治疗师的接纳程度越高，治疗效果自然也会有所体现。

（三）共情

共情指理解来访者正试图加以表达的感受和个人意义并将这种理解向来访者传递的能力。

共情可分为初级共情和高级共情 2 个不同的水平。初级共情主要是通过与来访者的沟通，理解来访者的感受是什么，以及这种感受下的体验和行为是什么。高级共情意味着治疗师不仅可以对来访者的表述做出反应，而且可以对那些隐含的、未完成的表达也做出准确的反应。

准确的共情不是一蹴而就的，而是需要不断地地进入来访者的内心世界，积极倾听，设身处地地理解，敏锐地思考，准确地回应来访者，并引发其领悟获得成长，从而达到治疗的目的。

四、认知疗法

认知心理学认为认知过程影响情感和行为，基于这一理论假设，认知疗法提出行为和情感是以认知作为中介的，功能失调的行为和情感与功能失调的认知有关，咨询的任务就是发现并矫正这些功能失调的认知，从而达到治疗的目的。

（一）Beck 认知治疗

1. 认知歪曲

Beck 认为，心理问题的病因根源于认知歪曲，并指出了以下几种常见的认知歪曲情形：随意推论、选择性断章取义、过分概括化、扩大与贬低、个人化、乱贴标签和极端化思考。

（1）随意推论。指个体在证据不够客观或者缺乏充分事实依据的情况下草率地根据自己的主观感受得出结论。

（2）选择性断章取义。在对待事情时完全不考虑整个事件发生的背景仅仅根据其中个别细节就得出结论。

（3）过分概括化。指在处理新的问题或情况时不加区分地使用从过往的意外事情当中产生的不合理信念。

（4）扩大与贬低。指过分强调或轻视某种事件或情况的重要性。

（5）个人化。即使在没有任何理由的情况下也要将自己与周围发生的事件联系在一起。

（6）乱贴标签。在没有事实根据的情况下仅仅根据其缺点和以前犯下的错误就定义一个人的本质或者来描述一个人。

（7）极端化思考。指"全或无"的思维方式。对事物做出判断或评价时采用要么全对，要么全错的绝对化的思考方式。

2. 治疗技术

Beck 认为改变功能失调的情绪和行为的最直接方式就是修改不正确的功能失调的思维，并提出五种具体的认知疗法技术。

（1）识别自动思维。自动思维是来访者的习惯性思维的一部分，这种思维方式自动产生因而往往察觉不到它的存在，因此，在进行治疗时首先要解决的问题是帮助来访者学会识别自身的自动思维。治疗师可以采用角色扮演或者进行想象等方式来帮助来访者识别自动思维。

（2）识别认知错误。在治疗过程中治疗师应该注意并记下来访者诉说出的自动思维以及不同的情境和问题，然后帮助来访者归纳出一般的规律，找出共同点。

（3）真实性检验。这是认知疗法最为核心的部分。是将来访者的负性自动思维和错误观念看作一种假设，然后鼓励来访者对其真实性进行检验。有两种具体操作方法：一是言语盘问法。我做出判断的依据是什么？针对那个问题我还有没有其他的看法？如果真如我设想的那样，是否真的会有那么严重和糟糕？二是行为实验。在来访者不断地认识和评价原有的不正确的自动思维和信念的过程当中，会有新的、更接近现实的观念产生并逐渐代替旧的、不正确的信念。随后要求来访者按照这些新的认知结构去实践，检验它是否切实可行。随后来访者需要遵照这些新的认知结构并将此付诸实践，在实践中检验是否可行有效。治疗师还要通过给来访者设置一定的家庭作业，并让来访者反复练习，以巩固新的认知结构。

（4）去中心化。对于大部分的有抑郁和焦虑情况的求助者通常都会觉得自己的一言一行别人都非常关注，自己是人们的注意中心。因此，他们通常会紧张害怕，觉得自己很脆弱、很无力。去中心化的重点就在于要求来访者刻意改变自己一贯的行为方式，不去注意周围人们的眼光，结果发现其实很少有人注意到来访者的言行。

（5）监控忧郁或焦虑水平。多数抑郁和焦虑来访者一般都会认为自己的焦虑情绪会一直处在这种强度下并持续下去，但事实上焦虑的发生是波动的，有时强烈有时又会缓解。鼓励来访者对焦虑的水平进行自我监测，促使来访者认识焦虑波动的特点，增强抵抗焦虑的信心。

（二）合理情绪疗法

1. 理论基础

合理情绪疗法的提出者 Ellis 认为，某一事件并不能直接诱发个体的情绪，人情绪的产生依赖于个体对发生事件的理解和评价。所以诱发性事件 A（activating events）虽然起到间接引起情绪及行为结果 C（consequence）的作用，但人们对诱发性事件所持的信念 B（belief）才是真正引起人的情绪及行为反应的更直接的因素。当人们用不合适的错误的信念去看待人或者事件时就会产生不良情绪，如果长期处在不良情绪状态中最终就会导致情绪障碍的发生。

人们所持有的不合理信念往往具有下列 3 个特征。

（1）绝对化要求。绝对化要求是指人们看待事情完全遵照自己的意愿，主观地认为某一事件一定会发生或者一定不会发生，而这些信念往往很绝对化，在人的表达中常常会出现"必须""一定""应该"等字眼，如"这件事情我必须要完成""一定是他背地里讲我的坏话了""我身体不舒服，别人照顾我是应该到"等等。当事件并不按照自己的意愿发展时，怀有这种信念的人就极其容易产生情绪困扰，而往往客观事物的发生发展并不以人的意志为转移而是遵循自身的规律。

（2）过分概括化。这是一种以偏概全、以一概十的不合理思维方式的表现。过分概括的一方面是对自己的不合理评价，根据自己之前做过的一件或者几件事情的结果就对自己的整个人进行主观地评价和总结，怀疑自己的能力否认自己的价值，其结果常常会导致自责自罪、自卑自弃的心理，并产生焦虑和抑郁的情绪困扰。另一方面是对他人的不合理评价，即他人不符合自己的预想就会认为他很蠢笨、一无是处，这会导致对他人的性格人品能力等的全方位否定，责备他人以致产生仇视和愤怒的情绪。

（3）糟糕至极。这是一种灾难化的想法，把事情总是想象得很糟糕很可怕，例如一件不太好的事情发生了那一定就是非常可怕、没有办法承受的。这种想法会导致个体陷入极端不良的情绪体验之中，如耻辱、自责自罪、焦虑、悲观、抑郁的恶性循环之中而难以自拔。糟糕至极常常是因为人们对于自己、他人或周围环境的绝对化要求导致的，即"应该""必须"这一类绝对化的要求在现实中并没有按照人们所想的那样发生时，个体就会因为无法接受这一事实而走向极端，觉得事情已经失去控制，糟糕到了极点。

2. 治疗技术

合理情绪治疗主要使用的技术就是与不合理的信念进行辩论。在治疗过程中，主要是询问来访者其所持信念是否有客观依据，是否合乎逻辑，是否是现实等问题。根据来访者的不合理信念故意向其提一些夸张的问题，如"是不是你不能犯错？""是不是别人都应该按照你的想法去做？"等等。来访者不会简单地放弃他们自己的信念，但通过这一过程的不断重复，通过治疗师不断地与他们的那些不合理的信念进行辩论，来访者感到为自己的信念辩护变得理屈词穷了，他们真正认识到他们的那些不合理的信念是不现实的、不合逻辑的，从而以合理的信念取代那些不合理的信念。

（杨娟）

参考文献

1. 刘视湘. 社区心理学［M］. 北京：开明出版社，2013.

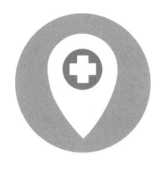

第十章 | 热带常见遗传性
        疾病

血红蛋白病 (hemoglobinopathy)、葡萄糖 – 6 – 磷酸脱氢酶 (glucose-6-phosphate dehydrogenase，G-6-PD) 缺乏症是热带地区常见的遗传性疾病，主要分布在地中海、中东、南亚、非洲等国家和地区，其流行区域与地方性疟疾非常相似。疟疾危害严重地区，血红蛋白病和 G-6-PD 缺乏症亦高发，这很大程度上可能与对抗疟疾过程中的自然选择有关：缺陷等位基因能对抗疟疾进展至严重阶段。但也有人认为用疟疾理论解释并不合理。随着人群的迁徙和流动，在北欧、北美和澳大利亚，血红蛋白病和 G-6-PD 缺乏症患者也逐渐增多，它们已转变为全球性的遗传性疾病。

 第一节　血红蛋白病

血红蛋白 (hemoglobin，Hb) 是红细胞胞浆中的主要蛋白质，具有携带氧的功能。它是由两对与血红素结合的珠蛋白肽链所组成的四聚体 (tetramer)。

血红蛋白病是全球最常见的具有严重症状的单基因遗传病，是一类由于珠蛋白基因缺陷导致肽链合成速率和（或）结构异常，引起血红蛋白功能异常所致的溶血性疾病。根据受累基因和缺失类型不同可分为两大类：一类为珠蛋白生成障碍性贫血，是由于珠蛋白肽链合成量减少或缺失所引起的病理状态；另一类是异常血红蛋白病 (hemoglobin variants syndromes)，是由于珠蛋白基因突变所致的珠蛋白一级氨基酸构成异常。我国珠蛋白生成障碍性贫血较常见，而异常血红蛋白病则少见。

一、珠蛋白生成障碍性贫血

珠蛋白生成障碍性贫血，也称为地中海贫血或海洋性贫血，是由于珠蛋白基因缺陷导致一种或多种珠蛋白肽链合成减少或缺乏，从而引起贫血及其他病理状态。根据缺陷基因及缺乏的珠蛋白链的种类不同，主要分为两大类：α 地中海贫血（α 珠蛋白合成不足）和 β 地中海贫血（β 珠蛋白链合成不足）。少数患者同时有 α 和 β 珠蛋白肽链的缺乏，称为 αβ 地中海贫血；或 β 和 δ 链的缺乏，称为 βδ 地中海贫血。地贫也可合并其他的血红蛋白病，如血红蛋白 S、C 和 E 病。这些地中海贫血根据珠蛋白肽链减少的程度又可以分为肽链部分合成的 $α^+$、$β^+$ 地中海贫血和肽链完全缺失的 $α^0$、$β^0$ 地中海贫血。

（一）流行病学

粗略估计，全球有 1%～5% 的人口带有地贫缺陷基因，保守估计每年有超过 4 万 β 地贫患儿出生。尽管不同临床类型地贫的流行病学还不是很清楚，但从非洲撒哈拉沙漠以南地区开始，穿过地中海和中东地区，延伸至印度次大陆、东亚及东南亚的地区被认为是地贫的高发地带。地贫在我国南方地区，如广东、广西、海南、四川、云南等地多见，江西、湖南、湖北、福建等地亦有报道。超过 90% 的地贫患者生活在低收入和中等收入国家，而且随着世界上多个地区因感染和营养问题导致的婴儿死亡率的降低，预计未来地贫患儿的数量将增多。事实上，因为人口流动及迁徙，地贫在欧洲和北美洲也变得越来越普遍，地贫已成为全球性的健康问题。

（二）病因及发病机制

人体珠蛋白肽链是由两组珠蛋白肽链基因簇所编码合成：α 珠蛋白基因簇，位于 16 号染色体，含 1 个胚胎期基因 ζ 和 2 个成人期基因 α；β 珠蛋白基因簇，位于 11 号染色体，含 1 个胚胎期基因 ε，2 个胎儿期基因 Gγ、Aγ 和 2 个成人期基因 β、δ。人体在不同时期，因合成的珠蛋白肽链不同，红细胞中所含的血红蛋白也各不相同：胚胎期血红蛋白为 Hb Gower1（$\zeta_2\varepsilon_2$）、Hb Portland（$\zeta_2\gamma_2$）及 Hb Gower 2（$\alpha_2\varepsilon_2$）；胎儿期血红蛋白为 HbF（$\alpha_2\gamma_2$）；出生时约一半的血红蛋白仍旧为 HbF，6 个月后血红蛋白 95% 以上为 HbA（$\alpha_2\beta_2$），另有少量 HbA$_2$（$\alpha_2\delta_2$）和 HbF。

α 地贫一般是因不平衡的交叉或重组，造成大片段的 α 珠蛋白基因缺失所致，少数是由于突变引起。DNA 缺失片段在同一条染色单体上因大小不同，可涉及一个（$-\alpha$，α^+）或两个（$--$，α^0）等位基因。两种最常见的 α^+ 地贫基因缺失为 $-\alpha^{3.7}$ 和 $-\alpha^{4.2}$ 缺失。α 珠蛋白基因突变可单独或合并缺失存在，最具特征性的突变为 Hb Constant Spring（$\alpha^{CS}\alpha$）。

β 地贫常是由 β 珠蛋白基因点突变引起，目前发现有超过 200 种基因缺陷类型，包括静止型突变、引起 β 珠蛋白肽链合成量减少的轻型突变（β^+）和 β 珠蛋白肽链完全缺失的重型突变（β^0），但大多表现为最常见的 20 种突变。

地贫患者由于 α 或 β 珠蛋白肽链生成减少或缺失，引起肽链合成比例失衡、血红蛋白构成及成分异常。如 α 地贫患者，由于 α 链合成受抑，在胎儿期，过剩的 γ 链自行聚合成四聚体 γ_4，即 Hb Bart's；而在出生后，则 β 链会多余，聚合成四聚体 β_4，即 HbH。β 地贫患者亦是如此，由于 β 链合成受抑，多余的 α 链也会形成不稳定的四聚体 α_4，同时由于 δ、γ 链代偿增多，形成较多的 HbA$_2$ 和 HbF。

仅由一种肽链构成的四聚体的氧结合力异常增高，不利于氧在组织中的释放；2，3-二磷酸甘油酸盐（2，3-diphosphoglycerate，2，3-DPG）通过与 β 链 N 端的作用调节氧的释放，缺氧时其生成增多，从而促进氧的释放，但 HbF 不能结合 2，3-DPG，因此，不易释放氧。严重缺氧常导致胎儿宫内窒息死亡，未死亡的胎儿也会因长期缺氧而使其生长发育受到严重影响，出生后在围生期死亡。

四聚体，如 β_4 和 α_4，构成的血红蛋白是一种不稳定的血红蛋白，易在红细胞内变性形成包涵体，沉积在红细胞膜上导致其僵硬易破坏，一方面引起红细胞较早死亡及无效造血，另一方面易滞留在脾内而发生溶血，患者常表现为脾大及贫血。

无效造血、慢性溶血性贫血和组织缺氧会刺激骨髓代偿增生，从而引起骨髓扩张和骨骼代谢紊乱，患者表现为骨骼变形而呈现特殊面容、骨折；髓外组织器官活化、代偿造血，出现肝脾肿大；同时也会促进胃肠道铁的吸收和网状内皮系统释放循环利用的铁。由于铁的吸收和释放增多，再加上患者输血治疗，进一步加重了铁负荷，导致器官功能的衰竭。

此外，部分患者还由于红细胞膜损伤、血小板和内皮细胞活化、凝血及抗凝系统异常形成血液高凝状态，从而易合并血栓。

（三）临床表现及分型

地贫患者因基因缺陷所致珠蛋白肽链的合成受抑程度不同，基因调控、蛋白表达及修饰水平等的差异而表现为轻重不等的临床症状，轻者可无症状或仅有轻度贫血，重者除了贫血之外，还有黄疸、生长发育迟缓、肝脾进行性肿大、骨骼变形及继发性血色病等表现，根据这些症状可将地贫分为 4 种类型：静止型、轻型、中间型及重型。地贫临床分型标准及其对应的基因型和遗传学见表 10 − 1 和 10 − 2。

表 10 − 1　α 地贫临床分型及其特征

特征	临床分型			
	静止型	轻型	中间型（HbH 病）	重型（Hb Bart's 胎儿水肿综合征）
基因型	$-\alpha/\alpha\alpha$、$\alpha\alpha^T/\alpha\alpha$	$-\alpha/-\alpha$、$--/\alpha\alpha$、$-\alpha/\alpha\alpha^T$、$\alpha\alpha^T/\alpha\alpha^T$	$--/-\alpha$、$--/\alpha\alpha^T$	$--/--$
遗传学	父母一方或双方为 α 地贫	父母一方或双方为 α 地贫	父母双方均为 α 地贫	父母双方均携带 α⁰ 珠蛋白基因
临床表现	无症状	无症状或轻度贫血症状，无肝脾大	1 岁后出现轻至中度贫血，2/3 以上患者肝脾大，轻至中度黄疸；部分患者可有明显的地贫面容	死胎、流产，或出生后数小时内死亡
血液学检查	红细胞形态一般正常	红细胞形态轻度异常，MCV 和 MCH 常降低，可见靶形红细胞	小细胞低色素性贫血，较多的靶形红细胞（10% 以上）	小细胞低色素性贫血，可见红细胞大小不等、异形和靶形红细胞
红细胞脆性	可降低	降低	降低	降低
血红蛋白电泳	正常	正常	出现 HbH 带，也可见少量 Hb 方 Bart's	Hb Bart's >70%

表 10 − 2　β 地贫临床分型及其特征

特征	临床分型			
	静止型	轻型	中间型	重型
基因型	β 地贫杂合子	β 地贫杂合子	β 地贫纯合子、β 地贫双重杂合子、异常 HbE/β 地贫、β 地贫杂合子	β 地贫纯合子、β 地贫双重杂合子

（续表）

特征	临床分型			
	静止型	轻型	中间型	重型
遗传学	父母一方或双方为 β 地贫	父母一方或双方为 β 地贫	父母一方或双方为 β 地贫	父母双方均为 β 地贫
临床表现	无症状	无症状或轻度贫血症状，一般无肝脾大	2 岁后出现轻至中度贫血，大部分患者肝脾大，但无典型的地贫面容	从小发病，呈慢性进行性贫血，肝脾大，发育不良，黄疸和特殊地贫面容。可并发继发性铁过载
血液学检查	Hb 正常，MCV 和 MCH 降低	Hb 稍低，MCV 和 MCH 常降低，可见靶形红细胞	小细胞低色素性贫血	小细胞低色素性贫血，靶形红细胞占 10% 以上
红细胞脆性	可降低	降低	降低	降低
血红蛋白电泳	HbA_2 正常或 > 3.5%，HbF 正常或轻度增加	HbA_2 正常或 > 3.5%，HbF 正常或轻度增加	HbA_2 > 4%，HbF 占 10%～50%	HbA_2 > 4%，HbF 占 30%～90%

（四）实验室检查

（1）外周血象：患者表现为轻重不等的贫血，血红蛋白正常或降低，多数患者 MCV、MCH、MCHC 降低，网织红细胞正常或增高，白细胞数多正常，血小板数常增高，脾功能亢进时，白细胞和血小板数减少。红细胞大小不等，常呈小细胞低色素性改变，可见靶形红细胞。

（2）骨髓象呈增生性贫血骨髓象，红细胞系统明显增生，以中、晚幼红细胞为主，成熟红细胞形态与外周血相似。静止型和轻型骨髓象改变不明显。

（3）红细胞渗透脆性试验常降低，静止型和轻型可正常。

（4）Hb 分析：α 地贫患者 HbA_2 水平会降低，且中间型和重型可分离到 HbH 和 Hb Bart's；β 地贫患者会有 HbF 和 HbA_2 增高，且随着病情加重，HbF 增高越显著。

（5）基因检测：目前临床多采用跨越缺失基因断裂点序列的 gap PCR 和反向点杂交（reverse dot blotting，RDB）法检测地贫常见的大片段缺失及点突变。而对于少见及未知突变则可进行基因测序。

外周血象、红细胞渗透脆性试验、Hb 分析等因经济、方便、快速常作为地贫的初步筛查试验，而基因检测则用于分析地贫患者的基因缺陷类型及进一步确诊。

（五）诊断与鉴别诊断

地贫患者主要依据临床表现、血液学特征、遗传学检查和基因检测进行诊断和临床分型。家族史和籍贯对诊断有重要意义，疑似病例需做基因诊断。因地贫常表现为小细胞低色素性贫血，应注意与缺铁性贫血相鉴别，当脾功能亢进时应注意与再生障碍性贫血鉴

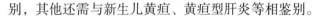

别，其他还需与新生儿黄疸、黄疸型肝炎等相鉴别。

（六）治疗与预防

静止型及轻型地贫患者无须治疗，重型及有急性溶血症状、贫血严重的中间型地贫患者需输血。输血可维持患者正常血红蛋白水平，防止血氧不足，减轻骨髓代偿增生并减少肠道对铁的吸收。地贫患者根据临床表现的差异分为输血依赖性地贫（transfusion-dependent thalassemia，TDT）和非输血依赖性地贫（non-transfusion-dependent thalassemia，NT-DT）。TDT 患者需要终生定期输血以维持生命，如重型 β 地贫、重型 α 地贫及重型 HbE/β 地贫等；NTDT 患者则指不需要输血（轻型 β 地贫、轻型 α 地贫等），在感染、手术、妊娠等情况下偶尔需要输血（轻度 HbE/β 地贫等）或间歇性输血的地贫（HbH 病、中间型 β 地贫、中度 HbE/β 地贫等）。

需要注意的是长期反复输血、胃肠道铁吸收增加，会导致体内铁负荷过重，过多的铁沉积于人体重要的脏器如心脏、肝、胰、脑等部位，引起血色病，患者常由于脏器损伤引起的并发症而死亡。故在输血的同时应用铁螯合剂以达到去铁的目的十分重要。因过早使用铁螯合剂会影响患儿骨骼发育，故需评估体内铁负荷。一般主张 3 岁以后或接受输血 10 ～20 单位红细胞或血清铁蛋白浓度超过 1 000 μg/L 时开始进行去铁治疗。

巨脾和脾功能亢进患者还可进行脾切除术或脾动脉栓塞术，以减轻溶血。

造血干细胞移植是目前唯一可以根治地贫的方法，该法可纠正患者血红蛋白水平，使重型地贫患者不需依赖输血而长期生存，从而达到临床治愈。

除此之外，一些药物和基因治疗也应用于提高患者血红蛋白水平，使患者不输血或少输血。

事实上，由于地贫在某些人群中发病率高，患儿常因为没有得到应有的治疗而死于孩童时期，而且因为治疗费用极其昂贵、大多数患者并未接受有效和充分的治疗，导致其寿命短、并发症增多、生活质量低下、心理负担增加。因此，采取适当的预防措施，包括卫生教育、育龄人群或婚前和孕前筛查、遗传咨询及产前诊断，是限制地贫特别是重症地贫患儿出生最有效的方法。

二、异常血红蛋白病

异常血红蛋白病是一组由于珠蛋白基因缺陷，珠蛋白肽链氨基酸发生替换、缺失、延长或融合，形成的血红蛋白结构、功能异常，从而表现出轻重不等的临床症状的贫血病。

（一）镰状细胞病（sickle cell disease，SCD）

镰状细胞病是一种常染色体显性遗传性疾病，因患者的红细胞发生镰状改变而得名，由于血红蛋白中 β 链第 6 位氨基酸谷氨酸被缬氨酸所替代，形成异常血红蛋白 S，故又称 HbS 病。临床上 HbS 病有 3 种表现形式：①纯合子形式（HbSS），即镰状细胞贫血；②杂合子形式（HbAS），即镰状细胞特征。③HbS 与其他血红蛋白病的混合杂合子形式，又称为镰状细胞贫血的变型如 HbSC 病、HbS/地中海贫血等。

1. 流行病学

HbS 病是最常见的异常血红蛋白病，好发于热带非洲裔人群，其流行地区以中非为主。非洲裔人群中，HbSS 是最常见的基因型，占 65% ～70%，其次是 HbSC（约 30%）

及 HbSβ 地贫。2/3 患有镰状细胞疾病的新生儿出生于疟疾盛行的撒哈拉沙漠以南的非洲，可能因为红细胞内的 HbS 可抑制恶性疟原虫的增殖，从而对患者起到一定的保护作用。除了非洲之外，在欧洲的地中海流域（意大利、希腊、土耳其）及阿拉伯湾地区发病亦较多。我国南方也发现有本病，为混血儿。

2. 病因及发病机制

患者红细胞内的 HbS 在缺氧条件下溶解度降低，并沉淀和聚合形成纤维状多聚体，这些多聚体与细胞膜平行排列，并与之紧密接触，当 HbS 超过 50%、多聚体的量达到一定程度时，红细胞发生镰形改变。镰状红细胞可塑性和变形性减低，易在毛细血管内被破坏或在脾和其他单核吞噬细胞系统器官内被吞噬破坏。约 1/3 红细胞的溶血发生于血管内，严重溶血引起慢性贫血，有时可出现黄疸，并刺激骨髓红系细胞代偿性增生。此外，镰状红细胞会增加血液的黏滞度，使血流变慢、血管内血栓形成而发生栓塞，进一步加重缺氧和酸中毒，使更多的红细胞发生镰变，引起多组织器官缺血性坏死，出现广泛的全身症状。

3. 临床表现

镰状细胞贫血主要见于儿童，绝大多数非洲患儿活不过 5 岁，而发达国家的新生患儿因得到了及早诊断和充分的治疗而能活到成年。婴儿刚出生时基本正常，但出生后因 HbF 被 HbS 替代，常在半岁后逐渐出现症状。患者表现为慢性贫血、黄疸和肝脾肿大，并有发育滞后、四肢细长、性成熟延迟和生殖力低，易合并感染及肝炎。

镰状细胞贫血主要临床表现除了慢性溶血性贫血外，还有偶发的血管闭塞危象。血管闭塞危象是由于血管闭塞与痉挛，引起受累器官发生缺血性坏死，由于骨髓和脾脏静脉血流缓慢、细胞更新快，更易受到影响。长骨疼痛危象是最常见的症状，反复的血管阻塞会导致骨髓及脾梗死，而肺血管阻塞会引起急性胸部综合征。此外，患者可因感染或服用某些药物诱发溶血危象，导致黄疸、贫血与脾大症状加重。严重时骨髓发生原位溶血，并继发再生障碍性贫血危象。

镰状细胞特征是 HbS 和 HbA 的杂合子状态，患者一般无症状，但在缺氧情况下可出现脾或其他器官的梗死。

临床上 HbS 与其他血红蛋白病的混合杂合子状态以 HbS－β 地中海贫血较为多见，这两种血红蛋白病的遗传缺陷都在 β 基因，故对 HbA 生成影响较大，临床表现亦较重。HbS-$β^0$地中海贫血临床症状与镰状细胞贫血类似，而 HbS－$β^+$地中海贫血则表现为中等程度的临床症状。大约 1/3 非洲裔 HbS 病患者同时合并 α 地中海贫血，患者红细胞内 HbS 较少、溶血程度较轻，但由于血细胞比容增高导致血管闭塞的并发症风险增高，如急性胸部综合征、急性疼痛、视网膜病变等。HbSC 病是 HbS 和 HbC 的双重杂合子，是最常见的中度严重性镰状细胞贫血。

4. 实验室检查

（1）血象：镰状细胞贫血患者 Hb 一般为 50～100 g/L，网织红细胞增多；血涂片中红细胞大小不等，并可见靶形红细胞、有核红细胞及嗜碱性点彩红细胞，严重时可见镰状红细胞。镰状细胞特征患者一般无贫血，血涂片无镰状红细胞。

（2）红细胞渗透脆性试验明显减低。

（3）红细胞镰变试验阳性。

（4）Hb 分析：镰状细胞贫血患者 HbS 占 90% 以上，HbF 量不定，无 HbA；镰状细胞特征患者 HbS 一般为 35%～40%，HbA 常超过 50%，无其他血红蛋白。

（5）其他基因分析或 DNA 碱基序列分析，以及肽链结构分析。

5. 诊断与鉴别诊断

镰状细胞贫血的主要诊断依据：①阳性家族史；②Hb 分析主要成分为 HbS，无 HbA，亦无其他异常 Hb；③镰变试验阳性；④外周血涂片可见镰状红细胞。镰状细胞特征者镰变试验亦可阳性，但患者一般无症状，Hb 稍低或正常，HbS 一般不超过 40%。镰状细胞贫血须与 HbS-β 地中海贫血和 HbSC 等双重杂合子相区别。

6. 治疗与预防

同地贫一样，造血干细胞移植是目前唯一可以治愈镰状细胞病的方法，而对症治疗能减轻患者症状和痛苦，帮助患者度过危象时期。镰状细胞病的预防也与地贫相同。

（二）HbE 病

HbE 病是一种常染色体不完全显性遗传性疾病，是由于 β 链第 26 位谷氨酸被赖氨酸替代而形成的异常血红蛋白。该病作为第二种最常见的异常血红蛋白病，在东南亚最多见，也是我国最常见的异常血红蛋白病。临床上 HbE 病也有 3 种表现形式：①纯合子形式（HbEE），即 HbE 病；②杂合子形式（HbAE），即 HbE 特征；③HbE 与地贫的双重杂合子形式。

1. 临床表现

纯合子患者可无症状或有轻度贫血，也可有轻度肝脾肿大；杂合子患者基本无症状；HbE 与地贫的双重杂合子患者常有中度类似于地贫的表现。

2. 实验室检查

不论纯合子还是杂合子患者外周血小红细胞均增多，以纯合子更为显著。此外纯合子患者常可见较多的靶形红细胞，红细胞渗透脆性减低，Hb 分析 HbE 可达 92%～95%。有条件可做基因检测。

3. 诊断

主要依靠阳性家族史及检出 HbE。

4. 治疗

一般不需特殊治疗，贫血严重时可补充叶酸、维生素 B_{12} 等，偶尔需要输血。

第二节　葡萄糖-6-磷酸脱氢酶缺陷症

红细胞虽然没有细胞核和细胞器，但其胞浆中含有丰富的酶，如参与糖酵解途径的酶、参与磷酸戊糖旁路代谢和核苷酸代谢的酶。酶缺乏可影响红细胞正常结构和功能、红细胞寿命缩短和破坏加速。目前已知有 19 种红细胞酶缺乏症，其中葡萄糖-6-磷酸脱氢酶（glucose-6-phosphate dehydrogenase，G-6-PD）缺陷症占 95% 以上，因此，最为重要。本节以 G-6-PD 缺陷症为例介绍红细胞酶缺乏症。

一、流行病学

G-6-PD 缺陷症是指由于 G-6-PD 基因突变导致红细胞 G-6-PD 活性降低和/或性质改变，引起溶血为主要改变的一类疾病。G-6-PD 缺陷症是一种 X 染色体连锁隐性或不完全显性遗传性疾病，男女发病比例为 7∶1，目前全球有超过 4 亿的 G-6-PD 缺陷症患者。其分布有明显的地域和种族性，热带及亚热带地区高发，包括非洲、地中海沿岸国家、东南亚等，我国南部地区尤其是广东、广西、海南和云南发病率亦较高，是造成这些地区新生儿高胆红素血症和胆红素脑病的主要病因。

二、病因及发病机制

G-6-PD 基因位于 X 染色体长臂 2 区 8 带（Xq28），由 13 个外显子和 12 个内含子组成，全长 20114 bp。该基因变异以点突变最常见，因 1 个氨基酸被置换，导致酶活性降低。目前全世界已发现的 G-6-PD 基因突变型达 160 多种，其中中国人群有 28 种。我国 G-6-PD 缺陷症患者最常见的基因突变类型是位于外显子上的 G1388A、G1376T 及近年发现的 A95G 突变，广东、广西、海南这 3 种突变占 75.6% 以上，而且同一地区不同民族基因突变类型也不同。

G-6-PD 是红细胞葡萄糖磷酸戊糖旁路代谢必需的脱氢酶，可催化 6–磷酸葡萄糖释出 H^+，将氧化型辅酶Ⅱ（NADP）还原成 NADPH，进而促使还原型谷胱甘肽（GSH）再生，并能维持过氧化氢酶的活性。GSH 能清除氧自由基、抗氧化，保护红细胞膜、酶蛋白及血红蛋白免受氧化剂的损害；过氧化氢酶则更能有效清除过氧化物。当红细胞 G-6-PD 活性低下或缺乏时，过氧化物积聚，血红蛋白被氧化成高铁血红蛋白，形成包涵体（Heinz 小体），沉积于细胞膜上，细胞膜脂质和膜蛋白巯基也会被氧化，使红细胞变僵硬，细胞膜表面的抗原性也被改变，易被脾脏和肝脏中的巨噬细胞吞噬破坏而导致溶血。

三、临床表现及分型

因 G-6-PD 基因位于 X 染色体，G-6-PD 基因变异的男性患者为半合子，酶活性严重缺乏。女性只有两条 X 染色体均带有变异基因，即纯合子，才会表现为酶活性严重缺乏；女性杂合子（1 条 X 染色体带有变异基因）为隐性表现，一般为酶活性部分缺乏。

WHO 根据患者临床表现及酶活性，将 G-6-PD 缺陷症分为 5 型：Ⅰ 型为先天性非球形红细胞溶血性贫血（congenital nonspherocytic hemolytic anemia，CNSHA），残余酶活力 < 10%，表现为慢性溶血性贫血特征，如持续贫血、脾大等；Ⅱ、Ⅲ、Ⅳ 型患者残余酶活力分别为 <10%、10%～60% 和 60%～150%，这些患者平时无症状，但在诱发因素的作用下会发生急性溶血，表现为寒战、发热、苍白、腰背酸痛、头痛，随后出现血红蛋白尿、黄疸、贫血等。严重者可发生弥散性血管内凝血与循环衰竭；Ⅴ 型患者酶活性 >150%，患者始终无临床症状。临床常根据溶血诱因将其分为蚕豆病、药物性溶血、感染诱发的溶血性贫血、新生儿高胆红素血症和 CNSHA。

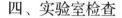

四、实验室检查

（一）筛查试验

以下 3 种试验为 WHO 推荐的主要方法，适宜男性半合子和女性纯合子的大样本筛查及诊断，而对女性杂合子不敏感。

（1）高铁血红蛋白还原试验以高铁血红蛋白还原率间接反映 G-6-PD 活性。G-6-PD 活性正常者还原率>75%，中度缺乏者为31%～74%，严重缺陷者<30%。此法易行、较敏感，但特异性较差，易出现假阳性结果。

（2）荧光斑点试验通过检测 NADPH 在长波紫外光下发出的荧光，判断 G-6-PD 活性。G-6-PD 活性正常者 10 分钟内出现荧光，中度缺乏者10～30分钟出现荧光，严重缺乏者30 分钟仍不出现荧光。该法有较好的敏感性及特异性，是国际血液学标准化委员会（International Council for Standardization in Haematology，ICSH）推荐的 G-6-PD 缺乏筛查方法。

（3）硝基四氮唑蓝纸片法可根据滤纸片颜色的变化，判断 G-6-PD 活性。G-6-PD 活性正常者滤纸片呈紫蓝色，中度缺乏者滤纸片呈淡紫蓝色，严重缺乏者滤纸片仍为红色。此法敏感性及特异性也较好。

（二）确诊试验

（1）酶活力定量测定。ICSH 推荐 Beulter 确立的速率法：通过紫外分光光度计检测 37 ℃条件下红细胞 G-6-PD 酶反应初速度阶段催化产生的 NADPH 量计算酶活性。正常参考值为（12.10±2.00）EU/g Hb（37 ℃）或（8.34±1.95）EU/g Hb（37 ℃，G-6-PD 校正）。由于某些基因缺陷患者 G-6-PD 酶活性无明显降低，故酶活力测定为诊断金标准。

（2）基因突变检测利用限制性内切酶可用于分析 G-6-PD 片段长度多态性，聚合酶链反应也可用于已知基因突变类型的检测和产前诊断。

五、诊断

溶血诱因、临床症状及病史对本病诊断有重要提示作用。实验室检查出现下列情况之一即可确诊：①1 项筛查试验酶活性严重缺陷；②1 项筛查试验中度异常，合并 Heinz 小体生成试验阳性（40%的红细胞含 Heinz 小体，每个红细胞有 5 个或以上 Heinz 小体），并排除其他溶血疾病；③1 项筛选试验筛查试验中度异常，伴有明确的家族史；④2 项筛查试验中度异常；⑤ G-6-PD 活性定量测定较正常平均值降低40%以上。

六、治疗与预防

本病患者如无溶血无须治疗，但应注意避免感染、避免使用可引起溶血的药物、忌食蚕豆及其制品。如出现溶血时可对症处理，如大量饮水或输液，酌情使用碱性药物碱化尿液，必要时短期使用糖皮质激素等。贫血严重时需输血，但应避免输亲属血。因溶血多为自限性，输血 1～2 次即可。如由药物诱发溶血，应立即停用可疑药物，感染者应积极控制感染。

（吴洁）

参考文献

1. Galanello R. 地中海贫血和其他血红蛋白病的预防［M］. 田佩玲，译，曾瑞萍，校. 广州：广东科技出版社，2008.

2. 贺联印，许炽熛. 热带医学［M］. 2 版. 北京：人民卫生出版社，2004.

3. 沈悌，赵永强. 血液病诊断及疗效标准［M］. 4 版. 北京：科学出版社，2018.

4. TAHER A T，WEATHERALL D J，CAPPELLINI M D. Thalassaemia［J］. Lancet，2018，391：155 – 167.

5. THEIN M S，IGBINEWEKA N E，THEIN S L. Sickle cell disease in the older adult［J］. Pathology，2017，49（1）：1 – 9.

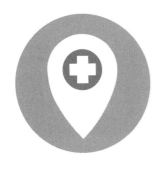

第十一章 | 热带食物营养及营养相关性疾病

民以食为天，食物为人体提供营养物质以维持生命活动，是人类赖以生存的必需条件。一方面，人类的食物来源主要为植物或动物，具有明显的地域特征，热带地区的食品资源、食物成分和营养价值等与其他地区存在较大差异；另一方面，生活在热带地区的人在膳食结构、饮食行为和文化等方面也与其他地区存在较大差异。随着人们生活水平的提高，对食物的需求已经从解决温饱转变为维持健康。健康的食物可增强体质、预防疾病，有毒有害的食物以及不均衡的膳食摄入会导致疾病、危害健康。因此，合理营养、平衡膳食对维系人类健康十分重要。

 ## 第一节　热带特色食品资源及其营养价值

热带，处于南北回归线之间的地带，地处赤道两侧，位于南北纬23°26′之间，占全球总面积39.8%。这一地带终年得到阳光强烈照射，气温高且温差小。独特的气候形成了其独特的动植物资源。热带作物根据其用途和经济性状大致分为12个主要类别。其中有的在国民经济中占有重要地位。如橡胶树所产橡胶，与钢铁、石油、煤炭并列为四大工业原料；咖啡、可可与茶为世界三大饮料；木薯是许多发展中国家的主要粮食和能源植物；由于气温和降水等有利条件热带许多地区都盛产水果、蔬菜及多种食物，也提供各种香料和特效药材。

人类利用热带气候下形成的动植物资源，开发出各种具有热带特色的食品。

一、食物分类

食品是人类赖以生存、繁衍的物质基础，是人体所需各种营养素和有益的生物活性物质的主要来源。根据食物来源可分为两大类，即植物性食物（及其制品）和动物性食物（及其制品）。《中国居民膳食指南（2016）》将食物分为五大类。第一类为谷薯类，包括谷类（包含全谷物）、薯类如马铃薯、甘薯、木薯等。杂豆（红小豆、绿豆、芸豆、花豆等）通常保持整粒状态食用，与全谷物概念相符，且常作为主食的材料，因此，把杂豆类与谷薯类归为一类。谷薯类提供的营养素主要有碳水化合物、蛋白质、膳食纤维、矿物质及B族维生素。第二类为蔬菜和水果类，提供的营养素主要有膳食纤维、矿物质、维生素及有益健康的植物化学物质。第三类为动物性食品，包括了畜、禽、鱼、蛋和奶及其制品，主要为我们提供优质蛋白、脂肪、矿物质、维生素A、维生素D和B族维生素。第四类为大豆类和坚果类，大豆指黄豆、青豆和黑豆；坚果类有花生、核桃、榛子、杏仁、葵花籽仁等，提供的营养素为蛋白质、脂肪、膳食纤维、矿物质、B族维生素和维生素E，其中的蛋白质多为优质蛋白，脂肪中必需脂肪酸含量也较高。第五类为纯能量食物，动植物油脂、淀粉、食用糖和酒类都属于这类食品，主要提供能量。

不同类型食物能够提供人体所需的营养素的数量和质量有很大差异，研究和评定各类食物的营养价值对改善居民营养状况具有十分重要的意义。

二、食物营养价值的评价及常用指标

食物的营养价值（nutritional value）是指某种食物所含营养素和能量能满足人体营养需求的程度。事实上，食物的营养价值都是相对的且各有特点，自然界没有一种食物能满足人体的全部营养需求。

食物营养价值评价主要从食物所含有的能量、营养素的种类及含量、营养素的相互比例、加工烹调的影响等几个方面考虑。另外随着研究的深入，食物中含有的对人体有益的植物活性成分（植物化学物质）的含量和种类也可以作为食物营养价值评价的依据。

（一）营养素的种类及含量

食物中所提供的营养素的种类和含量是评价食物营养价值的重要指标。食物中提供的营养素不全或某些营养素含量低，或者营养素相互之间的比例不当，或者不易被人体消化吸收，都会影响食物的营养价值。例如玉米中的烟酸，由于不易被人体消化吸收，其利用率就很低。以玉米为主食地区的人们，如果不能从其他途径获取烟酸，就容易发生烟酸缺乏。谷物类食物蛋白质中赖氨酸含量较低，影响了其蛋白质的利用，与肉类蛋白质的营养价值相比，其蛋白营养价值较低。另外，食物品种、部位、产地、成熟度等也会影响食物营养素的种类和含量。所以评价食物营养价值首先应对其所含有的营养素的种类、含量进行分析评价。

（二）营养素质量

食物中营养素质和量同样重要。营养素的质代表着营养素被人体消化吸收利用的程度。消化吸收率越高，食物的营养价值才能够最大程度发挥。同等重量的蛋白质，由于其所含必需氨基酸的种类、数量和比值的不同，摄入后在人体内发挥功能的效果不同。其必需氨基酸的氨基酸模式与人体越接近的，该蛋白的营养价值越高。

常用评价食物营养价值的指标是营养质量指数（index of nutrition quality，INQ），在营养素密度的基础上提出来的。营养质量指数指食物中营养素能满足人体营养需要的程度（营养素密度）与该食物能满足人体能量需要的程度（能量密度）的比值。

$$INQ = \frac{某营养素密度}{能量密度} = \frac{某营养素含量/该营养素参考摄入量}{所产生能量/能量参考摄入量}$$

若 INQ = 1，说明该食物提供营养素和提供能量能力相当，人们摄入该种食物时，满足能量需要的程度和满足营养素需要的程度相当；

若 INQ > 1，说明该食物提供营养素的能力高于提供能量的能力，人们摄入该种食物时，满足营养素需要的程度大于满足能量需要的程度；

若 INQ < 1，说明该食物提供营养素的能力低于提供能量的能力，人们摄入该种食物时，满足营养素需要的程度小于满足能量需要的程度；

总体来说，当 INQ > 1 或 INQ = 1 时，说明食物营养价值高，长期摄入有利于健康；当 INQ < 1 时，说明食物营养价值低，长期摄入易发生营养素不足或能量过剩。以成年男性轻体力劳动的营养素与能量的 DRIs 计算牛奶、大米、大豆中蛋白质、维生素 A、维生素

B_1 的 INQ，见表 11-1。

表 11-1 牛奶、大米、大豆中几种营养素的 INQ

	能量/kcal	蛋白质/g	维生素/μg	维生素 B_1/mg
成年男性轻体力参考摄入量	2250	65.00	800.00	1.40
牛奶 100mL	67	3.2	14.00	0.02
INQ	—	1.65	0.59	0.48
大米 100 g	347	8.00	—	0.22
INQ		0.80		1.02
大豆 100 g	359	35.00	37.00	0.42
INQ	—	3.37	0.29	1.84

注：根据杨月欣、王亚光、潘兴昌主编《中国食物成分表 2002》和《中国居民膳食营养素参考摄入量》（2013 版）计算。

（三）营养素在加工烹调过程中的变化

食物在加工过程中，其原有的营养素都会发生改变。绝大多数食品加工，都会导致某些营养素的损失。譬如小麦加工，不同的出粉率中部分营养成分的变化见表 11-2。

表 11-2 不同出粉率部分营养成分变化

出粉率/%	粗蛋白/%	碳水化合物/%	粗纤维/%	灰分/%	B 族维生素/(mg/100 g)	维生素 E/(mg/100 g)
100	9.7	84.8	2.0	1.6	5.7	3.5
93	9.5	86.0	1.4	1.3	2.5	3.3
88	9.2	87.2	0.8	1.1	1.8	3.1
80	8.8	88.6	0.5	0.7	1.1	2.5
70	8.3	89.8	0.3	0.5	1.0	1.9
60	8.2	90.1	0.2	0.4	0.8	1.7

注：引自丁文平《小麦加工过程中的营养损失与面粉的营养强化》，载《粮油加工》2008 年第 5 期。

有的食物通过加工，却可以提高营养素的吸收利用。譬如豆类，干炒大豆其蛋白质消化率只有 50%，整粒煮熟大豆其蛋白质消化率为 65%，加工成豆浆后，蛋白质消化率提升至 85%～90%。

（四）食物抗氧化能力

食物抗氧化能力也是评价食物营养价值的重要指标。截止到目前，研究的食物抗氧化物成分包括食物中存在的抗氧化物营养素（如维生素中的 V_C、V_E，矿物质中的 Se 等）和植物化学物（如红色西红柿中的番茄红素，存在于绿茶、各种有色蔬菜及水果中的多酚类化合物等）。这些物质进入人体后，可以消除过量产生的自由基，对于增强机体抵抗能力，预防营养相关慢性疾病起到有益帮助。所以这类营养成分高的食物，通常被认为其营养价值较高。

（五）食物血糖生成指数（glucose index，GI）

不同食物来源的碳水化合物因其消化吸收速率不同，对于血糖水平的影响也不同。可用血糖生产指数来评价食物碳水化合物对血糖的影响，血糖生成指数低的食物有预防超重和肥胖进而预防相关慢性病的作用。由此可以认为，血糖生成指数低的食物营养价值较高。

（六）食物中的抗营养因子

有些食物中存在抗营养因子，如大豆中含有的蛋白酶抑制剂、植物红细胞凝血素，植物性食品中普遍存在的植酸、草酸等，目前的研究表明，这些物质对人体营养素的消化吸收利用有影响。所以评价食物营养价值的时候要考虑食物中存在的这些抗营养因子。

通过对食物营养价值进行评价，可以全面了解各种食物的天然组成（营养素种类、生物活性物质、抗营养因子等），各种食物的营养缺陷，加工过程营养素的变化，为人们科学选购食物及合理配制平衡膳食提供依据和帮助。同时也为我们改造开发新食品，最大限度保存食物中的营养素提供依据和帮助。

三、热带特色食品资源及其营养价值

（一）谷类、薯类及其他粮食作物

谷类食物主要包括小麦、大米、玉米、小米及高粱等，薯类包括马铃薯、甘薯、木薯等，杂豆包括红小豆、绿豆、芸豆和花豆等。由于我国居民膳食以大米和面粉为主，故大米面粉被称为主食，米面以外的谷类和杂豆类都通称为杂粮。

1. 谷类

热带地区的谷类以水稻为主，水稻按稻谷类型，水稻可以分为籼稻（indica rice）和粳稻（japonica rice）、早稻和中晚稻，糯稻和非糯稻。热带地区谷类是水稻中的籼稻，是草本稻属的一种。籼稻有 20% 左右为直链淀粉，例如泰国大米。种植于热带和亚热带地区，生长期短，在无霜期长的地方一年可多次成熟。如中国的海南、台湾、南海诸岛都是双季稻稻作区。但海南省和雷州半岛，共 22 个县（市）年 ≥10 ℃，积温 8 000 ～ 9 300 ℃，水稻生长季达 300 天，其南部可达 365 天，一年能种三季稻。籼稻去壳成为籼米后，外观细长、透明度低。有的品种表皮发红，如中国江西出产的红米，煮熟后米饭较干、松。不同地区的谷类还有差异，例如海南除了有水稻，还有旱稻、山兰坡稻、小麦等。

水稻所结子实即稻谷，稻谷脱壳后称糙米，糙米碾去米糠层即可得到大米。籼米系用籼型非糯性稻谷制成的米。米粒形呈细长或长圆形，长者长度在 7 mm 以上，蒸煮后出饭率高，黏性较小，米质较脆，加工时易破碎，横断面呈扁圆形，颜色白色透明的较多，也有半透明和不透明的。根据稻谷收获季节，分为早籼米和晚籼米。早籼米米粒宽厚而较短，呈粉白色，腹白大，粉质多，质地脆弱易碎，黏性小于晚籼米，质量较差。晚籼米米粒细长而稍扁平，组织细密，一般是透明或半透明，腹白较小，硬质粒多，油性较大，质量较好。这类稻米通常用于萝卜糕、米粉、炒饭。

（1）热带谷类结构和营养分布。谷粒由谷皮、糊粉层、胚乳和胚4个部分构成。谷皮占谷粒重量的6%，主要由纤维素、半纤维素等组成，矿物质和脂肪含量较高。糊粉层介于谷皮和胚乳之间，占谷粒重量6%～7%，含丰富的蛋白质、脂肪、矿物质和B族维生素。胚乳占谷粒重量的83%～87%，富含大量淀粉和一定量蛋白质，含有的脂肪、矿物质、维生素量很少。胚位于谷粒一端，包括盾片、胚芽、胚轴和胚根。胚芽富含蛋白质、脂类、矿物质、B族维生素和维生素E，尤其脂肪含量高，可以通过加工得到胚芽油。

谷粒加工过程中如果出米率过低，会导致糊粉层、胚中的营养流失比例大幅上升，导致其营养降低。加工过程过度追求出米率，虽使得食物中的营养成分得以最大程度保存，但膳食纤维过高、口感差、难以消化等因素也会影响营养素的吸收。这是值得我们去关注的。

（2）热带谷类营养成分及特点。谷类食物中营养素种类和含量因品种、产地、施肥、加工方法等因素而有所差异。蛋白质含量一般在7.5%～15.0%之间。其中醇溶蛋白和谷蛋白含量丰富。所含有的必需氨基酸种类齐全，但数量和必需氨基酸之间比例关系与人体相比，存在差异，个别差异较大（如赖氨酸），所以需要通过蛋白质互补来提高其利用率。脂肪含量较低（1%～4%），主要集中在糊粉层及胚芽。碳水化合物在谷物中含量高，主要是淀粉，还包括糊精、戊聚糖、葡萄糖、果糖等其他成分。淀粉分为直链淀粉（amylose）和支链淀粉（amylopectin）。热带谷物籼米中含直链淀粉较粳米多，其次还有谷皮中含有的膳食纤维，含量与加工有关，加工越精细，损失的膳食纤维就越多。矿物质含量约为1.5%～3.0%，主要是以植酸盐形式存在的钙和磷，消化吸收较动物性食物差，而且由于存在于谷皮和糊粉层，加工容易损失。谷物中的维生素主要是水溶性的B族维生素，它是以这类食物为主食的人们B族维生素的主要来源。但这类维生素主要存在于糊粉层和胚芽层，精加工容易导致其大量损失。

2. 薯类和其他粮食作物

薯类包括马铃薯、芋头、山药、豆薯、木薯等。淀粉含量在8%～29%，蛋白质和脂肪含量较低，含一定量的维生素和矿物质，并富含各种植物化学物。热带地区薯类常见的有木薯、番薯、芋头等。除了以上农作物，热带地区的农作物还包括玉米、高粱、粟、豆、山药等。在这些食物中，马铃薯含酚类化合物较高，多为酚酸物质，其中绿原酸的含量可达其鲜质量的0.45%。山药主要含山药多糖（包括黏液质和糖蛋白）、胆甾醇、麦焦甾醇、油菜甾醇、β-谷甾醇、多酚氧化酶、植酸、皂苷等多种活性成分。

（二）热带蔬菜、水果类

蔬菜和水果种类繁多，含有丰富的人体所必需的维生素和微量元素，此外，其中含有的水分和酶类也较多，蔬菜水果中的有机酸、芳香类物质、色素等对促进消化吸收、增加感官性状，增进食欲都有重要意义。

1. 热带蔬菜

热带农业普遍具有作物生长季节长，种类及品种繁多，且富于热带性，四时宜农，水稻一年三熟，作物经济价值高等特点。热带蔬菜也是其中重要构成，以海南为例，海南地处热带北缘，属热带季风气候，素来有"天然大温室"的美称，这里长夏无冬，年平均气温22～27 ℃，大于或等于10 ℃的积温为8 200 ℃，最冷的一月份温度仍达17～24 ℃，年光照为 1 750 ～ 2 650 小时，光照率为 50% ～ 60% ，光温充足，光合潜力高。海南岛入春早，升温快，日温差大，全年无霜冻，冬季温暖，稻可三熟，菜满四季，是中国南繁育种的理想基地。

热带地区可种植的蔬菜比较多，如黄瓜、豆角、丝瓜、冬瓜、苦瓜、水瓜、葫芦瓜、生菜、香菜、尖椒、荷兰豆、四季豆、南瓜、韭菜、茄子、芹菜等。有一些地方还有其独特的蔬菜种类，如海南的四角豆，又称龙豆、四棱豆、扬桃豆、翼豆、翅豆、皇帝豆、香龙豆、去宵豆等。形状有点古怪，为长方形，长度大概比手掌略长一点。从横切面看，四个角向外凸出，像英文字母 X。嫩荚和嫩叶主要用作蔬菜，吃起来清脆爽口，别具风味。种子和地下块根主要作粮食，茎叶亦是优良的饲料和绿肥。叶片、豆荚、种子及块根还可入药，因此，这种富含蛋白质、维生素、多种矿物质，营养价值极高的四角豆，被人们赋予"绿色金子"和"豆中之王"的美誉。

蔬菜的营养素种类主要有 5 种。①蛋白质。蔬菜类型不同，蛋白质含量差异很大，大部分叶菜、根茎菜、瓜类等蛋白质含量很低，为 1% ～ 2% ，新鲜豆类可达 4% ，菌藻类含量较高（如发菜、蘑菇等）且必需氨基酸组成均衡，是理想蛋白的来源。②脂肪。绝大部分蔬菜脂肪含量极低（不超过 1%）。③碳水化合物。蔬菜类型不同，碳水化合物差异较大，例如藕、南瓜、土豆等碳水化合物含量较高，其中淀粉所占比例较高。碳水化合物除淀粉外，还包括单糖、双糖、膳食纤维（纤维素、半纤维素和果胶等）。胡萝卜、西红柿、南瓜等含单糖、双糖较多。菠菜、白菜、地瓜叶、茼蒿等叶菜含丰富膳食纤维。南瓜、胡萝卜等蔬菜中还含有丰富的可溶性膳食纤维（果胶）。④矿物质。钙、铁、磷、钾、钠、镁、铜等矿物质在蔬菜中含量丰富，其中钾最多，钙镁次之。是我国居民膳食中矿物质的重要来源。⑤维生素。蔬菜中的维生素含量与蔬菜的品种、颜色及新鲜程度有关。新鲜程度高、颜色深的蔬菜较新鲜度差、颜色浅的蔬菜营养价值高。叶菜高于茎菜。总体来讲，深色蔬菜维生素含量高于浅色蔬菜，因此，在中国居民膳食指南中建议日常摄入蔬菜深色蔬菜应占一半。

此外，蔬菜中含有的植物化学物如类胡萝卜素、植物固醇、皂苷、芥子油苷、多酚、蛋白酶抑制剂、单萜类、有机硫化物、植酸等在热带地区种植的蔬菜同样具有。且由于常年气温高，冬季同样能够提供给人们新鲜的蔬菜。

2. 热带水果

热带水果种类繁多，以海南为例，栽培和野生的果树有 29 个科、53 个属、400 余个品种，为世界上其他果区所罕见。其中属本岛原产的果树品种有龙眼、荔枝、芭蕉、桃金娘、锥栗、橄榄、杨梅、酸豆、油甘子、椰子。从南洋群岛和外地引进的品种有榴莲、人心果、腰果、油梨（鳄梨）、番石榴、甜蒲桃、菠萝蜜、杧果、山竹、柑橘、红毛丹等。下面介绍几种典型的热带水果。

（1）椰子。椰子是典型的热带作物，椰子水富含蛋白质、脂肪和多种维生素，关键时刻代替葡萄糖水注入静脉维持生命。椰肉含 35.5% 的脂肪（绝大部分为饱和脂肪）和丰富的锌，可加工成多种食品。

（2）杧果。杧果果实营养价值极高，维生素 A 含量高达 3.8% ，比杏子还要多出 1 倍。维生素 C 的含量也超过橘子、草莓。杧果含有糖、蛋白质及钙、磷、铁等营养成分。

根据对我国杧果产区几个杧果主要品种分析资料归纳，杧果可溶性固形物 14%～24.8%，含糖量 11%～19%，蛋白质 0.65%～1.31%，每 100 g 果肉含胡萝卜素 2 281～6 304 μg，而且人体必需的微量元素（硒、钙、磷、钾等）含量也很高。

（3）菠萝。菠萝果实品质优良，营养丰富，含有大量的果糖，葡萄糖，维生素 B、维生素 C，磷，柠檬酸和蛋白酶等物质。每 100 g 菠萝含水分 87.1 g，蛋白质 0.5 g，脂肪 0.1 g，纤维 1.2 g，烟酸 0.1 mg，钾 126 mg，钠 1.2 mg，锌 0.08 mg，碳水化合物 8.5 g，钙 20 mg，磷 6 mg，铁 0.2 mg，胡萝卜素 0.08 mg，硫胺素 0.03 mg，核黄素 0.02 mg，维生素 C 8～30 mg，灰分 0.3 g，另含多种有机酸及菠萝蛋白酶等。

（4）菠萝蜜。又称木菠萝、树菠萝，海南特产的一种热带桑科常绿乔木。菠萝蜜有 30 多个品种，分为两类：硬肉类和软肉类，菠萝蜜中含有丰富的糖类、蛋白质、B 族维生素（B_1、B_2、B_6）、维生素 C、矿物质、脂肪油等，果肉含有糖分、脂肪、蛋白质，味深甜；仁核含有淀粉（其中含丰富天然抗性淀粉），可吃，味似板栗。

（5）荔枝。无患子科，荔枝属常绿乔木。栽培品种有三月红、圆枝、黑叶、淮枝、桂味、糯米糍、元红、兰竹、陈紫、挂绿、水晶球、妃子笑、白糖罂等 13 种。荔枝营养丰富，含葡萄糖、蔗糖、蛋白质、脂肪以及维生素 A、B、C 等，并含叶酸、精氨酸、色氨酸等各种营养素。（见表 11-3）

表 11-3　荔枝的营养成分

项目	数据/100 g	NRV/%	项目	数据/100 g	NRV/%
热量	52 kcal	2.6	膳食纤维	0.4 g	1.6
蛋白质	0.7 g	1.2	钙	1.5 mg	0.2
碳水化合物	12.1 g	4	铁	0.3 mg	2
脂肪	0.1 g	0.2	钠	1.2 mg	0.1
饱和脂肪	0 g	0	钾	110.2 mg	5.5
胆固醇	0 mg	0			

（6）香蕉。

香蕉的营养非常丰富，每 100 g 果肉中含蛋白质 1.2 g，脂肪 0.5 g，碳水化合物 19.5 g，粗纤维 0.9 g，钙 9 mg，磷 31 mg，铁 0.6 mg，还含有胡萝卜素、硫胺素、烟酸、维生素 C、维生素 E 及丰富的微量元素钾等。

（三）热带动物性食品

动物性食品包括畜肉、禽肉和水产品。能为人体提供优质蛋白质、脂肪、矿物质和部分维生素。也可加工成各种制品和菜肴，是构成人类膳食的重要组成部分。

1. 畜禽肉

热带地区所饲养的畜禽大都具有地方特色，例如海南畜类有定安黑猪、海南黄牛、澄迈和牛、东山羊等，禽类有文昌鸡、嘉积鸭、温泉鹅等。这些肉类含蛋白质丰富，一般在 10%～20% 之间。瘦肉比肥肉含蛋白质多。肉类食品所含蛋白质是优质蛋白质，不仅含有的必需氨基酸全面、数量多，而且比例恰当，接近于人体的蛋白质，容易消化吸收。肉类中脂肪含量平均为 10%～30%，主要是各种脂肪酸和甘油三酯。还有少量卵磷脂、胆固醇、游离脂肪酸及脂溶性色素。肉类脂肪可提供较多的热量，如 100 了 g 肥猪肉可提供热量 830 kcal。肉类约含有 1% 左右无机盐，瘦肉中较多，特别是脏器内含量很丰富。如 100 g 猪肝中含铁为 25 mg，牛肝含 5 mg。肉类还有较多的维生素 B_1、B_2、烟酸等，如猪肉（肥瘦）每 100 g 含维生素 B_1 0.53 mg、B_2 0.12 mg、烟酸 4.2 mg。脏器含量更高，尤其是肝脏，每 100 g 猪肝约含维生素 B_2 2.11 mg，比肌肉中多 15～20 倍，烟酸含量为 16.2 mg，比肌肉多 4～5 倍。牛、羊肝中的维生素 B1 含量也比肌肉组织中多 5～6 倍。此外肝脏中还含有叶酸和维生素 B_1、维生素 B_2 及维生素 A 和维生素 D，比如每 100 g 猪肝含维生素 A 8 700 国际单位、羊肝为 29900 国际单位。肉类中含糖量较低，平均只有 1%～5%。

2. 水产品

海洋和淡水渔业生产的动植物及其加工产品的统称。鲜活水产品，分为鱼、虾、蟹、贝四大类，鱼类有鲈、鲑、鳗、石斑、黄鲳、左口、真鲷、三文鱼等；虾类有澳洲大龙虾、新西兰大龙虾、台湾草虾、竹节虾、沼虾、河虾；蟹类有中华绒螯蟹、美国珍宝蟹、皇帝蟹、膏蟹、清蟹等；贝类有加拿大象鼻蚌、蛏、蚝、蛤等。

热带地区常年气温高，适合水产养殖，常见的有罗非鱼、鲍鱼、南美白对虾、鳖、蟹等。水产品营养价值高，蛋白质含量为 15%～25%，高于畜肉和禽肉，是优质蛋白的重要来源。不饱和脂肪酸含量丰富，尤其是深海鱼，含有丰富的 EPA 和 DHA。矿物质含量为 1%～2%，含有较多的钙、磷、铁、锌、硒、碘等。鱼类肝脏是维生素 A 和维生素 D 的重要来源。

（四）其他热带食品资源

1. 咖啡

世界主要热带香辛饮料作物种类有咖啡、可可、胡椒、香草兰等，咖啡、可可、茶并称世界三大饮料作物，咖啡的产量、消费量和经济价值均居三大饮料作物之首。咖啡遍布亚洲、非洲、美洲等热带、亚热带地区。咖啡产业是热带种植中的一大产业。咖啡含有淀粉、脂类、蛋白质、糖类、咖啡因、芳香物质和天然解毒物质等多种化学成分，因而在饮料工业、食品工业和医药工业均具有广泛的前途。

以云南小粒咖啡为例，其生豆与加工后营养价值见表 11 - 4。

表 11 - 4　云南小粒咖啡加工前后营养成分比较

成分	生豆/%	焙炒豆/%
灰分	3.62	3.10
总氮量	2.55	2.22
蛋白质	15.94	13.88
粗脂肪	18.24	11.97
粗纤维	13.77	17.94

（续表）

成分	生豆/%	焙炒豆/%
葡萄糖	0.23	0.17
蔗糖	7.83	1.87
淀粉	5.80	6.76
咖啡因	1.27	1.31

从表 11-4 中可以看出，咖啡所含营养素种类齐全，且某些营养素含量较高，如蛋白质、粗脂肪等。在食品工业方面，咖啡主要用作食品、饮品的添加剂，可制作咖啡糖果、咖啡糕点、咖啡饼干、咖啡果脯、咖啡冰激凌、咖啡果冻、咖啡可乐、咖啡巧克力等食品，这类食品携带方便且富有营养而深受喜爱。

2. 诺尼果

诺尼果（Morinda citrifolia）又称诺丽果，是茜草科的常绿乔木。在中国称为诺尼树和海巴戟天；在印度称为 Och；在马来西亚称为 Mengkudo；在东南亚称为 Nhan；在加勒比海称为止疼树；在澳洲称为奶酪果；在大溪地称为 no-ni。诺尼果成熟的果实具有强烈的臭味，因此，又被称为"乳酪果"；果实可在自然环境下长期不腐烂，又被称"不老果"。诺尼果虽然味道难闻又有苦味，可食用且有一定的保健作用或作药用。现在热带地区开始人工种植（如海南省的乐东、陵水），诺尼果成熟后采摘加工制成保健品也成为具有热带特色的保健食品。

3. 山茶油

又名海南山柚油、野山茶油、茶籽油、油茶籽油，取海南当地种植的油茶树的种子干榨而成，是真正的纯天然绿色食用油。其脂肪酸组成与世界上公认的最好的植物油脂橄榄油相似。山茶油与橄榄油的成分尽管有相似之处，但山茶油的食疗双重功能实际上优于橄榄油，也优于其他任何油脂。橄榄油含不饱和脂肪酸达 75%～90%，山茶油中的不饱和脂肪酸则高达 85%～97%。（见表 11-5）

表 11-5　几种植物油脂肪酸成分比较

油类脂肪酸	山茶油/%	橄榄油/%	花生油/%	大豆油/%
饱和脂肪酸	7～11	8.2～14.5	16.2	14.8
单不饱和脂肪酸	74～87	65.8～84.9	42.5	22.9
多不饱和脂肪酸	7～14	3.5～22	41.2	62.8

4. 番木瓜

番木瓜营养丰富，味道清甜、肉质软滑、多汁，既可生吃，又可做菜。据现代科学测定，木瓜中富含维生素（A、B_1、B_2、C），矿物质铁、钙、钾，还含有天然植物多糖、蛋白质、番木瓜酵素以及有机酸。其中所含有的 17 种氨基酸中包括了全部人体必需氨基酸，并且比例接近人体蛋白；磷、钾含量亦较高；维生素 A 及维生素 C 的含量特别高，是西瓜及香蕉的 5 倍。

5. 腰果

腰果营养丰富，人体所需各种营养素含量较全面，每 100 g 腰果仁含水分 5.9 g，蛋白质 21.2 g，脂肪 46.9 g，碳水化合物 22.3 g，灰分 2.4 g，磷 450 mg，铁 300 mg，钾 590 mg，钙 38 mg，钠 220 mg，铜 189 mg，镁 240 mg，锌 36 mg，硒 1.72 μg，维生素 A2 μg，维生素 B_1 0.54 mg，维生素 B_2 0.18 mg，维生素 C 0.25 mg，维生素 E 1.1 mg，维生素 K 28 μg，叶酸 63 μg，泛酸 1.32 mg、烟酸 0.9 mg。其中腰果中的油脂含量丰富，用腰果榨出的油，内含甘油酸 73.6 g/100 g，是高级食用油和上等工业用油。

 第二节　营养相关性疾病

营养相关性疾病（nutrition related diseases）是指人体因营养素或能量的摄入不足、营养素消化吸收障碍或消耗增加引起营养素或能量缺乏或过剩，或营养代谢异常而引起的一类疾病。具体包括以下 4 种情况：①由于原发性或继发性摄入不足导致能量或营养素不能满足人体正常需要而发生的各种营养缺乏病，如微量元素缺乏病、维生素缺乏病、蛋白质 - 能量营养不良等；②由于食物与营养素摄入过量以致超过机体生理需要，在体内过多堆积产生的营养过剩或中毒等相关疾病，如能量过多导致的肥胖症、维生素 A 过多中毒等；③由于遗传性因素或食物与药物的相互作用导致营养代谢障碍发生的疾病，如先天性苯丙氨酸代谢异常导致的苯丙酮尿症、乳糖酶绝对或相对不足引起的乳糖不耐症（lactose intolerance）等；④其他一些与营养密切相关的疾病，如糖尿病、痛风等代谢性疾病和心脑血管疾病、癌症等也属于营养相关性疾病。

一、蛋白质 - 能量营养不良

蛋白质 - 能量营养不良（protein-energy malnutrition，PEM）是由于蛋白质和（或）能量缺乏而引起的疾病，临床表现与病因有关，主要为消瘦和（或）水肿。蛋白质 - 能量营养不良在发展中国家多见，主要发患者群是儿童，严重时可导致生长发育迟缓、智力低下、免疫力降低，容易因感染导致死亡，如不及时纠正病因，病死率较高。

（一）发病原因

根据蛋白质 - 能量营养不良的发病原因，可分为原发性和继发性两种。原发性蛋白质 - 能量营养不良是由于长期蛋白质和（或）能量摄入不足引起，多发于婴幼儿，成人中偶见于哺乳期妇女。常见原因是：①自然灾害、战争或贫困造成食物供应不足或母乳不足；②喂养方法不当，如喂食过少、不及时添加辅食等，或非疾病原因导致的偏食、素食或禁食等造成食物摄入不足；③因生理因素导致蛋白质和（或）能量需要量大大增加，但食物和营养的供给没有及时增加，如妇女妊娠中晚期和哺乳期、婴幼儿生长发育突增期等。

继发性蛋白质 - 能量营养不良主要是指在食物供应正常的情况下，因其他疾病或病理状态导致能量和（或）蛋白质长期不足，如各种疾病引起食欲下降、营养素吸收不良、能量消耗增加、分解代谢亢进或者合成代谢障碍，营养素大量丢失等。引起继发性蛋白质 -

能量营养不良的常见疾病既有生理性疾病也有心理性疾病，如慢性胃炎、慢性肠炎、中毒性腹泻等导致人体不能正常消化吸收营养素的慢性消化系统疾病；厌食症等导致长期进食障碍或食欲不良的心理性疾病；营养补充不及时的烧伤、癌症等消耗性疾病。

（二）临床分型及表现

临床上，常根据蛋白质-能量营养不良的特征分为消瘦型（marasmus）、浮肿型（kwashiokor）和混合型（marasmic-kwashiokor）。

1. 消瘦型 PEM

该型的典型特征是体重降低、皮下脂肪减少或消失、肌肉萎缩，患者常表现为身材矮小、消瘦但无水肿。主要发生原因是膳食中长期同时缺乏蛋白质、能量和其他多种营养素。

2. 浮肿型 PEM

又称恶性营养不良，其特征是浮肿，甚至出现严重的腹水。此外，还有体重降低（初期体重也可能因水肿而导致体重不减甚至增加），肌肉松弛，全身乏力，肝大、毛发改变、腹泻、精神系统症状等。主要发生原因是膳食中长期缺乏蛋白质，但能量的供给基本足够，因低蛋白血症导致水肿。

3. 混合型 PEM

又称中间型，该型兼具消瘦型和浮肿型的特征，表现为明显消瘦、皮下脂肪消失、肌肉萎缩、生长迟滞、肝脾肿大、腹水等。该型患儿的体重和身高均低于正常标准，尤其是体重降低较身高更为明显。患儿可有体温降低，急躁不安或表情淡漠，有明显饥饿感或食欲不振等表现，常伴有腹泻，并易合并感染。除蛋白质、能量不足外，可能同时合并其他维生素缺乏症表现。

（三）治疗和预防

对患者应采取综合治疗措施，治疗原则有：①逐步增加营养，以适应患者生理机能的逐渐恢复；②必要时采用药物治疗，如患者有腹泻和脱水，应及时纠正水电解质紊乱；如患者有肺部和胃肠道感染，则给予相应的抗炎或抗病毒治疗；③注意护理和个人卫生，防止患者出现褥疮或其他并发症；④患者存在其他临床疾病的，如贫血、佝偻病、肠道寄生虫病等，应积极对症治疗。

蛋白质-能量营养不良的根本原因是蛋白质和（或）能量的摄入绝对或相对不足，因此，合理营养和平衡膳食是预防该病发生的关键。预防措施以面向重点人群进行广泛的健康教育和定期体检筛查为主。因该病在生长发育关键期的婴幼儿和特殊生理阶段的孕妇乳母中多发，应以婴幼儿的喂养人和围孕期、哺乳期妇女为重点宣传对象，科普营养知识，培养营养技能。婴儿喂养，应提倡和鼓励纯母乳喂养，不能纯母乳喂养的，学会正确的人工喂养或混合喂养方法；已经开始添加辅食的，学会合理选择辅食和适当的烹调方法。幼儿喂养，应做到儿童膳食营养均衡，尽量增加动物性食物、乳品或豆类代乳粉等富含优质蛋白质的食物，注意食物品种的多样化，补充足够的维生素。除饮食外，还需做好疾病防治工作，尤其是容易引起营养缺乏的各种传染病和肠寄生虫病。婴幼儿要定期进行体格检查，加强生长发育监测，发现体重增长迟缓的儿童应查明原因，早期治疗和处理。应加强儿童体格锻炼，鼓励儿童经常参加户外活动，增强体质。对于继发性蛋白质-能量营养不良患者，应在积极治疗原发病的基础上，针对患者特殊营养需要，给予营养支持。

二、肥胖症

肥胖（obesity）是由于人体长期能量摄入过多，超过机体能量消耗，导致体内过剩的能量转化为脂肪，并过度积聚而引起的营养代谢性疾病。肥胖者的体重增加可以是脂肪细胞肥大、脂肪组织增生或两者共同所致。

（一）肥胖的判定标准

目前常用的肥胖判断指标是由 WHO 推荐的体质指数（body mass Index，BMI）。BMI 的判断标准已在体格测量的内容中列出，参见前文。此外，腰围（waist circuit，WC）和腰臀比（waist hip ratio，WHR）常用来测定脂肪分布是否异常，因为腹部脂肪的过度积聚危害性最强。WHO 推荐中国人判断向心性肥胖的指标是：腰围男性 >90 cm，女性 >80 cm；腰臀比男性 >0.9，女性 >0.8。

（二）发病原因

肥胖症的发生是由于能量的失衡与过剩导致，与社会经济发展、饮食过量、运动减少等外部环境因素的变化相关，同时也受遗传、内分泌代谢、精神等个体内部因素的影响。因此，肥胖是遗传因素与环境因素（内因和外因）共同作用的结果，两者都起重要作用，但遗传因素不可控，而环境因素可控，因而在肥胖的防控上显得更为重要。肥胖症的常见原因有：

（1）运动量减少。运动量减少直接导致能量消耗减少，如果能量摄入不相应减少，会造成能量蓄积，体重迅速增加。

（2）遗传和家族史。肥胖有一定的遗传倾向，在对肥胖动物的研究中发现，鼠的肥胖基因可表达为相应的蛋白质，由脂肪组织经血液向中枢神经系统发出是否饱食的信号。

（3）社会因素。近 30 年来的全国性营养和健康状况调查结果显示，肥胖递增速度与我国国民生产总值的增长速度一致。一方面，随着经济的发展，居民生活水平提高，我国人民的膳食结构发生了重大改变，即能量的摄入增加显著；另一方面，由于交通方便快捷，电视机、电脑普及等而使人们的活动明显减少，即能量的消耗减少，导致能量摄入大于消耗，从而引起脂肪过量积聚。

（4）心理因素。心理行为异常、工作压力大的人常通过进食来缓解紧张的情绪。

（三）肥胖的分类

根据肥胖的病因常分为 3 类：遗传性肥胖、继发性肥胖、单纯性肥胖。

（1）遗传性肥胖。由遗传物质发生改变而导致，罕见，常有家族性肥胖倾向。

（2）继发性肥胖。由于内分泌紊乱或病变、某些疾病或外伤等引起内分泌障碍而导致。

（3）单纯性肥胖。排除前两者的可能，单纯由于营养过剩而导致。

（四）治疗和预防

防治肥胖的基本原则是控制能量摄入并增加能量消耗。应摄入适当而不过多的营养，避免能量摄入过多和营养素摄入不平衡，倡导良好的生活方式和饮食习惯。具体方法有：

1. 饮食疗法

治疗肥胖首先需控制饮食，特别是要限制每日总能量的摄入，使能量达到负平衡状态，摄入量略低于消耗量，体重可逐步下降。一般可按推荐摄入量减少20%～30%来计算应摄入的总能量。根据肥胖的严重程度，由轻到重可分别采用低能量饮食疗法、减食疗法、饥饿疗法。减肥食物应选择高蛋白、低脂肪、低糖类，三者的能量构成比可按20%：30%：50%计算。早、中、晚三餐的能量分配比与正常人一样，为30%：40%：30%，但是可采用少食多餐的方式，减少正餐食量。制订减肥食谱必须注意营养均衡，补充适量的鱼、肉、牛奶、谷类及蔬菜、水果等，低能量饮食可能会导致某些必需营养素的缺乏，要注意补充。同时应纠正不良的饮食习惯，不吃或少吃零食，尤其是要避免高脂肪高糖的零食。

2. 运动疗法

可通过多运动增加能量消耗，通过脂肪氧化以减少体脂。应选择散步、游泳、慢跑、健美操、太极拳等有氧运动，进行大肌肉群的有氧训练并锻炼耐力。运动量及强度应循序渐进，由小到大，持之以恒，并配合合理的饮食控制。

3. 药物疗法

常用的减肥药物有能量消耗增加剂、食欲抑制剂、阻止消化吸收的药物、轻泻剂等。

4. 非药物的替代疗法

我国的传统医学常用针灸、按摩等方法治疗单纯性肥胖。

三、糖尿病

糖尿病（diabetes mellitus，DM）是一组胰岛素分泌和（或）作用障碍而导致的糖类、脂肪、蛋白质、水及电解质代谢紊乱，具临床异质性表现，并以长期高血糖为主要标志的综合征。临床表现常归纳为"三多一少"，是指多饮、多食、多尿和体重减少。糖尿病易并发神经系统、心血管系统、肾脏、眼部等器官系统的病变，重症患者可发生酮症酸中毒及糖尿病性昏迷。

（一）糖尿病与饮食的关系

糖尿病的病因尚不明确，目前公认的病因有遗传因素、社会因素、环境因素、生理病理性因素等。环境因素中又以饮食因素最为重要，其饮食不当导致糖尿病的关键是在于能量摄入过多而导致肥胖，糖尿病属于内分泌代谢性疾病，与肥胖密切相关，肥胖引起代谢综合征继而使糖尿病发病率增高。因此，治疗糖尿病最有效且最根本的是控制饮食。轻型糖尿病常通过饮食的调节和控制即可达控制血糖的目的；对重型糖尿病患者，在使用降糖药物治疗的同时配合饮食控制，可稳定病情，减少药物用量，控制并发症的发生。

（二）糖尿病的治疗原则

1. 合理控制总能量

糖尿病饮食调控的主要原则是控制总能量摄入。体重是检验总能量摄入量是否合理控制的简便有效的指标，个体的能量供给以能维持或略低于理想体重为宜。应根据个人身高、体重、年龄、劳动强度，并结合病情和营养状况来确定每日能量供给量，可参照表11-6。年龄超过50岁者，每增加10岁，比规定值酌情减少10%左右。建议每周称1次体重，并根据体重不断调整食物摄入量和运动量。

表 11 - 6　不同劳动强度能量供给参考表〔kcal/（kg·日）〕

劳动强度	举　例	消瘦	正常	肥胖
卧床	—	25～30	20～25	15
轻体力	职员、教师、售货员	35	30	20～25
中体力	学生、司机、电工	40	35	30
重体力	农民、建筑工、舞蹈演员	45～50	40	35

2. 糖类不宜控制过严

糖类供给应占总能量的 50%～60%，如果甘油三酯高则糖类应少些。人体体内供能来源是糖类、蛋白质和脂肪，优先使用糖类供能，机体摄入糖类不足时则需动用脂肪和蛋白质供能，一旦体内脂肪分解，酮体产生增多而胰岛素不足，不能充分利用酮体时，可引起酮症酸中毒。糖类摄入量一般成人控制在 250 g/日～350 g/日（相当于主食 300 g～400 g）；对肥胖者可控制在 150 g/日～200 g/日（相当于主食 150 g～250 g）。

糖类的选择一般要考虑该食物的血糖生成指数（glycemic index，GI），它可以作为衡量食物糖类升高血糖速度和能力的指标，是指含 50g 碳水化合物试验食物血糖应答曲线下面积与含等量碳水化合物标准食物血糖应答曲线下面积之比乘以 100。一般以葡萄糖或黄豆作为标准，因此，把葡萄糖的 GI 定为 100。计算公式为：

$$GI = \frac{\text{食用含 50 g 糖类试验食物的血糖曲线下面积}}{\text{食用 50 g 糖类参比食物在同等时间内的血糖曲线下面积}} \times 100$$

GI 越高的食物对血糖的影响越大，因此，糖尿病患者应多食用低 GI 的食物，例如主食建议多选择粗粮和杂粮。除发生低血糖时，应忌食蜂蜜、砂糖等单糖与双糖类食物。表 11 - 7 列出了部分常见食物的 GI。

表 11 - 7　部分中国常见食物的血糖生成指数（GI）

食物种类		GI	食物种类		GI	食物种类		GI
谷类	荞麦面条	59.3	水果	李子	24	蔬菜	胡萝卜	71
	大米饭	80.2		柚子	25		南瓜	75
	白面馒头	88.1		梨	36	糖	果糖	23
豆类	黄豆	18		苹果	36		蔗糖	65
	四季豆	27		柑	43		蜂蜜	73
	绿豆	27.2		香蕉	52	乳类	牛奶	27.6
	豆腐干	23.7		西瓜	72		酸奶	48

数据来源：杨月欣等主编《中国食物成分表 2002》，北京医科大学、中国协和医科大学联合出版社 2002 年版。

另外，土豆、山药等块根类食物，因所含淀粉为多糖类，含量在20%左右，可代替部分主食。主食的选择原则一般为粗粮、杂粮优于面食，米饭应限量，不选糯米。水果类含糖量随水果种类、成熟度及含水量而不同，一般含糖量在10%～20%。水果中糖吸收较快，对空腹血糖控制不理想者应忌食，对空腹血糖控制较好者应限制食用。蔬菜类含少量糖类，含纤维素较多，吸收缓慢，可适量多用。另外，对于部分患者如喜欢甜食者可选用甜叶菊、木糖醇、糖蛋白或糖精等甜味剂。

除选择低 GI 食物外，糖尿病患者饮食控制时还需参考食物的血糖负荷（glycemic load，GL）。GL 是食物中碳水化合物质量与其 GI 的乘积指数，即 GL = GI × 食物中碳水化合物克数/100。GL 的概念是在 GI 基础上，将摄入糖类质量和数量结合起来估算膳食的总血糖效应。例如，一种烤土豆的 GI = 85，食用 30 g 这种烤土豆，其 GL = 85 × 30/100 ≈ 26。一般认为，GL≥20 为高血糖负荷食物，11～19 为中等血糖负荷，≤10 为低血糖负荷。

3. 控制脂肪和胆固醇的摄入

为防止或延缓糖尿病患者的心脑血管并发症，必须限制脂肪的摄入，使脂肪供能占总能量的20%～30%，要合理选择脂肪的种类，饱和脂肪酸的摄入不应超过总能量摄入的10%，需严格控制，不饱和脂肪酸与饱和脂肪酸（P∶S）比值应在1.5～2.5。富含饱和脂肪酸的有牛油、羊油、猪油、奶油等动物性脂肪，应减少食用，此外热带地区常见的椰子油和棕榈油饱和脂肪酸含量也较高；豆油、花生油、芝麻油、菜籽油等植物油富含不饱和脂肪酸，可适当选用。每日胆固醇摄入量应低于 300 mg，高胆固醇血症者应限制在 200 mg 以下，表11-8列出了部分常见食物的胆固醇含量。

表11-8　部分常见食物的胆固醇含量（单位：mg/100 g 食物）

食物	胆固醇	食物	胆固醇	食物	胆固醇
瘦猪肉	81	瘦羊肉	60	鸡胸肉	82
肥猪肉	109	肥羊肉	148	鸡腿	162
猪脑	2591	兔肉	59	鸡蛋黄	1510
猪肝	288	牛乳	15	带鱼	76
瘦牛肉	58	酸牛乳	12	墨鱼	226
肥牛肉	133	羊乳	31	海蜇	8
牛肚	104	豆奶	5	鲫鱼子	460

4. 选用优质蛋白质

蛋白质供给量占总能量的15%～20%，或成人 1 g/（kg·日），优质蛋白质至少占1/3，多选用大豆、兔、鱼、禽、瘦肉等食物。

5. 提供丰富的维生素和无机盐

因糖原异生作用使体内 B 族维生素消耗增多，而且 B 族维生素是糖和蛋白质等代谢过程中许多酶的辅酶，缺乏时可加重糖尿病的代谢紊乱。维生素C可预防因其缺乏而引起的微血管病变。补充维生素可预防微血管病变，平时多吃粗粮及绿叶蔬菜，必要时可使用维生素制剂。微量元素与胰岛功能相关，临床实践发现，补锌能加速老年糖尿病患者下肢溃疡的愈合，补镁后可改善胰岛素的分泌能力，缺镁与部分糖尿病视网膜病与缺血性心脏病有关。酮症酸中毒时更应注意纠正电解质的紊乱。

6. 增加可溶性膳食纤维的摄入

建议每日膳食纤维供给量为20～40 g，以降低空腹血糖和防止餐后血糖快速升高。高纤维饮食可缓慢胃排空，改变肠转运时间。一般纤维在蔬菜中的含量为20%～60%，在水果和谷类中含10%左右。可在正常膳食基础上多选用米糠、麸皮、麦糟、玉米皮、南瓜等食物，以利延缓肠道葡萄糖吸收及减少血糖上升的幅度，改善葡萄糖耐量。

7. 减少酒和钠的摄入

长期饮酒对肝脏有损害，因每克酒精虽可供29 kJ（7.1 kcal）热量，但它不含其他营养素，而且容易引起高甘油三酯血症，在应用胰岛素治疗患者时易发生低血糖。糖尿病患者多数伴有高血压和肥胖症，应低钠饮食，每天钠摄入量不超过500 mg。

8. 食物多样化并有合理的进餐制度

糖尿病患者应遵循定时、定量、少食多餐的膳食原则，可由一日三餐增加到每日5～6餐。

四、心脑血管疾病

与膳食营养密切相关的心脑血管疾病主要有高血压、冠心病、脑卒中等。这些慢性病威胁人类健康和生命，是人类主要死因之一。这些疾病的病因复杂，除与遗传、年龄、高血压等因素有关外，近30年来我国心脑血管疾病发病率攀升，还是与生活方式的改变，尤其是膳食结构的变化相关。因此，合理膳食已成为防治心脑血管疾病的重要环节。

（一）与心脑血管疾病有关的营养因素

1. 脂肪

脂肪总摄入量与动脉粥样硬化发病率和死亡率呈显著正相关。膳食中脂肪的含量、饱和程度、碳链的长短等均会对血脂造成不同程度的影响。饱和脂肪酸对血胆固醇的升高影响明显，而多不饱和脂肪酸及单不饱和脂肪酸有降低血胆固醇的作用。近年来的研究表明摄入反式脂肪酸可增加动脉粥样硬化和冠心病的危险性。人群调查发现，膳食胆固醇摄入量与动脉粥样硬化发病率呈正相关。

2. 能量与糖类

膳食中总能量摄入长期超过其消耗则引起肥胖，同时可使血甘油三酯升高引起高甘油三酯血症。不同种类的糖对血脂的影响不同，进食大量单糖和双糖会使脂肪合成增加，而膳食纤维则有降低胆固醇吸收的作用。

3. 蛋白质

蛋白质与心血管疾病的关系较为复杂，尚在研究中。适当的蛋白质摄入对血脂不会造成影响。在动物实验中发现，高蛋白膳食可促进动脉粥样硬化的形成。

4. 维生素

维生素家族庞大，作用机制各异。维生素 C 有降低血胆固醇、预防动脉粥样硬化的作用。维生素 E 有抗氧化作用，同时可提高机体对氧的利用率，增高缺氧耐受力，增强心肌代谢及应激能力。烟酸在药用剂量下有促进末梢血管扩张、降低血清胆固醇和甘油三酯、升高高密度脂蛋白等保护性作用，有利于预防动脉硬化。维生素 B_6 与构成动脉管壁的基质成分酸性黏多糖的合成以及脂蛋白脂酶的活性有关。当机体缺乏叶酸、维生素 B_6 和维生素 B_{12} 时，血浆同型半胱氨酸浓度升高，会增加血管损伤风险，是动脉粥样硬化的危险因素。

5. 无机盐

膳食中种类齐全、比例适当的常量和微量元素有利于减少心脑血管疾病。钙、镁、铬、锰、矾、硅等是心血管疾病的保护因素，而镉、砷则可引起动脉壁脂质沉积或血脂升高，对机体不利。食盐过量可使血压升高，促进心脑血管疾病发生。过量铁可引起心肌损伤、心律失常和心力衰竭等，应用铁螯合剂可促进心肌细胞功能和代谢的恢复。硒对心肌有保护作用。

（二）膳食预防原则

（1）平衡膳食、合理营养，提供种类齐全、数量充足、比例适当的各种营养素。

（2）限制能量，控制体重。肥胖是导致高血压病的原因之一，与摄入过多能量有关。当体重超出标准体重的 10%，血压将会升高 0.88 kPa（6.6 mmHg）。肥胖患者限制能量摄入，体重将会降低，血压也随之下降。

（3）每天食盐摄入量控制在 6 g 以下，适当补充钾的摄入量，减少精制糖的摄入。我国人群钠盐摄入普遍偏高，尤其在农村，每天摄入钠盐约 10～15 g，这对防治高血压很不利。每天食盐摄入量从 10 g 减少至 5 g，血压可下降 1.33/0.67 kPa（10/5 mmHg）。应提倡每天盐摄入量少于 6 g，而且需长期坚持。对于高血压合并肥胖患者，除限制钠盐外，还要减少精制糖的摄入，限制酒精摄入和增加运动。每日运动 30 分钟，每周 3 次以上，对控制血压有益。

（4）增加蔬菜、水果的摄入量，保证维生素 C、维生素 E 和 B 族维生素的供应，以减少脂质过氧化；保证每天有足够的膳食纤维。

（5）少饮酒，多饮茶，建立良好的饮食习惯和膳食制度。

五、癌症

癌症的发生是环境与遗传等因素共同作用的结果，在诸多环境因素中膳食所占的比例约为 20%～60%。但合理膳食结构可预防癌症，膳食中还有些成分可抑制癌症的发生。

（一）与癌症有关的营养因素

1. 脂肪

癌症流行病学研究表明，脂肪的总摄入量与乳腺癌、结肠癌、前列腺癌的发病率、死亡率呈正相关，而与胃癌呈负相关。高脂膳食与乳腺癌的发生呈正相关。

2. 膳食纤维

膳食纤维摄入量增加与结肠、直肠癌死亡率呈负相关。可能与膳食纤维不被肠道吸收利用，能促进肠蠕动、缩短肠道与致癌物的接触时间、影响肠道菌群分布、改变胆酸的成分等原因有关。

3. 维生素

流行病学研究结果认为，维生素 A 及 β 胡萝卜素摄入量和某些癌症的发生呈负相关，如乳腺癌、胃癌、食管癌、膀胱癌、结肠癌等，但当前或既往吸烟者补充高剂量 β 胡萝卜素会增加肺癌风险。维生素 C 摄入量与某些上消化道癌的发病率呈负相关，如食管癌、胃癌，其原因可能与维生素 C 阻断体内 N - 亚硝基化合物合成有关。动物实验证实维生素 E 也具有阻断 N - 亚硝基化合物的作用，有一定的抗癌作用。

4. 微量元素

流行病学研究发现，机体锌、硒、镁的水平与癌症发病率或死亡率呈负相关。有人群研究证据表明食管癌患者的血清、头发等组织中锌低于正常人及其他疾病患者。此外，还有研究表明，钼缺乏可增加食管癌的发病率，砷与皮肤癌发生有关。

5. 植物性食物中的其他生物活性化合物

叶绿素、黄酮类化合物、萜类化合物、茶多酚、大蒜素等可能有防癌作用。

（二）食物中的致癌物

食物中自然存在的致癌物（carcinogen）是指非人工添加或受到污染而使食物含有的，主要包括：①少数天然食物中存在的某些成分，如烟焦油；②某些霉菌的代谢产物，如黄曲霉素；③加工食物中的添加剂，如硝酸盐；④食品在烹调过程中的热解产物，如杂环胺、多环芳烃类化合物等；⑤食物中残留的环境污染物，如化肥、杀虫剂等；⑥酒精。

（三）预防癌症的膳食指导原则

通过切实可行的合理膳食措施和健康的生活方式，可使全球的癌症发病率减少30%～40%。2007 年，美国癌症研究所（AICR）和世界癌症研究基金会（WCRF）专家组提出了 10 条预防癌症的膳食、健康体重和身体活动建议，2018 年又做出修订和更新，最新版的推荐内容如下：①保持健康体重；②增加运动，避免久坐；③多吃全谷物、蔬菜、水果和豆类；④限制快餐和其他高脂、高淀粉或高糖的加工食品；⑤限制红肉（牛肉、猪肉及羊肉）摄入，避免加工的肉制品；⑥限制含糖饮料，多喝水和无糖饮料；⑦限制酒精摄入，最好不喝酒；⑧不推荐使用膳食补充剂，强调通过膳食本身满足营养需要；⑨尽量母乳喂养；⑩确诊癌症后，应遵循癌症预防的建议。

六、痛风

痛风（gout）是嘌呤代谢紊乱和（或）尿酸排泄障碍所致血尿酸增高的一组异质性疾病。临床特点包括高尿酸血症（hyperuricemia，HUA）、痛风性急性关节炎反复发作、痛风石沉积、特征性慢性关节炎和关节畸形等，常累及肾脏引起慢性间质性肾炎和肾尿酸结石的形成。高尿酸血症是痛风发病的重要生化基础。尿酸为嘌呤代谢的最终产物，主要由细胞代谢分解的核酸和其他嘌呤类化合物以及食物中的嘌呤分解产生。嘌呤经过氧化代谢产生的尿酸主要是由肾脏和肠道排出，每天的尿酸产生量和排泄量应维持一定的平衡。

高尿酸血症和痛风可分为原发性和继发性两类：原发性是在排除其他疾病的基础上，由先天性嘌呤代谢紊乱和（或）尿酸排泄障碍所引起的；继发性是继发于其他疾病致尿酸排泄减少和（或）生成增多所引起的。

痛风的发生发展过程可分为 4 期。①无症状期。可无痛风的临床症状，仅表现为血尿酸持续性或波动性升高，但也可转变成急性痛风性关节炎或肾结石发作，有 10%～40% 的患者可能先出现肾结石症状。②急性关节炎期。表现为痛风性关节炎的急性发作，可能是痛风的首发症状。③间歇期。痛风两次急性发作之间有一静止期，患者无任何症状，多数患者一年内复发，少数患者终生仅发作一次，复发次数越频繁、受累关节越来越多，极少数初次发病患者可直接发展为痛风石及慢性痛风。④慢性期。以痛风石、慢性痛风性关节炎、肾脏病变等为主要表现。高尿酸血症或痛风的病因可归纳为遗传因素、疾病、饮食营养等因素。限制过量嘌呤的摄入可有效降低痛风患者血尿酸水平，减少痛风性急性关节炎反复发作的次数、缓解疼痛相应症状。

（一）与痛风有关的营养因素

虽然痛风与遗传有一定的关系，但是大多数病例并没有遗传史，主要是由于饮食中嘌呤含量不同引起的。

1. 高嘌呤食物

嘌呤是细胞核的组成元素，几乎所有的动植物细胞中都含嘌呤成分，一般来说动物性食物所含的嘌呤比植物性食物高。食物中的嘌呤绝大部分会被代谢为尿酸，很少被机体利用，当食物中摄取的嘌呤过多而且其代谢和排泄速度较慢时，就容易导致血液中尿酸堆积，诱发痛风急性发作。

2. 产能营养素

高脂高动物蛋白饮食容易导致能量过剩和肥胖，可继发引起痛风。但是能量摄入不足会导致脂肪分解产生酮体等酸性代谢产物，诱发痛风发作，所以痛风患者能量的主要来源是碳水化合物。

3. 维生素与矿物质

B 族生素、维生素 C、维生素 E 缺乏时，容易导致尿酸排出减少，诱发痛风发作；但摄入大剂量维生素 B_1 和 B_2 会使尿酸排出减少，大量摄入维生素 C 可能降低治疗痛风药物（秋水仙素）的药效。钙、锌、碘、铁等缺乏可引起核酸代谢障碍，嘌呤生成增加，诱发痛风发作；但是铁摄入过量或铁在体内过多积蓄也可影响尿酸合成与排泄，诱发痛风。

4. 酒精

饮酒能使痛风的发病风险增加。食用酒精的成分就是乙醇，一方面乙醇会促使尿酸生成增加，另一方面乙醇可抑制肾脏对尿酸的排泄。

（二）痛风的营养防治

目前，痛风尚无根治的方法，但控制血尿酸水平可控制病情发展，除药物治疗外，饮食控制也非常关键、有效。痛风的营养防治原则如下：

1. 控制能量摄入

约有 50% 的痛风患者是超重或肥胖，对于超重或肥胖的痛风患者应控制体重，限制总能量摄入，建议比正常体重者低 10%～15%。根据患者的体力活动情况，一般以每日每公斤体重 104.5～1 254 kJ（25～30 kcal）计算为宜。减肥时应注意饮食控制和运动适度，避免发生饥饿性酮症及剧烈运动。

2. 低脂肪、低蛋白质饮食

约有 70% 的痛风患者伴有高脂血症。应限制每日脂肪的摄入量占总能量的 20% ～ 25%，蛋白质则按每日每公斤体重 0.8 ～ 1.0 g 计算，宜选择牛奶、鸡蛋及植物蛋白质等嘌呤含量较低的食物。

3. 低盐饮食

痛风患者多伴有高血压，而且食盐摄入过多容易造成肾脏负担和损害，因此，宜采用低盐饮食，每天摄入食盐不宜超过 6 g。

4. 增加蔬菜摄入

蔬菜富含微量元素、维生素和膳食纤维，增加蔬菜摄入可促进尿酸盐的溶解和排泄，有利于降低血尿酸水平。

5. 低嘌呤饮食

痛风和高尿酸血症患者应限制高嘌呤食物摄入，缓解和控制痛风的急性发作。急性期应严格限制每日摄入嘌呤在 150 mg 之内，缓解期可有限制地选用嘌呤含量中等的食物，自由摄取含嘌呤量低的食物。

6. 保证足量饮水

痛风和高尿酸血症患者在控制饮食的同时要多饮水，增加尿酸的排出，这是饮食治疗中的重要环节。尿酸的水溶性较低，必须有足够的尿量才能保证肾脏排泄尿酸，建议每日饮水量应在 2 000 mL 以上。

7. 限酒

酗酒常为急性痛风发作的诱因，应严格限制饮酒。

 第三节 热带食物对营养相关性疾病的影响

食物营养是营养相关性疾病的重要影响因素。热带地区气温高、日照长、雨量多、湿度大的气候环境孕育了丰富的热带特色食物资源，这些食物中的营养素及生物活性成分对当地居民营养相关性疾病的发生、发展及预防都有着重要的影响。与膳食营养密切相关的疾病主要包括肥胖、糖尿病、心脑血管疾病、肿瘤、痛风等。

一、热带薯类对营养相关性疾病的影响

热带常见薯类包括木薯、毛薯、甘薯等。薯类除了富含碳水化合物、膳食纤维外，还含有较多的矿物质、B 族维生素和植物化学物。

（一）薯类对肥胖的影响

薯类对肥胖的影响与薯类的烹调方式密切相关。其中，油炸薯片、薯条的摄入可增加超重和肥胖的风险，而蒸熟、煮熟的薯类饱腹感很强，可减少总的进食量，降低超重和肥胖的风险。薯类中的植物化学物也有利于预防超重和肥胖，体外细胞实验显示，甘薯中的花色苷和 Sporamin 蛋白（甘薯块根中特有的一种胰蛋白酶抑制剂）均具有抑制脂肪细胞生长增殖，预防超重肥胖的作用。动物实验亦发现，紫甘薯花青素 [400 mg/（kg·d）]

可通过调节下丘脑中瘦素（leptin）和下游腺苷酸活化蛋白激酶 α（AMPKα）的信号通路而有效抑制高脂诱导形成肥胖，还能有效地降低营养性肥胖大鼠的血糖、血脂和血清瘦素水平；甘薯 Sporamin 蛋白可通过抑制小鼠食欲，降低小鼠的体重来预防和治疗肥胖。

（二）薯类对糖尿病的影响

动物试验发现，甘薯中多种植物化学物都能预防糖尿病及改善糖尿病的相关症状。如紫甘薯中的二酰基花青素可降低小鼠体内的血糖水平，花色苷可抑制餐后血糖升高，芍药素可通过抑制 α-葡萄糖苷酶来降低血糖；甘薯中的糖蛋白对链脲佐菌素（STZ）诱导的糖尿病大鼠有明显的降血糖活性，还能增加正常大鼠血液中胰岛素的活性。

甘薯尤其是紫甘薯的块根中含有丰富的花色苷，流行病学前瞻性研究发现，人群花色苷的摄入量与 2 型糖尿病的发生呈负相关。

（三）薯类对心脑血管疾病的影响

与膳食营养密切相关的心脑血管疾病主要包括动脉粥样硬化、高血压、冠心病、脑卒中等。研究发现，薯类中富含的花色苷可降低人群冠心病、高血压等心血管疾病的发生率和死亡率。对于心血管疾病高危人群或心血管疾病患者，补充膳食花色苷摄入可以改善患者的危险因素。动物试验发现，紫甘薯花青素可通过显著降低血清总胆固醇（TC）、甘油三酯（TG）和低密度脂蛋白胆固醇（LDL-C）预防动脉粥样硬化的发生、发展，还可通过抑制核转录因子 p65（NF-κB p65）、环氧化酶-2（COX-2）和一氧化氮合酶（NOS）表达的上调，抑制白细胞浸润，从而抑制小鼠肝内 D-半乳糖诱导的炎症反应来改善动脉粥样硬化。此外，甘薯糖蛋白可通过同时降低高脂血症动物（如大鼠、家兔）血清和肝脏中 TC 和 TG 的含量和 TC/TG 比值，升高卵磷脂胆固醇酰基转移酶（LCAT）的活性，增加高密度脂蛋白胆固醇（HDL-C）的浓度，降低 LDL-C 的浓度，起到防治动脉粥样硬化的作用。甘薯 Sporamin 蛋白能通过明显地抑制小鼠血清 TC、TG 的升高及 HDL-C 水平的降低来降低小鼠发生动脉粥样硬化的风险。

血管紧张素转化酶（ACE）是肾素-血管紧张素系统的一个关键酶，对血压调节具有重要作用。有研究发现，紫、橙、白三种甘薯的浸提物对 ACE 均有抑制作用，且紫甘薯浸提物的抑制作用最强，能使高血压患者的收缩压下降到接近正常水平。动物试验研究中发现，紫甘薯水溶性提取物灌胃剂量：0.6 g/（kg·d）及以上对正常大鼠的血压无影响，但对原发性高血压大鼠的血压有明显的降低作用，且利用紫薯水溶性提取物制备的紫甘薯酸奶也有降血压的作用。

（四）薯类对肿瘤的影响

队列研究结果显示，薯类摄入与人类结直肠癌发病无显著相关。但动物试验中，饲喂 5.0%紫甘薯花青素能够抑制小鼠直肠癌的发生。研究发现，紫甘薯花色苷能够诱导培养的人胃癌细胞的细胞程序性死亡，抑制率高达 47.6%，因此，食用富含花色苷的紫甘薯可能对胃癌的预防有一定作用。此外，紫甘薯花色苷可通过提高谷胱甘肽过氧化物酶（GSH-PX）和超氧化物歧化酶（SOD）的活性，降低丙二醛（MDA）的含量，抑制小鼠肉瘤生长，最高抑制率达 68.03%。另有研究发现，甘薯 Sporamin 蛋白可通过下调 Akt/GSK-3β 通路的信号传导，从而诱导人类舌癌细胞凋亡。体外抗肿瘤实验发现，1.5 μg/mL 的甘薯糖蛋白即可对人脑胶质瘤（SHG-44）、人卵巢癌细胞（SKOV$_3$）和 COS-1 细胞产生抑制作用。

二、热带蔬菜水果对营养相关性疾病的影响

热带特色蔬菜水果品种繁多，包括四棱豆、秋葵、西兰花、菜心、树仔菜、革命菜、白花菜、红薯叶等蔬菜以及椰子、香蕉、荔枝、桂圆、杧果、菠萝、阳桃、榴梿、菠萝蜜、火龙果、黄皮等水果。新鲜的蔬菜、水果富含矿物质、维生素、膳食纤维和植物化学物，对预防营养相关疾病，维持和促进机体健康具有重要意义。

（一）热带蔬菜水果对肥胖的影响

有研究发现，水果摄入可减缓超重和肥胖成年人体重的增长，但热带水果通常糖分高、能量高，如以 100 g 可食部计，蒸米饭含有能量 116 kcal、碳水化合物 25.9 g，而椰子含有能量 241 kcal、碳水化合物 31.3 g，芭蕉含有能量 115 kcal、碳水化合物 28.9 g，波罗蜜含有能量 105 kcal、碳水化合物 25.7 g，香蕉含有能量 93 kcal、碳水化合物 22.0 g，因此，这类水果摄入过多容易导致肥胖。但青香蕉富含抗性淀粉，抗性淀粉是指不能被健康人体小肠所吸收，但能在大肠中发酵的淀粉及其淀粉降解物的总称。研究发现，青香蕉抗性淀粉可通过刺激影响食欲的胃肠激素分泌，抑制食欲，减少食量，延长胃排空，而达到良好的减肥降脂效果。用富含抗性淀粉的香蕉粉灌胃营养型肥胖大鼠，结果发现，香蕉粉可使大鼠的体重明显减轻，并能显著降低大鼠 Lee's 指数和脂肪指数，降低血清 TC、TG 以及 LDL-C 的含量，而 HDL-C 含量明显升高。研究发现，红皮白肉火龙果果汁不能减轻试验小鼠体重，但红皮白肉火龙果果皮和红肉火龙果果肉中的甜菜红素提取物均能够显著抑制高脂膳食引起小鼠体重的增加，还能显著降低肥胖小鼠血清中 TG、TC 以及 LDL-C 的含量及肝脏中 TG 和 TC 的含量，改善脂肪肝和脂肪组织肥大，达到减肥效果。

（二）热带蔬菜水果对糖尿病的影响

人群研究发现，摄入绿色叶菜可降低糖尿病的发病风险，且剂量反应关系显著，而水果摄入与 2 型糖尿病的发生无明显的相关性。但有动物试验研究显示，青香蕉粉及香蕉抗性淀粉对 2 型糖尿病 db/db 小鼠的一般症状、胰岛素抵抗及胰岛 β 细胞功能、胰高血糖素、胰高血糖素样肽 -1（GLP-1）、胰淀素水平均有较好的改善作用，且青香蕉粉的作用效果显著优于香蕉抗性淀粉；同时，青香蕉粉还能显著降低空腹血糖及饥饿素水平、纠正糖脂代谢紊乱、提高肝糖原含量及改善高胰岛素血症，但香蕉抗性淀粉在这几方面则没有明显作用。另有研究发现，红皮白肉火龙果果汁能显著降低小鼠血清中葡萄糖和胰岛素水平，改善高脂膳食诱导的胰岛素抵抗，提高肥胖小鼠的胰岛素敏感指数；红皮白肉火龙果果皮和红肉火龙果果肉甜菜红素提取物均能够显著地减轻由高脂膳食诱发的胰岛素抵抗，降低血糖水平，提高肥胖小鼠的葡萄糖耐受性。蔬菜秋葵中的多糖可使 STZ 诱导的糖尿病小鼠血糖明显降低，并可降低小鼠血清内的 TC、TG、LDL-C 含量，提高血清 HDL-C，能有效缓解由高血糖引发的脂代谢混乱的现象。红薯叶中的黄酮可通过增加糖尿病小鼠胰腺组织基因 PDX-1 和 MAFA 的蛋白表达量，修复受损伤的胰腺组织，对非胰岛素依赖型糖尿病（NIDDM）小鼠起到降低血糖作用。

（三）热带蔬菜水果对心脑血管疾病的影响

蔬菜水果能供给机体丰富的维生素、矿物质、膳食纤维和植物化学物等。人群研究显

示，增加水果蔬菜的摄入可降低心脑血管疾病的发病率和死亡率。高血压的营养防治中强调减少钠盐摄入、增加钾摄入，而蔬菜水果中钾的含量在 $200 \sim 500$ mg/100 g，是膳食钾的丰富来源。动物试验研究发现，阳桃总黄酮能显著降低正常大鼠和 N - 硝基 - L - 精氨酸甲酯（L-NAME）致高血压大鼠的血压；红肉火龙果原汁对肾性高血压大鼠有较好的降压作用，红肉火龙果果皮色素提取物还能通过显著地降低高脂血症大鼠血清的 TC 和 TG，降低动脉粥样硬化指数，提高大鼠的 SOD、GSH-Px 的活力以及总抗氧化能力，来降低心脑血管疾病的风险。而研究发现椰子汁亦能明显升高 HDL-C 水平，降低动脉粥样硬化指数和肝脏总胆固醇含量。

（四）热带蔬菜水果对肿瘤的影响

研究表明，充足的蔬菜摄入有预防食管癌的作用，但与胃癌、乳腺癌发病和死亡风险无关；增加十字花科蔬菜和绿叶菜摄入可显著降低肺癌、胃癌、乳腺癌发病风险；水果摄入量与食管癌、胃癌、结直肠癌发病呈负相关。日本长野县开展的胃肠癌病例对照研究结果显示，每周摄入西兰花多于 3 次可以降低胃肠癌的发生。美国纽约大学开展的乳腺癌和西兰花摄入关系的病例对照研究结果发现，每月摄入西兰花在 $625 \sim 1\ 024$ g 或超过 1 024 g 可以有效降低绝经期妇女的乳腺癌风险；加拿大癌症护理中心开展了大规模的前列腺癌、肺癌、大肠癌与卵巢癌筛查实验，结果表明每周摄入西兰花超过 1 份对进行性前列腺癌有降低风险的作用。但研究发现，摄入腌制的植物性食物会增加乳腺癌、胃癌、食管癌的发病风险。

三、热带动物性食物对营养相关性疾病的影响

热带地区除了丰富的植物性食物资源外，还盛产畜、禽、水产品等动物性食物。

（一）动物性食物对肥胖的影响

畜肉又称作红肉，是人体蛋白质、矿物质和维生素的重要来源。畜肉中脂类含量相对稳定，以饱和脂肪酸为主，过多摄入可能增加肥胖的风险。但临海或环海的热带地区，盛产鱼、虾、蟹、贝类等海产品。海产品中蛋白质含量丰富且柔软细嫩，较畜、禽肉更易消化，相反，其中的脂肪含量较低，热带地区居民将其作为膳食结构中动物性食物的主要组成部分，可减少膳食脂肪的摄入，有利于预防肥胖。

（二）动物性食物对糖尿病的影响

大量摄入畜肉可提高血清胆固醇以及低密度脂蛋白胆固醇的水平，与多种慢性发生风险之间存在一定关联。有研究表明，与不摄入畜肉相比，每天摄入 150 g 畜肉的人群 2 型糖尿病的发病风险增加。

（三）动物性食物对心脑血管疾病的影响

畜、禽、蛋、奶、鱼、虾、贝类含有丰富的优质蛋白质，是非素食者膳食结构的重要组成部分。研究表明，禽肉、新鲜畜肉摄入与心血管病风险无明确关系，但过多摄入加工畜肉（熏、腌渍等）可增加心脑血管疾病风险。由于蛋黄中富含胆固醇，一些人选择不吃或少吃鸡蛋。研究表明，每天吃一个鸡蛋，对一般人群发生心脑血管疾病的风险无影响，但对于糖尿病患者可能增加患冠心病的风险。鱼肉含有丰富的多不饱和脂肪酸（占鱼类脂肪 80%）、维生素和矿物质，增加鱼肉摄入可降低心脑血管疾病和脑卒中的发病风险。还

有研究指出，未发现虾、贝类食物摄入与心脑血管疾病风险的关系；奶类摄入与心脑血管疾病的关系不明显。

（四）动物性食物对肿瘤的影响

畜肉中含有丰富的血红素铁，后者通过产生自由基、DNA 损伤和刺激上皮细胞增殖而诱导氧化应激，摄入过多可增加结直肠癌发病风险。禽肉摄入与结直肠癌发病风险无关。对中国人群的研究发现，腌制动物性食物的摄入与乳腺癌、胃癌、食管癌的发病风险无明确关系，但多项研究表明，烟熏的动物性食物会增加上述癌症的发病风险。对鸡蛋多项研究结果不一致，鸡蛋摄入与癌症的风险关系不明确。对牛奶及其制品研究表明，牛奶及其制品，特别是低脂奶类摄入可降低乳腺癌、结直肠癌发病风险。

（五）动物性食物对痛风的影响

畜肉摄入与尿酸水平升高有一定关系。有研究显示，每天摄入 112 g～168 g 畜肉能使痛风的发病风险增加。贝类是我国居民食用较多的海产品之一，含有丰富的蛋白质、维生素和矿物质。贝类摄入与高尿酸血症发病率存在显著正相关。

四、药食同源植物对营养相关性疾病的影响

药食同源植物是指具有一定医疗保健作用，同时又具有一定营养价值的可食性植物，亦称药食两用植物。狭义地讲主要是原卫生部和卫健委公布的"药食同源物品"名单中的植物，但广义地讲，凡具有一定药用功效的食用植物都可以归为"药食同源"植物的范畴。热带地区常见的药食同源的植物有槟榔、益智、番木瓜、芦荟等。

（一）药食同源植物对肥胖的影响

动物实验发现，槟榔中提取的槟榔碱对豚鼠离体胃窦环行肌条的收缩活动有促进作用，可使肌条的收缩波平均振幅增大、张力增高，增加能量消耗。与正常对照组相比，腹腔注射槟榔碱（5 mg/kg）能显著降低正常大鼠的体重。

（二）药食同源植物对糖尿病的影响

动物实验结果显示，槟榔碱可以改善 2 型糖尿病鼠的糖、脂代谢的紊乱，还能改善高糖环境下胰岛 β 细胞胰岛素合成和分泌功能的损伤。1×10^{-6} mol/L 以上浓度的槟榔碱对 STZ 所致胰岛素瘤 INS-1 细胞的损伤有明显的保护和修复作用。采用 1～50 mg/kg 的槟榔碱腹腔注射高果糖高脂饲料诱导的 2 型糖尿病大鼠 4 周，结果发现大鼠的血糖、血脂、体重、胰岛素水平均明显下降。此外，多项研究表明，芦荟多糖亦有降低糖尿病小鼠血糖的作用。益智仁提取物（石油醚部位）可以明显改善小鼠糖尿病肾病的损害，一定程度地保护肾功能，延缓肾功能减退。

（三）药食同源食物对心脑血管疾病硬化的影响

研究发现槟榔碱体外给药能抑制口腔角质细胞内白介素和肿瘤坏死因子的表达，下调氧化低密度脂蛋白和高糖所致血管内皮细胞或巨噬细胞中炎症因子的表达，具有抗动脉粥样硬化的作用。5 mg/kg 剂量的槟榔碱处理可损伤正常大鼠胸主动脉的舒张功能，而相同剂量的槟榔碱处理能显著改善胰岛素抵抗大鼠胸主动脉的舒张功能。此外，也有研究发现，番木瓜果汁对大鼠肾性及乙酸去氧皮质酮诱导的高血压有降压作用；芦荟提取物对左旋硝基精氨酸诱导的高血压大鼠血压有降低作用，可能机制是通过增加血管舒张因子 NO

及降低血管紧张素的含量，达到降低血压的效果。

（四）药食同源食物对肿瘤的影响

据报道，全球有 2 亿～6 亿人有咀嚼槟榔的习惯，占世界人口的 10%～20%。大量研究证明，长期咀嚼槟榔，口腔癌发病风险和发病率将明显提高，国际癌症研究中心（IARC）已将槟榔列为一级致癌物。槟榔咀嚼物致癌的机理可能是槟榔果中含有的槟榔碱具有遗传毒性，此外，咀嚼槟榔时槟榔纤维的摩擦可以造成口腔黏膜局部外伤和黏膜损伤，进而发展为口腔黏膜下纤维性变及口腔白斑。多项研究表明，咀嚼槟榔是引起口腔黏膜下纤维性变的危险因素。追踪研究显示，口腔黏膜下纤维性变及白斑均有恶变的高危险性。对热带其他药食同源植物的研究发现，番木瓜种子中的异硫氰酸苄酯（BITC）当浓度达到 5 μmol/L 时，在体外对人肝癌 HepG2 细胞、人肺癌 A549 细胞、人乳腺癌 MCF-7 细胞、人大肠癌 HCT-8 细胞、人宫颈癌 HeLa 细胞、人前列腺癌 DU-145 细胞的生长抑制率均可达到 70% 以上。

（张帆　戴华　冯棋琴）

参考文献

1. 刘云儒. 预防医学概论［M］. 2 版. 北京：人民卫生出版社，2017.
2. 欧阳欢，龙宇宙，王建华，等. 海南热带资源可持续利用研究［J］. 中国人口·资源与环境，2001，11（51）：44 – 45.
3. 孙长颢. 营养与食品卫生学［M］. 8 版. 北京：人民卫生出版社，2017.
4. 杨建军. 预防医学（修订版）［M］. 北京：中国医药科技出版社，2014.
5. 俞守义，邹飞，陈晓光，等. 现代热带医学［M］. 北京：军事医学科学出版社，2012.
6. 曾峰，周文化. 依托热带资源优势，开发海南功能食品［J］. 资源开发与市场，1998，1：23 – 25.
7. 张金诚，邸刚. 海南水产品加工产业的现状和发展方向［J］. 中国渔业经济，2006，5：60 – 62.
8. 中国营养学会. 中国居民膳食指南 2016：科普版［M］. 北京：人民卫生出版社，2016.
9. 钟利文. 海南的农业资源特点和热带农业发展道路选择［J］. 农业现代化研究，2009，30（3）：306 – 309.

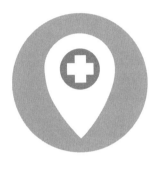

第十二章 | 高温医学

高温医学是研究热带地区劳动环境中高温对人体健康的影响与危害，提出改善作业环境、提高工作效率、预防职业危害的发生及促进职业健康的一门科学，它是生命科学的一个分支学科。同时，也是一门综合性和交叉性的边缘学科，需要运用多学科理论、技术和方法协同完成其所涵盖的学科任务。高温医学有明确的研究内容，既包括基础医学，如高温环境下的机体生理生化功能的改变，又包括临床医学和预防医学，如高温疾病的治疗与预防。本章从基础医学、临床医学和预防医学3个医学领域着手，主要介绍高温对机体生理功能的影响，热适应与热习服，高温中暑与高温所致的其他疾病，以及高温环境卫生防护的内容。

第一节　高温对机体生理功能的影响

高温环境下，机体可出现一系列功能改变，主要表现为体温调节、水盐代谢、心血管系统、神经系统、呼吸系统、消化系统、泌尿和生殖系统的适应性调节。当高温对各系统的影响超过机体调节的生理限度时，可对机体健康产生影响，甚至引起疾病，如中暑。

一、高温与水盐代谢

（一）水盐平衡的调节

机体维持水、盐动态平衡是一个很复杂的过程，由神经因素与体液因素共同参与完成。体内水的含量随钠的含量变化而异，体内钠盐增加时可引起水的增加，反之则引起水的减少，因此，体液调节的核心在钠含量的调节。肾脏是调节体内水、盐平衡的重要器官，人体下丘脑-垂体后叶系统控制分泌的抗利尿素及肾素-血管紧张素控制分泌的醛固酮均作用于肾脏，前者调节肾小管对水的重吸收作用，后者调节肾小管对钠的重吸收作用。

细胞外液的容积和渗透压是平衡稳定的，若两者出现较大的变动时可引起机体生理功能的改变。若细胞外液容积下降，轻则引起直立性低血压，重则引起低血压与心排血量的减少，进而导致外周循环衰竭；细胞外液容积增加，可引起高血压和水肿。若细胞外液渗透压降低可引起细胞水肿，引起组织器官功能障碍，甚至死亡。当细胞外液容积和渗透压变动时，分别通过兴奋渗透压感受器与容积感受器进行反射性的调节，使其恢复正常。

机体主要通过尿量和饮水量来调节体内水平衡。血浆中抗利尿素的浓度是控制尿量的主要因素，引起抗利尿素分泌增加的因素均可引起尿量的增加；其次，氢化可的松和醛固酮也起着一定的作用。当机体水负荷大时，氢化可的松可抑制抗利尿素的分泌，同时抑制抗利尿素对肾小管对水的吸收作用。因此，当肾上腺皮质功能不足时，一次引用大量的水有水中毒的危险。

机体血清钠的含量往往比较稳定，正常范围为 $135 \sim 145$ mmol/L，高钠血症或低钠血症均对机体有影响。体内钠平衡的调节机制有以下3种：①肾素-血管紧张素醛固酮系统。醛固酮是调节体内钠、钾平衡的重要激素，刺激肾上腺皮质球状带分泌醛固酮的主要体液因素是血浆载脂蛋白AⅡ，促进血浆AⅡ浓度的物质是肾素，它使血管紧张素原水解成AⅠ，在转化酶的作用下进一步转化为AⅡ；②脑室钠-敏感感受器。近年来有不少证据证实在脑室内存在一种钠－敏感感受器，对水盐平衡起调节作用；③钠利尿激素。钠利尿激素可抑制肾小管对钠的重吸收作用。

（二）高温环境对水盐代谢的影响

高温环境中，人体可通过汗液蒸发进行散热，一般每蒸发 1 g 的汗液，可散失 2.41 kJ 的热量。汗液的有效蒸发率在干热有风的环境中高达 80% 以上时，散热良好；但在湿热风小的环境中，有效蒸发率则经常不足 50%，汗液蒸发比较难，往往形成汗珠，不利于散热。其次是通过皮肤和呼吸蒸发散热，约占 25%。汗液蒸发量取决于汗腺的活动及汗腺的数量，而汗腺的数量存在较大的个体差异。汗腺分泌的速度越快，越容易出现疲劳。若发汗速度为 750 mL/h，至少可持续 7 h 而不觉得疲劳；若为 2 000 mL，可持续 5 h；若为 4 000 mL，则只能持续很短的时间。发汗速度受劳动强度、温度、湿度及风速等因素的影响。但出汗量的多少主要取决于受热强度和劳动强度的高低；故出汗量可作为人体受热强度和劳动强度的综合指标。我国劳动者在热环境中从事体力劳动，4 h 出汗量的生理安全上限是 3.6 L，3 h 以上最大劳动强度的出汗率不超过 1.1 L/h，一个劳动日出汗量 6 L 为生理最高限度。

汗液的主要成分是电解质，如氯化钠；其次是蛋白质和生物活性物质，属于低渗液体。高温劳动者一个工作日出汗量可达 3 000～4 000 g，经汗液排出的盐量为 20～25 g，故大量出汗可致水盐代谢紊乱。

目前的饮水方式提倡在体力活动前饮足，活动过程中应少量多次饮水。少量多次饮水可减少失水量和尿量，使水分更有效地被利用，且经尿排出的盐量减至最低限度，生理功能明显改善，降低饮水中枢兴奋性，提高食欲。切忌暴饮，否则将使排水过多，增加心、肾和胃肠道负担。

二、高温与心血管功能

在高温环境中，心血管系统参与机体的体温调节功能。高温环境下，机体皮肤血管扩张，血液将中心温度带到皮肤散热，心排血量增加，心脏负荷增加，受到心脏对血液的传递性、高比热及全身范围的血管运输调节等因素的影响。

（一）高温对组织血液分配的影响

在常温环境下，体内约 68%～70% 的血液分布在内脏。在高温环境时，机体交感神经兴奋，刺激分泌肾上腺素，引起内脏，特别是脾、肝、胃肠道和肾血管收缩，内脏血流量下降。随着机体在高温环境时间的延长，内脏血流量呈进行性减少，与常温相比较，减少幅度约 37%。在严重情况下，肝、肾等代谢活动旺盛、血流量需要较大的器官，表现为抑制状态；脑组织和肺组织因血管交感神经分布密度较小，张力较低，血流量变化很小或几乎不变。而横纹肌中的微小血管和心脏冠状循环的血流量主要因代谢率增强而相对缺氧。由于肾排泄功能降低等原因，血液中乳酸代谢产物升高，导致皮肤血管明显扩张，皮肤血流量增多，甚至可达常温下 15～20 倍。

（二）高温对心率与心排血量的影响

人体在高热环境下，特别是从事体力活动时，心率明显增加。热环境影响心率的原因是多方面的，最主要的调节因素为神经和体液调节。在高热环境中，机体因受热而处于应激状态，交感神经高度紧张，肾上腺素大量分泌，作用于心肌 β－肾上腺素受体，激活心肌细胞的腺苷酸环化酶，使环磷酸腺苷（cyclic adenosine monophosphate，cAMP）增加，并由于 cAMP 的作用使心肌的糖原分解加强，心肌的能量代谢加速，心肌收缩强度加大，引起心率大幅度增加。为维持机体热平衡，大量汗液流失，大量血液流入体表，虽然肾脏反应性地加大保水保钠的力度，但中心循环血量明显减少。

心排血量主要取决于心率和心搏输出量。一般而言，心率的增加，心肌收缩增强将导致心排血量增加。但是在高温环境中，心排血量受到多种因素的影响，如环境温度及在热环境中暴露时间等。许多研究资料表明，机体在高温环境中排血量随体温升高呈现出双向变化趋势，即在直肠温度 40 ℃以下时，心搏量和心排血量表现为平稳或略有升高，但当直肠温度进一步升高时，心搏量和心排血量却逐渐下降。

（三）高温对血压的影响

血压是反映机体心血管功能的综合指标。在热环境中，机体的散热机制使外周血管明显扩张，末梢血管的阻力下降，血压降低。但在环境温度强度过高时，心脏泵血功能受到影响，血压的变化更为明显。有实验报道，受试者在安静状态下处于室温 60 ℃，相对湿度 20.55％时，在 10～20 分钟后，体温升高 0.2～0.5 ℃，心率增加 28％，舒张压降低 15％，而收缩压不变，这是一种维持热平衡的适应性反应状态。当受试者在高温环境持续 50～60 分钟后，体温升高 1.2～2.0 ℃，心率增加 45％，舒张压可下降 45％。但要注意，因为颈动脉窦与主动脉弓上的压力感受器对血压的变化极敏感，机体受热早期，因散热所致的血压降低使其产生反射性调节，并且动脉血压在一定水平上高度恒定以保证心、脑血液供应，这种反射性调节在一定程度上掩盖了引起血压急剧下降的潜在的危险性，特别是在高温环境下体力劳动的升压作用具有对高温降压因素的拮抗作用。因此，对于中暑患者只注意以血压的变化作为急救处理的唯一指标是危险的，在有些情况下可能使中暑者失去被抢救的机会。

三、高温与神经系统

（一）高温对下丘脑的影响

下丘脑是人体的体温调节中枢，也是受高温影响最严重的神经系统之一。环境的热刺激信号，主要通过皮肤的温度感受器和血液温度传入下丘脑，产生体温调节信号，以适应热环境。机体处于高温环境时，体温调节机制发生了很大的变化。一般情况下，热敏神经元的温度感受阈值为 37 ℃左右，这个阈值被称为体温调定点。若体温高于此点时，神经系统将信号传送给中枢，产生降温信号；若低于此点则产生寒冷信号需保暖。除下丘脑外，视前区也被认为具有体温调定点的作用。在高热环境中，皮肤受到热刺激，调定点可下移，使中枢温度达到 36.6 ℃时即可出汗，以增强机体散热能力，维持体温恒定。

但机体的这种体温调节能力是有限的，人体在安静状态下，对体温调节的极限为气温 31 ℃，相对湿度为 85％，或气温 38 ℃，相对湿度为 50％；当人体进行较大劳动强度作业时，由于机体代谢率增加，体温调节的极限值将大幅度降低。当机体产热和获得的热量超过体温调节的生理极限时，就会使热在体内蓄积，导致体温调节失调并出现不同程度的体温升高。

（二）高温对脑血流量的影响

脑功能活动和脑的血液供应之间有着密切关系。而脑血液供应的基础是脑微循环，脑微循环的重要调节要素是微血管密度和微血管口径。高温时，脑微血管口径和微血管密度都呈减小趋势。随着脑微血管口径和微血管密度的减少，脑血流量急剧减少。随着脑血流量的减少，脑组织出现缺血缺氧，引发脑部症状，若不及时控制及抢救，会使脑损伤进一步加重，直至死亡。高温环境可导致脑微血管口径减小，降低微血管密度，但在脑的不同部位两者减少程度不同，如在延脑、脑桥微血管口径和微血管密度变化都不大，保障了此部位的脑血流的相对恒定，进而起到保护机体的作用。

（三）高温对脑组织的影响

当机体热平衡失调，体内热量大量蓄积时，热量被血液带进中枢神经系统，脑部温度升高直接对脑组织产生损伤作用。同时，高热所导致的心血管功能紊乱和水盐失衡等，引起大脑皮质缺血、缺氧，将会直接或间接对脑细胞产生损伤。脑细胞对热很敏感，受热后最易出现损伤，这可能与脑组织氧耗量大有关。

（四）高温对神经－肌肉兴奋性的影响

高温作业对人体神经系统的影响早已引起了人们的注意，高温环境可抑制中枢神经系统，降低其兴奋性，减弱体温调节能力，热平衡受到破坏，进而引发中暑。高温环境对运动神经系统有抑制作用，使肌肉工作能力降低，机体产热量减少，热负荷得以减轻，因此，这种抑制具有保护作用。但若是需要注意力高度集中的工作，运动神经的抑制可能降低动作的准确性和协调性以及反应速度，容易发生工伤事故。

（五）高温对神经－精神活动的影响

在热带地区高强度作业或训练时，可引起心理和精神创伤。轻度为易激动、记忆力下降，睡眠障碍；严重时出现头痛、沮丧，甚至丧失劳动能力。有研究表明热负荷对精神活动有明显影响，尤其是对脑力劳动的影响最为明显。这些症状往往出现在生理指标（如体温、心率）变化之前。此精神活动的改变往往与体温和主观感觉有关。机体受热时，体温升高，感觉到不舒服，以至产生疲劳和嗜睡，这时精神活动往往受到影响，而使工作能力下降，错误率增加。当长时间高热致中暑时，可出现不同程度的共济失调、意识障碍、抽搐、大小便失禁、呕吐、脑膜刺激症状、病理反射，甚至瘫痪。关于高温作业影响机体神经－精神活动和工作能力的机制，目前多数认为是由于高温持续作用，使大脑皮质发生抑制，或因缺氧而使皮质功能发生改变所致。也有研究认为，高温环境使体温调节中枢兴奋，进而引起负反馈导致其他中枢的抑制增强。而且，高温对神经－精神活动的影响因人而异，且差异比较大。可以看到在同样的高温环境，有的人表现为兴奋过程占优势，有的则表现为抑制过程占优势。

四、高温与呼吸系统

（一）高温对呼吸频率的影响

在高温环境中，机体呼吸频率增加，呼吸散热能力增强，且呼吸频率与呼吸散热呈线性相关。由于高级神经活动对呼吸肌肉进行调节，因此，可以看到在高温环境中操纵员进行紧张的精神作业或热修工进行热修抢险时，往往因神经－精神极度紧张，而影响呼吸运动的幅度和频率，甚至因剧热而感到烦躁和焦虑时也可以反射性地引起呼吸加快和肺通气量增加。高温暴露直接或间接刺激下丘脑的体温调节中枢和外周化学感受器，冲动传到呼吸中枢，反射性地加强呼吸运动，导致呼吸频率增加，以加速呼吸道黏膜的蒸发散热。

（二）高温对肺通气量的影响

肺通气是肺与外界环境之间的气体交换过程。每分通气量是指每分钟进或出的气体总量，它等于潮气量乘以呼吸频率。因此，潮气量和呼吸频率的改变均可影响肺通气量。环境温度、情绪激动及运动都对潮气量有影响。机体在热应激初期，首先升高的是呼吸潮气量而非呼吸频率，这有利于提高氧分压，特别是当在高温下进行较高强度的体力活动时，胸腔与肺容积明显扩大，而深吸气时肺毛细血管扩张，肺容积增加，氧的弥散量增加，从而使呼吸气体交换频率得到提高。

（三）高温对肺泡换气量的影响

混合静脉血流经肺毛细血管时，肺泡气中的氧气，由于分压差向血液扩散，而与此同时，血液中的二氧化碳向相反的方向扩散，称为换气过程。因为气体交换是在肺泡内进行的，因此，肺泡换气量比肺换气量更具有生理意义。

气体分压差、扩散面积、扩散距离、扩散系数等因素均可影响气体扩散速率，温度也影响着换气过程。因此，从换气效率来考虑，深而慢的呼吸效率比浅而快的呼吸效率更高，人体热应激时最初升高的是潮气量而不是呼吸频率，这就更利于肺泡换气量的增加。高温环境从事体力劳动过程时，肺泡气体交换效率得到提高。高温作用下肺泡换气量增加，肺泡氧分压升高，从而增加气体交换的弥散量。体温升高和血液温度增加均可使肺部高度充血、肺泡毛细血管显著扩张，弥散面积明显增大的同时，肺循环血流量也增加，这些因素均可使弥散量显著增高。

（四）高温对呼吸系统疾病的影响

处于高温环境下的人或动物，呼吸功能都会发生明显变化。有文献报道中暑可引起呼吸功能不全，热射病患者常伴有呼吸功能异常及呼吸系统的损伤，甚至引起呼吸衰竭。高温环境对人体健康的长期作用和慢性影响，目前尚无一致的意见。据调查，慢性呼吸系统疾病，如慢性支气管炎，高温与常温作业工人的患病率无显著性差异。

五、高温与消化系统

（一）高温对消化腺的影响

机体在高温环境中，由于交感－肾上腺系统活动增强和消化道血流量减少等原因，消化功能受到了全面抑制，而首先表现的是机体消化腺功能减弱。

1. 唾液腺分泌受到抑制

高温环境下，机体因热出汗，水分大量丢失，可使唾液腺分泌的潜伏期延长，分泌量减少。有研究发现，机体失水量达体重的 8% 时，唾液分泌几乎停止，而且唾液中氧化物和钙含量亦减少。

2. 胃分泌受到抑制

高温环境下交感神经兴奋，迷走神经受抑制，胃液的分泌也因此被抑制，胃液分泌减少，胃液酸度降低。由于胃酸对淀粉和蛋白质所具有的重要作用，胃酸的下降明显影响胃肠的消化功能。

（二）高温对胃肠消化功能的影响

在高温环境中，血液重新分配，消化道血液减少；另外胃肠蠕动减慢，胃液、胃酸分泌减少，同时一些胃肠激素的分泌受到抑制，引起胰液、胆汁和肠液的分泌明显减少，这些因素均可导致胃肠消化功能减退。

（三）高温对肝脏的影响

高温环境对肝脏的损伤较为明显，可引起一系列相关症状，如黄疸、腹水，重者可出现出血倾向，如肝性脑病、肝肾综合征等疾病。病理学上可出现肝细胞空泡样变性、坏死脱落，增生性改变，反映肝功能的一些生化指标如血清丙氨酸氨基转移酶（ALT）、天门冬氨酸氨基转移酶（AST）及乳酸脱氢酶（LDH）均显著增高。肝脏是机体重要的产热器官，安静状态时，肝脏血液温度较主动脉血液温度及直肠温度均高。热暴露时肝糖原迅速分解，产生的热能进一步加重热蓄积进而损伤局部肝细胞及窦状隙的组织。

六、高温与肾脏

高温导致的肾脏影响主要为肾小管损伤，严重者会有肾盂及肾间质出血。肾小管上皮细胞可出现肿胀、坏死、脱落，可表现为少尿、无尿、尿液比重高、血尿、尿肌红蛋白尿和高氮血尿等。其机制主要有以下两个方面：

1. 高温对水、酸碱平衡、电解质的影响

因高温引起的中暑等疾病的患者均有明显的脱水及血浆渗透压升高的表现；电解质方面，则是由于醛固酮分泌过多所引起的高氯和高钠血症。某些情况下，高温可导致组织横纹肌溶解进而引发低钙血症，同时可能出现代谢性酸中毒及呼吸性碱中毒的表现，前者可引起乳酸蓄积，后者可导致低磷血症。这些主要与高温使代谢增加，及引发低血糖、低血压、肝损伤和通气过度等因素有关。表现为蛋白尿、红细胞尿和白细胞尿，尿中氯离子、钠离子减少等生化指标的异常。

2. 高温对肾脏内分泌功能的影响

高温环境对内分泌功能的影响主要表现为对下丘脑（H）—垂体（P）—靶腺（性腺、肾上腺、甲状腺（T））三大轴的影响。高温刺激使促肾上腺皮质激素（ACTR）和促肾上腺皮质激素释放素（CRH）分泌增加，进而促使皮质酮和皮质醇分泌增加。另一方面，加压素和肾素的升高可促使醛固酮的分泌升高。这可能是由于高温时，皮肤血管扩张，内脏血管收缩，进而肾血流减少，同时机体出汗增多导致钠盐丢失过多，机体为维持水盐平衡，促使机体醛固酮和肾素活体分泌增加所致。另外，催乳素（PRL）、生长激素（GH）B-EP等垂体的其他激素分泌也增加。因为生长激素具有保水和增加细胞外液容量的作用，催乳素也具有减少肾脏对水及钠排泄、增加渗透压、促进近曲小管重吸收的作用，因此，高温引起PRL和GH的分泌增加是对机体一定程度的保护作用。

七、高温与生殖系统

(一) 高温对男性生殖系统的影响

1. 温度对体外精子活力的影响

体外活动精子百分率和前向运动级别等反应体外精子活力的指标是反映精子质量的重要指标。除精子本身及生存介子外，精子生存环境温度也是影响精子活力的重要因素。有人对 42 名健康有生育能力的男子的检查结果表明，$36 \sim 37 \, ℃$ 组精子活力最高；而 $24 \sim 25 \, ℃$ 组活动精子百分率改变不明显，但精子前向运动级别呈现明显降低；低于 $24 \, ℃$ 组的活动精子百分率和精子前向运动级别均明显下降。

2. 高温可致人精子畸形

在正常情况下，阴囊温度比体温低 $3 \, ℃$ 以上，因此，附睾和睾丸的温度也比体温低，这是精子发生和成熟的重要条件之一。因此，普遍认为可能提高阴囊、附睾和睾丸温度的因素均可能对精子的发生和成熟有影响。

3. 高温可损伤男性生育力

精子对外环境的热效应比较敏感，当睾丸温度升高时，精子数量有下降的倾向。Agrew 报道，经常从事救火工作的消防人员，由于环境高温，穿防护服使体温升高，高温环境可影响阴囊的散热，导致睾丸温度升高。因此，认为高温是救火人员的重要危害因素，可损伤男性生育力。

(二) 高温对女性生殖系统的影响

1. 高温作业对女性月经功能的影响

高温环境中，中枢神经系统受到抑制，与男性相比，女性表现更为敏感。在高温作业时，女工可能更容易出现神经内分泌功能紊乱，进而对生理功能产生影响，如出现月经异常的现象。有流行病学调查发现，高温作业可致女工月经异常，患病率明显增高（41.95%）。月经异常主要表现为痛经，经量减少，经期缩短和周期延长。此外，月经异常也可能与高温环境出汗多，大量水分丢失有一定的关系。

2. 高温对人类胚胎发育的影响

在动物实验研究中发现高温可致多种实验动物出现先天畸形，因而引起研究者重视研究高温对人类胚胎发育的影响。研究表明，高温也是人类致畸因素之一，尤其与神经管缺陷的发生有关。

3. 高温环境与足月妊娠羊水状况的相关性

有研究发现，与一般环境相比较，高温环境下足月妊娠羊水异常的发生率有所升高，进一步导致剖宫产发生率及新生儿 Apgar 评分均有明显增加，结果导致母婴发病率增加。另外，高温环境中孕妇出汗量增多，水分丢失，可导致羊水过少，进一步导致胎儿宫内缺氧。所以，在高温环境时孕妇要注意补充水分，尤其是在夏季临产的孕妇。

第二节　热适应与热习服

一、热适应

长期在热环境中生活和劳动的人或世居者，经过长时间的适应性作用，对热气候条件的耐受能力明显增强，与热气候条件建立起非常巩固的协调关系，这种生物学现象称为热适应（heat adaptation）。这种对热的适应性不仅体现在生理功能的适应性变化，也体现在机体的外形、器官结构等方面如皮肤的颜色、汗腺的分布和密度、汗腺对温度的敏感阈值、外周血管的分布和舒缩能力、热损伤的临界阈值等的适应性变化，使热适应者具有良好的隔热和散热能力。如生长在非洲的黑人，其皮肤能够阻挡阳光中的红外线，皮肤上的汗腺数量多且发育很好，以利于散热；阿拉伯人适应沙漠气候，而达雅克人则适应热带气候。

热适应具有可遗传性和永久性的特点，热适应者脱离热气候条件一段时间后，其对热的适应能力仍然保存。机体热适应后体温调节能力增强，代谢减缓，产热减少，出汗增多，蒸发散热增加。出汗功能改善是热适应的重要表现。但人体热适应有一定限度，超出限度仍可引起生理功能紊乱。

二、热习服

（一）热习服的概念

热习服（heat acclimatization）又称获得性热适应或生理性热适应，是指在热环境反复作用下，机体在一定限度内出现生理、心理、行为、形态等方面的适应性变化，如生理代偿能力增强、不适感消失、生理性热紧张状态得到暂时性改善、对热的耐受能力增强等。

（二）热习服后机体的适应性表现

随着热习服的建立发展，机体可有以下适应性表现：

（1）自觉症状减轻。人在受热初期会出现虚弱、头晕、眼花、胸闷等自觉症状，随着热习服的建立，这些不适症状会逐渐减轻或消失。

（2）心血管功能显著改善。心血管功能的显著改善是机体热习服后最突出的变化，且发生较早、进展较快。多数人心率可下降约19%，心搏出量可增加约20%，而心排血量、中心血量、血压及外周阻力变化不明显。心率的下降与体温特别是皮温的下降有关，也可能是由于外周静脉收缩，维持了足够的心室充盈和压力，使心搏出量增加而心率减少。热习服后心率减少而心搏出量增加，心排血量仍能维持正常，静脉血容量增多，皮肤血流需要量减少，心脏负担减轻，心血管功能显著改善。但热习服后从事劳动时的心率总是高于常温环境中同量劳动时的心率，说明心血管系统仍有较大的紧张度。有些报道强调，热习服对避免心血管功能紊乱的意义比其防止体温升高更重要。

（3）出汗功能改善。散热能力提高，表现为出汗量增加，出汗速度加快，汗液开始分泌的体温阈值降低，同等体温时出汗率增加20%～40%及以上，并在较长时间内保持较高水平，因此，出汗率是评价热习服的常见指标。但较长时间暴露于热环境后，出汗率也会有所降低，代之以汗蒸发效率的增高。热习服后，汗液逐步稀释。脑垂体前叶释放较多的促肾上腺皮质激素（ACTH），使肾上腺分泌更多的醛固酮，促使肾小管和汗腺对钠和氯的重吸收加强，汗中氯化钠浓度可降低至 0.1% 以下，机体保钾能力提高而防止低血钾，盐损失量减少，水盐代谢趋于平衡。从事一定量劳动后的出汗量和汗盐浓度，是评价热习服状态的重要生理指标。

（4）机体代谢率下降。除散热能力增强外，减少代谢产热也是机体耐受高温环境的重要保护性机制。热习服后机体基础代谢率和劳动代谢率下降，产热量减少，缓解了热对体温调节的紧张状态。代谢产热的降低是通过糖代谢、脂肪代谢和线粒体氧化磷酸化等途径来实现的。

（5）体温升高的幅度逐渐降低。热习服后，汗液分泌机制进一步加强，汗液蒸发使散热增加，体表温度逐渐下降，中心体温和体表温度的热梯度逐步加大，有利于热量由机体中心向体表传递，进而使体温降低。因此，体温的变化可以反映机体热适应的状况。

（6）热休克蛋白。机体在受到高热、感染、缺血、缺氧及化学物质等不利因素刺激时，会短暂、迅速地大量合成一类蛋白质，即热休克蛋白，也称热应激蛋白。热休克蛋白与细胞内部分变性蛋白质相结合，协助其恢复活性或将其运送至溶酶体降解，从而发挥细胞保护的功能。应激时热休克蛋白在细胞内的出现常被认为是细胞启动自身保护机制的标志。热休克蛋白广泛存在于生物界，在几乎所有生物中都被发现，具有高度保守性。热休克蛋白相对分子质量以 70×10^3 家族为主，等电点为 5～7，其合成量与受热强度和时间有关。

热适应与热习服都是机体对热环境的适应性改变，是一种保护性作用。热适应是可以遗传的，而热习服则是后天获得的，两者是不同的概念，但习惯上常有人用热适应来代替热习服，应予以注意。许多学者认为，热习服是热适应的生理基础，热习服的长期巩固和发展，可能使机体获得热适应。热习服对于热区作业人员来说具有重要意义。

（三）热习服形成的特点

热习服形成过程的特点主要包括：

（1）外界热强度、热环境对热习服形成的速度和程度有一定的促进作用。

（2）一定的劳动或经常性体育锻炼能增强热习服。

（3）每天进行短时间、间断性的热环境锻炼可达到较好的习服效果。

（4）自然热气候下锻炼产生的热习服较在人工热气候室中锻炼的效果要好。

（5）机体对外界的不良刺激具有交叉耐受力，对获得低氧和冷等极端因素习服者可同时获得对热的习服。

（四）热习服形成的影响因素

热习服的形成，主要受以下因素的影响：

（1）膳食。低热量的膳食有助于热习服。

（2）水分。适当补水可提高热耐受能力，失水则会导致热习服发展的速度减慢。

（3）盐摄取。低盐摄入可减缓热习服的发展速度，甚至不能产生热习服，但高盐摄入也不会加速热习服的发展。

（4）体质。身体健康者热习服过程发展快，保持热习服的能力较好。

（5）过度劳累、睡眠不足、营养不良等均可终止或延缓热习服的发展过程。

（五）脱习服

热习服具有可产生、可巩固、可减弱甚至脱失的特点。已产生热习服者在脱离热环境一段时间后，对热的耐受能力可逐渐下降到习服前的水平，即出现脱习服的现象。脱习服的速度因习服的程度和个体健康状况而有所不同。多数在最初 1～2 周内尚能较好地保持热习服水平，而后很快减弱和消退，并可在 1～2 个月内完全丧失已获得的热习服。

 ## 第三节　高温中暑

高温中暑（heat stroke），简称中暑，是由于高温环境造成了机体热平衡和水盐代谢紊乱而导致的以神经系统和/或心血管系统功能损害等为主要表现的一种症候群。中暑是高温地区常见的一种热致性疾病，尤其多见于在高温环境下工作的劳动者，其病情的严重程度与个体健康状况和适应能力有关。体温超过 40 ℃的严重中暑，其病死率为 41.7%；当体温超过 42 ℃时，病死率可达到 81.3%。

一、中暑的常见病因

中暑的病因包括环境因素和机体因素两个方面。

（一）环境因素

在高温的车间工作，当通风较差时，很容易发生中暑；建筑等行业的工人或农民在炎热的夏季露天作业时，由于受阳光直接暴晒，也容易引起中暑。

（1）在高温、高湿、通风不良环境下，或高温、强热辐射的环境下，长时间从事繁重体力劳动或体育活动，尤其长期在适宜温度下生活及工作的人突然进入高温环境时。

（2）在公共场所等人群拥挤环境中，产热集中，散热困难。

（二）机体因素

（1）慢性病患者、年老体弱、孕产妇、过度疲劳、缺乏体育锻炼、睡眠不足等耐热能力差者易出现中暑。

（2）出汗功能受阻（如先天性汗腺缺乏、大面积烧伤、硬皮病等）、过敏性疾病及应用阿托品类药物等情况。

二、中暑的发病机制

人体的产热过程主要包括基础代谢、体力劳动、运动和机体的各种活动，是依靠糖和脂肪分解代谢来产生热量；人体的散热过程主要是在自主神经系统的调节下，皮肤血流量大大增加，通过皮肤蒸发和大量出汗等过程进行散热。在下丘脑体温调节中枢的调节下，机体的产热和散热处于一种相对平衡状态，以维持体温的正常。人体与环境之间通过辐射、对流、传导等方式进行热交换，在高温环境下，通过皮肤蒸发散热是人体最主要的散热方式，皮肤微微出汗但尚未形成大的汗珠时散热效率最高。当环境的相对湿度大于75%

时，蒸发散热会显著减少，当相对湿度达到90%～95%时，蒸发散热就会完全停止。若在高温高湿环境下，机体的产热及散热平衡被破坏，就会引起水、电解质代谢的紊乱，并且会造成细胞的损伤，还会引起体内的酶分子发生变性、线粒体功能会出现障碍、细胞膜稳定性受到破坏、有氧代谢过程中断，进而会导致多器官功能出现障碍或衰竭。

中暑按其发病机制可以分为3种类型。

（一）热射病（heat stroke）

热射病是指在高温环境下，机体散热途径受阻，体温调节机制失调而引发的中暑。热射病属于重症中暑，病死率高达50%。热射病一般发生在夏季高温高湿天气。日射病（sun stroke）属于热射病的一种形式，常见于在炎炎夏日急行军的战士、建筑工人等，主要原因是强烈阳光穿透头部皮肤和颅骨从而引起脑细胞受损、脑组织充血水肿。由于损伤的部位主要是大脑，故最先出现的症状是剧烈头痛、恶心、呕吐、烦躁不安，继而会出现昏迷、抽搐等临床表现。

热射病分为两种：劳力性和非劳力性热射病。劳力性热射病主要是由于在高温环境下机体自身产热过多引起的；而非劳力性热射病的病因主要是由于高温环境引起体温调节机制失调从而引起机体散热受阻。

1. 劳力性热射病

此种类型的热射病一般发生在高温、高湿且无风的气候条件下，当人们较长时间从事繁重的体力劳动或进行很剧烈的运动后发病。患者多见于身体健康的中青年。开始的时候患者会大量出汗，但后来会出现无汗的状态，患者的心率明显加快，脉压增大，面色潮红，患者可继发横纹肌溶解、急性肝肾功能衰竭、弥漫性血管内凝血或多器官功能衰竭。

2. 非劳力性热射病

此种类型的热射病常见于在拥挤且通风较差的高温环境中居住的身体虚弱的老年人、精神分裂症、帕金森病、慢性酒精中毒、偏瘫及截瘫患者。患者的主要表现包括皮肤干热，面色潮红，肛温一般都在41 ℃以上，甚至可高达46.5 ℃，多数病例都会出现无汗的状态。开始发病时患者可出现行为异常或癫痫发作，继而会出现谵妄、意识障碍、昏迷、血压降低、休克、心律失常和心力衰竭、肺水肿和脑水肿，少数病例会出现急性肾功能衰竭和弥漫性血管内凝血。

（二）热痉挛（heat cramp）

热痉挛是指在高温环境下，由于机体大量出汗导致体内的钠钾离子丢失过多而引起的肌肉痉挛。其主要表现是肌肉的痉挛，主要发生在肢体和腹壁肌肉，尤其是腓肠肌，伴有较剧烈的收缩痛，患者体温并不升高，意识一般是清醒的。如不及时处理，病情会进一步发展，以至于出现意识消失，甚至导致死亡，但患者的体温一般是正常的。

（三）热衰竭（heat exhaustion）

热衰竭是在高温高湿环境下，皮肤血流量的增加未伴有内脏血管的收缩或血容量的相应增加，导致脑部供血不足而出现晕厥。该病往往起病较急，体温稍高，出现头痛、头晕、恶心、呕吐、多汗、皮肤湿冷、面色苍白、血压下降、脉搏细微等临床表现，继而出现晕厥，患者的血压一般是正常的或略有升高。

三、中暑的临床表现

（1）中暑先兆。在高温环境下工作或运动一段时间后，机体会出现大量出汗、乏力、头痛、头晕、耳鸣、胸闷、恶心等表现，患者的体温正常或略有升高。

（2）轻度中暑。除中暑先兆的表现外，机体出现面色潮红、皮肤灼热、恶心呕吐等症状，有些患者可出现面色苍白、脉率增快、血压下降、皮肤湿冷等早期周围循环衰竭的表现，患者的体温可升高至 38 ℃以上。

（3）重症中暑。除了轻度中暑的临床表现外，还出现热痉挛、腹痛、意识障碍、昏迷、虚脱或休克等表现。

四、中暑的诊断和鉴别诊断

根据高温环境暴露史、临床表现和实验室检查可以作出诊断，应注意排除其他器质性疾病。

热射病需要鉴别的疾病包括：中枢神经系统疾病如脑出血、脑炎，感染性疾病如菌痢、疟疾、中毒性肺炎，代谢障碍性疾病如糖尿病，以及水电解质平衡紊乱、恶性高热、有机磷农药中毒。热衰竭需要鉴别的疾病包括：消化道出血、宫外孕、低血糖等。热痉挛伴有腹痛的患者需要与各种急腹症进行鉴别。

五、中暑的治疗与护理

1. 中暑先兆与轻度中暑

让患者立即脱离高温环境，转移到阴凉通风的地方静卧休息，要注意观察患者的体温、脉搏、呼吸、血压等生命体征的变化。给患者补充一些含盐的清凉饮料，如淡盐水、绿豆汤等，必要时可给患者服用一些防暑降温的药物，如人丹、十滴水、藿香正气散等，一般不需要进行特殊的处理患者即可恢复健康。

2. 重症中暑

一般需要立即送到医院进行抢救，治疗的重点包括降低患者的体温，纠正其水、电解质紊乱和酸中毒，同时要积极地防治休克和肺水肿。

（1）对于出现循环衰竭的患者，治疗的重点是解决其血容量不足的问题，要给患者补充等渗的葡萄糖盐水或生理盐水，要积极防治休克，要密切观察患者病情的变化。注意补液的速度不能过快，以免患者出现肺水肿。

（2）对于热痉挛的患者，应迅速将其转移至阴凉的地方休息，松开腰带，敞开上衣，给患者喝些淡盐水。如果患者出现意识丧失，痉挛剧烈的情况，应使其取昏迷体位（侧卧头向后仰），以保证呼吸道的通畅，并迅速将其转移到医院进行抢救，如虚脱者苏醒，也应抬送医院，严禁让患者行走，更禁用阿托品以及催眠镇静等药物。要给患者补充足量的水和钠、钾离子，以缓解和控制热痉挛，对于抽搐频繁的患者可以通过静脉推注 10 mL 浓度为 10% 的葡萄糖酸钙，也可以用 10～15 mL 10% 的水合氯醛给患者灌肠，还可以给患者肌肉注射 0.1～0.2 g 的苯巴比妥纳。

（3）对热射病（日射病）的患者应密切观察其意识、瞳孔等的变化，可用冰袋、冰块或冷水进行降温，对于出现意识障碍和昏迷的患者，应将患者的头偏向一侧，使其呼吸道保持通畅，同时要注意防止患者因误吸呕吐物而窒息。

（4）对于出现高热的患者治疗的重点是降低体温，同时要密切监测其生命体征、神志变化以及各脏器的功能状况。病房温度应控制在 22～25 ℃ 左右。给患者降温应采用物理降温与药物降温联合应用的方法，可以给患者的头部和大血管区域放置冰袋或戴冰帽，也可将患者置于 4 ℃ 水中进行降温（头部除外），要不断摩擦患者的四肢，以免血液循环停滞，同时可以促进热量的散发，对于危重患者可采用酒精擦浴或冰水擦浴的方法；药物降温可采用将 25～50 mg 的氯丙嗪加入 500 mL 葡萄糖盐水中给患者进行静脉滴注，必要时可以用 25～50 mg 的异丙嗪来增加疗效，要密切监测患者体温、脉搏、呼吸、血压的变化，如果出现血压下降，要降低输液的速度或暂停给药；也可以口服阿司匹林等解热剂来降温，必要时可以应用肾上腺皮质激素如氢化可的松或地塞米松以缓解病情。当患者的体温降至 38 ℃ 左右时应逐渐停止进行药物治疗。在给患者进行降温治疗时要注意纠正其水、电解质和酸碱平衡紊乱，对于年老体弱或有心血管疾患的患者，还要注意观察其是否出现心、肾及呼吸功能衰竭、肺水肿、脑水肿及弥漫性血管内凝血等并发症。

（5）因中暑而昏迷的患者容易出现肺部感染和压疮等并发症，要注意防治和加强护理，让患者保持呼吸道的通畅，必要时给患者吸氧，要积极纠正其水、电解质的紊乱和维持酸碱的平衡，要特别注意补液的速度不能过快，以免诱发患者出现心力衰竭，一旦患者出现心力衰竭，可给予洋地黄制剂进行治疗，可以应用甘露醇来防治脑水肿，可使用肾上腺皮质激素来治疗肺水肿、脑水肿。

六、中暑的预防

预防中暑的发生，应从根本上改善劳动和居住条件，避免长时间暴露在高温环境中。

（1）要积极改善工人的作业条件，安装通风、隔热、遮阳等防暑降温的设施，给工人提供含盐的清凉饮料。

（2）做好就业前体检，高温作业的职业禁忌证主要包括：中枢神经系统、心血管系统的疾病，高血压，较严重的呼吸、消化及内分泌系统的疾病，以及肝、肾等器官的疾病。

（3）积极向工人宣传有关防暑降温的知识，使工人自觉地遵守高温作业的有关规则和制度，同时，可以根据气候的变化调整工人的作息制度，灵活安排劳动和休息的时间。

（4）夏天出行要尽量避开中午前后的时段，尽量选择在阴凉处进行活动，随身携带一些防暑药物，如人丹、清凉油等。出现中暑症状时及时服用防暑药品来缓解病情。

（5）在炎热的夏季要保证充足的睡眠，多喝水，适当补充盐分。

（6）要经常进行体育锻炼，增强个人体质，提高机体的抵抗力。

第四节　高温所致的其他疾病

高温环境是一种特殊环境，通常把 35 ℃ 以上的生活环境和 32 ℃ 以上（或气温 30 ℃ 以上、相对湿度大于 80%）的工作环境或辐射热强度超过 4.1841 J（1 cal）/（cm^2 ·

min），或通风不良而存在热源散热量超过 83.7 kJ／（m^2・min）的环境都视为高温环境。除中暑外，高温还可引起其他急性热致疾病（如痱子、刺热等）和慢性热致疾病（如高血压、心肌损害、消化系统疾病、肾结石、缺水型热衰竭等）。此外，高温对营养缺乏病、肥胖等也有一定的影响。

一、高温环境引起的其他急性热致疾病

痱子是高温环境下常见的表浅性、炎症性皮肤病。一般认为，痱子的产生是由于在温度高、湿度大的闷热环境中，机体大量排汗以利于散热，但汗液却不易蒸发，致使汗液浸渍表皮角质层，汗腺导管口阻塞或变窄，汗液在汗腺导管内潴留使导管内压增高而发生破裂，汗液渗出并刺激周围组织，导致汗孔处出现丘疹、丘疱疹和小水疱。也有人认为，痱子的产生与皮肤表面大量繁殖的细菌有关，而与出汗过多无关。

根据汗腺导管损伤和汗液溢出部位的不同，可将痱子分为白痱、红痱、脓痱和深痱几种类型。白痱又称晶形粟粒疹，皮损为清亮、壁薄的浅表性小水疱，针尖至针头大小，周围无红晕，轻擦易破损，干涸后留有细小鳞屑，一般无自觉症状。红痱又称红色粟粒疹，发病急，皮损为圆而尖形的密集的丘疹或丘疱疹，针头大小，周围有轻度红晕，成批出现，皮损消退后有轻度脱屑，自觉轻度烧灼、刺痒感。脓痱又称脓疱性粟粒疹，多由红痱发展而来，皮损为顶端有浅表脓疱的密集的丘疹，疱内可查见细菌，有刺痒感，可伴低热或高热。深痱又称深部粟粒疹，常见于严重和反复发生红色粟粒疹的患者，皮损为密集的正常肤色的小水疱，疱内液体清亮，不易擦破，无红斑和痛痒，出汗时增大，不出汗时缩小。痱子发生后，可局部外用痱子粉或炉甘石洗剂以清凉止痒，有继发感染者应酌情使用抗生素药膏或口服抗生素。

二、高温环境引起的慢性热致疾患

高温对机体的慢性作用即慢性热致疾患，根据病因可分为 3 类：

（1）热气候地区居民常有的慢性热致疾患。有文献报道，白人移居到热带时可能出现慢性热损伤，多有神经系统症状；沙漠居民中肾结石患者多见，可能与居民习惯于少饮水而致尿液高度浓缩有关；工人进入高温作业场所时，有时会出现头晕、头痛、疲倦、失眠、食欲减退、体重减轻、血压升高、脉搏加快、自主神经功能紊乱等表现。

（2）生理功能失调型慢性热致疾患。长期在高温环境中从事劳动的过程中，机体反复受到高温和劳动负荷双重作用而导致生理功能失调，可出现胃肠道疾病、高血压、心肌损害、贫血、性功能减退等。

（3）急性热致疾患导致的后遗症。多数人在急性热致疾患发病之后，其耐热能力会较之前减弱，有些还会遗留后遗症。如热射病后，机体耐热力下降，脑、肝、肾、心等器官发生不可逆的细胞损伤；热痉挛后，可出现肌肉疼痛、僵硬、活动能力下降等；长期慢性热作用，常可引起汗腺上皮化与堵塞，并可发展成为热性皮炎等。

三、高温环境对其他疾病的影响

当机体处于高温环境时，在生理、生化和代谢等方面均会出现明显的改变，这种变化

会直接影响到能量、营养素的需要量及代谢，进而影响到与膳食营养相关的一些疾病。

1. 高温环境对营养缺乏病的影响

（1）对蛋白质－能量营养不良的影响。国外一些学者经过比较深入仔细的研究指出，炎热环境中能量消耗的增加是与体温上升一起出现的。研究发现在 29.4～37.8 ℃ 有一个能量消耗开始增加的阈值。因此，美国国家研究委员会（National Research Council）在修订能量需要量标准时，推荐在 30～40 ℃ 的环境温度中，每增加 1 ℃，增加能量 0.5%。国内的研究结果也表明，随着气温的升高，能量消耗率有增加倾向，若进行重度劳动，消耗率则大幅度增加。高温环境下机体代谢过程增加，在热应激期间，组织蛋白质的代谢以分解代谢为主，尿中肌酐排出量增加，汗氮排出量也增多，从而引起蛋白质需要量的增加。因此，高温环境中若不适当增加能量和蛋白质摄入，容易造成蛋白质－能量营养不良的发生。

（2）对矿物质、维生素缺乏的影响。人体组织中含有 20 多种矿物质元素，在高温环境下，由于大量出汗，会随汗液大量丢失。如钙元素通常情况下随汗液的排出量仅为 15mg/天，但高温作业时，可明显增加汗钙的流失。有研究报道，在气温 37.8 ℃ 高温下工作 16 天，每天 7.5 h，做 100 min 定量运动，汗钙排出量为 20.2 mg/h，占机体钙总的排出量的 33.2%。高温环境中由于出汗也会失去一定的铁、锌、铜等微量元素。据报道，在 37.8 ℃ 高温下作业轻体力劳动 7 h，每天汗液中锌、铜、碘的排出量分别占摄入量的 18%、40%、16.7%。

（3）高温环境对水溶性维生素代谢的影响国内外研究资料较多，有研究报道，在高温环境中大量出汗时，会有一定量的维生素 C 随汗丢失，如钢铁厂的高温作业工人，需将每日维生素 C 的摄入量增加到 180 mg 以上，才能满足其对维生素 C 的生理需要；矿工在热习服期间，维生素 C 每天的摄入量需高达 250 mg，才能维持正常的血清维生素 C 水平。高温环境中人体由于出汗会丢失一定量的维生素 B_1，同时为了适应高温环境中能量代谢的增强，维生素 B_1 的需要量也随之增加。高温环境中因出汗丢失的维生素 B_2 比随尿排出的还多。有研究报道，在 45～50 ℃ 高温环境中作业的暖房工人需每日补充维生素 B_2 3 mg 才能满足需要；钢铁厂的高温作业工人每人每日维生素 B2 的摄入量应达到 3.2 mg。

目前，高温环境影响机体维生素 A 代谢的研究报道相对较少。有报道称热带地区雷达操纵员每天维生素 A 供给量应为 13 000 IU（3 900 μg RAE）才能保持血清维生素 A 在较高水平。动物试验表明，当给予大鼠缺乏维生素 A 的饲料时，在高温环境下出现维生素 A 缺乏症最快；当环境温度从 25 ℃ 上升至 34 ℃ 时，大鼠血浆中维生素 A 浓度下降 54%，同时肝脏中维生素 A 浓度也下降 17%。

这些研究提示，高温环境会使人体对矿物质和维生素的需要量增加，如果不增加摄入容易出现机体矿物质和维生素的缺乏。

2. 高温环境对肥胖的影响

高温环境中，下丘脑—垂体前叶—肾上腺皮质轴因受热刺激而活动增加，引起交感神经兴奋性增加，释放去甲肾上腺素，可直接或间接抑制胃肠运动。在高温环境下，由于交感神经、肾上腺系统活动增强，消化腺功能减退，消化液分泌减少，导致胃肠消化功能相应地减退。高温环境中胃的排空速度加快，这使得胃中的食物尚未充分消化就被过早地运送到十二指肠，从而降低食物的消化率。环境高温作用于人体后会通过神经传导将高温刺激传给体温调节中枢，利用体温调节中枢与摄食调节中枢的关系对摄食中枢产生抑制，进而影响食欲。高温环境中胃肠功能减弱，食欲下降，摄食量减少，而高温环境中机体对能量的消耗量增加，这些都有利于控制体重，预防肥胖。

3. 高温环境对心脑血管疾病的影响

有研究报道，在高温环境中作业的工人其高血压、高甘油三酯血症、糖尿病等的患病率明显高于非高温作业工人。可能因为高温作业环境会使机体体温升高，引起大量出汗，使得血液浓缩，血液黏稠度增加，外周血管阻力增加，使高血压升高。同时高温引起的相对失水状态，会损害糖代谢功能，从而引起血糖升高。另外，因为机体微量营养素水平与血糖、血压、血脂等密切相关，高温作业可通过影响机体微量营养素水平，来影响心血管疾病危险因素指标水平。

 ## 第五节　高温作业卫生防护

高温作业包括高温天气作业和工作场所高温作业。根据《工业企业设计卫生标准（GBZ 1 – 2010）》中的术语定义，高温作业（work/job under hot environment）是指在高气温或有强烈的热辐射或伴有高气湿（相对湿度≥80%）相结合的异常作业条件下，湿球黑体温度（wet bulb globe temperature index，WBGT）指数超过规定限值的作业。根据国家卫生标准《工作场所有害因素职业接触限值第 2 部分：物理因素》（GBZ 2.2 – 2007）规定，在生产劳动过程中，工作地点平均 WBGT 指数等于或大于 25 ℃的作业称为高温作业。

一、高温作业卫生标准

生产环境中的气象条件主要指气温、气湿、气流和热辐射，这些气象因素构成工作环境中的微小气候（microclimate）。工作环境中的微小气候除随大气气象条件的变化而改变外，还受到生产场所中热源、生产情况、厂房建筑、通风及空调设备等的影响。

生产环境中的气温，受到大气温度、太阳辐射、生产热源和人体散热等影响。太阳和工作环境中的各种熔炉、熔化的金属、开放的火焰等生产热源均可产生大量热辐射，生产热源通过传导、对流从而加热生产环境中的空气，并通过辐射加热周围物体，形成二次热源，使工作环境中气温升高。环境中的气湿以相对湿度表示，相对湿度大于 80% 为高气湿，低于 30% 称为低气湿。低气湿可见冬季高温车间的作业；高气湿如液体蒸煮的缫丝、屠宰、印染等工艺和矿井作业。工作环境中气流的动力来源于外界风力和厂房中热源。室内外温差越大，产生的气流越大。因此，在不同的季节或地区，工作环境的气象条件存在较大差异，甚至同一工作场所在一天内的不同时间段和同一工作地点的不同平台，气象条件也会有所变化。各种气象条件均可影响机体的生理功能，因此，进行卫生学评价和制订预防措施时，必须综合考虑上述各种因素。

目前，基于气象因素、生理和心理反应等因素研制了一系列工作环境微小气候的综合评价指标。例如有效温度（effective temperature，ET，亦称实感温度），可反映温度、湿度和气流等气象因素对人体热感觉的影响，但不包括热辐射的作用。湿球黑球温度（wet-bulb globe temperature，WBGT）指数，是湿球、黑球和干球温度测定值加权相加的数值，是综合评价人体接触作业环境热负荷的一个基本参量，单位为摄氏度（℃），可综合反映温度、湿度、气流和热辐射的影响。但这些指标大多没有考虑代谢产热、衣着、身材等因素，具有局限性。另外这些指标测定的是瞬时值，而暴露时间长短对于健康效应至关重要。因此，在制订卫生标准时，需同时考虑接触高温作业的时间和劳动强度等因素。

高温作业时，人体与环境的热交换和平衡会受到气象因素和劳动代谢产热的影响，因而高温作业分级时应当对高温作业的健康危害、环境热强度、接触高温时间、劳动强度和工作服装阻热性能等因素进行全面评价。高温作业分级的依据包括 WBGT 指数、劳动强度、接触高温作业时间和服装的阻热性。制订卫生标准还应以机体热应激不超出生理范围（例如，直肠体温≤38 ℃）为依据，对气象诸因素及劳动强度作出相应的规定，以保证劳动者的健康。目前，我国高温作业分级依照《工作场所职业病危害作业分级第 3 部分：高温》（GBZ/T229.3 - 2010）执行。根据不同等级的高温作业进行不同的卫生学监督和管理，分级越高，发生热相关疾病的危险度越高。

例如国际标准化组织（International Organization for Standardization，ISO）制定的热环境的工效学作业标准（ISO 7243：2017 Ergonomics of the thermal environment—Assessment of heat stress using the WBGT index）中，气象因素以 WBGT 对作业人员热负荷评价（见表 12 - 1）。在该 WBGT 环境条件下劳动，中心体温不会超过 38 ℃。

表 12 - 1　WBGT 指数对作业人员热负荷的评价（ISO 7243：2017）

代谢率 级别	代谢率 /W	WBGT/ ℃	
		热适应者	非热适应者
0	115	33	32
1	180	30	29
2	300	28	26
3	415	26	23
4	520	25	20

我国目前也已发布综合性的高温作业卫生标准，如《工作场所有害因素职业接触限值》（GBZ 2.2 - 2007）（见表 12 - 2），采用 WBGT 反映高温作业环境气象诸因素构成的热负荷，并考虑了劳动强度和接触时间率（劳动者在一个工作日内实际接触高温作业的累计时间与 8 h 的比率）。工作场所高温作业 WBGT 指数测量按照《工作场所物理因素测量第 7 部分：高温》（GBZ/T189.7）执行。

表 12 - 2　工作场所不同体力劳动强度 WBGT 限值/℃

接触时间率	体力劳动强度（强度指数）			
	I	II	III	IV
100%	30	28	26	25
75%	31	29	28	26
50%	32	30	29	28
25%	33	32	31	30

注：接触时间率 100%，体力劳动强度为Ⅳ级，WBGT 指数限值为 25 ℃；劳动强度分级每下降一级，WBGT 指数限值增加 1～2 ℃；接触时间率每减少 25%，WBGT 限值指数增加 1～2 ℃。

二、防暑降温措施

从事户外作业的作业者在高温天气中暑甚至死亡的事件时有发生，给劳动者身体健康和生命安全造成严重损害，也成为社会各界共同关注的重要健康问题。为了维护高温作业劳动者健康及其相关权益，按照高温作业的卫生标准，采取综合的防暑降温措施是预防与控制热致疾病与热损伤的必要途径。

2012 年 6 月 29 日，原国家安全生产监督管理总局、原卫生部、人力资源和社会保障部、中华全国总工会印发《防暑降温措施管理办法》（安监总安健〔2012〕89 号）。多年来，我国总结出一套综合性防暑降温措施，对保护高温作业劳动者的健康起到积极作用。

（一）技术措施

1. 控制高温

合理设计工艺流程，采用先进的生产技术和原材料，改进生产设备和操作方法是改善高温作业劳动条件的关键措施。工艺流程的设计如生产自动化使操作人员远离热源，车间内发热设备设置应按照车间气流具体情况确定，一般宜放置在操作岗位夏季主导风向的下风侧、车间天窗下方的部位。热源的布置应符合下列要求：①尽量设置在车间外；②采用穿堂风为主的自然通风时，尽量设置在夏季主导风向的下风侧；③采用热压为主的自然通风时，尽量设置在天窗下方；④对热源采取隔热措施，热源之间可设置隔墙（板），使热空气沿着隔墙上升，经过天窗排出，以免扩散到整个车间。⑤工作地点易于采取降温措施，热成品和半成品应及时运出车间或堆放在下风侧。还应根据夏季主导风向设计高温作业厂房的朝向，从而使厂房能形成穿堂风或增加自然通风的风压。高温作业厂房平面布置呈"L"型、"Π"型或"Ⅲ"型的，其开口部分宜位于夏季主导风向的迎风面。高温作业厂房宜设有避风的天窗，天窗和侧窗便于开关和清扫。夏季自然通风用的进气窗下端距地面不高于 1.2 m，以便空气直接吹向工作地点；冬季需要自然通风时，应对通风设计方案进行技术经济比较，并根据热平衡原则从而合理确定热风补偿系统容量，进气窗下端一般不宜低于 4 m；若低于 4 m 时，需采取防止冷风吹向工作地点的有效措施。对于工作过程中工艺、技术和原材料达不到要求的，还要根据生产工艺、技术、原材料特性以及自然条件，通过采取工程控制措施和必要的组织措施，如屏蔽热辐射源、加强通风、减少生产过程中的热和水蒸气释放、改善作业方式、减少劳动时间等，采取综合控制措施，使室内或露天作业地点 WBGT 指数符合 GBZ 2.2 的要求。

2. 隔热

隔热是防止热辐射的重要措施。可利用水或导热系数较小的隔热材料进行有效的隔热，如采用水幕、隔热屏或隔热水箱等。水幕的原理是通过洒水成幕的作用，由于水的比热大，能较大限度地吸收辐射热，以隔绝热源的对流、扩散对劳动者的影响。因此，洒水成幕的方式，水滴要大而急，隔热效果最好。但由于洒水成幕的能源浪费较大，使用受到限制。

3. 通风降温

①自然通风（natural ventilation）：不借助任何设备、工具，通过简单的物理原理进行车间通风降温，例如通过门窗、缝隙进行自然通风换气，但高温车间仅靠自然通风是不够的。热量大、热源分散的高温车间，每小时换气 30 ～ 50 次以上，才可使余热及时排出。此时须把进风口和排风口配置合理，充分利用热压和风压的综合作用，从而使自然通风发挥最大的效能，因此，以自然通风为主的高温作业厂房需有充足的进、排风面积。产热或逸出有害物质较多的车间，在平面布置上应以其最长边作为外墙。若四周均为内墙时，应采取向室内送入清洁空气的措施。产生大量热、湿气、有害气体的单层厂房的附属建筑物，占用该厂房外墙的长度不得超过外墙全长 30%，且不得设在厂房的迎风面。②机械通风（mechanical ventilation）：当自然通风不能满足降温的需要或生产要求车间内保持一定的温湿度时，需采用机械通风，如利用工业风扇、冷风机、负压风机等设备来达到通风降温目的。机械通风一般由密闭的冷风机、风管、冷风罩三个部分组成，冷风机进风口应设在排风口的上风侧，开口处应低于排风口，但距地面 2 m 以上，并设防护罩；风管风量的损失和风速的下降越小越好；冷风罩罩口风速以 3 ～ 5 m/s 为宜，空调操作室内一般 0.3 ～0.5 m/s，气流方向宜从人体侧前上方斜吹头部、颈部和胸部。

（二）保健措施

1. 供给饮料和补充营养

根据高温作业人员膳食指导（WST 577 - 2017），在一般人群平衡膳食指导原则基础上，高温作业人员工间需按作业温度和强度适量饮水，也可按出汗量多少补充。宜选择淡盐水进行补充，出汗量高于 3 L/天时，宜补充电解质 - 碳水化合物饮品。水或饮品温度 10 ℃左右为佳，推荐少量多次饮用，每次 200 ～ 300 mL。根据不同 WBGT 指数与劳动强度，高温作业人员每小时适宜饮水量见表 12 - 3。

表 12 - 3 不同 WBGT 指数与劳动强度的每小时饮水量

工作地点 WBGT 指数/ ℃	劳动过程的适宜饮水量/（mL/h）		
	轻度劳动	中度劳动	重度劳动
25 ～ 30	310	380 ～ 530	380 ～ 560
31 ～ 35	330	560 ～ 680	600 ～ 740
36 ～ 40	380	710 ～ 830	780 ～ 930
41 ～ 45	480	860 ～ 970	970 ～ 1110

高温作业者需增加蔬菜、水果的摄入，提供较为充足的维生素和矿物质，以补充汗液中的丢失。每日蔬菜摄入量不应少于 500 g，水果不少于 400 g。宜选择含维生素 C、B 族维生素和富含钾的果蔬，如竹荪、紫菜、海苔、辣椒、刺梨等。

在高温环境劳动时，能量和蛋白质消耗增加，故膳食总热量应比普通劳动者高，最好能达到 12 600～13 860kJ，蛋白质增加到总热量的 14%～15% 为宜。高温作业者需增加优质蛋白质食物的摄入，适量多吃鱼虾、蛋、奶、大豆和瘦肉等优质蛋白质食物。建议每天奶类摄入不低于 300 g，每天摄入相当于 50 g 大豆的豆制品，以补充高温作业消耗。

班中餐应合理搭配，以满足工间能量需要。宜减少油脂的摄入，食物适当调味，并脱离高温环境用餐，以促进食欲和消化吸收。

2. 个人防护

对于劳动者室内或露天作业 WBGT 指数不符合标准要求的，应根据实际接触情况采取有效的个人防护措施。用人单位应按不同作业的需要向劳动者提供符合要求的个人防护用品，如工作服、工作帽、面罩、防护眼镜、手套、护腿、鞋盖等，并指导和督促劳动者正确使用。高温作业者的工作服宜宽松又不妨碍操作，应以导热系数小、耐热且透气性能好的织物制成，例如用白帆布或铝箔制的工作服防止辐射热。特殊高温作业如炉衬热修、清理钢包等工种的劳动者，为避免强热辐射的作用，须佩戴隔热面罩和穿通风、隔热、阻燃的防热服，如喷涂金属（铜、银）的隔热面罩、铝膜隔热服等。

3. 加强医疗预防工作

用人单位应依照有关规定对从事高温危害作业的劳动者组织上岗前、在岗期间和离岗时的职业健康检查，将检查结果存入职业健康监护档案，并书面告知劳动者。同时用人单位对劳动者进行上岗前和在岗期间的职业卫生培训，普及高温防护、中暑急救等知识。患有严重心、肺血管系统器质性疾病（如持久性高血压、血管舒缩调节机能不全、肺气肿、活动性肺结核等）、活动性消化性溃疡、肾疾病、明显的内分泌疾病（如甲状腺功能亢进）、大面积皮肤疤瘢患者、中枢神经系统器质性疾病、重病后恢复期及体弱者等高温职业禁忌证者，均不宜从事高温作业。劳动者出现中暑症状时，用人单位应立即组织人员进行救助，使其迅速到通风阴凉处休息脱离高温环境，供给足够的防暑降温饮料，并采取对症处理措施；对于病情严重者，用人单位应及时将其送医疗卫生机构进行治疗。

（三）组织措施

用人单位要加强领导，改善管理，严格按照国家有关高温作业卫生标准做好防暑降温工作。对存在高温职业病危害的建设项目，高温防护设施应与主体工程同时设计、同时施工、同时投入生产和使用，应保证其设计符合国家职业卫生相关标准和卫生要求。存在高温作业危害的用人单位，应实施由专人负责的高温日常监测，并按照有关规定进行职业危害因素检测和评价。用人单位不得安排未成年工和怀孕女职工从事《工作场所职业病危害作业分级第三部分：高温》（GBZ/T229.3-2010）中第三级以上的高温工作场所作业。根据地区气候特点，适当调整夏季高温作业劳动和休息制度。在高温天气期间，用人单位应根据生产特点和具体条件，通过合理安排工作时间、减轻劳动强度、轮换作业、适当增加劳动者的休息时间和减少高温时段室外作业等措施来防止高温作业的危害。例如用人单位应根据地市级以上气象主管部门所属气象台当日发布的预报气温，调整作业时间：①日最高气温达到 40 ℃以上，应当停止当日室外露天作业；②日最高气温达到 37 ℃以上、40 ℃以下时，全天安排劳动者室外露天作业时间累计不得超过 6 h，连续作业时间不得超过国家规定，且在气温最高时段 3 h 内不得安排室外露天作业；③日最高气温达到 35 ℃以上、37 ℃以下时，应采取换班轮休等方式，缩短劳动者连续作业时间，且不得安排室外露天作业劳动者加班。

用人单位应在高温工作环境设立休息室或休息凉棚，休息场所应尽可能设置在远离热源处，应保持通风良好或者配有空调等防暑降温设施，同时应为高温作业、高温天气作业的劳动者供给符合卫生标准的足够的防暑降温饮料及必需的药品。大型厂矿可专门设立具备空气调节系统的劳动者休息公寓，保证高温作业劳动者在夏季有充足的睡眠与休息，这对预防中暑有重要意义。

三、高温作业的类型及防护特点

按照气象条件特征可将高温作业划分为高温强热辐射作业、高温高湿作业和夏季露天作业三种类型，其防护特点亦有所不同。

（一）高温强热辐射作业

1. 高温强热辐射作业种类及特点

大多数高温作业属于该类型，如冶金工业的轧钢、炼焦、炼铁等车间，机械制造工业的铸造、热处理、锻造等车间，陶瓷、搪瓷、玻璃、砖瓦等工业的炉窑车间，轮船的锅炉间和火力发电厂等。这些工作场所的气象特点是气温高、热辐射强度大，但相对湿度较低，从而形成干热环境（dry heat environment）。例如炼钢生产过程中工作地点的气温随工序的变动而有较大变化，出钢水时工作地点气温可很快上升到 47.2 ℃。工作地点的单向辐射强度一般在 $16.7 \sim 20.9$ J/（$cm^2 \cdot min$）左右，炉门开启时可高达 $33.5 \sim 41.8$ J/（$cm^2 \cdot min$），甚至达 62.8 J/（$cm^2 \cdot min$）以上。这类工作地点黑球温度通常都很高，使得工作地点的相对湿度降低，夏季在 40% 左右，甚至可低到 20% 左右，因此，高温、强热辐射作业场所就形成一种干热环境。某钢厂高温、强热辐射作业工作地点 8 月份的气象条件见表 12 - 4。

表 12 - 4　某钢厂高温、强热辐射作业工作地点 8 月份的气象条件

测定地点	测定时情况	气温/℃	黑球温度/℃	相对湿度/%
平炉炉前	熔炼	41.6（29.0～46.0）	65（50～98）	54（37～60）
	补炉	39.4（33.0～45.0）	75（54～100）	47（32～51）
	加料	38.6（36.0～45.0）	71（42～130）	52（33～54）
平炉炉后	修槽	41.1（35.2～44.4）	55（46～74）	46（41～52）
	出钢水	47.2（42.8～52.0）	82（57～99）	35（24～46）
	堵眼	55.6（52.6～57.0）	102（85～130）	19（12～25）

（续表）

测定地点	测定时情况	气温/℃	黑球温度/℃	相对湿度/%
电炉炉前	打眼	46.1（44.0～48.2）	89（85～93）	38（26～49）
	铸锭	37.7（34.0～43.0）	64（47～88）	51（35～63）
	加料	40.1（36.8～44.4）	65（52～96）	52（36～58）
	扒渣	44.6（38.4～51.0）	93（64～130）	34（26～47）
	修底盘	39.4（38.8～40.0）	52（51～52）	48（45～49）
	浇铸	42.1（41.0～45.0）	64（53～70）	44（40～49）
转炉炉前	加料	35.2（32.0～39.6）	48（37～54）	60（49～64）
	扒渣	45.3（44.6～46.0）	58（52～64）	40
锻造工段	炉前取钢锭	39.0（35.2～41.8）	72（57～77）	59（53～69）
	锻造	40.0（39.1～42.6）	82（71～93）	55（44～60）

2. 高温强热辐射作业防暑措施

炉前作业是指在铸造、冶金等工业的生产性热源，如炉窑、熔炉、锅炉前进行浇铸、补炉、加料、扒渣等操作的作业，是最常见的一种高温强辐射作业。以炉前作业为例，高温强热辐射作业防暑措施如下。

（1）技术要求。

第一，合理设计工艺流程，改进生产设备和操作方法，是改善炉前作业劳动条件的有效措施。如铸造、轧钢、钢水连铸等工艺流程自动化，让工作者远离热源。热源的布置应符合下列要求：尽量设置在车间外面；以热压为主的自然通风时，尽量设置在天窗下面；以穿堂风为主的自然通风时，尽量设置在夏季主导风向的下风侧。对热源要采用隔热措施，热源之间可设置隔墙（板），使热空气沿着隔墙上升，通过天窗排出，以免扩散到整个车间。热成品和半成品应及时运出车间或堆放在下风侧。

第二，隔热是防暑降温的一项重要措施，可利用水或导热系数较小的材料进行隔热。常用的水隔热方式有水箱、循环水炉门、铁纱水幕和钢板流水等，对于缺乏水源的工厂及中、小型企业，可采取其他隔热材料，例如轧钢车间地面温度超过40℃时，可利用地板下喷水、空气层或循环水管隔热。

第三，通风降温。自然通风（natural ventilation）：可充分利用门窗、缝隙进行自然通风换气，但炉前作业车间依靠自然通风只能使部分空间得到换气而得不到全面通风，对通风降温是不够的。在散热量大、热源分散的年间，1 h内需换气30～50次及以上，才能使余热及时排出，此时就须把进风和排风口配置合理，充分利用热压和风压的综合作用，使自然通风发挥最大的效能。

机械通风（mechanical ventilation）：在自然通风不能满足降温需要或生产上要求车间内保持一定的温湿度情况下，可采用机械通风，其设备主要有风扇、喷雾风扇或系统式局部送风装置。

（2）卫生保健。

第一，合理供应保健饮料和加强营养。高温作业工人应补充与出汗量等量的水分和盐分，补给的最好办法是供应含盐饮料。茶、盐、绿豆汤、番茄汤、酸梅汁等饮料品种繁多，均有一定的消暑作用。一般每人每天应补充水分 3～5 L，补充食盐 20g 左右。在 8 h 内出汗量少于 4 L 时，每天从食物中摄取 15～18 g 盐即可，不需要在饮料中补充。当出汗量超过 4 L 时，除从食物中补充盐量外，尚需从饮料中适量补充盐分，饮料的含盐量以 0.5%～0.2% 为宜。饮水方式以少量多次为宜，饮料的温度以 15～20 ℃ 为佳。此外，饮料的配制、冷却、运输及供应都必须加强卫生管理，防止污染。

第二，个人防护。高温工作服应宽松、轻便又不妨碍操作。此外应根据不同作业的需要，配备工作帽、面罩、防护眼镜、手套、护腿、鞋等个人防护用品。例如炉衬热修、清理钢包等特殊高温作业工人，为避免强热辐射的作用，须穿隔热、通风、阻燃的防热服，佩戴隔热面罩，如喷涂金属（铜、银）的隔热面罩等。

第三，对炉前作业工人进行就业前和防暑前体格检查。凡有心血管系统器质性疾病、活动性肺结核、肺气肿、肾疾病，明显的内分泌疾病（如甲状腺功能亢进）、过敏性皮肤瘢痕患者、中枢神经系统器质性疾病、重病后恢复期及体弱者，属于高温就业禁忌证者，均不宜从事炉前作业。

（3）组织管理。

我国防暑降温工作关键在于加强领导，严格遵照国家气象条件卫生标准、《高温作业分级》和《防暑降温措施暂行办法》，对工作环境防暑降温工作进行分级管理和检查督促，力求抓早、抓紧、抓具体。还应根据区域生产特点和具体气象条件，适当调整夏季高温作业劳动和休息制度，尽量缩短劳动持续时间，如实行轮换制、增加工间休息次数、延长午休时间等。保证炉前作业工人夏季有充分的睡眠与休息，对预防中暑有重要意义。在工作地点附近设置工间休息室或凉棚，休息室或休息凉棚应尽可能设置在远离热源处，休息室内温度以保持在 30 ℃ 以下为宜，休息室如因生产需要而设在热源附近时，应在休息室与热源之间装设隔热墙或隔热水幕。

（二）高温高湿作业

1. 高温高湿作业种类及特点

高温高湿作业由于生产过程中产生大量水蒸气或生产上要求车间内保持较高的相对湿度，导致高湿度的形成，因此，其气象特点是高气温、高气湿，但热辐射强度不大。例如印染、缫丝、造纸等工业中液体加热或蒸煮时，车间相对湿度常可高达 80%～90%，气温可达 35 ℃ 以上；潮湿的深井煤矿作业环境由于煤层产热和空气压缩热以及矿内的水分蒸发，矿井内相对湿度达 95% 以上，气温可达 30 ℃ 以上，如果通风不良则容易形成高温、高湿和低气流环境，亦即湿热环境（humid heat environment）。高温高湿亦可见于穿隔热工作服的熔窑修工，由于隔热工作服极不透气，汗液蒸发后无法外散，衣下间层空气趋于饱和，且温度升高，衣下间层形成湿热的微小气候。高温高湿作业的气象条件见表 12-5。

表 12 - 5　夏季高温高湿作业的气象条件

作业类别	测定地点	气温/℃			黑球温度/℃			相对湿度/%		
		最低	最高	平均	最低	最高	平均	最低	最高	平均
棉纺厂	细纱车间	30.2	32.0	31.6	65	70	67	32	33	33
	织布车间	29.8	30.8	30.4	76	80	77	30	32	31
印染厂	染布车间	28.5	37.5	32.5	51	94	72	32	39	34
	印花车间	28.0	35.2	31.5	53	77	75	29	37	33
	染布槽旁	33.0	39.5	36.5	83	92	86	34	40	37

2. 高温高湿作业防暑措施

棉纺厂印染车间含有蒸煮工序，车间相对湿度常达 90% 以上，气温可达到 35 ℃ 以上，属于典型的高温高湿生产车间，如通风不良则会形成高温、高湿和低气流的不良气象条件，亦即湿热环境。高温、高湿环境应对措施主要有：

（1）改革生产工艺，降低生产车间的温度和湿度。印染车间主要发热设备为热定型机、焙烘机、热风拉幅机等，这些工艺设备需要大量热和汽，形成车间内的热源。因此，车间内热源分布要合理，易于散热，生产车间内以蒸汽、燃气和燃油为主的传、导热设备和管网应经过严密的隔热处理。工艺流程的设计应使操作人员远离热源，同时根据具体条件采取隔热降温措施。

（2）增大车间的通风量，将多余热量尽快排出。印染车间在生产过程中，散发大量的余热和余湿等污浊气体，厂房内部工作环境不断恶化，须通过有效地组织厂房通风，快速排除余热和污浊气体从而改善内环境质量。厂房自然通风是利用厂房内外空气的温度差所形成的热压作用和室外空气流动时产生的风压作用，使厂房内外空气不断交换而形成自然通风。合理的自然通风设施可有效及时排出热湿空气，使厂房内获得充足的新鲜空气，以保证工作人员健康和提高产品质量，并使企业节省生产运行成本。当厂房高度和生产散热量为一定时，合理协调进、排气口面积，是提高厂房自然通风效果的关键所在。因此，根据当地气象条件、车间建筑形式和工艺设备布置等具体情况，合理利用自然通风，设计时注意其进、排风口位置，避免气流短流。同时还可安装全面通风装置，增大车间内空气气流流速，使工作场所空气温度、湿度符合国家卫生标准。

（3）适当减少高温作业时间，在车间内工作一段时间后，应安排短暂的休息时间，避免在高温、高湿环境中长时间连续工作。

（4）高温作业车间应设有工间休息室，室内气温应保持在 25 ~ 27 ℃。对工人应供应含盐的清凉饮料（含盐 0.1% ~ 0.2%），饮料温度不宜高于 15 ℃，确保工人水盐代谢平衡，预防中暑的发生。

（三）夏季露天作业

1. 夏季露天作业种类及特点

夏季炎热地区的农田劳动、建筑、矿藏勘探、野外、搬运等露天作业，除受到太阳的直接辐射外，还受到加热的地面和周围物体的热辐射加热作用。例如夏季在高大密植的农作物（如玉米、高粱等）之间的劳作，遇到无风时可形成高温的闷热环境。虽然露天作业时热辐射强度可能较强热辐射车间作业低，但由于持续时间较长，工作时气温较高，常因热辐射与高温的联合暴露而形成高温强辐射的作业环境。

2. 夏季露天作业防暑措施

受全球气候的影响，近年来夏季极端高温天气越来越频繁，高温、高湿，酷暑难耐，在夏季从事露天作业，除受太阳的辐射作用外，还受二次热源的加热作用，中暑时有发生，严重威胁着职工的生命安全与身体健康。夏季农村田间作业中暑比较常见，主要是由于较重的劳动强度及在烈日下较长时间的照射所引起。农村劳动者经常受高气温和强烈的太阳辐射的影响，特别是我国南方炎热气候地区，夏季气温可高达40 ℃左右，由于太阳和周围物体的辐射作用，在中午持续接受4.2 J/（$cm^2 \cdot min$）以上的辐射热，尤其在密植高杆作物田中，如遇到无风时可形成闷热环境，即使有时露天有风，但由于吹来的风是被地面加热的空气，常使人产生"窒息"感，极易因蓄热过度而发生中暑。太阳辐射作用于未加防护的劳动者，散热受阻时可致体温升高、皮肤干燥、意识障碍等热射病症状或热衰竭表现，若大量出汗失水、失盐则导致热痉挛。因此，充分了解田间作业气象、环境和作业特点，采取积极有效的预防措施，可有效防止中暑的发生。

（1）减少在烈日下作业时间。适当调整夏季室外作息时间，每天早开工、晚收工，适当延长午休时间，应尽量避开太阳短波辐射最强烈的时间段（10～15时），白天尽量安排可在阴凉处进行的工作，把不能提供有效遮阳措施且需时较长的作业安排在晚间进行。必须作业时，应在皮肤上涂防晒护肤品或穿长袖衣服。在高温天气，中午休息时间一般不应少于2h，但也要避免午睡时间过长。若午睡时间过长，中枢神经可加深抑制，脑内血流量减少从而减慢代谢过程，导致醒来后更加困倦。

（2）加强个人防护，避免暴晒。不重视对太阳光直射下的防护是导致中暑的重要原因，例如不戴帽子、身上只穿背心短裤，烈日下劳作容易导致皮肤灼伤，同时大量的热被身体吸收，身体表面的水分就会迅速蒸发，极易发生中暑。因此，烈日下劳作时的防护应该是从头到脚的全身防护，头上要戴斗笠或草帽，身上要穿厚一些的长上衣和长裤，避免对皮肤的暴晒，适宜选择透气性好、散热快的浅色衣服。

（3）注意间断休息。高温劳动时要注意间断休息，劳动50分钟，休息10分钟以上，休息时最好能到屋子里面或墙边屋檐下等荫凉的地方。农村地区农民居住的地方相对集中，部分责任田远离住家，可能无法找到合适的荫凉地方，种树则是最好的解决方法，在较宽的路两边或田地地头，应多种一些树，这样劳作中间休息时就有荫凉可乘。

（4）注意补充水和盐分。中暑常常发生于持续高温劳动的情况下，高温的持续作用和不能及时补充因出汗而大量丢失的水和盐分，是引发中暑的常见原因之一。因此，休息时要注意喝一些含盐饮料（盐水或汤），以补充水和盐分。喝盐水时一次不宜喝太多，要少量多次，才能有效预防中暑。

（5）减轻劳动强度。高强度体力劳动时身体内产热多，高温环境使体内的热无法向外散发，则会使体温明显升高。减轻劳动强度是预防中暑的重要环节，因此，劳动强度与农业机械化的程度密切相关，在经济水平较高的农村要大力推广农业机械化。

（6）改善高温劳作期间的生活。农忙季节由于人手紧任务重，一日三餐若得不到好的保障，身体的消耗得不到有效的补充，耐热能力会逐步下降。因此，每个家庭在农忙季节要做好统筹安排，最好有非正式劳力帮助洗衣做饭，才能保证在劳动一日后得到充分的休息，尽可能改善生活，提供足够的营养供应。

（7）注意耐热锻炼。长期从事体力劳动者对环境能逐步适应（热适应），耐热能力比较高。但每个人对热的耐受能力都不一样，同一个人在不同的情况下耐热能力也不一样。对于不经常在高温环境下劳作的个体，由于耐热能力差，容易发生中暑。对这些个体要有一个耐热锻炼的过程，可从轻的较短时间的劳动开始，逐步增加劳动强度和时间。

（8）注意易感人群的防暑。汗水的蒸发散热是人体在高温时最主要的散热途径。儿童的排汗能力低于成年人，因此，要注意避免儿童受暴晒或暴热。老年人因为心血管系统的调节能力下降，不易适应高温环境，易出现循环功能障碍而导致中暑。另外，对于生病的患者，无论是否处于病愈期，要注意休息，不可强撑着参加高温劳作。

（9）普及中暑的预防和急救知识，常备防暑降温药。农村人口居住较分散，在怎样预防中暑的宣传和采取怎样的措施方面相对差一些，因此，这方面值得广大农民和农村基层干部的注意，如加强中暑卫生知识的学习和宣传，预防肠道传染病等疾病的发生和流行，对防暑也十分关键。指导农民高温天气下受热后勿洗冷水澡，这样可使全身毛孔快速闭合，体内热量难以散发，还会因脑部血管迅速收缩而引起大脑供血不足，从而出现头晕目眩。对于砖瓦厂一类的小乡镇企业，要有较严格的劳动卫生标准，并切实贯彻执行。另外，要对农民生产进行科学引导，鼓励多种经营，大力发展家庭养殖，既可增加经济收入，又可减低对单一农作物生产的依赖性。随着农村生活水平的改善，人们防病意识不断增强，对健康也越来越重视，可常备防暑药物，如人丹、清凉油、风油精、藿香正气水等。

总之，农村中暑的预防关键在于提高认识，牢固树立"预防第一"的思想，加强广大农民对防暑降温的重视及推广防暑经验，做好农村中暑预防工作的群众基础。随着农业机械化程度的提高和农村生活条件的大力改善，农村中暑的发生也将大大减少，并将从根本上消除因高温下高强度劳动所引起的中暑。

（于德娥　刘玉梅　刘云儒　冯琪琴　燕贞）

参考资料

1. 俞守义，邹飞，陈晓光，等．现代热带医学［M］．北京：军事医学科学出版社，2012.

2. 陈忠．高温中暑的病理生理学研究进展［J］．国外医学（生理、病理科学与临床分册），1997，（4）：85-87.

3. 梁红，朱林平．某炼钢厂高温作业女工妇科健康状况调查［J］．工业卫生与职业病，2013，39，（4）：239-241

4. 宁慧珍，袁中岳，张玮．高温环境与足月妊娠羊水状况的相关性探讨［J］．华中医学杂志，1999，（01）：12-13.

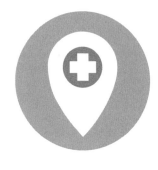

第十三章 | 热带有毒动植物

热带及亚热带地区生物量大，动植物种类繁多，有毒的动植物种类常分布于此。因此，本章将针对我国热带及亚热带地区常见的有毒动植物种类、毒性及其防治措施等方面进行阐述，主要包括蛇类、海洋有毒动物、蚂蟥、毒蕈及 10 种常见容易导致中毒的植物。

 第一节　热带毒蛇与蛇毒

一、毒蛇

蛇类属爬行类（*Reptilia*）蛇亚目（*Serpentes*），在地球上生活已有 1.35 亿年，全世界有蛇类 2 700 种，其中毒蛇 470 多种，其中蝰蛇科 60 种，蝮蛇科包括响尾蛇 125 种，眼镜蛇科（蝮科）186 种，海蛇科 52 种，游蛇科及其他毒蛇约 100 种。我国有蛇类 226 种（亚种），其中毒蛇 67 种，剧毒蛇 10 种，主要分布在长江以南和西南各省（区），尤以福建、广东、广西、云南等热带地区为多。毒蛇咬伤多发生于夏、秋两季，估计每年约有 30 万人被毒蛇咬伤。

根据中国科学院动物研究所调查结果表明，在中国热带地区省份，对人畜危害较大的剧毒蛇共有 10 种，分别隶属于眼镜蛇科（*Elapidae*）、蝰蛇科（*Viperidae*）和海蛇科（*Hydrophiidae*）。

眼镜蛇科有 70 属 310 多种，具前沟牙，毒牙不能折叠收回。分布于世界各温暖地区。典型代表有黑眼镜蛇（中国眼镜蛇，*Naja naja atra* Cantor，Chinese cobra）、眼镜王蛇（*Ophiophagus hannah* Cantor）、金环蛇（*Bumgarus fasciatus* Schneider）和银环蛇的 2 个亚种：银环蛇（中国环蛇，*Bungarus multicinctas* Blyth，Chinese krait）和云南亚银环蛇（*B. multicinctus wanghaotingi* Pope）。

蝰蛇科有 28 ～ 34 属 220 ～ 250 种，具管牙，毒牙巨大，可折叠，为进步蛇类。蝰蛇身体粗短，尾短而突然变细，头大而成三角形，分布于澳洲以外的世界各地。蝰蛇科可分为无颊窝的蝰蛇亚科（*Viperinae*）、有颊窝的响尾蛇亚科（*Crotalinae*）和白头蝰蛇亚科（*Azemiopinae*）。蝰蛇亚科有 12 ～ 13 属 70 余种，广泛分布于欧亚大陆和非洲各地，如泰国蝰（圆斑蝰，*Viperarusselliisiamensis* Smith）。白头蝰蛇亚科属于蝰科中的原始类群，只有单属独种，以白头蝰（*Azemiopsfeae* Boulenger）为代表，在研究管牙类毒蛇的起源与演化上占有重要的位置，它以极少的数量分布于我国中西部海拔 100 ～ 1 600m 的丘陵山区。蝰蛇科其他成员均属于蝮蛇亚科，在除了澳大利亚以外的各个大陆都有分布，且在大多数地区都是主要的毒蛇。蝮蛇亚科最著名的当属响尾蛇（*Crotalus*），以尾部可以发出声音报警和可以感受红外线而闻名。蝮蛇亚科分布广泛，种类多，我国最常见的种类有蝮（*Agkistrodon halys* Palla）、尖吻蝮（百步蛇，*Agkistrodon acutus* Günther，hundred-pacer）、蕲蛇（烙铁头，*Trimeresurus mucrosquamatus* Cantor）、竹叶青（*Trimeresurus stejnegeri stejnegeri* Schmidt，Chinese green tree viper）、白唇竹叶青（*Trimeresurus albolabris* Gray）等。

海蛇科包括所有生活于海水中的蛇，由古眼镜蛇进化而来，本科有 16 属约 50 种。分为扁尾蛇亚科（*Laticaudinae*）和海蛇亚科（*Hydropliinae*）。扁尾蛇亚科有 1 属 6 种，多分布于印度洋和西太平洋的热带近海。扁尾蛇剧毒，但很少咬人。海蛇为卵胎生蛇类，如青环海蛇（*Hydrophis cyanocinctus* Daudin）。

蛇是否有毒性，主要区别在其头部。毒蛇头部粗大，型钝，多呈三角形；无毒蛇则多为前窄后宽的椭圆形，但无毒蛇中的颈棱蛇头部也为三角形。毒蛇头部两侧有毒腺 1 对，分泌蛇毒。毒蛇上额的前方或后方有长而锐利的毒牙，多为左右各 1 根，呈管状或沟状，毒牙上端与毒腺（即蛇的唾液腺）连接。按其形态，毒牙分为沟牙和管牙；按着生位置，毒牙分为前毒牙和后毒牙。毒牙后面的上下额有一或两排小短牙；无毒蛇除了上下额有一或两排小短牙外，前额绝没有长而粗的毒牙。因此，有的无毒蛇，尽管唾液腺（毒腺）很发达，也不会造成中毒。毒蛇形体粗而短，尾部形似老鼠尾巴，但其中海蛇尾扁；无毒蛇形体细而长。毒蛇静息状态经常盘团，激怒后很凶猛；无毒蛇栖息时多不盘团。毒蛇行走缓慢，无毒蛇运动速度却很快。

二、蛇毒

蛇毒（snake venom）是从毒蛇的毒腺中分泌出来的一种毒液，大多呈半透明液体状，也有乳白、灰白、淡黄、金黄或黄绿色，带腥味。蛇毒成分比较复杂，各种蛇毒中都含有一定量的水分，其有毒成分大多为蛋白质，以及小分子肽、核苷和金属离子等。这种毒液被注入人体以后，会引起中毒，产生一系列的中毒症状。同种毒蛇不同蛇龄，产生的毒液不同；同龄毒蛇雌雄的毒量也有相当大的差别；同一条毒蛇在不同季节毒量也不同。

蛇毒的有效成分主要分为神经毒素、血液毒素、心脏毒素和各种酶素等，分别介绍如下。

（一）神经毒素

神经毒素是蛇毒液毒性最大的一类，为多肽类或小分子蛋白质类，有 50 多种。按其中毒部位可分为神经突触前神经毒和神经突触后神经毒素。二者在结构上基本相似，毒性差别也很小，分子量为 7 000～8 000；按其分子量的大小及二硫键的数目，又把该类突触神经毒素分为两种，即一型短链神经毒素（神经毒甲）和二型神经毒素（神经毒乙）。主要阻滞乙酰胆碱受体。突触前神经毒素抑制乙酰胆碱的释放，能阻断神经突触神经介质，损害传入神经和传出神经的传导；有的分子量较大，如蝮蛇神经毒素为 13 400～13 800，惊厥毒素分子量也有 10 000。主要表现为神经系统的中毒症状，引起横纹肌不能兴奋收缩，呈迟缓性麻痹；也可选择性地损害中枢神经系统，造成运动肌及呼吸肌麻痹。患者被咬伤后，复视、吞咽困难常是首发症状。伤口局部不会立即出现炎症反应，仅有轻微刺痛、微痒、麻木，无渗出液，不红不肿，无疼痛感。约 0.5 h 后，可出现头昏、嗜睡、恶心、呕吐及乏力。重者出现吞咽困难、声嘶、失语、眼睑下垂、四肢抽搐、疼痛等症状。危重者呈昏迷表现，可出现呼吸困难、血压下降及休克。如抢救不及时，最后可因呼吸、循环功能衰竭而死亡。蛇伤治疗后的 1～2 天为危险期，症状很快好转，不留后遗症。可致神经毒临床症状的蛇有金环蛇、银环蛇、海蛇等。

（二）血液毒素

血液毒素为蛋白酶，包括凝血素、出血毒和溶血素等。临床表现为出血和循环损害症状：咬伤处出现红、肿、热、痛；全身皮肤出血、脑内出血、消化道出血；失血性休克，心律失常，心衰，肢体肿胀，弥漫性血管内凝血（DIC）等。该类毒素分子量较大，如出血毒素，分子量为 24 000～100 000。这些毒素均还有金属离子，如 Ga^{2+}，Zn^{2+}，Mg^{2+}。凝血素可促进纤维蛋白原转化为纤维蛋白，能激活 X 因子，在 Ga^{2+}、磷脂参与下形成凝血质，使凝血酶原转化为凝血酶，血细胞凝集，进而发展为 DIC。出血毒能损伤毛细血管壁细胞间质，使毛细血管通透性增加，血液渗出血管外。溶血素为蛇毒的直接溶血因素，可使患者红细胞溶解，发生溶血。

（三）心脏毒素

心脏毒素多为碱性多肽，可引起细胞膜不可逆性去极化，使细胞发生结构改变和功能障碍，导致心肌坏死，心肌短暂兴奋后转为抑制，继而引起休克、心力衰竭、心律失常、心脏停搏等。

（四）酶类

据报道有近 40 种。蛋白水解酶是毒蛇的一种消化酶，能溶解蛋白质，进而破坏组织和血管壁，促使患者局部发生水肿、出血、组织坏死；也能影响纤维蛋白原转化为纤维蛋白，影响凝血酶原转化为凝血酶；还能促使组胺类的释放，影响心血管系统，造成血压急剧下降。三磷酸腺苷酶可以抑制 ATP 的生成及储备，造成 ATP 缺乏，进而影响机体的能量代谢；还可使乙酰胆碱的合成受阻，对神经系统、心脏、肝脏均有损害。透明质酸酶可溶解组织内的黏多糖，水解透明质酸，使细胞和纤维间的屏障损伤，通透性增加，促使毒物吸收入血并扩散。磷酸酯酶 A_2（PLA_2）是一种间接的溶血因子，可水解红细胞膜上的磷脂，使卵磷脂转为溶血卵磷脂，使红细胞破裂而发生溶血，对出血毒素有直接加强作用。直接溶血因子（DHF）是一种碱性蛋白，能直接引起膜脂结构的紊乱，造成溶血。

蛇毒按其毒性可分为神经毒、血循毒和混合毒三大类。我国常见毒蛇及其毒性可见表 13 - 1。

表 13 - 1　我国常见毒蛇及其毒性

蛇名	神经毒	血循毒	一次排毒干重/mg	小鼠皮下 LD_{50}/（mg/kg）	人致死量/mg
金环蛇	+ + + +	-	43.0	2.4	10.0
银环蛇	+ +	-	5.4	0.1	1.0
眼镜蛇	+ + +	+ +	211.0	0.5	15.0
眼镜王蛇	+ + +	+ +	578.0	0.3	12.0
圆斑蝰	-	+ + + +	72.0	1.6	4.2
白眉蝮	+ +	+ + +	45.0	2.0	25.0
尖吻蝮	-	+ + + +	59.0～176.1	8.9	25.0
海蛇	+ +	-	6.0	0.2～0.5	3.5
竹叶青	-	+ +	14.1	3.3	100.0

三、毒蛇咬伤

(一) 诊断

被蛇咬伤后，伤者应保持镇静，根据蛇的形态特征，尽快辨别是否为毒蛇咬伤，尽可能判明是哪一种毒蛇咬伤。毒蛇咬伤有90%以上在四肢远端，多为手足。

1. 牙痕

通过牙痕判断是否被毒蛇所伤，如果两排牙痕顶端有两个特别粗而深的毒牙牙痕，说明被毒蛇咬伤；如果牙痕仅为成排的细齿状、"八"字形，说明被无毒蛇所咬。毒蛇咬伤后，伤口局部常留有1对或3～4对毒牙痕迹，且伤口周围明显肿胀，有疼痛或麻木感，局部有瘀斑、水疱或血疱，全身症状较明显。如果是无毒蛇伤应给一些镇静剂并于精神上安抚。有的人见蛇类即出现晕厥，皮肤及肢体检查并没有任何毒蛇的伤痕，应用一般性对症处理及严密观察，不轻易否定诊断。

2. 形态

根据形态判断毒蛇种类，认清蛇的形态、特色，注意蛇头和蛇尾的性状，最好能打死毒蛇，根据其形态特征加以判断。还可凭经验从局部伤口特点、牙距和牙痕形态（见表13－2）、特有的临床表现等进一步判断毒蛇的种类。眼镜蛇咬伤后患者瞳孔常常缩小，蝰蛇咬伤后半小时内可出现血尿，蝮蛇咬伤后可出现复视。

表 13－2 常见毒蛇牙痕

毒蛇名称	毒蛇牙痕间距/cm	牙痕形态
竹叶青	0.5～1.2	"八"字形
蝮	0.6～1.2	牙距小
金环蛇	0.8～1.6	"品"字形，伤口周围皮肤常呈荔枝皮样外观
银环蛇	0.8～1.4	"品"字形，伤口皮肤常有撕裂
蝰蛇	1.0～1.5	伤口组织呈深色
眼镜蛇	1.1～1.9	伤口周围瘀斑，肿胀明显
眼镜王蛇	1.5～3.0	伤口周围明显肿胀
五步蛇	1.5～3.5	牙距大、出血多，局部常有水疱和血疱

3. 结合当地特征

根据伤者受伤当时的季节、时间、地形、地貌，是否有某种毒蛇出没。

4. 全身性中毒症状

首先出现脉搏加快，全身无力，上睑下垂，思睡，昏厥等。蛇毒注入动脉会很快死亡；毒液喷入眼中可造成失明。

5. 其他

野外可有蜂、蝎等伤害，应加以鉴别。（见表13－3）

表 13 – 3　神经毒、血循毒及混合毒类蛇伤的临床鉴别

毒蛇类型	神经毒蛇类	血循毒蛇类	混合毒蛇类
蛇种	金环蛇 银环蛇 海蛇	竹叶青蛇 烙铁头蛇 尖吻蝮 圆斑蝰蛇 响尾蛇	眼镜蛇 眼镜王蛇 蝮蛇
局部表现	—	—	—
红、肿、热、痛	金环蛇、海蛇局部稍重	明显	明显
伤口出血不止		常有	—
水疱、血疱、瘀斑	—	常有	不定
组织坏死、溃烂	—	有	有
局部麻木、痒	有	—	—
全身表现	—	—	—
困倦、嗜睡	有	—	有
呼吸改变	早起正常 中期加快 后期麻痹	早、中期加快 后期麻痹	早、中期加快 后期麻痹
神志变化	易昏睡	早、中期清醒，后期昏迷	易昏睡
上睑下垂	常有	—	常有
复视或吞咽麻痹	有	—	有
失声、失语、流涎	有	—	有
肌肉麻痹	有	一般无	有
畏寒、发热	少见	一般有	一般有
恶心、呕吐	有	—	有
广泛出血	—	有	不定
腹痛、腹泻		常有	—

（二）临床症状

被毒蛇咬伤后，患者出现中毒症状的快慢、轻重与毒蛇种类、蛇毒性质、排毒剂量有很大相关性，也与被咬伤部位、伤口深浅及患者抵抗力有一定关系。各类型毒蛇咬伤的临床症状如下。

1. 神经毒致伤症状

主要表现为神经系统的伤害。患者被咬伤后，伤口局部不会立即出现炎症反应，仅有轻微刺痛、微痒、麻木，无渗出液，不红不肿，无疼痛感。约 0.5 h 后，可出现头昏、嗜睡、恶心、呕吐及乏力。重者出现吞咽困难、声嘶、失语、眼睑下垂、复视、四肢抽搐、

疼痛等感受。危重者可出现昏迷、呼吸困难、血压下降及休克，致使机体缺氧、发绀、全身瘫痪。如抢救不及时，最后可出现呼吸及循环衰竭，继而迅速死亡。神经毒素吸收快，危险性大，又因局部症状轻，常被人忽略。蛇伤治疗后的 1～2 天为危险期，一旦渡过此期，症状很快好转，不留后遗症。可致神经毒临床症状的毒蛇有金环蛇、银环蛇、海蛇等。

2. 血循毒致伤症状

主要表现为血液循环系统的损害。患者被咬伤后，伤口局部红肿，疼痛剧烈，血流不止，肿胀迅速向肢体近心端蔓延，常伴有水疱、瘀斑，严重时全身广泛性出血，如结膜下淤血、鼻出血、呕血、咯血及尿血等，还可导致出血性休克。患者可伴随恶心、呕吐、腹泻、关节疼痛和高热。由于症状出现较早，一般救治较为及时。发病急，病程较持久，危险期较长，治疗过晚则后果严重。治愈后常留有后遗症。可致血循毒临床症状的毒蛇有蝰蛇、尖吻蝮等。

3. 混合毒致伤症状

兼有神经毒及血循毒的症状。从局部伤口看类似血循毒致伤，患者被咬伤后，伤口周围红肿疼痛。从全身来看，又类似神经毒致伤，咬伤后 2～6 h 出现全身中毒症状，常伴有困倦、嗜睡、呕吐、畏寒、吞咽困难、语言障碍、心律失常等。可致混合毒临床症状的毒蛇有眼镜蛇、眼镜王蛇、蝮、竹叶青等。

（三）实验室诊断

1. 常规检查

血常规常有白细胞升高，血小板减少，血红蛋白降低。同时要查血型。尿常规：尿少或持续性低比重，可见血红蛋白尿；也可检出蛇毒。纤维蛋白及纤维蛋白原降解产物。大便常规：潜血可阳性。

2. 血液生化检查

电解质初期变化不大。ALT、AST、CK-MB、LDH、BUN、Cr 升高；游离血红蛋白升高。凝血时间常超过 15 min，凝血酶原、纤维蛋白和纤维蛋白原减少，其降解产物增多，有关 DIC 的试验常呈阳性。D - 双聚体（D-dimer）测定多阳性。部分患者可出现肾上腺、甲状腺、脑垂体激素水平低。

3. 特异性免疫测定

酶联免疫吸附试验（enzyme-linked immunosorbent assay，ELISA）和放射免疫测定（radioimmunoassay，RIA），两种方法对诊断都具特异性，阳性率高，但相对需时较长，均要 3 h 以上。天然乳胶凝集抑制试验（natural latex agglutination inhibition test，NLAIT），其阳性率更高（91.66%～100%），只需 5～8 min。且有鉴别诊断价值。

4. 心电图

可出现窦性心动过速、房室传导阻滞、缺血性改变，非特异性 ST-T 改变，急性心肌梗死样改变等。

5. X 线

胸片可见心脏扩大，肺泡实变等。

（四）救治要点

1. 阻止蛇毒的吸收

这一步极其重要，处理得当会明显减轻全身中毒症状。

（1）制动。被毒蛇咬后，患者必须保持安静；特别是肢体伤的患者，不得走动或跑动，保持伤肢下垂，减少蛇毒向心性扩散。救治者背抬患者运往就近医治。

（2）减少毒素吸收。先用双唇包绕伤口密封，用力吸吮，吸出毒液；最好先含一口酒精，有龋齿或口腔破溃者禁吸。或用火罐在伤口局部拔吸毒液。用2%高锰酸钾或1∶5 000呋喃西林或1%胰蛋白酶局部湿敷。用火柴的炭火插入毒牙痕深处灼烧，一般用15支左右即可。

（3）局部封闭。用胰蛋白酶2 000 U加0.25%～0.5%普鲁卡因10～20 mL，在毒牙痕周围做成环形封闭；同时用地塞米松5 mg或氢化可的松琥珀酸钠酯100 mg溶于0.5%普鲁卡因20 mL，在伤口上方5～10 cm做成环形封闭；或用2%依地酸二钠25 mL加1%普鲁卡因25 mL做局部封闭或环状封闭；或用8.2%利多卡因100 mL在肿胀组织边缘环封。

（4）局部捆扎。蛇毒可在被咬伤后3～5 min内进入患者体内，应尽早采取措施，立即用布条、绳、各种系带或止血带等物，在伤口近心端5～10 cm处或伤指（趾）根部绑扎，以减少静脉及淋巴液回流，阻止蛇毒吸收。每绑扎20 min，放松1～2 min，防止组织缺氧坏死。患者应处卧位，尽量不要活动，以减少毒素的吸收，必要时可给适量的镇静药，使患者保持安静。将伤肢临时制动放于低位，及时送医院处置。待伤口清创处理和服用蛇药片3～4 h后才能解除绑带。同时用冰块敷于伤肢，使血管及淋巴管收缩，减慢蛇毒的吸收。也可将伤肢浸入4～7 ℃冷水中，3～4 h后改用冰袋冷敷，持续24～36 h。

（5）冲洗、清创、消毒伤口。伤口较深并伴有污染物时，可选用清水、冷茶水、盐水、肥皂水、1∶5 000高锰酸钾溶液、0.02%呋喃西林溶液及时冲洗、清创、消毒。消毒后应以牙痕为中心切开引流。伤口扩大后，还可用药物做局部湿敷或冲洗，以破坏或中和蛇毒。常用外敷药有30%盐水或明矾水。

（6）局部切开排毒。以毒牙痕为中心用手术刀做"十"或"米"字形切开排毒，深度至皮下组织即可，用双氧水彻底清洗。

（7）引流毒液。对已肿胀的手、足，穿刺八风或八邪，手足保持低位，穿刺深度2～3 cm，使毒液外流。

2. 应用解毒药

（1）用抗毒蛇血清治疗，需先做过敏试验，方法如下。

先取0.1 mL抗毒蛇血清原液，加1.9 mL等渗盐水充分混合均匀后，取其中0.1 mL做皮内实验，观察15～20 min，如果皮试局部皮丘直径少于2 cm，周围毛细血管没有扩张或水疱，为阴性；否则为阳性。常用血清剂量：①抗金环蛇血清5 000 U/10 mL；②抗蝰蛇血清5 000 U/10 mL；③抗蝮蛇血清8 000 U/10 mL；④抗眼镜蛇血清10 000 U/10 mL；⑤抗五步蛇血清10 000U/10 mL。使用抗毒血清前，常先给阿司咪唑（息斯敏）10 mg口服，或异丙嗪25 mg，肌内注射。可预防用药过程中的超敏反应。之后将抗毒蛇血清10 mL加入5%葡糖糖盐水60～100 mL，缓慢静脉内滴注。使用越早效果越好，伤后3～

4 h 内使用均有效。必要时 4～6 h 后重复一次。对皮内试验阳性者或可疑阳性者，先用地塞米松 10～40 mg 或氢化可的松琥珀酸钠酯 100～300 mg 加入 5% 葡萄糖液 200 mL，静脉滴注；之后用 5% 葡糖糖盐水 500 mL 加入抗毒蛇血清 1～2 mL 缓慢静脉内滴注，严密观察 30 min 左右，若无不良反应，可能已脱敏；可将剩余的抗毒血清加入葡糖糖盐水中，持续静脉滴注。在使用抗毒血清过程中及之后，都要严格观察血清超敏反应。除速发超敏反应外，时有迟发的血清病发生，常见有荨麻疹、面部水肿、声音改变、心动过速等，均要及时给予处理。多价抗毒血清应根据毒蛇咬伤的可能种类选用。剂量为单价抗毒血清的 5 倍。儿童用量与成人相同。

（2）中医中药治疗，方法如下。

紧急处理后，及时内服和外敷有效的中草药和蛇药片，进行解毒、消炎。使用时要明确所有的药片对哪种毒蛇有效，做到用药要早，剂量要大，疗程要长。中国民间有很多中草药方，如可用新鲜半边莲 30～60 g，捣烂后取其汁内服，有解毒、利尿和排毒作用。也可用新鲜乌桕嫩芽 30 g，捣烂取汁内服，药渣外敷，可预防蛇毒攻心。

3. 对症及支持疗法

（1）吸氧。通常使用高流量吸氧，用鼻导管即可。

（2）凝血障碍及 DIC 的治疗。除早期使用抗毒血清终止全身中毒外，尚无其他特效药物。冷凝蛋白或新鲜血液及血液成分，小剂量静脉输注有一定效果；大量输注这些制品，可能有害。蝰蛇咬伤所形成的 DIC，使用肝素有效；其他蛇伤不仅无效，反而会引起严重不良效果。

（3）输液。输液的原则是量出为入。过量输液会加重全身中毒症状，引发心、肺、肾的急性功能衰竭。输液过程中可加入维生素 C 500 mg；维生素 B_1 100 mg 和（或）维生素 K_1 10 mg，肌内注射，2 次/天。也可使用 ATP、辅酶 A 等。依情况使用肾上腺皮质激素，效果良好。

（4）预防感染。以青霉素为主，也应依情况联合使用其他抗生素。

（5）预防破伤风。常规使用破伤风抗毒素。先做过敏试验，阴性者，一次肌内注射 1 500 U 即可。

（6）呼吸衰竭。对神经毒引起的呼吸中枢麻痹及神经肌肉麻痹的呼吸衰竭，及时应用呼吸机机械通气相当有效，常需 8～30 h。定容呼吸机比定压呼吸机效果要好。

（7）急性肾功能衰竭。除及早应用毒蛇抗毒血清及一般支持疗法外，腹膜透析或血液透析有良效。这种衰竭是可复性的。

（8）急性肌间隙综合征。常发生在血循毒及混合毒类蛇伤肢体，因肢体高度水肿压迫肌肉坏死所引发。应及时诊断，及早手术减压。形成该综合征时，间隙内压力常超过 3.93 kPa（40 cm H_2O）。

（9）内分泌损害。某些毒蛇咬伤可出现脑垂体、肾上腺出血损伤，引起激素不足，适时补充有关激素非常必要。

（10）颅内出血。包括脑实质、蛛网膜下腔、硬膜外血肿，予以止血药或行血肿清除术。

（11）脑水肿。用呋塞米 20 mg，肌内或静脉注射；20% 甘露醇 200 mL，快速静脉滴注；上述药物交替使用。增加利尿，加快毒素的排除。

（12）休克。输入低分子右旋糖酐扩充血容量，酌情加用血管活性剂如多巴胺、间羟胺等。有酸中毒者可用 4%～5% 碳酸氢钠纠正。

（13）心衰或心搏骤停。心衰可用洋地黄类药物如毛花甙 C 等。心跳呼吸骤停按心肺脑复苏处理。

（14）电击疗法。近年来，国外通过电击毒蛇咬伤局部进行治疗。用 9 V 电池产生 25 kV 电压和少于 1 mA 的电流，在咬伤的局部电击，10 s/次，共 4～5 次。可减轻局部及防止全身中毒症状。

治疗中禁止使用中枢抑制和肌肉松弛药物，如吗啡、氯丙嗪、巴比妥类、苯海拉明、箭毒类、琥珀胆碱、吗啡、氯丙嗪、苯海拉明；慎用抗凝药物，如枸橼酸钠、双香豆素类药物；影响肾功能的抗生素，如磺胺类、氨基糖苷类、头孢类、多黏菌素等。

第二节　热带海洋有毒动物与中毒

海洋有毒动物现已知有 1 000 余种，广泛分布于世界各个海域。分别隶属海洋脊椎动物（主要是鱼类）和海洋无脊椎动物（主要是软体动物）。含有毒素、对人类和其他生物能致命或致病的海洋动物大多集中在热带海域。每年有大约 10 万人会因为这些有毒海洋动物而中毒，中毒的主要症状包括疼痛、昏迷、灼热感、痉挛和呼吸困难等，最严重的还有可能丧命。最毒的热带海洋鱼类包括毒鲉、蓑鲉等，而热带海域中有毒无脊椎动物中，芋螺和方水母是典型代表。

一、毒鲉的中毒与防治

毒鲉（*Synanceia horrida*），又称石头鱼，毒鲉科毒鲉属的一种鱼类。外形极丑，并有毒刺，眼睛与下颌突出，背鳍参差不齐。主要分布于中国的西沙群岛、台湾等海域，其他分布于红海、印度洋非洲南岸至太平洋中部。

（一）临床中毒表现

通常毒鲉躲避在热带海域礁石中，体表颜色类似于暗礁，故而又名石头鱼。毒鲉的脊背上那 12～14 根像针一样锐利的背刺会轻而易举地穿透人的鞋底刺入脚掌，使人很快中毒，并一直处于剧烈的疼痛中，人的死亡是在中毒 3 h 后，有时延续到 24 h。因毒性剧烈，毒鲉被列为"世界十大毒王"之一。

（二）防治措施

目前，由于毒素性质研究还未深入，实验室特异性检查并不多，目前一般使用固相免疫法（solid phase immunobead assay，PSIA）诊断毒鱼刺伤。目前并未特效药治疗被刺伤。被刺伤后可在局部近心处用止血带结扎阻止毒素的吸收，每绑扎 15 min，放松 1～2 分钟。用 1% 利多卡因对伤口周围进行封闭，该药物有直接对抗毒素和止痛的作用。如果创面较大，应清创缝合；重症者应立即入院观察，迅速建立静脉通道，输入等渗液体，加用抗心律失常药物进行处理和治疗。

二、蓑鲉的中毒与防治

蓑鲉（*Pterois volitans*）是鲉科，蓑鲉属硬骨鱼。体长 25～40 cm，体表黄色，布有红色至棕色条纹。背部有毒棘，胸鳍羽状，背鳍、臀鳍和尾鳍透明。两眼上方有数根触须。吻长而狭，背面中央凸起。眼中等大，眼间隔狭而凹入。口端位，上颌中央有一凹刻。鳃盖骨具一扁棘；鳃孔宽大。体被圆鳞或栉鳞。多栖息于温带靠海岸的岩礁或珊瑚礁内，也会在桥桩、沉船残骸、水草丛中生活。性格孤僻，喜独居。以甲壳类动物、无脊椎动物及小型鱼类为食。繁殖为卵生。分布海域为印度洋及太平洋。

（一）临床中毒表现

蓑鲉的典型特征就是大大的扇子一样的胸鳍，其背鳍上的刺毒性很强。平常由一层薄膜包围着，当遇到敌害时，膜便破裂，而用毒刺攻击对方。平时它喜欢生活在海底的礁盘、石缝中，如果人类不小心被它刺破皮肤，虽不至于被毒死，伤口也会疼痛难忍、肿胀发炎。

（二）防治措施

刺伤后用依米丁 30 mg（1 mL）加入生理盐水 5～30 mL 注入刺伤部位，可立即止痛止痒；或用 40～50 ℃温水浸泡局部伤口，使毒性蛋白变性，局部疼痛会逐渐缓解，但通常需要 1.0～1.5 h。如有水疱者，可以入院切开水疱，排出毒素，防止皮肤坏死。

三、热带芋螺中毒及药用价值

芋螺是最古老的海洋生物物种之一，最早出现在 5 500 万年前，是很奇妙的软体动物，属于软体动物门（*Mollusca*）腹足纲（*Gastropoda*）前鳃亚纲（*Prosobranchia*）狭舌目（*Steno glossa*）的芋螺（*Conidae*）科，是热带常见的海洋腹足类动物，别称鸡心螺（Cone Snail）。全世界约有 700～1 000 种，分布在印度洋和太平洋、大西洋和地中海东部，东太平洋、南非、西大西洋和加勒比海海域，根据芋螺食性的不同可将其分为 3 类：食虫芋螺（Vermivorous Species，Worm-hunting Species）、食软体动物芋螺或食螺芋螺（Molluscivorous Species，Snail-hunting Species）和食鱼芋螺（Piscivorous Species，Fish-hunting Species）。其中食虫类芋螺的数量最多，占全部芋螺种类的 70% 左右，而食鱼芋螺的毒性最大，如杀手芋螺（*Conus geographus*）。

（一）临床中毒表现

芋螺体内的毒囊，经由输毒管的传送，传送毒液至化成箭状的齿舌。当猎物靠近时，它会将吻端伸出，将充满毒液的齿舌刺入猎物体中。芋螺的齿舌每使用一次，就会断一次，经一段时间才会再长出来。壳口狭窄的芋螺毒性较低，而壳口越宽广，毒性也就越强。芋螺的毒属蛋白质毒，与毒蛇的毒相似。被咬伤中毒则会红肿刺痛，经常出现的症状是灼烧感及麻木，接着逐渐蔓延全身，使得四肢无力，肌肉麻痹，意识幻散，渐渐昏厥，而最后的死亡导因是心肌无力。

（二）防治措施

不小心被芋螺毒素伤害，可冲洗、清创、消毒伤口，伤口较深并伴有污染物时，可选用清水、肥皂水、1∶5 000 高锰酸钾溶液、0.02% 呋喃西林溶液及时冲洗、清创、消毒。

消毒后应以牙痕为中心切开引流。伤口扩大后，还可用药物做局部湿敷或冲洗，以破坏或中和多肽类芋螺毒素。

（三）药用价值

芋螺毒素是迄今为止发现的分子量最小的一类多肽毒素，通常由 10～40 个氨基酸残基所组成。而蛇、蝎、蜘蛛及海葵等物种毒液中所含的神经毒素分子量多在 40～80 个氨基酸左右。因此，芋螺毒素由于有望成为神经科学研究的新型工具和治疗相关疾病的新型药物，而引起了人们的广泛关注。

由于芋螺毒素具备巨大的治疗潜力和良好的应用前景，越来越多的研究者和公司开始关注并致力于相关研究。目前有些芋螺毒素已经进入临床或开发为相关药物，用于疼痛等疾病的治疗。芋螺毒素相对分子量较小，易于合成且具有稳定二硫键结构，而且其药效作用靶点较明确，副作用较小，体内半衰期较长，是较好的先导药物。芋螺毒素品种多，数量庞大，而蛋白组学，转录组学和高通量、高含量的技术为我们提供了快速发现和利用芋螺毒素的方法。如何从数量庞大的芋螺毒素中发现药效较好的毒素是当前研究的热点。

α-芋螺毒素是研究较好的芋螺毒素，α-芋螺毒素与 AChBPs 共结晶结构不仅可以帮助我们剖析 nAChRs 的生理和病理功能，而且有利于我们设计出较好的 α-芋螺毒素，并把它们开发成治疗疼痛、成瘾、帕金森病、阿尔茨海默症和癫痫等与 nAChRs 相关的疾病的药物。

四、方水母中毒与防治

方水母（澳大利亚箱水母，Australian box jellyfish），长有数十根触须，每根长度最高可达到约 4.57 m，体重最多可达 2 kg。身体的周围有 24 只眼睛，朝着体内的胃部。主要生活在澳大利亚及新几内亚的北部沿海水域、菲律宾和越南。因其外形微圆，像一只方形的针而得名。箱水母有大约 15 条触须，每条触须上布满储存毒液的刺细胞。箱形水母以小鱼和甲壳纲动物为食，它们的剧毒毒液能够使猎物瞬间毙命，人一旦被触须刺中，3 min 内就会死亡。它是世界上毒性最强的水母，世界上最毒的海洋生物之一。

（一）临床中毒表现

因为箱形水母的毒液会使人剧痛难忍，陷入昏迷无法游回到安全地区。箱形水母的攻击几分钟内就会导致心脏病和神经系统损伤。

（二）防治措施

一旦被箱形水母的触须刺到，除非立即救治，否则很难活命。所以急救策略尤其重要。急救要点有阻止毒素吸收，受伤者迅速脱离现场，局部挤压排毒，疼痛剧烈者，使用镇痛剂治疗，如哌替啶（杜冷丁）50～75 mg 肌肉注射，心律失常者需配合使用抗心律失常药物。因为目前尚未研究出有效血清可以完全压制方水母的毒性，所以最好的防治办法是尽量不要在已知出现海域游泳。

第三节 热带蚂蟥与蚂蟥咬伤

一、常见吸血蚂蟥

吸血蚂蟥属于环节动物门（Annelida）有环带亚门（Clitellata）蛭纲（Hirudinea）无吻蛭目（Arhynchobdellida）的一类动物。两端长有吸盘，雌雄同体，常以吸盘叮咬吸血。蚂蟥咽部分泌的水蛭素（hirodin）能阻止凝血酶对纤维蛋白原的作用，使血液不凝。其唾液中还含有组胺样、肝素样和抗血酸素样物质。20 mg 水蛭素能阻止 100 mL 人血凝固。雌性小鼠皮下注射水蛭煎剂的 LD_{50} 为 15.24 g/kg。分布于我国南方地区的水田、湖泊和河流中。在亚热带地区如我国云南、广西、广东和越南、缅甸等丛林地带，还存在一种旱蚂蟥，常成群栖于树林里和草丛中，常咬伤路人。例如海南山蛭（*Haemadipsa hainana*），分布于我国海南，体长 40～53 mm，体分 97 环，体背部中央区域淡黄色，有 3 条深棕色纵纹，背中区的两侧为红棕色，在与背中区相交的部位形成圆圈状的花纹。眼点 5 对，分别位于第 2、3、4、5 和第 8 环；第 3、4 眼之间通常被一列多角形小区隔开。雄孔位于 30/31 环沟，雌孔位于 35/36 环沟。第 94～96 环有 3 对耳状突起。后吸盘上有辐射肋 72～73 条。海南山蛭在橡胶园中数量很多。以前在危害严重的地区，每个胶工割一个早上的橡胶可能受到数以百计的山蛭的侵袭。尤其是手指间、脚背被咬过的老伤口更容易引来山蛭吸血。山蛭多在清晨、夜间活动，特别是雨后最活跃。有时可爬到宿舍、洗澡房内，甚至爬到幼儿园小孩的脸上，天气干旱时，山蛭多隐蔽在石块、腐木、牛粪、草丛和土壤裂缝中。

二、蚂蟥咬伤

（一）临床表现

吸血蚂蟥吸食人畜血液。人的皮肤多被咬成特异的三角形的小伤口，由于伤口被注入了蚂蟥唾液中的抗凝血物质，流血常可持续 1 h 以上。流出的血液对一些嗜血蚊蝇和其他嗜血昆虫具有强烈的吸引力，因而更容易招致继发性感染。一些蚂蟥多的地区，蚂蟥咬伤后经常继发链球菌皮炎。

（二）治疗

在体外吸血的蚂蟥，在吸饱血液后过一段时间会自己掉下来。如果发现它在吸血要立即除掉它，绝不要用手去拉。因为它吸着力强，不容易拉下来，硬拉对伤口不利。可用点着的香烟烫，用小鱼虾逗引，涂趋避剂，用手猛拍几下或表面麻醉，如在叮咬部位滴几滴盐水、酒精、浓醋。伤口可用硼酸水洗几天，防止感染化脓。

深部寄生的一般在表面麻醉下取出；民间有用青鱼胆涂于水蛭上，可迅速杀死而取出；有时经逗引，水蛭头伸出，可直接夹除，寄生在喉部、声门下或气管者，可在表面麻醉下用直接喉镜钳取，儿童有时需全麻。水蛭取出后，吸附处无须其他处理。我国广西等地用蜂蜜驱除寄生在泌尿生殖系统内的蚂蟥，办法是用注射器吸取 1～2 mL 蜂蜜（加入

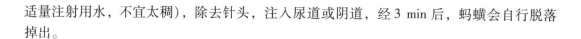

适量注射用水，不宜太稠），除去针头，注入尿道或阴道，经 3 min 后，蚂蟥会自行脱落掉出。

三、蚂蟥的防治

（一）水蚂蟥的防治

水蚂蟥主要在人们田间劳动时进行侵袭，所以首先可以考虑结合治虫，用药剂毒杀。例如：在水稻生长期，如每亩用叶蝉散（又称灭扑威 MIPC，2 - 异丙基苯基 - N - 甲基氨基甲酸酯）0.4～0.5 kg，掺水 50 kg 用喷雾器喷施，或掺水 200 kg 进行泼浇。在用药后 24～96 h，可毒杀水蚂蟥约 68%～93%。对青蛙、蝌蚪、泥鳅、鳝鱼无害，对人畜毒性低，使用安全。每亩用有效成分 90% 的迪拜重结晶 150 g 治虫，也能毒杀部分吸血蚂蟥。有用毒酸铜防治秋天烂秧病，每亩用量 170～200 g，亦可兼杀秧田中的蚂蟥。

还可结合施肥兼杀。用氨水、石灰、石灰氮和茶籽饼粉 6～8 kg，可杀死大部分或全部蚂蟥，而对青蛙乌海，固有杀灭害虫，保护天敌的作用。

此外，也可专用五氯酚钠（含有效成分 80%）杀灭水蚂蟥。每亩用药 150～250 g，在插秧前半天或 1 天，把药溶于水中均匀泼洒，可杀灭蚂蟥，在插秧时不再被蚂蟥叮咬。

渔场工人为防治下鱼塘劳动时有蚂蟥钻入体内，在蚂蟥多的鱼塘，可先用生石灰清塘。鱼塘如已排水，每亩可用生石灰 60～75 kg 全塘遍洒，如有约 30 cm 左右深的水，则用 100～125 kg 生石灰均匀投放。

蚂蟥是一种中药材，有的地区人工捕捉后交售国家，一举两得。至于各种防护袜套等防护品，目前在使用时有影响操作或闷热而使人感觉不舒服等种种不便，尚待改进。

（二）旱蚂蟥的驱避

在陆地上因为不存在药物被水或淤泥冲刷的问题，所以可采用驱避的办法。驱避的办法又分涂擦皮肤和浸泡布条两种。

1. 涂擦皮肤

先把趋避剂的原油或结晶在 70% 酒精中配成 30% 浓度的药剂，倒在手掌中，再以手掌涂擦需防护的部位，边倒边涂擦，直至均匀为止。在上午 5 点到 9 点左右这段割胶过程中，观察被海南山蛭叮咬的情况。据海南岛华南热带作物研究院试验所得的驱避效果为 91.7%，间 - 甲苯甲酰替哌啶次之，驱避效果为 85%，广州驱蚊灵（趋避剂的原油或结晶在 70% 丙酮中配成 30% 浓度的药剂）的驱避效果为 83.9%，苯甲酰替哌啶为 82.6%，701（沈阳化工研究院）为 76.9%。此外广州驱蚊灵（天然产物）、对 - 甲苯甲酰替哌啶、香茅油、DMP（Dimethyl phthalate solution，邻苯二甲酸二甲酯）、上海驱蚊剂、防蠓飞子水（上海日化三厂）的效果均在 57.1%～72.7% 之间。

驱避效果按以下公式计算：驱避效果% = 100 - （被叮咬人数/受试总人数×100）。上述药剂不能起到完全有效的驱避效果，部分是由于劳动时的摩擦，药剂在较高温度时从皮肤蒸发加快以及汗水的冲刷等原因。

国外报道用邻苯二甲酸二甲酯，驱蚊醇（2-Ethyl-1，3-hcxandiol，Rutgers-612）或避虫酮（indalone）等驱避剂涂在皮肤上预防旱蚂蟥。另外，用雪松油（cedal oil）或 MGK 驱避剂 [1，5a，6，9，9a，9b-hexahydro-4a（4H）-dibenxofura-ncarboxaldehyde] + 50%

羊毛脂（lanolin）涂在皮肤上对水蛭有一定的驱避作用。

2. 浸泡布条

可用40 cm长、3～5 cm宽的布条浸泡或涂擦各类型的驱避剂。浸泡时，将每根布条全部浸透驱避剂再拧干，每布条用量约15 mL。如系膏剂，则可把驱避膏剂均匀涂抹于布条的一面。每条用量约3 g。将上述布条的两端接成圆形套筒。

第四节　毒蕈中毒

含有毒素，能引起人和其他动物中毒的蘑菇称为毒蕈，又称为毒蘑菇。误食可引起人及牲畜的毒蕈中毒（mushroom poisoning）。热带和亚热带地区春夏季雨水多，气温高，湿度大，野外有大量野生蘑菇生长，许多毒蕈的形态特征和可食用蘑菇很相似，难以区分，在我国南方每年都有由于误采误食毒蕈引起中毒的事件发生。

一、种类

毒蕈种类繁多，分布广泛。全世界有200余种，我国已发现有100种左右。因种类不同各部分特征亦不同。往往一种毒蕈和一种可食用蕈在形态特征上只有很微小的差异。毒蕈鉴别，需要借助显微镜和其他实验室检测手段，同时要熟悉和掌握各种毒蕈特征，对照适合于当地使用的彩色蘑菇图谱和手册，才能分辨。而且由于生长条件不同，不同地区发现的毒蕈也不相同，大小形状不一，所含毒素亦不一样。目前鉴别毒蕈的最科学和切实可行的办法是通过形态特征、生活习性等生物学性状的观察分析来鉴别，同时结合当地群众对野生蘑菇的食用经验。因此，野生蘑菇不能随意采食。

其中毒性很强者有10余种，如褐鳞环柄菇（*Lepiota helveola* Bres.）、肉褐鳞环柄菇（*Lepiotabrunneo-incarnata* Chod et Mart.）、白毒伞（白帽菌，*Amanita verna*）、毒伞（绿帽菌，*Amanita phalloides*）、鳞柄白毒伞（毒鹅膏，*Amanita virosa* Lam. exSecr）、秋生盔孢伞（焦脚菌，*Galerina autumnalis*（Peck）Smith et Sing.）、包脚黑褶伞［*Clarkinda pequinii*（Boud.）Sall. & Syd.］、毒粉褶菌［土生红褶菇，*Rhodophyllus sinuatus*（Bull.：Fr.）Pat］、残托斑毒伞（*Amanita kwangsiensis*）、鹿花菌（*Gyromitra esculenta*）等。

二、毒理学

毒蕈的含毒成分比较复杂。一种毒蕈常含有多种毒素，而一种毒素也常存在于多种毒蕈当中，一种毒蕈含有的毒素的种类和多少又因时间、地区而不同。根据毒素的性质及其对人体主要器官的侵害，毒蕈毒素可分为四大类。

（一）细胞毒素

细胞毒素是剧毒的环肽化合物和单甲基联氨化合物（MMH，$C_4H_8N_2O$），常见于鹅膏属（*Amanita*）、灰孢伞属（*Galerina*）、环丙菇属（*Lepiota*）、鹿花菌属（*Gyromitra*）等。

1. 环肽化合物

环肽化合物主要包括鹅膏毒肽（毒伞肽，amanitin）和七肽的鬼笔毒肽（phalloidin）

两大类，热稳定，能与组织迅速结合，引起肝、肾、脑、横纹肌等实质细胞损害，变性和坏死。其中鹅膏毒肽至少有 6 种有毒或无毒物质，即 α - 毒伞肽、β - 毒伞肽、γ - 毒伞肽、ε - 毒伞肽、三羟基毒伞肽（amanine）、一羟基毒伞肽酰胺（amanullin）；鬼笔毒肽包括 5 种有毒物质，即一羟毒肽（phalloin）、二羟毒肽（phalloidin）、三羟毒肽（phallisin）、羧基毒肽（phallicidin）和苄基毒肽（phallin B）。鹅膏毒肽和鬼笔毒肽的化学结构相似，其毒力与吲哚环上的硫醚键有关，但作用机制不同。

（1）肝细胞损害。鹅膏毒肽直接作用于肝细胞核，可降低 RNA 聚合酶的活性，强烈抑制 RNA 的合成，导致细胞内 RNA 含量迅速减少，其对肝毒性较强，但作用缓慢，这也是鹅膏毒肽中毒后致死的重要原因；鬼笔毒肽作用于干细胞内质网，阻止蛋白质合成，并引起 K^+ 外渗，毒作用速度快但毒性较弱。肝损害可引发黄疸，有出血倾向，导致肝脏肿大或萎缩；严重者可至肝昏迷。中毒者血谷丙转氨酶，谷草转氨酶增高，絮状度阳性，凝血酶原时间延长等。据报道，谷丙转氨酶在误食白毒伞后 5 天有的高达 2 420 单位。中毒较轻者，肝损害的临床表现可不明显。

（2）肾脏损害。常与肝损害同时出现。中毒者除尿有蛋白、管型、红细胞和白细胞外；可出现少尿或无尿，肉眼血尿，甚至急性肾功能衰竭。

（3）心脏损害。鹅膏毒肽和鬼笔毒肽都能与横纹肌结合，引起中毒性心肌炎的临床表现，如心博增快、心音弱、心脏扩大、心尖多收缩期杂音。心电图出现 ST-T 改变和房室传导阻滞。严重者可见血压下降，以致休克。

2. 单甲基联氨化合物

单甲基联氨化合物的典型代表是鹿花菌毒素，存在于鹿花菌属毒蕈中，是一种具有极强溶血作用的原浆毒素，能溶解红细胞，引起急性溶血性贫血。临床上除了有恶心、呕吐、腹痛或头痛、烦躁不安等症状外，主要表现为急性贫血、血红蛋白尿、肝脾肿大、血网织红细胞增加，并可导致急性肾衰竭。鹿花菌毒素对热不稳定，加热至 60 ℃或在干燥环境，即能破坏其溶血性能。

（二）神经毒素

此类毒素种类较多，主要有毒蝇碱（muscarine）、异噁唑衍生物（isoxazoles）、色胺类化合物（tryptamine）及其他化合物。主要存在于鬼伞属（*Coprinus*）、杯伞属（*Clitocybe*）、鹅膏属（*Amanita*）、裸盖菇属（*Psilocybe*）和斑褶菇属（*Panaeolus*）中。

1. 毒蝇碱

毒蝇碱（$C_9H_{20}NCl$，2 - 甲基 - 3 - 羟基 - 5 - 三甲基铵甲基四呋喃氯盐）存在于毒蝇鹅膏菌（毒蝇伞，*Amanita muscaria*）、豹斑毒鹅膏菌（*Amanita pantherina*（DC. ：Fr.）Schrmm.］、红网柄牛肝菌［*Boletus luridus*（Schaoff.：Fr.）］以及丝盖伞属（*Inocybe*）等的各种毒蕈中。化学性质类似胆碱（choline），毒理作用类似毛果芸香碱，主要能刺激副交感神经兴奋，降低血压，减慢心率，增加胃肠平滑肌的蠕动，引起呕吐和腹泻，使瞳孔缩小，唾液分泌增加，多汗，流泪。严重者可有幻觉、谵语、嗜睡甚至昏迷。含毒蝇碱的蘑菇中毒，潜伏期段，一般误食后 10 min 至 6 h 内发病。阿托品对毒蝇碱有拮抗作用，为毒蝇碱的解毒剂。

2. 异恶唑衍生物

异恶唑衍生物是一类作用于中枢神经系统的有毒物质，可引起中枢神经系统兴奋。包括毒蝇鹅膏菌醇（muscimol）、蜡子树酸（ibotanic acid）、口蘑氨酸（白蘑酸，tricholomic acid）等，在黄豹斑鹅膏（豹斑毒伞，*Amanita pantherina*）中还发现有豹斑毒伞毒（pantherin）。含毒蕈醇和蜡子树酸的毒蕈中毒，潜伏期短，误食后 0.5 ~ 2.0 h 发病，主要表现为烦躁不安，精神异常等。

3. 色胺类化合物

在裸盖菇属（*Psilocybe*）和斑褶菇属（*Panaeolus*）等毒蘑菇中发现有裸盖菇毒（psilocybint，$C_{12}H_{17}O_4N_2P$，二甲－4－羟色胺磷酸）和裸盖菇精（psilocin，$C_{12}H_{16}ON_2$，二甲－4－羟色胺），这些色胺衍生物的致幻性质类似 LSD（d－麦角酰－二乙胺），作用于中枢神经系统而产生触觉及视觉的曲解，多数人如同醉酒，发冷发热，手脸充血，也常出汗发抖，丧失时间与距离的概念。有的狂歌乱舞，极度愉快，有的则烦躁苦闷，喜怒无常。一般数小时后恢复正常，无后遗症。

4. 其他化合物

橙黄鹅膏菌［*Amanita citrina*（Schaeff.）Pers. ex S. F. Gray］，褐云斑鹅膏菌［*Amanita porphyria*（Alb. et Schw. ：Fr.）Secr.］，毒蝇鹅膏菌及豹斑毒鹅膏菌等毒蕈的子实体中含蟾蜍色胺（bufotenine）、蟾蜍色胺 N－氧化物、5－羟色胺（serotonin）、N－甲基－5－羟色胺和 N，N－二甲基色胺及其 5－甲基衍生物，主要引起极明显的对颜色的幻视，并有类似阿托品作用。光盖伞素存在于光盖伞属（*Psilocybe*）、假黑伞属（*Stropharia*）和花褶伞属（*Panaeolus*）等毒蕈中，能引起幻视，狂躁，定向障碍，以及瞳孔散大，心率减慢，血压下降，面红，多汗等症状。

（三）胃肠毒素

我国现有约 70 种毒蕈含有胃肠毒素，主要有红菇属（*Russula*）、乳菇属（*Lactarius*）、口蘑属（*Tricholoma*）、蘑菇属（伞菌属，*Agaricus*）、鬼伞属（*Coprinus*）、鹅膏属等。误食后有恶心、呕吐、腹痛、腹泻等胃肠症状。其中尤以毒粉褶菌最为明显；角鳞白鹅膏菌［*Amanita solitaria*（Bull. ：Fr.）Karst.］则引起顽固性呕吐，全腹痛，以脐周围较甚。腹泻开始时可成水样便，严重者有里急后重和消化道出血。严重吐泻可引起血容量不足而致心动过速、血压下降，甚至休克。目前，对引起此类型中毒的毒素了解不详，可能是类树脂物质（resin-like）、苯酸（苯酚，phenol）、松蕈酸（蘑菇酸，agaric acid）、甲酚样物质（cresol-like）和胍类（guanidine）等。

三、临床表现

毒蕈种类繁多，各种毒蕈由于所含有毒物质不同，其中毒临床表现及潜伏期亦有所差异。潜伏期短者，可于进食 0.5 h 内出现症状；长者可达 48 h，以含毒伞肽为主的毒蕈引起者多见。每种毒蕈中毒可具有其中一种或多种表现。现将常见毒蕈中毒的临床表现归纳为表 13－4。

表 13 - 4　常见毒蕈中毒的临床表现

	胃肠道症状	肝脏损害	肾脏损害	心脏损害	神经精神症状	溶血症状
褐林小伞	+	+	+	+	+	—
白毒伞	+	+	+	+	+	—
鳞柄白毒伞	+	+	+	+	+	—
毒伞	+	+	+	+	+	—
秋生盔孢伞	+	+	+	+	+	—
包脚黑褶伞	+	+	+	+	+	—
鹿花菌	+	—	+	—	—	+
毒蝇伞	+	—	—	+	+	—
豹斑毒伞	+	+	—	+	+	—
角鳞灰伞	+	—	—	—	+	—
臭黄菇	+	—	—	—	+	—
红网牛肝	+	—	—	—	+	—
细网牛肝	+	—	—	—	—	—
毒粉褶菌	+	—	—	—	—	—
角鳞白伞	+	—	—	—	—	—

3 种类型的毒蕈毒素引起中毒的临床改变也可归纳为三大类：①以细胞毒素为主，引起肝、肾、心等脏器损害的症状群；②以神经毒素为主，引起神经系统的症状群；③以胃肠毒素为主，引起消化道的症状群。现各举例分述如下。

（一）细胞毒素中毒

潜伏期长，一般达 6 h 以上，最长可达 24～48 h，甚至更长。这类毒素对肾脏、血管内壁细胞、中枢神经系统及其他内脏组织的损害极为严重，病理变化可见胃肠道水肿、充血和出血，肝、肾、心、脂肪变性和坏死，多数中毒者最终因体内各功能衰竭而导致死亡，死亡率高达 90%。值得注意的是患者于潜伏期常无自觉症状，能照常活动，故多不被注意，且继胃肠炎后出现一短暂的无症状期（假逾期），状似逾越，实质是毒素从血液进入肝、肾与靶细胞结合，是真正的潜伏期。

1. 肝细胞损害

较明显。毒肽的作用较毒伞肽更快，但毒性较弱；毒肽作用于肝细胞内质网，而毒伞肽则作用于肝细胞核。肝损害引起黄疸、出血倾向、肝脏肿大或萎缩；严重者可致肝昏迷。血谷丙转氨酶、谷草转氨酶增高，絮状度阳性，凝血酶原时间延长等。据报道，谷草转氨酶在进食白毒伞后 5 天有的高达 2 420 单位。中毒较轻者，肝损害的临床表现可不明显。

2. 肾脏损害

常与肝脏损害同时出现。患者除尿有蛋白、管型、红细胞和白细胞外；可出现少尿或无尿，肉眼血尿，甚至急性肾功能衰竭。

3. 心脏损害

毒肽和毒伞肽能与横纹肌结合，可引起中毒性心肌炎的临床表现：心博增快，心音弱，心脏扩大，心尖多收缩期杂音。心电图出现改变和房室传导阻滞。严重者可见血压下降，以致休克。

例如白毒伞中毒，潜伏期较长，一般误食后 6～12 h 发病，亦有长达 24～48 h 者。先出现胃肠道症状：恶心、呕吐、腹痛、腹泻，粪便带血，呕吐内容物亦可有伴有血液。持续约 1 天左右，转入"假逾期"，此时胃肠道症状缓解，或仅有疲乏、无力、食欲减退。随后出现肝、肾、心损害，而以肝损害为突出，部分患者肾损害也可以较早出现。患者有黄疸；皮肤及黏膜瘀斑；肝脏肿大，疼痛，部分则为肝萎缩。可有低血糖，尿少，无尿，心率加快，心音弱，血压下降，甚至休克等症状。神经症状初时感到头晕、头疼；以后烦躁不安，意识模糊，以致昏迷、惊厥。患者可因急性重型肝炎而于起病后 4 天死亡。少量呈经过，于发病后 1～2 天突然死亡，中毒性心肌炎或中毒性脑炎可能为引起死亡的原因。约半数患者其病程转归在 5～8 天内可大致确定，如能度过危险，恢复一般亦较慢。

（二）神经毒素中毒

临床症状不一，除有胃肠炎表现外，临床引起的主要症状还可以分成神经兴奋、神经抑制、精神错乱以及幻觉几种，这些反应对于某些患者来说往往相互交替出现，或仅有部分症状出现。

例如，毒蝇伞中毒，潜伏期短，一般误食后几分钟至 2 h 出现症状。主要表现为副交感神经兴奋。患者除恶心、呕吐、腹痛、腹泻等胃肠道症状外，并有流泪、流涎、瞳孔缩小、多汗、支气管黏液分泌增多、喘鸣、心率缓慢、血压下降等症状。中毒严重者可出现肌肉震颤，精神错乱，兴奋，谵妄。少数患者可同时有阿托品样中毒表现，此时则可有瞳孔散大，心率正常或加快；其他如流涎，流泪，支气管分泌增多等症状可不明显。发病后如能得到及时治疗，一般可于 24 h 内恢复；反之，则亦可于发病后几小时内死亡。

（三）胃肠毒素中毒

例如毒粉褶菌中毒，发病很快，食后 10 min 到 6 h 发生。主要使胃肠功能紊乱、轻度中毒者出现剧烈恶心、呕吐、腹痛、腹泻或伴有头痛、头昏、全身无力，重者偶有吐血、脱水、休克、昏迷、说胡话。一般病程短，死亡率很低，恢复较快，愈后良好，是极普遍的中毒类型。

误食毒蕈后，病情发展的轻重缓急，与毒蕈的种类、数量、患者年龄、机体素质和进食时是否空腹等有关。病情发展呈经过的，可于病后 1～2 h 死亡。有肝肾损害的含毒伞肽、毒肽毒蕈中毒，死亡率较高。表现神经精神症状而无肝肾损害的含毒蝇碱毒蕈（如毒蝇伞等）中毒，病逝虽较重但死亡率较低。表现为溶血症状的鹿花菌中毒，死亡率一般亦不高。只表现为胃肠道症状的毒蕈中毒，死亡率甚低。

四、诊断

毒蕈中毒，在诊断治疗时必须向患者及家属了解发病前后进食情况，这对于确定是否蘑菇中毒以及采取相应的措施是非常重要的。根据患者进食野生蘑菇的情况，发病时出现的相关症状等特点，进行临床诊断。但确诊则需要找到毒蕈，进行生物学及毒性鉴定。

毒蕈中毒具有一般食物中毒的特点，进食野生蘑菇史不详者，在发病初期容易被误认为一般的食物中毒，同时，又由于剧烈的吐泻，也会误认为细菌性痢疾或肠胃炎等其他病症，易误诊为肠胃炎、其他毒物或细菌性食物中毒，应注意鉴别。毒蕈中毒时，同进食者必发病，细菌性食物中毒同进食者不一定都发病。两者的临床表现也有区别。而且还必须详细观察分析，注意病情变化，以便及时采取有效的治疗措施。

另外，有些毒蕈毒素易溶于水，故喝汤者中毒严重，还有少量毒素易溶于乙醇，故在治疗中应禁用含乙醇的药物或注射液。

五、治疗

发现毒蕈中毒应及时到医院就医，采用催吐、洗胃、导泻和灌肠等方法，尽快排出毒物，以免机体继续吸收毒素。

1. 催吐

（1）中毒后不呕吐者，可饮用大量淡盐水或直接用手指或鸡毛刺激咽部引起呕吐或口服硫酸铜 0.25～0.50 g，硫酸锌 2 g，或 1 g/L 高锰酸钾一杯。

（2）雷公根捣碎取汁服用或用少量桐油催吐。

（3）苦丁香、甘草各 10 g 共研为细末，水煎服。

2. 洗胃

中毒早期无呕吐者，用质量比为 1∶2 000～1∶5 000 高锰酸钾水溶液，30～50 g/L 鞣酸溶液或 5 g/L 活性炭混悬液、浓茶等反复洗胃。洗胃越早越彻底越好。洗胃后，给予活性炭等药物吸附毒素。

3. 导泻

无严重腹泻者，洗胃完毕可以给予硫酸镁 20～30 g 导泻。并可用肥皂水或温生理盐水清洁灌肠。即使中毒时间较长，仍然需要进行洗胃、导泻和灌肠等处理，可以减轻病情。

4. 解毒

（1）浓茶水、酸汤水、青菜水、泡菜水、淘米水、豆浆等分别服用。

（2）中草药：积雪草（雷公根，*Centella asiatica* (L.) Urban）捣汁冲糖服；紫苏 [*Perilla frutescens* (Perilla frutescens (L.) Brit.)] 全株 10 g，甘草（*Glycyrrhiza uralensis* Fisch.）12 g，水煎服；蕺菜（鱼腥草，*Houttuynia cordata* Thunb.）根叶生用嚼食适量；忍冬（金银花，*Lonicera japonica* Thunb.）60 g，水煎服。

（3）对于毒蝇伞、豹斑毒伞等引起的神经精神型中毒，可根据病情轻重采用 0.5～1.0 mg 阿托品皮下注射，每 0.5～6.0 h 静脉注射，同时，阿托品尚可缓解腹痛、呕吐等胃肠症状，对因中毒性心肌炎而致房室传导阻滞及因中毒性脑炎而致呼吸中枢衰竭者也有作用。

（4）对于细胞破坏、肝肾损害型中毒，应用 50 g/L 的二硫丙磺钠 5 mL 肌内注射或用 500 g/L 葡萄糖 20～40 mL 稀释后静脉注射，每日 2 次，同时细胞色素 C 与青霉素联合应用，加速毒素的清除。急性肝损害者还可注射盐酸 L-半胱氨酸解毒。

5. 维持水、电解质平衡

剧烈呕吐、腹泻后，体内水分大量损失，应积极补充液体，以加速毒物排泄，纠正人体内酸中毒及水、电解质紊乱。需给予 5% 葡萄糖生理盐水加维生素 C 静脉滴注，补液量和速度，视失水量及有无心、肾功能不全等而定。如果无心、肾功能不全者，补液量以使尿量每小时不少于 40 mL 为宜。必要时补钾和碱液。

6. 对症治疗

毒蕈中毒，一般病情变化较快，可能出现各种严重症状，所以需要针对症状变化及时采取措施。

（1）阿托品。适用于神经损害型毒蕈中毒中，表现为副交感神经兴奋症状者。可给予阿托品 1～2 mg，皮下或肌内注射，病情严重者可进行静脉注射，30 mL/min，直至瞳孔扩大、面色潮红，脉搏加快时减量或延长注射时间，维持至中毒症状完全控制。如果毒蕈中含有毒蕈阿托品等毒素，副交感神经兴奋症状不明显，则阿托品的剂量予以减少。

（2）硫辛酸。含毒肽和毒伞肽等毒蕈中毒，可用硫辛酸治疗，静脉滴注剂量为每日300～500 mg。

（3）紫灵芝。对治疗白毒伞中毒有一定效果，此外用于治疗豹斑毒伞、角鳞白鹅膏菌等中毒也有效。用法：紫灵芝干品 30 g 磨成粉，加水煎 2 次，将 2 次煎液合并浓缩成 100 mL 口服，每次 50 mL，3 次/天，昏迷者鼻饲。

（4）皮质醇类激素。产生溶血症状的鹿花菌等毒蕈中毒，可以用泼尼松 10～20 mg，3 次/d；或氢化可的松 200～300 mg/d，静脉滴注。此外，也可以用于病情较重，肝损害明显，或有中毒性心肌炎、中毒性脑炎等症状的患者。

（5）脱水剂。如毒蕈中毒出现昏迷、抽搐、呼吸障碍、高血压、脉搏缓慢已有脑水肿或脑出血的患者，可以用脱水剂。如 250 g/L 山梨醇 250 mL 或 200 g/L 甘露醇 250 mL 快速静脉滴注。

（6）抗生素。如发生肠道感染，应服用抗生素。

（7）其他。为防止低血糖和保护肝脏，应给予足量的碳水化合物，每日量不少于300 g，并供给充足维生素 C、维生素 B 族等。出现肝损害时，应按相应原则处理。针对神经症状给予镇静剂。心功能不全、休克、呼吸衰竭者可予以血透析或腹膜透析，但透析对毒蕈的毒素的清除无价值。

六、预防

毒蕈中毒季节性较强，多发生在夏、秋野生蘑菇大量生长时期。为防止毒蕈中毒应注意：不采不认识的蘑菇；不吃未吃过的蘑菇；请教有经验的人采摘蘑菇；不随意购买野生蘑菇；购买蘑菇时，要逐一挑选，凡形态、色泽以及气味有异常的蘑菇，一定不能食用。如果同食过野生蘑菇者有中毒现象，其他同食者不管有无出现中毒症状，一定要就医观察和治疗。

第五节 热带常见植物中毒

我国热带地区主要有毒的植物，据不完全统计，已有 150 多种。现将毒性较大，较常见的几种介绍如下：

一、木薯中毒

木薯（*Manihot esculenta* Crantz）属大戟科木薯属，别名树薯（粤东），原产于巴西，世界热带地区普遍种植，我国南方各省区均有栽培，在我国华南地区常被用作杂粮，或制成淀粉。木薯块根柱状，肉质，富含丰富的淀粉。该物种为中国植物图谱数据库收录的有毒植物，其毒性为全株有毒，以新鲜块根毒性较大，食用木薯中毒的报道很多。

木薯进入小肠后，其表皮、内皮、薯肉及薯心所含的亚麻苦甙（linamarin）在与木薯本身同时存在的亚麻甙酸酶（inase）作用下，水解析出游离的氢氰酸，吸收入血。内皮含亚麻苦甙量较高，几达 90%。氢氰酸经过人体内硫氢基酶的作用，可与硫离子结合成毒性较低的硫氰酸盐，再经肾脏排出体外而解毒。这就是微量氢氰酸进入人体不引起中毒的原因。如摄入氢氰酸量较大，超出人体自身的解毒能力时，CN^- 迅速与细胞色素氧化酶中所含的 Fe^{3+} 结合，构成细胞色素氧化酶 – 氰复合物，以致不能被细胞色素还原为 Fe^{2+} 的还原型细胞色素氧化酶，阻碍了细胞色素的氧化作用，因而影响细胞的氧化还原过程，妨碍细胞对氧的利用，引起细胞内窒息和组织缺氧。中枢神经对氧敏感，因此，首先受累；氢氰酸对延髓的呼吸中枢和血管运动中枢亦可直接发生作用。

同类毒性的植物籽仁还有苦杏仁、桃仁、亚麻仁、枇杷仁、苹果仁、杨梅仁、樱桃仁、扁桃仁等。据报道，木薯氢氰酸含量可因地区、是否为新种地、处理情况、木薯品种等的不同而异。我国广西南部地区木薯含氢氰酸 8.6 ~ 21.8 mg，平均含量为 13.1 mg；新种地当年收获木薯平均含氢氰酸量为 59.4 mg，翌年收获木薯平均含氢氰酸含量亦由 15.6 mg 降至 7.5 mg。氢氰酸的最小致死量为 50 mg。在多数情况下，木薯在食前未经加工去毒或去毒不彻底，可引起木薯中毒（casavva poisoning）。但有些地区的木薯品种，含氢氰酸量甚微，虽未经去毒处理，亦不引起中毒。

（一）毒理学

木薯进入小肠后，其所含的亚麻苦甙在亚麻甙酸酶作用下，水解析出氢氰酸，进入人血。通过机体内硫氢基酶的作用，使氢氰酸与硫离子结合成毒性较低的硫氰酸盐，经肾脏排出体外而解毒，故氢氰酸进入人体的量小时，不引起中毒。如摄入氢氰酸的量较大，超出机体自身的解毒能力时，则氢离子迅速与细胞色素氧化酶中所含的 Fe^{3+} 结合，构成细胞色素氧化酶 – 氰复合物，以致不能被细胞色素还原为含 Fe^{2+} 的还原性细胞色素氧化酶，阻碍了细胞色素的氧化作用，因而影响细胞的氧化还原过程，妨碍细胞对氧的利用，结果引起细胞内窒息，组织缺氧。中枢神经和血管运动中枢亦可直接发生作用。人如果食用 150 ~ 300 g 生木薯即可引起中毒，甚至死亡。

（二）临床表现

中毒症状轻者恶心、呕吐、腹泻、头晕，严重者呼吸困难、心跳加快、瞳孔散大，以致昏迷，最后抽搐、休克，因呼吸衰竭而死亡。还可引起甲状腺肿、脂肪肝以及对视神经和运动神经的损害等慢性病变。

由于木薯所含的亚麻苦苷不能在酸性胃液中水解，而必须在小肠中进行，因而木薯中毒的潜伏期比无机氰化物中毒的长，一般多在食后 2～4 h 出现症状，长者可达 11 h。木薯中毒主要累及中枢神经系统，对延髓的呕吐中枢、呼吸中枢、迷走神经、扩瞳肌及血管运动神经中枢等先兴奋、后抑制。中毒开始时，患者首先感到恶心、呕吐、腹痛，可有腹泻；并伴有头晕、头痛，软弱无力、嗜睡等神经系统症状。如中毒程度较重，则出现下述症状：呼吸功能不全（呼吸开始时加速，以后较为缓慢、深长、不规则，以致停止）；瞳孔扩大，反应迟钝；脉搏细速，血压下降，四肢冰冷；烦躁不安，昏迷，可伴有阵发性抽搐。患者可有面色苍白，呼吸有苦杏仁味，血白细胞增高。由于已饱和的氧血红蛋白不受氢离子所影响，故发绀只在呼吸抑制时出现。病情重者，如不及时救治，可于数小时内死亡。

（三）诊断

根据进食未经去毒处理或去毒不彻底的木薯病史，结合临床表现，呕吐物或洗胃液内含有木薯残渣，可做出诊断。木薯中毒患者，尿内可有氰酸盐或硫氰酸盐排出，必要时可以进行分析检查，作为诊断的依据。

（四）治疗

中毒程度轻者，可刺激咽喉催吐，以 1∶5 000 高锰酸钾溶液或 1%～3% 过氧化氢溶液洗胃，然后给予 50% 硫酸镁 30～50 mL 导泻，并口服硫代硫酸钠 2～10 g。亦可直接用 5%～10% 硫代硫酸钠溶液洗胃，最后留置 100 mL 于胃中。于洗胃的同时或洗胃后，给予高渗葡萄糖液，静脉注射；或于洗胃后口服蔗糖液。硫代硫酸钠能与氰离子结合为硫氰酸盐；高锰酸钾及过氧化氢则使氰离子氧化为无毒物质。葡萄糖所含醛基能与氢离子结合转化为无毒的羟氰氧化物（cyanohydrin），因而可作为木薯中毒的解毒剂，但由于转化需时较长，作用缓慢，只适宜于轻症或作为辅助治疗。轻症患者经上述治疗而效果不显著或对中毒程度难于估计时，应按重症治疗原则进行处理。

中毒程度较重者，催吐、洗胃和导泻的处理，与中毒轻者相同。呼吸急促者，可予吸氧；呼吸抑制者，除使用呼吸中枢兴奋药外，应进行人工辅助呼吸，吸入 100% 纯氧直到呼吸功能恢复。血压下降时，使用血管活性药物。尽快采取特殊的解毒措施。因变性血红蛋白所含的 Fe^{3+} 能与细胞色素氧化酶竞争氰离子，形成氰变性血红蛋白，结果使细胞色素氧化酶 - 氰复合物分离和减少，酶的功能和细胞呼吸得以恢复。但由于氰变性血红蛋白可逐渐分离出氰离子，需要进行硫化才能解毒并排出体外。因此，木薯中毒的有效解毒，首先是给予亚硝酸钠、亚甲基蓝或亚硝酸异戊酯使血红蛋白转化为变性血红蛋白，随即给予硫代硫酸钠，使硫与氰结合成硫氰酸盐经肾脏排出体外。具体方法如下。

（1）亚硝酸异戊酯。将安瓿瓶用纱布包裹压碎后吸入，每 2～5 min 吸入一次，每次持续 15～30 s，可连续使用多次。使用过程中需检测血压，如收缩压低于 80 mmHg，则需停止吸入。亚硝酸异戊酯只适用于危重患者，因亚硝酸钠配制需时，为争取救治时机，作为注射亚硝酸钠前的应急措施，但由于作用时间短暂，且影响血压，故不宜长时间使用。

（2）亚硝酸钠。使用时需新鲜配制。剂量为 3% 亚硝酸钠溶液 10 ～ 15 mL，或 1% 亚硝酸钠溶液 50 mL，静脉缓慢注入，注射时间 2 ～ 5 min。使用亚硝酸钠时宜密切监测血压，如血压下降则暂停。因病情需要继续使用时，则须加用间羟胺（阿拉明）或去甲肾上腺素静脉滴入以维持血压。

（3）亚甲基蓝（美兰）。大剂量亚甲基蓝能使血红蛋白氧化为变性血红蛋白，剂量为 1% 亚甲基蓝溶液 60 mL（或按 10 mg/kg 体重计算），加 25% ～ 50% 葡萄糖液 20 ～ 40 mL 内，静脉注射。亚甲基蓝使血红蛋白氧化为变性血红蛋白的效果不及亚硝酸钠，故只在缺亚硝酸钠时使用。亚甲基蓝不能与亚硝酸钠同时使用，以免发生危险。

（4）乙硫代硫酸钠。应在注射亚硝酸钠或亚甲基蓝后接着使用。剂量为 25% ～ 50% 乙硫代硫酸钠溶液 25 ～ 30 mL，静脉缓慢注入，于 10 min 内注射完毕。

亚硝酸钠合并硫代硫酸钠治疗，效果较好。动物试验，亚硝酸钠加硫代硫酸钠治疗能保护狗对抗多至 20 倍致死量的氰化物。使用亚硝酸钠加硫代硫酸钠或亚甲基蓝加硫代硫酸钠治疗后，如症状未改善，可于 1 h 后再用上述药物全量或半量；症状再现者，可将剂量减半再用。曾有主张根据血红蛋白水平来决定使用解毒剂量，血红蛋白 14 g/dL，给予 3% 亚硝酸钠 0.39 mL/kg，25% 硫代硫酸钠 1.95 mL/kg，血红蛋白低者，可依比例减少剂量。

（5）依地酸二钴（cobalt EDTA）。能与氰离子结合为无毒的氰化钴，作用快而强，对血压影响小，近年来用于治疗氰化物中毒，故亦可作为木薯中毒的治疗药物。剂量为 300 mg，溶于 25% ～ 50% 葡萄糖溶液 20 ～ 40 mL 中，静脉注入，时间 1 min。如短期内症状为改善或重现，可再重复使用。

（五）预防

要防止木薯中毒，可在食用木薯前去皮，用清水浸薯肉，使氰苷溶解。一般泡 6 天左右就可去除 70% 的氰苷，再加热煮熟，即可食用。

选育含毒量低的木薯良种，食用木薯前应做好去毒处理。木薯内皮含氢氰酸约占全薯的 90%，因此，宜先将内皮去除，再选择下述一种方法处理。

1. 熟薯浸水法

将木薯用水煮熟，再放于水中浸漂两天，每天换水 2 ～ 3 次，捞起再用水煮。熟薯用水浸漂 40 h 能去除氢氰酸 96%。

2. 连煮法

木薯切成薄片，用水煮熟后，换水再煮，连续 2 次。

3. 生薯浸水法

木薯切片，放入水中浸漂 4 ～ 6 天，捞起晒干备用，食前再用水煮熟。生木薯用水浸漂 4 天能去除氢氰酸 52%，浸漂 6 天能去除氢氰酸 73.2%。

4. 干薯浸水法

木薯切片晒干，可将部分氢氰酸挥发掉，食前磨粉后浸水去毒。凡浸过或煮过木薯的水，均需弃去，切勿饮用，以免中毒；煮木薯时应加水浸满，沸后除盖，使部分氢氰酸随蒸汽逸出。

二、发芽马铃薯中毒

马铃薯（*Solanum tuberosum* L.），属茄科多年生草本植物，块茎可供食用，是全球第四大重要的粮食作物，仅次于小麦、稻谷和玉米。马铃薯又称地蛋、土豆、洋山芋等，茄科植物的块茎。与小麦、稻谷、玉米、高粱并称世界五大作物。马铃薯原产于南美洲安第斯山区，人工栽培历史最早可追溯到大约公元前 8000 年到 5000 年的秘鲁南部地区。马铃薯主要生产国有中国、俄罗斯、印度、乌克兰、美国等。中国是世界马铃薯总产量最多的国家，中国马铃薯的主产区是甘肃定西市、宁夏固原市、内蒙古和东北地区等。2015 年，中国将启动马铃薯主粮化战略，推进把马铃薯加工成馒头、面条、米粉等主食，马铃薯将成稻米、小麦、玉米外的又一主粮。

（一）毒理学

马铃薯含有一些有毒的生物碱，主要是茄碱（solatunine）和毛壳霉碱，但一般经过 170 ℃的高温烹调，有毒物质就会分解。

马铃薯含龙葵素（solanine），致毒成分为茄碱（$C_{45}H_{73}O_{15}N$），又称马铃薯毒素，只是其含量极低（$0.005\% \sim 0.010\%$），不足以造成中毒。但在绿色不成熟或发芽的马铃薯中，尤其在幼芽及芽孔周围的龙葵碱含量可高达 $0.3\% \sim 0.5\%$。正常人体一次性食入龙葵碱 $0.2 \sim 0.4$ g 即可引起急性中毒。

食发芽马铃薯后可引起龙葵苷急性中毒。龙葵苷能抑制人血清中的胆碱酯酶，对胃肠道黏膜有较强的刺激作用，对运动中枢及呼吸中枢有麻痹作用，并能引起脑水肿，充血。

（二）临床表现

发芽马铃薯中毒潜伏期一般为数十分钟至数十小时，通常在食后 $1 \sim 2$ h 发病。患者表现为：先有咽喉部位刺痒或灼热感，上腹部烧灼感或疼痛，继而出现恶心、呕吐、腹泻等胃肠炎症状；中毒较深者可因剧烈吐、泻而有脱水、电解质紊乱和血压下降；此外，还常伴有头晕、头痛、轻度意识障碍等，重症者还出现昏迷和抽搐，最后因心脏衰竭、呼吸中枢麻痹导致死亡。也有引起肠原性发绀症者。

（三）诊断

中毒者有食用发芽马铃薯史。临床特点为咽喉及上腹部烧灼感和胃肠炎症状。实验室检测，将食用的马铃薯发芽部位切开，加浓硫酸数滴，遇龙葵苷呈红色。或取中毒者胃内容物加浓硫酸 3 mL 和冷饱和水 3 滴，摇匀后呈黄紫色，提示龙葵苷阳性。

（四）治疗

（1）就诊中毒者，立即催吐排毒，用 $0.5\% \sim 1.0\%$ 的鞣酸或 1∶5 000 高锰酸钾溶液彻底洗胃。洗胃后用硫酸镁或硫酸钠导泻，以利毒物排泄。

（2）剧烈呕吐、腹泻者，可给予阿托品。

（3）轻者口服淡盐水或糖水补液，脱水重者给予静脉滴注葡萄糖盐水等纠正水、电解质和酸碱平衡。

（4）有呼吸困难及呼吸麻痹者给予吸氧，并酌情用呼吸兴奋剂或人工呼吸器。

（5）如有肠源性青紫症（亚硝胺盐中毒）者，用亚甲基蓝治疗，一般亚甲基蓝 $1 \sim 2$ mg/kg，加入 5% 葡萄糖液 $20 \sim 40$ mL 中缓慢静脉推注。

（五）预防

对于发芽少许的马铃薯，应深挖掉发芽部分及芽眼周围，然后浸泡 0.5 h 以上，弃去浸泡水，再加水煮透才可食用。因龙葵碱遇醋易分解，故在烹调时可适当加些食醋，以加速龙葵碱的破坏，变为无毒。

孕妇经常食用生物碱含量较高的薯类，蓄积在体内就可能导致胎儿畸形。当然，人的个体差异相当大，并非每个人食用了薯类都会发生异常，但是孕妇还是以不吃或少吃薯类为好，特别是不吃长期贮存、发芽的薯类，这一点对处于妊娠早期的妇女来说尤其重要。

马铃薯植物的茎和叶是有毒的，甚至马铃薯本身也是有毒的。如果你仔细观察过马铃薯，那你可能会发现有些马铃薯呈微绿色，这是配糖生物碱的毒性所致。过去有过因为马铃薯毒性发作致死的案例，虽然很罕见，但多数是因为食用马铃薯叶或者吃发绿的马铃薯。致死的事件也不是突发的，当事人在食用后往往是起初虚弱无力，而后陷入昏迷。不用担心偶尔吃到的绿色马铃薯片，但一定要把长了绿芽或表皮变绿了的马铃薯扔掉，不要再去烧煮食用，特别要小心别给儿童吃。

野生的马铃薯毒性较高，茄碱中毒会导致头痛、腹泻、抽搐、昏迷，甚至会导致死亡。但一般栽培的马铃薯毒性很低，很少有马铃薯中毒事件发生。栽培马铃薯一般含生物碱低于 0.2 mg/g，一般超过 200 mg 才会导致中毒现象，相当于一次吃掉 1.4 kg 生马铃薯。马铃薯储存时如果暴露在光线下，会变绿，同时有毒物质会增加；发芽马铃薯芽眼部分变紫也会使有毒物质积累，容易发生中毒事件，食用时要特别注意。

三、蚕豆病

蚕豆（Vicia faba Linn.），又称罗汉豆、胡豆、兰花豆、南豆、竖豆、佛豆，豆科、蝶形花科野豌豆属。蚕豆营养价值丰富，含 8 种必需氨基酸。碳水化合物含量 47%～60%，可食用，也可作饲料、绿肥和蜜源植物种植。为粮食、蔬菜和饲料、绿肥兼用作物，种子可供食用。一般人食后不会发病，但在有红细胞葡萄糖－6－磷酸脱氢酶（G6PD）遗传性缺陷的人，食后可引起急性溶血性贫血，称为蚕豆病（favism，俗名胡豆黄）。婴幼儿则可因乳母进食蚕副产品而发病。蚕豆原产欧洲地中海沿岸，亚洲西南部至北非，相传西汉张骞自西域引入中原。蚕豆病多见于地中海沿岸，意大利的西西里岛、撒丁岛和南部广为流行；我国则散处各地，四川、云南、广西、上海、贵阳、安徽、广东、北京、江西等地均有报告，广东东部地区较为流行。本病 X 伴性不完全显性遗传，任何年龄均可发病，但多见于儿童。男性较女性为多，约占 90%；女性发病多为纯合子。

（一）发病机制

人体红细胞中葡萄糖代谢主要以无氧酵解途径获得细胞代谢过程中所需的能量，但也存在磷酸戊糖代谢旁路途径。该途径可使红细胞内产生 NADPH 和 GSH，以消除红细胞内的各种氧化过程中所产生的过氧化氢毒性。当 G6PD 缺乏时，磷酸戊糖途径受阻，NADPH 生成量不足，在进食蚕豆或吸入蚕豆粉等因素的诱发作用下，从而导致红细胞内 NADPH 及 GSH 含量减少。结果不足以消除红细胞内过氧化氢的毒性作用。最终导致红细胞内过多的过氧化氢可氧化血红蛋白 β 链的巯基，致使血红蛋白变性，变性后的血红蛋白则附着在红细胞膜即为变性珠蛋白小体。此外，红细胞膜上的某些蛋白的巯基也可以被氧化。这种红细胞变形性低，不易通过脾窦，从而导致血管内和血管外溶血。G6PD 缺乏症的患者，除 G6PD 缺陷外，可能还有红细胞外的因素，致使机体对蚕豆某些成分吸收和代谢异常，另外，免疫机制的参与，亦可能是蚕豆病产生溶血的原因。

（二）临床表现．

发病多在 3～5 月蚕豆成熟售货季节，潜伏期长短不一，接触或吸入蚕豆花粉所致者可即时发病。由进食蚕豆所致者，发病最短者 2 h，最长可达 15 天，一般都在进食后 1～2 天内发病。

主要症状和体征为：发热、阵发性腹痛、呕吐及恶心、面色苍白、贫血、黄疸，肝脏可以肿大、血红蛋白尿，颜色如酱油或红色，疲乏，嗜睡，精神倦怠，食欲不佳，部分患者可伴有失水，氮质潴留和酸中毒。黄疸一般于 2～3 天内加深，以后消退，血红蛋白尿持续约 3～4 天。严重者有寒战、高热，黄疸显著，中度贫血，昏迷，持续性惊厥，少尿、无尿，以致急性肾功能衰竭。有些患者呈经过，黄疸、贫血发展迅速，可于 1～2 天内死亡。轻症患者，仅表现为面色苍白，乏力，轻度黄疸，贫血多不严重，血红蛋白尿只于短时间内出现。

黄疸是本病的两大主要症状之一。可表现为巩膜黄疸和（或）皮肤黄疸。黄疸的产生是由于溶血急剧，血中血红蛋白代谢产物胆红素迅速增高。个别病例可伴有胆小管胆汁淤积，甚至造成肝损害，以致黄疸加重。有的也可无黄疸。这是由于溶血不严重，或溶血发展缓慢，以致生成的胆红素由于代谢加速而排出。

血红蛋白尿、少尿及蛋白尿。血红蛋白尿是本病的另一主要症状。由于溶血量、溶血速度、尿液酸碱度的不同，尿液可呈现不同色泽。一般的规律是：随着溶血的发展，尿色由淡黄→茶色→鲜红色（或酱油色）→淡红色（或浓茶色）→茶色→淡黄色。尿液的这种色泽转变常标志着溶血的进程。如果尿色由红（或酱油色）转茶色，表明溶血已经终止或即将终止，病情趋于好转。

发热是本病较为普通的症状。发热一般持续 2～3 天，随着溶血的终止迅速恢复正常。如果高热而且持续持久，多由于合并感染，应引起注意。发热的原因一般认为是由于红细胞破坏后释放大量溶血产物进入血液中所致。

面色苍白是本病常见的症状之一。由于伴有黄疸，故苍白呈现一种特殊色泽，即苍白中带绿。出现食欲减退、口渴、恶心、呕吐、腹痛、腹泻、腹胀、便秘及肝脾肿大体征。

神经系统症状和体征表现为精神倦怠、眩晕、头痛、嗜睡、烦躁、谵妄，严重者出现抽搐、昏迷、病理反射等。

本病直接引起的呼吸系统症状主要表现为气促。心血管系统的临床表现主要是由于贫血、缺氧引起。

蚕豆病患者曾观察到某些眼部改变。

（三）实验室检查

血红细胞及血红蛋白降低，网织红细胞数、间接胆红素、黄疸指数增高，红细胞脆性试验正常。红细胞 G6PD 活性降低，谷胱甘肽减少。溶血期在不染色的血片上，可见红细胞内有珠蛋白小体。尿潜血试验阳性。

（四）诊断

根据进食蚕豆、吸入或接触蚕豆花粉后，出现上述的临床表现，配合实验室检查，可做出诊断。

G6PD 活性测定是蚕豆病具有特异性的主要实验室检查方法，也是诊断本病的主要根据之一。常规血象检查如红细胞计数、血红蛋白含量、网织红细胞、血片形态学观察等仍属必要。尿液潜血检查及尿胆素原定量测定、变性珠蛋白小体的动态观察都有利于疾病的诊断和判断病情的发展。

（五）治疗

蚕豆病是一种具有一定自限性的溶血性疾病。特别是那些隐形病例以致轻型病例都无须治疗，或仅用一般对症疗法可以自愈。但对中度、重型及极重型病例则需积极进行治疗，甚至需要抢救。如给予肾上腺皮质激素，如静脉滴注氢化可的松、地塞米松或口服泼尼松等。

输血是治疗蚕豆病最为有效的措施，急性发作时最有效的治疗手段，常能挽救重型病例生命。贫血重者，须反复多次输血。少量的输血有奇效，输血量为 3～6 mL/kg 即可。轻型或中度溶血病例，单纯补液也可以收效，维持水、电解质平衡，给予 5%～10% 葡萄糖溶液，静脉滴注。

补液疗法可以单独使用于中、轻型病例，也可与输血疗法并用，即在输血的同时或紧接输血之后给予补液。补液可以用 5% 葡萄糖、10% 葡糖糖或 5% 葡萄糖生理盐水。补液目的在于矫正因呕吐、腹泻、发热所致脱水，改善血循环，促进肾脏排酸及排血红蛋白尿功能，有利于症状的缓解。补液量及滴注速度应该根据患者情况严格控制。尿量少于 500 mL/天，补液不宜超过 1 000 mL 以免发生肺水肿和心力衰竭。如有低钠低钾情况，应注意矫正。

对于症状较轻的患者，可服用中药：当归、生地、白芍各 15 g，白茅根、仙鹤草各 30 g，藕节 10 g，大枣数枚，鲜松针 10 g。水煎，连服 3 天。

其他对症治疗也十分重要，特别是急性发作期纠正酸中毒是抢救危重病例的关键。饮食宜高蛋白、高糖、低脂肪，补充足够的维生素 B 和维生素 C。密切观察尿量，及早防治急性肾功能衰竭。氮质血症或急性肾功能衰竭时，需给予优质蛋白质，每天不宜超过 25 g。

（六）预防

蚕豆病是某些蚕豆种植地区的一种常见血液病，是由于蚕豆而引起的，每年都在蚕豆收获季节出现一发病高峰。由于发病急剧，如果不能及时诊断，组织抢救，常导致死亡。及时做好预防工作，才能有效降低本病发病率。

蚕豆是蚕豆病发生的诱因，食用前将蚕豆进行处理，可以收到预防蚕豆病的良好效果。蚕豆的处理方法有：水煮法，将蚕豆煮熟后，漂水多次（一般 2～3 次）再食用；加工处理法，蚕豆加工处理包括将蚕豆制成各种可供食用的产品，如蚕豆加工制成的干蚕豆、油炸蚕豆、蚕豆豆腐及豆腐干、蚕豆酱油、豆瓣酱等。这些制品服后仍偶有发病的报道。但由于制成酱油或豆瓣酱后服用的量减少，也可作为一种预防手段。更为可靠的方法是将蚕豆代替绿豆制成粉丝，味美可口，多年来未见因食蚕豆粉丝发病的报道。民间盛传同服或预先服用白头翁，吃蚕豆能预防本病，据调查，即使采用此法预防者仍可发病，但是否减少了发病的可能性，是否真正有效，尚需科学验证。

G6PD 缺乏症是终生性遗传病，在蚕豆病高发地区，运用高铁血红蛋白还原试验（MHb-RT）或果糖胺测定（NBT）法对人群进行普查，对于新生儿出现病理性黄疸者，G6PD 缺乏症患者家庭成员都应进行检查，可以有效预防和降低蚕豆病的发生。G6PD 缺乏症患者，应避免进食蚕豆及其制品，避免接触或吸入蚕豆花粉，忌服有氧化作用的药物，不要在存放的衣物中放置樟脑丸，并加强对各种感染的预防。本病患者服用伯氨喹后有溶血表现者，不宜进食蚕豆，避免接触或吸入蚕豆花粉。

四、荔枝病

荔枝（*Litchi chinensis* Sonn），无患子科，荔枝属常绿乔木，高约 10 m。果皮有鳞斑状突起，鲜红，紫红。成熟时至鲜红色；种子全部被肉质假种皮包裹。花期春季，果期夏季。果肉产鲜时半透明凝脂状，味香美，但不耐储藏。（图 13 - 20）分布于中国的西南部、南部和东南部，广东和福建南部栽培最盛。亚洲东南部也有栽培，非洲、美洲和大洋洲有引种的记录。荔枝与香蕉、菠萝、龙眼一同号称"南国四大果品"。荔枝味甘、酸、性温，入心、脾、肝经；可止呃逆，止腹泻，是顽固性呃逆及五更泻者的食疗佳品，同时有补脑健身，开胃益脾，有促进食欲之功效。因性热，多食易上火。荔枝木材坚实，纹理雅致，耐腐，历来为上等名材。

荔枝病（litchi sickness）为大量进食荔枝后突然发作的低血糖症，见于荔枝产地，每年 6、7 月间荔枝收获的高峰期，年龄多为 3 岁以上儿童，以男孩为多，偶见于成人。

（一）发病机制

患者有连续多日（一般有连续 1 周以上）食大量荔枝史，每天平均吃荔枝 2 kg 左右。在吃荔枝期间，患者饮食量减少，甚至有患者完全不进其他食物，发病前 1 天晚餐不愿进食。发病机制尚未阐明，可能是由于进食大量荔枝后，一方面影响食欲，以致能量摄入不足，不能补充机体的消耗，糖原贮积因而减少；另一方面小儿对荔枝所含果糖的转化和运用不及成人，而蛋白质和脂肪的糖原异生作用又不能及时满足机体的需要，遂致发生低血糖症。根据广东历年来临床诊断为荔枝病的尸检材料 14 例，病理改变主要为肝脏不同程度的脂肪性变，估计可能为低血糖的结果，而低血糖症则为荔枝病致死的原因。

（二）临床表现

起病突然，常于清晨发病。开始时，患者觉疲乏、软弱无力、出汗、四肢冷、面色苍白，严重时甚至青紫，心悸；少数患者可伴有饥饿感、口渴、腹痛和轻度腹泻。往往在出现上述症状几分钟至 1 h 突然出现昏迷（一部分患者昏睡），在昏迷前部分患者常发出一声惊叫，可伴有阵发性抽搐，瞳孔缩小，脉搏增快，肠鸣音亢进，腹壁、提睾及腱反射减弱或消失。部分患者在发病 6 h 后，可出现面肌及（或）单侧肢体瘫痪，并有病理性神经反射。体温一般正常，但亦可以有中毒发热。肝脏可以轻度肿大。危重者出现呼吸、循环衰弱。

（三）诊断

在荔枝收获期，有连日暴食大量荔枝的病史，清晨时突然出现低血糖症状，可考虑为本病；如兼有血糖降低，面又无其他导致低血糖的原因可寻时，诊断可以成立。

实验室检查，血白细胞增高，最高可达 $30 \times 10^9/L$，中心粒细胞亦增高。血葡萄糖降低，果糖正常或偏高。

（四）治疗

本病的预后与抢救早晚有密切关系。治疗原则如下。

1. 轻重患者区别对待

轻型患者在前驱期立即饮服大量葡萄糖溶液或糖水，便可自行康复。

重症病例立即静注 50% 葡萄糖液 40～50 mL。症状能迅速缓解，患者多于 20 min 内清醒。在清醒后，仍需注意观察并给予高糖饮食或静脉滴注葡萄糖液以供给充足的能量，并防止低血糖症再度出现。葡萄糖静脉注射后，患者如不清醒，可按照肝昏迷原则进行治疗，给予精氨酸、酪氨酸或谷氨酸等。出现呼吸、循环衰竭时，对症处理。

2. 补充热量

如患者已清醒，可进食蔗糖水、葡萄糖水或稀粥以补充热量，避免患者在傍晚或第二日清晨再次发生低血糖昏迷。

3. 补充药物

补给大量维生素 B 族和护肝药物。

4. 对症治疗

高热者给予物理降温。有上呼吸道感染者注射抗生素，预防并发肺炎。呼吸浅表或不规则者，静脉注射或滴注呼吸兴奋剂。给予 50% 葡萄糖液 40 mL，静脉注射。

（五）预防

在本病流行地区，应加强居民对荔枝病的认识，对学龄儿童应由小学教师加强宣教，尤其在荔枝丰收季节，告诫不要过量进食荔枝。荔枝病发生后要及时治疗，本病如能得到及时治疗，预后一般较高；如发病后超过 4 h 仍未获得处理，或注射葡萄糖后未获清醒；或合并肺炎、高热者，预后较差。广东地区不完全统计，平均死亡率为 5.5%。

五、夹竹桃中毒

夹竹桃（*Nerium indicum* Mill.）属常绿直立大灌木，高可达 5 m，枝条灰绿色，嫩枝条具棱，被微毛，老时毛脱落。花有红色、白色两种；另一种是黄花夹竹桃［*Thevetia peruviana*（Pers.）K.］，均为夹竹桃族夹竹桃属植物。中国各省区有栽培，尤以中国南方为多，常在公园、风景区、道路旁或河旁、湖旁周围栽培；长江以北栽培者须在温室越冬。野生于伊朗、印度、尼泊尔；现广植于世界热带地区。

花大、艳丽、花期长，常作观赏，是一种极其普通的庭院观赏植物；用插条、压条繁殖，极易成活。茎皮纤维为优良混纺原料；种子含油量约为 58.5%，可榨油供制润滑油。叶、树皮、根、花、种子均含有多种配糖体，毒性极强，人、畜误食能致死。叶、茎皮可提制强心剂，但有毒，用时需慎重。新鲜的树皮的毒性比叶强，干燥后毒性减弱，花的毒性较弱。服用夹竹桃叶末 0.05～0.10 g，即有强心作用。但成人口服干叶 2～3 g 或叶 8 片、幼儿口服 1 片即可致死。夹竹桃中毒，多是玩耍儿童口服其叶或花引起，也有一小部分系过量用药所致。

（一）毒理学

富含多种强心苷，目前已分离出 20 多种，其中主要有欧夹竹桃苷丙、葡萄糖尼哥苷、龙胆二糖夹竹桃苷 A 等。欧夹竹桃苷丙是夹竹桃叶中的主要强心成分，其毒理性质与异羟基洋地黄毒苷，即地高辛（digoxin）相似，蓄积性较小，口服吸收率高，生物活性较强。当食其叶、花等过量后，具有强心作用的夹竹桃苷类物质吸收迅速，夹竹桃苷可进入心肌细胞。在体内主要由肝脏经胆汁排泄到肠腔，然后又有一部分吸收回血液，如此往复，称为肝肠循环。血液中的夹竹桃苷可选择性地兴奋延髓呕吐中枢，进入心肌细胞的夹竹桃苷，则因抑制心脏的传导系统和兴奋异位自律点，而发生各种心律失常，严重者可造成心脏灶性坏死。但由于夹竹桃苷作用迅速，在体内代谢也快，所以，往往没有洋地黄中毒那么严重。

（二）临床表现

夹竹桃中毒，一般发生在食后的 20～60 min。中毒早期以胃肠道症状为主，有食欲减退、恶心、呕吐、腹泻，严重者可呕吐血性胃内容物及便血。还有头晕、头痛、疲倦、眼花、嗜睡、口唇麻木、短暂性痴呆、神志不清等神经精神症状，严重者可发生癫痫样抽搐、口吐白沫、共济失调等变化。还可能出现循环系统症状，如心悸、心动过缓、房室传导阻滞、室性早搏、阵发性室速，严重者可发生室颤及阿－斯二氏综合征。但这些症状均较洋地黄中毒的症状轻，病程较短。

（三）诊断

根据进食夹竹桃的叶、花或过量应用夹竹桃类药物的病史，及具有类似洋地黄中毒，但与洋地黄中毒比较症状轻，病程较短，诊断比较容易确立。

（四）治疗

1. 迅速排出毒物

对就诊者应立即反复、彻底地进行洗胃。洗胃液应按如下顺序选择：35 ℃左右的清水、温浓茶、1∶5 000 高锰酸钾溶液。口服或随未拔的洗胃管灌入 50% 硫酸镁 60 mL 或 33% 硫酸钠 60～80 mL 进行导泻。

2. 重症引起心律失常者

用依地酸二钠（EDTA2Na）1.0～3.0 g 加入 50% 葡萄糖 20～40 mL 中静注或 4.0～6.0 g 加入 5%～10% 葡萄糖液 500 mL 中 1～3 h 静脉滴注；当心律失常被矫正后，需口服氯化钾成人 1.0 g/次，3 次/天。

3. 精神失常及严重心律失常

可用氯化钾 1.5～3.0 g 加入 5% 葡萄糖液 500 mL 中缓慢静脉滴注（但肾功能不全、高血钾或重症房室传导阻滞，则不宜应用钾盐）。

4. 房室传导阻滞，窦性心动过缓，窦性停搏

可用阿托品 1～5 mg/次，成人静脉注射，必要时 2～3 h 重复注射。

5. 紧急室性心律失常

先将苯妥英钠 250 mL 加入 5%～10% 葡萄糖液 500 mL 中静脉滴注。以后再根据病情，继续静脉滴或肌注 100 mg，此后改为口服 100 mg/次，每 6 h 一次。对非紧急病例，仅用口服即可。也可用利多卡因，每次 1～3 mg/kg，加入 5%～10% 葡萄糖液 100～200 mL

中静滴，如无效，10～15 min 后再注射 1 次。还可用普鲁卡因胺 0.5～1.0 g 加入 5%～10% 葡萄糖液 100 mL 中 1 h 滴完，如无效，2～3 h 可重复 1 次或 0.5～1.0 g/次肌注，每 6 h 一次。

6. 恶心、呕吐

可用东莨菪碱 0.3 mg/次皮下注射，或肌内注射普罗卡因/苯酚（爱茂尔）2～4 mL/次，必要时隔 15～30 min 重复注射。

（五）预防

小孩误食夹竹桃中毒的病例最多，所以对少年儿童要进行宣传教育，夹竹桃是有毒的，千万不要食夹竹桃的叶和花。在使用含夹竹桃的药品时，一定要遵医嘱，特别是对有效量与中毒剂量接近的强心药物，不要过量服用。

六、雷公藤中毒

雷公藤（*Tripterygium wilfordii* Hook. f.）又名黄腾根、黄药、黄腾木、菜虫药、水莽草、断肠草、南蛇根等，卫矛科植物，生于背阴多湿的山坡、山谷、溪边灌木林中。其根的木质部可入药，可用来治疗人的自身免疫性疾病、肾脏疾病、内分泌疾病和皮肤病等，皮部毒性太大，常刮去。主要分布于长江流域以南各地及西南地区。雷公藤对人的毒性很大，我国南方各省农村常有误食中毒发生。有人误服其叶 2～3 片可中毒，误服其嫩芽 7 个或根皮 30 g 以上可引起死亡，甚至食其花蜜也可发生中毒。

（一）毒理学

从 20 世纪 30 年代至今，已从雷公藤属（*Tripterygium* Hook. f.）植物中分离得到的化学成分有 73 种，其中生物碱 13 种，二萜 13 种，三萜 18 种，倍半萜 12 种，苷类 2 种，糖类 2 种，醇类 2 种，微量元素 11 种。有效成分中以二萜类最多，其次依次为生物碱、三萜类、微量元素等。经研究证实，以上化学成分中有 17 种具有多种生物活性：雷公藤甲素（雷公藤内酯醇，triptolide）、雷公藤乙素（雷公藤内酯二醇，tripdiolide）、雷公藤内酯酮（triptonide）、雷公藤红素（南蛇藤素，celastrol）、扁蒴藤素（pristimerin）、黑蔓酮酯甲（regelin，Ⅰ）、黑蔓酮酯乙（regelinol，Ⅱ）、雷公藤碱、雷公藤定碱（wilfordine）、雷公藤春碱（wilfortrine）、雷公藤精碱、雷公藤嗪碱、茸乙烯南蛇碱、雷公藤总苷、胡萝卜苷、F－谷甾醇、卫矛醇。此外还含葡萄糖、果糖、有机酸、鞣质、色素等。

雷公藤安全剂量范围较窄，易引起中毒反应，煎剂、酒剂、片剂、合剂等都可致中毒，且短期内反复给药可发生蓄积性中毒，是国内近年来报道中毒死亡最多的中草药之一。常规剂量服用本药副作用发生率约为 36.7%。雷公藤对机体的毒理作用，除刺激胃肠道外，还可引起下丘脑、中脑、延髓、小脑及脊髓等处损害，肝脏和心脏出血、坏死。对心脏的损害肠胃中毒致死的原因。雷公藤还影响人的生育能力。临床观察服用雷公藤总苷连续 2～3 个月及以上，对睾丸有不同程度的损害，男性患者精子生成均受抑制，但对第二性征、性欲、性功能无明显影响；女性患者长期服用雷公藤可使阴道黏膜萎缩，并导致闭经，其作用强度与剂量呈正相关，停药后生育能力可以恢复。

（二）临床表现

雷公藤中毒一般在立即或数小时后出现症状，死亡发生在中毒后 24 h 左右，最多不超过 4 天。

中毒早期主要是胃肠道局部刺激症状：口腔黏膜糜烂、上消化道强烈烧灼感，腹部剧烈绞痛，阵发性加剧，恶心、呕吐，腹泻，水样或血性便，肝区疼痛、肿大、触痛、腹胀、黄疸；还可见心慌，心悸，胸闷，气短，呼吸急促，呼吸困难，脉搏细弱，心率快，心音低钝，可伴有心律不齐或心电图心肌受损改变。尚可出现四肢发冷，体温降低，血压下降。

严重者可发生心温性休克，产生急性心源性脑缺血综合征而猝死；或肺水肿而出现呼吸衰竭和呼吸骤停而死亡，其间还可见到肾毒性表现，2～3 天后出现浮肿、尿少、腰痛，3～4 天达到高峰，少数患者出现血尿、腰痛，甚至尿闭，尿中出现红、白细胞、管型及蛋白，血非蛋白氮（NPN）、血尿素氮（BUN）增高等；神经系统可见复视、瞳孔散大、视力减退、头昏、乏力、烦躁或嗜睡、感觉过敏、口唇、舌及全身麻木、肌肉疼痛、弛缓无力、言语不清等；并有全身出血的表现，有血便、血尿、口鼻出血、皮下出血等。另外长期应用雷公藤尚可出现育龄女性月经减少乃至闭经；男性精子数明显减少甚至完全消失；皮疹、皮肤瘙痒及色素沉着；及潜在的致癌危险。主要死亡原因是急性肾功能衰竭、心血管损害及消化道出血。

（三）诊断

有过量服用或误服史。临床特点为早期明显的胃肠道刺激症状，继之出现神经系统、泌尿系统、心脏、肝脏等多器官损害症状。辅助检查可见肝肾功能异常，黄疸，血谷丙转氨酶（ALT）升高，尿中有蛋白、红细胞及管型，且改变程度与毒物吸收量有密切关系。心电图异常，可见心律失常、ST 段降低，T 波倒置等。

（四）治疗

雷公藤中毒的治疗一般采用对症治疗。

1. 彻底洗胃及时导泻

彻底洗胃和导泻越早越好，如在服雷公藤 4 h 内进行，一般可望痊愈。但雷公藤在胃中吸收较慢，曾有病例 4 天后仍呕吐出雷公藤叶，所以雷公藤中毒数小时或数天，都应该进行彻底洗胃和导泻，以清除消化道残留毒物。注入或服用活性炭 25～50 g 以吸附毒物，可每 4～6 h 口服 1 次。

2. 肾上腺皮质激素

最好在确诊后立即给予。如地塞米松 5～10 mg，加入 50% 葡萄糖 40 mL 静注，之后继续给予地塞米松 1.5 mg，每日 3 次口服，一般用 2～3 周。

3. 保护肾功能

保持水、电解质平衡，及时纠正酸中毒。限制钠盐及蛋白质摄入。

4. 对症处理

给氧，心电监护，急性肾衰竭者应用透析疗法等治疗。

5. 用中药

对中毒比较重病例应辨证论治。休克用生脉汤加葛根，肾功不全用六味地黄汤加减。

（五）预防

临床应用雷公藤根应严格掌握常用剂量，以防过量引起毒性反应。

七、钩吻中毒

钩吻［*Gelsemium elegans*（Gardn. & Champ.）Benth.］是马钱科、钩吻属常绿木质藤本，又名胡蔓藤、断肠草、烂肠草、朝阳草、大茶药、大茶藤、荷班药、野葛等。钩吻属于不耐低温、又怕高温的短日照植物，怕霜冻，喜光，在树林内很少有生长，多生长在阳光充足的路边、村边、高压线路下或潮湿肥沃的丘陵山坡疏林下，在树林边杂草生长不旺的灌木丛中可连片生长。分布于中国江西、福建、台湾、湖南、广东、海南、广西、贵州、云南等省区。印度、缅甸、泰国、老挝、越南、马来西亚和印度尼西亚等也有分布。模式标本采自中国香港。兽医用其驱虫，健胃。人不可内服，多外用，其药用主要功效有破积拔毒，祛瘀止痛，杀虫止痒等。

（一）毒理学

钩吻全株剧毒，在我国历代本草中均列为毒品，剧毒，并可迅速致死。全株都含有重要的有毒成分——生物碱类，最初由其根中分离出 7 种单一的生物碱：钩吻碱子（koumine），钩吻碱丑（kouminine）即钩吻碱（gelsemine）、钩吻碱寅（kouminicine）、钩吻碱卯（kouminidine）、钩吻碱丙［即常绿钩吻碱（sempervirine）］、钩吻碱丁（koumidine）、钩吻碱戊（koumidine）；从茎中分离出钩吻碱子和常绿钩吻碱，从叶中分离出钩吻碱子、丑、丁和钩吻碱辰（kounidine）等。20 世纪 80 年代以来，从根中除分离出钩吻碱子、钩吻碱和常绿钩吻碱外，又得到胡蔓藤碱甲（humantenmine）、胡蔓藤碱乙（humantenine）、胡蔓藤碱丙（humantenine）、胡蔓藤碱丁（hu-mantenrine）、阿枯米定碱（akuammicine）、16 - 表伏康树卡平碱（16-epivocarpine）、19 - 羟基二氢 - 1 - 甲氧基钩吻碱（19-hydroxy-dihydrogelsevirine）、二氢钩吻碱子（dihydrokoumine）、19（R） - 和 19（S）钩吻纯碱（kouminol）。从全株分得：N - 去甲氧基兰金断肠草碱（N-desmethoxyrankinidine）、11 - 羟基兰金断肠草碱（11-hydroxyrankinidine）、11 - 羟基胡蔓藤碱乙（11-hydroxyhu-nantenine）、11 - 甲氧基胡曼藤碱乙（11-methoxyhumantenine）、胡蔓藤碱乙和丁，N - 甲氧基九节木叶山马茶碱（Nmethoxytaberpsychine，N-methoxyanhydrovobasindiol）、钩吻麦定碱（gelsamydine）、钩吻精碱（gelselegine）、11 - 甲氧基 - 19（R） - 羟基钩吻精碱［11-methoxy-19（R）-hydroxygelselegine］，19（R） - 和 19（S） - 羟基二氢钩吻碱子（hydroxydihydrokoumine）、20 - 羟基二氢兰金断肠草碱（20-hydroxydihydrorankinidine）、N - 去甲氧基胡蔓藤碱乙（N-desmethoxyhumantenine）、15 - 羟基胡蔓藤碱乙（15-hydroxy-humantenine）、钩吻模合于碱（gelsemoxo-nine）、钩吻内酚胺（gelsemamide）、11 - 甲氧基钩吻内酸胺（11-methoxygelsemamide）、19（R） - 和 19（S） - 羟基二氧 - 1 - 甲氧基钩吻碱（hydroxydihydrogelsevirine）、19（R） - 乙酸基二氢 - 1 - 甲氧基钩吻碱［19（R）-acetyldihydrogelsevirine］，19（R） - 羟基二氢钩吻碱［19（R）-hydroxydihydrogelsemine］，钩吻碱，1 - 甲氧基钩吻碱（gel-sevirine）、19（Z） - 阿枯米定碱、16 - 表伏康卡平碱。在植株内以上各种生物碱的种类和含量可因产地不同而略有差异。如广东产的钩吻根中曾分离得到钩吻素子、卯、丁和戊。

钩吻的主要有毒成分为钩吻素子、寅、卯等，为强烈的神经毒素，能使脊髓神经元麻痹，并与乙酰胆碱有对抗作用，根、茎、叶均有剧毒，以根和叶毒性最大，其中尤以嫩叶为甚。以往临床作为外用以治疗疥疮痈肿、跌打损伤、关节疼痛、神经痛等。中毒皆由于误服，致死量尚未明确，一般内服根 2～8 g 或嫩芽 10～38 个可引起严重中毒。曾有报道，用根 3 g 左右或嫩芽 7 个煎汤内服或咽下而导致死亡，内服钩吻流浸膏 3.5 mL 即可致死。

（二）临床症状

钩吻中毒潜伏期短，服后立即出现症状，但亦有用根煎水服后 2 h 才出现症状者。钩吻对神经系统的作用很强，主要症状有眩晕、言语含糊、肌肉松弛无力、吞咽困难、呼吸肌麻痹、共济失调、昏迷，还可见复视、散瞳、眼睑下垂等，甚至出现沉睡。循环和呼吸系统症状：面红、早期心跳缓慢，呼吸快而深，继之心搏加快、呼吸慢而浅、不规则，渐至呼吸困难和麻痹，体温及血压下降、四肢冰冷、面色苍白、虚脱，最终呼吸麻痹而死亡。消化系统还可出现咽喉及腹部灼痛、恶心、呕吐，流涎、腹泻或便秘。上述中毒症状出现的快慢程度与服入方法有关，但与服用剂量的关系不明显，根煎水服或食新鲜嫩芽，多数立即出现症状，1～8 h 内死亡。

（三）治疗

催吐、洗胃、导泻，对症处理。进行呼吸监护，呼吸功能衰竭时，给予人工辅助呼吸。当出现瞳孔散大、视物模糊、心率快、口渴等类似颠茄类作用的表现时，可用拟胆碱如新斯的明等。我国民间解毒用新鲜羊血趁热灌服疗效甚佳，已得到临床验证。

八、鱼藤中毒

鱼藤（毒鱼藤，*Derris trifoliate* Lour.），又名毒鱼藤、蒌藤。属于豆科苦棟藤属植物，攀援灌木，全体秃净。为中国植物图谱数据库收录的有毒植物，其叶、根、茎及果实有毒。全株及根状茎可以入药，根、茎可灭蝇蛆，并用作农药杀虫剂。枝、叶外用可治湿疹，风湿关节肿痛，跌打肿痛（皮肤未破）。产于福建、台湾、广东、广西等地的沿海河岸灌木丛、海边灌木丛或近海岸的红树林中。印度、马来西亚及澳大利亚北部也有分布。

（一）毒理学

主要成分为鱼藤酮（rotenone）、鱼藤素（deguelin）、灰叶素（tephrosin）、异灰叶素（灰叶酚，toxicarol）等。鱼藤酮对昆虫及鱼类毒性最强，常用作捕鱼或农作物的杀虫剂，亦可用于毒杀蚊类幼虫，临床可用于治疗跌打肿痛和癣症，误服可引起中毒。

（二）临床症状

患者主要表现为恶心、呕吐、阵发性腹痛、阵发性痉挛、肌肉震颤、呼吸减慢，最后可因呼吸中枢麻痹而死亡。还可通过皮肤引起中毒，如用鲜鱼藤捣烂外敷于婴儿胸部湿疹处，3 h 后出现面色苍白，呼吸急促、烦躁不安，继而四肢冰冷、昏迷、缩瞳、唇绀、心律不齐、脉微弱等，皮肤接触部位有片状丘疹、发红，并有渗出物。

（三）治疗

洗胃、导泻，对症处理，给予呼吸中枢兴奋剂。必要时进行人工辅助呼吸。

九、海杧果中毒

海杧果（*Cerbera manghas*），别称海檬果、山樣仔、猴欢喜、海橬仔、黄金茄、山杧果等，属于夹竹桃科（Apocynaceae）、海杧果属。生于海滨湿地，是优良的海岸防护林树种。分布于我国广东、广西、台湾、海南等地，澳大利亚和亚洲其他温暖湿润地区也有分布。

（一）毒理学

海杧果茎、叶、果均含有剧毒的白色乳汁，人、畜误食能中毒致死。其主要成分是全株都含有的强心苷，种子含氢氰酸、乙酰黄花夹竹桃次苷乙、黄花夹竹桃次苷乙、黄花夹竹桃苷乙、单乙酰黄花夹竹桃苷乙、海杧果苷（cerberin）、去乙酰海杧果苷等，可用来毒鱼；根皮与茎皮含龙胆双糖基黄花夹竹桃糖苷、葡萄糖基黄花夹竹桃糖苷等，茎显生物碱及酚性物质反应；叶含 17BH - 夹竹桃叶灵、海杧果纳尔、海杧果酸、海杧果尼酸等化合物。强心苷类化合物分子结构与地高辛（一种强心剂）非常相似，会阻断钙离子在心肌中的传输通道，中毒后的临床表现类似洋地黄和氢氰酸中毒。果实烤后毒性更大。一般误食后的 3～4 h 感脐周或上腹部持续性隐痛，阵发性加剧；继而恶心、呕吐、或有腹泻，伴有头晕、头痛，全身出冷汗，流涎，面色苍白，呼吸困难，可有发紫绀。严重者谵语，躁动，神志不清，以致昏迷。心律失常为海杧果中毒的主要边线之一，心跳慢而弱，可出现期外收缩、二联律、三联律、阵发性心动过速，血压因而下降，最后心跳停止而死亡。我国海南曾有误食致死的病例。据报道，印度产的海杧果含海杧果苷和类海杧果苷（cerberoside）。海杧果苷具有强心作用。国产海杧果苷与毒毛花苷比较，是一个显效快，正性肌力作用更强，持续时间更短的强心苷，用于治疗心力衰竭的急性病例，可能优于毒毛花苷。

（二）临床表现

海杧果含有强心苷（黄花夹竹桃苷、单乙酰黄花夹竹桃次苷乙等），因而中毒时的主要临床表现与洋地黄和氢氰酸中毒类似。一般误食后 3～4 h 感脐周或上腹部持续性隐痛，阵发性加剧；继而恶心、呕吐，或有腹泻，伴有头晕、头痛，全身出冷汗，流涎，面色苍白，呼吸困难，可有发绀。严重者谵语，躁动，神志不清，以致昏迷。

（三）诊断

心律失常为海杧果中毒的主要表现之一，心跳慢而弱，可出现期外收缩，二联律、三联律、阵发性心动过速，血压可因而下降，最后心跳停止而死亡。

（四）治疗

催吐：以 1 : 5 000 高锰酸钾溶液或 5% 硫代硫酸钠溶液洗胃，并服硫酸镁或硫酸钠导泻。心律失常及血压下降，按洋地黄中毒及心源性休克的原则处理；有氢氰酸中毒表现时，则按氢氰酸中毒治疗。给予 5% 葡萄糖液及 5% 葡萄糖生理盐水静脉滴入，维持水、电解质平衡，其余对症处理。

十、巴豆中毒

巴豆（Croton tiglium L.）又名大叶双眼龙、猛子仁、毒鱼子、八百力、銮豆等，为大戟科巴豆属植物，灌木或小乔木，种子灰褐色，长圆形。生于村旁或山地疏林中，喜温暖潮湿气候。产于浙江南部、福建、江西、湖南、广东、海南、广西、贵州、四川和云南等省区。

（一）毒理学

巴豆种子含巴豆油（croton oil）34%～57%，其中含巴豆油酸（crotonic acid），巴豆酸（tiglic acid）以及由棕榈酸（palmitic acid）、硬脂酸（stearic acid）、油酸（oleic acid）、巴豆酸（tiglic acid）、巴豆油酸（crotonic acid）、亚麻酸（linolenic acid）、肉豆蔻酸（myristic acid）、花生酸（arachidic acid）、月桂酸（lauric acid）等组成的甘油酯，巴豆醇 - 12，13 - 二酯（其含量约占巴豆油的4%），巴豆醇三酯（含量约占巴豆油的4%）。从油中亲水性巴豆醇二酯化合物中已分离得11种辅致癌物质（cocarcinogen），称为巴豆辅致癌物 A1—A4（A组）和 B1—B7（B组）。巴豆醇酯是巴豆树脂中的主要成分。巴豆种子还含一种毒性球蛋白称巴豆毒素（crotin）以及巴豆苷（crotonoside，2 - 羟基 - 6 - 腺嘌呤核糖苷）、生物碱、β - 谷甾醇、氨基酸和酶等。

巴豆全株以巴豆液喂饲小鼠、兔、山羊、鸭、鹅等动物皆无反应；黄牛食之过量，则易发生腹泻、食欲不振及疲乏等，但不致中毒死亡。对青蛙亦属无害，但对鱼、虾、田螺及蚯蚓等，则有毒杀作用。小鼠皮肤长期与巴豆油接触，可致乳头状瘤及癌。长期与巴豆种子提取物、巴豆树脂接触，可促使二甲基苯骈蒽引起乳头状瘤及癌。小鼠每周服1次巴豆油共30周可引起前胃部乳头状瘤及癌，亦可促使二甲基苯骈蒽引起前胃部乳头状瘤及癌。亦有云小鼠皮肤局部应用乌拉坦及巴豆油亦可致皮肤乳头状瘤，但巴豆油本身无致癌作用。所含巴豆毒蛋白系原浆毒，能溶解红细胞，并使局部细胞坏死，引起发赤、起泡和炎症。巴豆8～16粒给狗灌胃可致死；人服巴豆油1 g，亦有中毒至死的报道。人服巴豆油20滴可致死。巴豆毒素兔皮下注射的 LD_{50} 为50～80 mg，巴豆油酸大鼠口服的 LD_{50} 为1 g/kg；豚鼠皮下注射的 LD_{50} 为600 mg/kg。巴豆油注射在豚鼠的腭及悬雍部可引起蛋白尿和血尿。

（二）临床症状

巴豆中毒引起口腔、咽喉、食管烧灼感、恶心、呕吐、上腹部剧痛、剧烈腹泻、严重者大便带血、头痛、头晕、脱水、呼吸困难、痉挛、昏迷、肾损伤，最后因呼吸及循环衰竭而死。孕妇食后可致流产。人服巴豆油20滴可致死。接触巴豆引起急性皮炎及全身症状。

（三）诊断

中毒者有巴豆食用史。误服巴豆后，引起严重口腔炎、咽喉炎、剧烈腹痛、水泻或黏液血便、皮肤湿冷、呼吸表浅、脉搏细弱、体温及血压下降，最终出现呼吸循环衰竭。皮肤接触处发生皮炎。

（四）治疗

中毒早期可催吐，以1：5 000高锰酸钾溶液洗胃（动作宜轻柔，若腹腔有水泡生时则不宜洗胃）。然后服蛋清及活性炭，静脉滴注葡萄糖盐水，给予温流质饮食。腹痛时，可注射吗啡或阿托品。呼吸循环衰竭时，注射咖啡因、尼可刹米等兴奋药，必要时吸氧，做人工呼吸，并细心观察。

（李慧君 唐天乐）

参考文献

1. 贺联印，许炽熛. 热带医学［M］. 2 版. 北京：人民卫生出版社，2004.

2. 蒋志刚，马克平. 保护生物学原理［M］. 北京：科学出版社，2014.

3. 李俊清. 保护生物学［M］. 北京：科学出版社，2017.

4. PRIMACKR B，马克平，蒋志刚. 保护生物学［M］. 北京：科学出版社，2014.

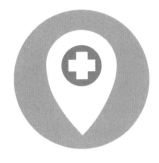

第十四章 热带药学在热带病防治中的研究与应用

热带医学是研究发生于热带地区各种疾病的诊断、治疗、预防及如何控制和消灭这些疾病的学科。在热带病的治疗中，常常采用西药、中药、中西医结合等方法进行治疗。热带地区常用药物在热带病的防治中起着巨大的作用，本章主要介绍预防和治疗常见热带病（常见的细菌感染、病毒感染、寄生虫感染及地中海贫血等疾病）的药物，包括常见热带病的治疗现状、热带药物在热带病治疗中的应用及治疗热带病药物的研究进展与趋势。与此同时，本章中还对常见热带药物进行梳理与归纳，也将为热带药学的发展提供一定的基础。

第一节　热带地区常见病毒性疾病治疗现状与进展

热带气温较高，雨水充沛，为动植物、微生物、寄生虫和病毒提供了最佳生长环境，因而病毒性疾病在热带地区具有特殊的严重性，多数病毒因有各种蚊虫作为传播媒介，严重地影响了人们的生命健康，甚至可致死。热带地区为病毒性感染的多发地区。热带地区主要常见的热带病毒性疾病包括虫媒病毒、呼吸道病毒、肠道病毒和肝炎病毒等。本节主要对这几种常见热带病毒性疾病的治疗现状和进展进行简要的概括。

一、热带常见病毒性疾病治疗现状

（一）虫媒病毒治疗现状

虫媒病毒为节肢动物媒介病毒，分别归类于披膜病毒科，黄病毒科，布尼亚病毒科和沙粒病毒科的某些成员病毒。归类于披膜病毒科甲病毒属的主要虫媒病毒有东部马脑炎病毒，西部马脑炎病毒和委内瑞拉脑炎病毒，主要分布在非洲和美洲。归类于披膜病毒科黄病毒属的有乙型脑炎病毒、森林脑炎病毒、登革病毒、黄热病病毒、圣路易斯脑炎病毒、西尼罗脑炎病毒等。其中乙脑病毒、登革热病毒及黄热病毒在热带地区较为常见。其治疗策略主要以中药、西药及中西医结合治疗为主。

流行性乙型脑炎（简称乙脑），1934 年在日本发现病原体，故称为日本乙型脑炎。后经我国科学家分离得到乙脑病毒，又进行了一系列的调查与研究工作，改名为流行性乙型脑炎。在流行性乙脑炎的治疗中中药治疗主要采用益气清解汤，其主要功效为益气扶正、清热解毒。可以治疗和缓解流行性乙型脑炎急性期重型和极重型。镇心涤痰汤，其主要功效为豁痰开窍、滋阴熄风、宁心安神。可以治疗和缓解流行性乙型脑炎后遗症。西药治疗主要采取抗病毒的治疗方案，一般采用干扰素、利巴韦林等对抗乙脑病毒，也采用非甾体抗炎类药物起到止痛和抗炎的作用，抑制乙脑病毒的发展。

黄热病是由黄热病毒引起，主要通过伊蚊叮咬传播的急性传染病。对于黄热病的治疗，中药治疗一般分为 3 个阶段。在感染期一般以清热化湿，透表解肌为主。采用甘露消毒丹合柴葛解肌汤加减方。在中毒早期以清气凉营，泻火解毒为主。主要参考方药为清瘟败毒饮加减。在中毒中期以凉血止血，解毒化瘀为主。主要参考药物为犀角地黄汤加减。在休克期，以回阳救逆，益气固脱为主。参考方药为生脉散合四逆汤加减。恢复期以清利余热，益气养阴为主。参考方药为茵陈五苓散加减。同时辩证选择中成药或静脉滴注中药注射液。可选择清热解毒、凉血化瘀、益气固脱、醒脑开窍类制剂。本病无特效抗病毒药物治疗，主要为对症支持治疗。急性期患者应卧床休息，采取有效防蚊隔离措施。密切观察病情变化，监测生命体征。有频繁呕吐、消化道出血时应禁食、静脉补液，维持水、电解质及酸碱平衡。高热时予物理降温，必要时予小剂量解热止痛剂。肝功能损害时，予以保肝、降酶、退黄治疗，补充维生素 K 促进凝血因子合成，严重出血时补充凝血因子、血小板、新鲜血浆等，必要时输注红细胞。急性肾损伤时，必要时可予肾脏替代治疗。上消化道出血时可予质子泵抑制剂、凝血酶等治疗。出现脑水肿时，予渗透性利尿剂（3% 高渗盐水或者 20% 甘露醇）脱水治疗。

登革热是登革病毒经蚊媒传播引起的急性虫媒传染病。登革热病属于中医学的"瘟疫"范畴，可参照温病学"疫疹""湿温""暑温""伏暑"等病证辨证论治。①急性发热期：湿热郁遏，卫气同病。主要参考方为甘露消毒丹、达原饮等加减。主要中成药为藿香正气系列制剂等。注射剂为可使用热毒宁、痰热清、清开灵、血必净注射液等。②极期：主要以毒瘀交结，扰营动血为主，参考方为清瘟败毒饮加减。注射剂为热毒宁、痰热清、清开灵、血必净等注射液。也可暑湿伤阳，气不摄血。参考方为附子理中汤合黄土汤加减。注射剂包括参附注射液、参麦注射液等。③恢复期：余邪未尽，气阴两伤。参考方为竹叶石膏汤合生脉饮。西药治疗主要考虑患者住有防蚊设备的隔离病房。急性期应卧床休息，直至体温、血小板计数恢复正常，无出血倾向，才可适当活动。饮食以流质或半流质的富含营养的易消化食物为宜。注意清洁口腔和皮肤，保持粪便通畅。主要采取降低体温、补液、降低颅内压和止血为主。

（二）呼吸道病毒治疗现状

呼吸道病毒，包括鼻病毒、冠状病毒、肠道病毒等，由呼吸道病毒引发的病毒性上呼吸道感染，包括普通感冒，为常见病、多发病，四季均可发病，小儿每人每年可发病数次，成年人每人每年可发病 1～3 次，病原体主要侵犯鼻、咽、扁桃体等而引起炎症反应。

一般中医认为，流感属表证和外感热证。中药治疗主要以双黄连口服液、抗病毒口服液、正柴胡饮冲剂、小儿感冒清热冲剂为主。

西药治疗的原则为早期应用抗病毒治疗。要坚持预防隔离与药物治疗并重、对因治疗与对症治疗并重的原则。基本原则包括及早应用抗流感病毒药物，避免盲目或不恰当使用抗菌药物，加强支持治疗，预防和治疗并发症，以及合理应用对症治疗药物等。抗流感病毒药物治疗。在发病 36 h 或 48 h 内尽早开始抗流感病毒药物治疗。

（三）肠道病毒治疗现状

肠道病毒包括脊髓灰质炎病毒、柯萨奇病毒（Coxsackievirus）、致肠细胞病变人孤儿病毒（entero cytopat hichuman orphan virus，ECHO，简称埃可病毒）及新型肠道病毒共 71 个血清型。在脊髓灰质炎病毒性疾病的治疗中，中医药发挥了重要的作用，取得了很好的效果。有许多民间经典验方的应用报道，如鹅不食草 60 g，白酒 500 ml。将鹅不食草放入酒中，密封浸泡 3 h 即可应用；荆芥、防风、乳香、没药、透骨草各 9 g，蒜把子 1 把。水煎，烫洗患肢，烫洗后要盖被子出汗，避风。在西药治疗方面，目前尚无药物可控制瘫痪的发生和发展，主要是对症处理和支持治疗。治疗原则是减轻恐惧，减少骨骼畸形，预防及处理并发症，康复治疗。

（四）肝炎病毒治疗现状

肝炎病毒是指引起病毒性肝炎的病原体。人类肝炎病毒有甲型、乙型、非甲非乙型和丁型病毒之分。慢性乙型肝炎（简称乙肝）是指乙肝病毒检测为阳性结果，同时病程超过半年或发病日期不确定但临床有慢性肝炎表现者。中药治疗主要采用利胆退黄的茵陈，及其他利胆退黄的药物如栀子、大青叶、金钱草、大黄、田基黄、赤芍、郁金、姜黄、黄芩、黄檗、虎杖、鸡骨草等。目前茵陈与栀子、黄芩的提取物制成"茵栀黄注射液"，具有清热解毒、利湿退黄之功，临床上用于治疗黄疸型肝炎，包括急、慢性肝炎、重型肝炎。五味子可使血清转氨酶迅速下降，其中慢性肝炎的降酶率较高，并有护肝、促进肝脏合成蛋白、肝细胞再生的作用，并增强肝脏的解毒功能。其他降转氨酶的药物还有：板蓝根、龙胆草、黄芩、败酱草、水飞蓟、垂盆草、连翘、凤尾草、田基黄、虎杖等。西药治疗药物有干扰素（普通干扰素、长效干扰素）、核苷（酸）类似物，如拉米夫定，阿德福韦酯，替比夫定，恩替卡韦，替诺福韦酯，克拉夫定等。

二、热带药物在治疗热带病毒性疾病中的应用

1. 南五味子

功效：收敛固涩，益气生津，补肾宁心。用于久咳虚喘，梦遗滑精，遗尿尿频，久泻不止，自汗，盗汗，津伤口渴，短气脉虚，内热消渴，心悸失眠。

2. 五叶藤

功效：清热解毒，利水通淋。抗病毒作用。

3. 石韦

功效：利水通淋，清肺泄热。治淋痛，尿血，尿路结石，肾炎，崩漏，痢疾，肺热咳嗽，慢性气管炎，金疮，痈疽。

4. 平地木

功效：新久咳嗽，痰中带血，黄疸，水肿，淋证，白带，经闭痛经，风湿痹痛，跌打损伤，睾丸肿痛。

5. 大叶桉叶

功效：疏风发表，祛痰止咳，清热解毒，杀虫止痒。

6. 鱼腥草

功效：清热解毒，消肿排脓，利尿通淋。

 第二节 地中海贫血治疗现状与进展

地中海贫血（thalassemia）于1925年由Cooley和Lee首先描述，最早发现于地中海区域，所以称为地中海贫血，简称地贫，也称海洋性贫血、珠蛋白生成障碍性贫血。本病广泛分布于地中海沿岸地区、中东至东南亚国家。在我国广东、广西、云南、贵州及海南等是该病的高发区，北方则极为少见。地中海贫血主要分为两大类。一种是α珠蛋白生成障

碍性贫血（地中海贫血）（简称 α 地贫），是由于 α 珠蛋白基因的缺失所致，少数由基因点突变造成。另一种是 β 珠蛋白生成障碍性贫血（简称 β 地贫），其发生的分子病理相当复杂，已知有 100 种以上的 β 基因突变，主要是由于基因的点突变，少数为基因缺失。下面对地中海贫血的中西医治疗现状进行简要概述。

一、地中海贫血的治疗现状

目前，除了采用造血干细胞移植（包括骨髓、外周血、脐血），尚无治愈地中海贫血的办法。通常的治疗原则是对症治疗，包括输血、防治感染、预防及治疗体内铁负荷过重及必要时考虑脾切除。药物的作用主要在于改善高量输血引起的临床不良症状。目前还发现某些药物可以通过调节珠蛋白基因的表达来改善病情。

（一）西药治疗概况

轻型地中海贫血一般不需治疗。输血和去铁治疗，在目前仍是重要治疗方法之一。目前常用治疗方法如下：

（1）输血治疗。对 α 地中海贫血的治疗手段，目前主要还是以传统的输血治疗为主。中间型 β 地中海贫血一般不输血，但在感染、应激、手术等一定的情况下，可适当给予浓缩红细胞输注。

（2）脾切除治疗。中间型 α 地中海贫血（HbH 病），中度贫血且伴脾肿大患者可采用切脾手术。但存在着一定的副作用。脾栓塞治疗方法可以使脾组织保留足够免疫功能，降低感染率，且栓塞后的脾不会发生增生肿大及脾功能亢进的现象，是目前治疗 α 地中海贫血病的主要手段。

（3）辅助治疗的除铁药物（铁螯合剂）。重型 β 地中海贫血，临床上必须使用输血疗法和去铁联合治疗，二者缺一不可。目前常见的药物包括去铁胺（DFO）、去铁酮（DFP）、地拉罗司（DFX）及铁螯合剂。这些药物主要用于辅助治疗的除铁药物，但均有一定的不良反应和副作用。

（4）基因治疗。从分子水平上纠正致病基因的表达，即基因治疗。基因治疗可以分为转基因手术治疗（导入造血干细胞）和药物治疗（调节珠蛋白基因的表达）。地中海贫血是一种单基因缺陷遗传病，其发病机制主要集中在基因缺陷和突变方面。从理论上看是基因治疗的理想模型，但实际上由于珠蛋白基因在胚胎至成人发育过程中表达调控的复杂性，真正的转基因治疗尚处于实验研究阶段。目前临床应用调节珠蛋白基因表达的药物如白消安、羟基脲（HU）、丁酸钠、5 - 氮胞苷（5-azacytidin）等来调变珠蛋白基因表达的开关，这种方法被认为是 β 地中海贫血进行基因治疗的另一种有效的途径。

（5）多功能干细胞移植。在近些年的地中海贫血治疗中，科学家将目光瞄准了近年兴起的诱导多能干细胞（iPS）技术。使诱导多能干细胞通过对成体细胞进行重新编程，而使细胞成为多能干细胞，重新获得分化成多种细胞的能力。

（二）中药治疗概况

传统医学对地中海贫血并无专门论述，但根据中医证候可将该病归属于"血虚""虚劳""童子劳""虚黄""眩晕""五软五迟"等范畴。目前，传统中医药改善地中海贫血症状具有一定的疗效。下面对中药治疗地中海贫血的现状总结如下。

（1）单味中药提取物治疗。红参提取物、当归、川芎提取物（阿魏酸、川芎嗪）、山莨菪碱（654－2）和三尖杉碱、黄芪多糖等，均有应用于地中海贫血的治疗案例，这些单味中药提取物能起到缓解和改善症状的作用。

（2）中药复方治疗。黄根配红枣、当归补血汤、补肾生血汤、补气益精生血方、生血汤、参苓白术散、益髓生血颗粒等，中药复方在地中海贫血的治疗中均有不同程度的食欲增加、精神振奋、乏力缓解，肝脾明显缩小等功效。

（三）中西医结合联合用药

在地中海贫血的治疗中常采用中西医联合用药的方法，如红细胞生成素（EPO）＋益髓生血颗粒、羟基脲＋滋补肾方、羟基脲＋益髓生血颗粒、丁酸钠＋黄芪多糖等。使得地中海贫血的治疗效果更加明显，同时从中西医结合与单纯中药、西药给药的对比试验来看，中西医结合组优于单纯给药组。中西药联合应用治疗地中海贫血有很好的前景。

二、热带药物在地中海贫血治疗的应用

1. 黄根（壮药）

功效：祛瘀生新，强壮筋骨，利湿退黄。用于风湿骨痛，跌打损伤，肝炎，白血病，硅肺。

地中海贫血临床应用：用于再生障碍性贫血，地中海贫血，白血病，硅肺，肝炎，发旺（痹病），林得叮相（跌打损伤）。

2. 砂仁

功效：化湿开胃，温脾止泻，理气安胎。用于湿浊中阻，脘痞不饥，脾胃虚寒，呕吐泄泻，妊娠恶阻，胎动不安。

地中海贫血临床应用：本品配伍山茱萸、熟地黄、太子参、当归、龟板胶、阿胶、炙黄芪、制何首乌、枸杞、补骨脂组成益髓生血颗粒，能够明显改善地中海贫血患者临床症状与血液指标。

3. 何首乌

功效：解毒，消痈，截疟，润肠通便。用于疮痈，瘰疬，风疹瘙痒，久疟体虚，肠燥便秘。

地中海贫血临床应用：见砂仁。

4. 补骨脂

功效：温肾助阳，纳气平喘，温脾止泻；外用消风祛斑。用于肾阳不足，阳痿遗精，遗尿尿频，腰膝冷痛，肾虚作喘，五更泄泻；外用治白癜风，斑秃。

地中海贫血临床应用：见砂仁。

5. 龟板胶

功效：滋阴，养血，止血。用于阴虚潮热，骨蒸盗汗，腰膝酸软，血虚萎黄，崩漏带下。

地中海贫血临床应用：见砂仁。

6. 鳖甲

功效：滋阴潜阳，退热除蒸，软坚散结。用于阴虚发热，骨蒸劳热，阴虚阳亢，头晕

目眩，虚风内动，手足瘛疭，经闭，症瘕，久疟疟母。

地中海贫血临床应用：见砂仁。

三、地中海贫血治疗现状问题与进展

关于地中海贫血的治疗现状，目前在临床上尚无确切有效的治疗方法，一般主要采用输血联合去铁治疗、脾脏切除及脾栓塞治疗，造血干细胞移植和基因治疗等治疗手段。造血干细胞移植是效果最肯定的治疗方法，但也存在着如细胞源缺乏、排异反应、费用昂贵等一系列的问题。在地中海贫血的治疗中，近年来基因治疗和中西医结合治疗得到较大发展。

运用中医学理论探索地中海贫血的治疗方法具有重要的意义。近年来，有学者运用中医药治疗地中海贫血，取得一定的效果，也有学者采用现代的实验技术与方法手段对中医药治疗地中海贫血的疗效机理进行较为深入系统的研究，初步提示中药也可以影响 γ 珠蛋白基因表达，促进 AHSP 基因表达，改善骨髓造血微环境，使其 EPOR 位置重塑，诱导向红系细胞分化等多靶点、整体综合效应。

但对于各种治疗方法疗效及作用机制的差异，是否均通过影响 γ 珠蛋白基因表达而起作用，目前尚缺乏深入的研究，同时也不利于对临床治疗方案的选择。所以关于地中海贫血的治疗方法及其机制还需更深入的研究。

此外，药膳用于防病治病、强身健体也是中医药的一大特色。有报道壮医在治疗地中海贫血时用猪筒骨配以补血虚、补阴虚之药桑葚子及补气血之药桂圆肉炖食，或用除湿毒、调龙路、强筋骨的黄根和补虚、调龙路的扶芳藤等药物与猪筒骨一起炖服，或用具有调通龙路、补虚作用的千斤拔、冬捻子干等泡酒。黄根、两面针、黄芪等药物与瘦猪肉煮汤，或用扶芳藤、黄花倒水莲与鸡蛋一同煮熟服用。总之，药膳不仅具有民族特色而且对于改善地中海贫血的症状、延缓其病情能起到一定的作用。

第三节　热带地区常见寄生虫疾病治疗现状与进展

寄生虫（parasite）指具有致病性的低等真核生物，可作为病原体，也可作为媒介传播疾病。常见的寄生虫疾病包括疟原虫、阿米巴虫、滴虫、血吸虫等。

中药在治疗寄生虫疾病方面有着独特的治疗方法和悠久的历史，2000 多年前，我国的第一部本草《神农本草经》中就已经列出了 30 多种驱虫药物。已有世界上最早的抗疟药常山治疟与楝实、雷丸、贯众杀三虫的记载。中药石榴根、槟榔、南瓜子和雷丸等仍是有效的杀虫药物。化学药物奎宁类、乙胺嘧啶类、巴龙霉素、土霉素等是常用的抗寄生虫类疾病药物。

一、抗寄生虫常用药物治疗现状

（一）抗疟药

疟疾是由疟原虫引发的疾病，常见的抗疟药物有氯喹（该药是人工合成的 4 - 氨基喹

啉类衍生物）。青蒿素（该药为菊科植物黄花蒿和大头黄花蒿中提取的一种倍半萜内酯过氧化物，是由我国科学家根据中医理论筛选发现的新型抗疟药）、奎宁（该药为奎尼丁的左旋体，是原产于南美的金鸡纳树皮中的生物碱，1820年应用于临床，曾是治疗疟疾的主要药物，但由于不良反应较多，已不作为抗疟首选药）、伯氨喹（该药是人工合成的 8 - 氨基喹啉类衍生物）和乙胺嘧啶（该药是目前用于病因性预防疟疾的首选药）。

（二）抗阿米巴病药

阿米巴病由溶组织阿米巴原虫引起。该原虫以滋养体和包囊两种形式寄生在人体肠道内，以阿米巴包囊为感染体。抗阿米巴病药可分为作用于肠道内、肠道外或两者兼有作用的几种类型。多数抗阿米巴病药物对滋养体具有杀灭作用，少数药物具有杀灭包囊作用，某些抗菌药，如巴龙霉素、土霉素等可直接杀灭滋养体或抑制共生菌群，而发挥抗阿米巴病作用。

（三）抗滴虫病药

滴虫病主要是指由阴道毛滴虫所致的滴虫性阴道炎，阴道毛滴虫亦可寄生于男性泌尿道，多数通过性接触而传染。甲硝唑是目前治疗阴道滴虫病最有效的药物，遇有抗甲硝唑滴虫感染时，也可使用乙酰胂胺以及抗菌药曲古霉素等。

（四）抗血吸虫病药

血吸虫病是一类对人类健康危害极大的寄生虫病，其主要是由日本血吸虫、曼氏血吸虫和埃及血吸虫引起，在我国流行的是日本血吸虫病。

人感染血吸虫后，发生急性血吸虫病，可出现发热、寒战、盗汗、乏力、肝脾大、腹泻或排脓血便以及咳痰、咯血等症状，虫卵侵入脑内可引起癫痫样发作。反复多次感染后或治疗不彻底则可转变为慢性血吸虫病，表现为明显的肝脾大，晚期可致严重贫血、门静脉高压、黄疸、肝硬化、腹水等。

长期以来用于血吸虫病治疗的酒石酸锑钾是很有效的药物，但因其有毒性大、疗程长、必须静脉给药等缺点，限制了其在临床的应用。目前在临床应用的主要是吡喹酮，该药具有高效、低毒、疗程短、能口服等优点，现已完全取代了酒石酸锑钾在临床上的应用。近年发现的青蒿素衍生物青蒿琥酯、蒿甲醚等具有杀灭血吸虫童虫的作用，可以预防血吸虫的感染，降低感染人群的感染度，可作为血吸虫感染的预防药物。

（五）驱肠虫药

寄生在人类肠道的寄生虫很多，分为蠕虫和原虫。蠕虫包括蛔虫、钩虫、蛲虫、鞭虫和姜片虫等，致病原虫主要为阿米巴虫。抗肠道蠕虫药主要通过干扰蠕虫活动，引起虫体麻痹或痉挛，将其驱逐出体外。常见的药物有左旋咪唑，该药是咪唑类衍生物四咪唑的左旋异构体，对蛔虫、钩虫、蛲虫均有明显驱虫作用。噻嘧啶，该药是广谱驱虫药，具有高效、广谱、副作用小的特点，对蛔虫、钩虫、蛲虫感染均有较好疗效。

二、热带药物在治疗热带寄生虫性疾病中的应用

（一）抗疟疾传统药物

1. 黄花蒿

功效：退虚热，凉血，解暑，截疟。

2. 金鸡纳树

功效：抗疟，退热。用于疟疾，高热。

3. 白常山

功效：截疟。

4. 桉叶

功效：治感冒，流感，痢疾，肠炎，关节痛，膀胱炎，烫伤，疥癣，丹毒，神经性皮炎，湿疹，痈疮肿毒。

5. 薜荔

功效：祛风除湿，活血通络，解毒消肿。

6. 布狗尾

功效：清热，止血，消积，杀虫。

7. 鸦胆子

功效：清热燥湿药，驱虫药。

8. 槟榔

功效：利水药，驱虫药。

9. 草果

功效：燥湿温中，祛痰截疟。

10. 高良姜

功效：温中散寒，理气止痛。

（二）抗阿米巴病药

1. 葛根

功效：解肌退热，透疹，生津止渴，升阳止泻。

2. 鸦胆子

功效：清热解毒，截疟，止痢；外用腐蚀赘疣。

3. 翻白草

功效：清热，解毒，止痢止血。

4. 飞扬草

功效：清热解毒，利湿止痒，通乳之功效。

5. 崖松

功效：清热解毒。

（三）抗滴虫病药

1. 大蒜

功效：温中行滞，解毒，杀虫。

2. 蛇床子

功效：温肾壮阳，燥湿杀虫，祛风止痒。

3. 姜

功效：散寒解表，：降逆止呕，化痰止咳。

4. 雷丸

功效：追风散寒，行气止痛。

5. 猪牙皂

功效：祛顽痰，通窍开闭，祛风杀虫。

（四）抗血吸虫病药

1. 马鞭草

功效：清热解毒，活血散瘀，利水消肿。治外感发热，湿热黄疸，水肿，痢疾，疟疾，白喉，喉痹，淋病，经闭，症瘕，痈肿疮毒，牙疳。

2. 南瓜子

功效：驱虫的功效。

3. 半边莲

功效：利水，消肿，解毒，治黄疸，水肿，臌胀，泄泻，痢疾，蛇伤，疔疮，肿毒，湿疹，癣疾，跌打扭伤肿痛。

4. 腹水草

功效：行水，消肿，散瘀，解毒。

5. 龙虎草

功效：泻水沈，利二便。治水肿，水臌，痰饮，瘰疬，痈疽肿毒。

6. 葫芦壳

功效：利水消肿。

7. 槟榔

功效：杀虫，消积，行气，利水，截疟。

8. 乌臼根皮

功效：清热利湿，拔毒消肿。

9. 巴豆

功效：外用蚀疮。属泻下药下属分类的峻下逐水药。

10. 九莲灯

功效：利湿通浊，清透虚热，凉血止血。

（五）驱肠虫药

1. 使君子

功效：杀虫消积。

2. 苦楝皮

功效：收敛止血，止痢，杀虫。

3. 川楝子

功效：疏肝泄热，行气止痛，杀虫。

4. 南瓜子

功效：止咳，平喘。

5. 雷丸

功效：消积，杀虫。治虫积腹痛，疳疾，风痫。

三、抗寄生虫药物的新进展

在我国近代抗寄生虫中药的研制中，最具里程碑式意义的药物就是青蒿素的发现。20世纪70年代，屠呦呦团队根据《神农本草经》《肘后备急方》《千金要方》等记载的常山其嫩枝叶（蜀漆）、青蒿和马鞭草等截疟功效。筛选具有抗疟活性的药物，在筛选过程中首先发现胡椒，但发现胡椒只能改善临床症状，并不能使疟原虫转阴。故又扩大筛选，发现青蒿提取物对鼠疟也有一定的抑制作用，其抑制率并不高，故又反复查阅经典，从葛洪《肘后备急方》治疗寒热诸疟方中"青蒿一握，以水二升渍，绞取汁，尽服之"的描述中得到启发，发现青蒿抗疟的有效成分可能为非水溶性成分，于是改变传统的提取方法，以乙醚为溶剂进行提取，发现其乙醚提取物的抗疟活性可达100%，所以对青蒿乙醚提取物进行深入的化学成分分离，从青蒿中分离、纯化并鉴定得到青蒿素，又通过活性筛选，确定其抗疟活性与疗效。青蒿素的发现改写了只有生物碱成分具有抗疟的历史，也是人类抗疟史上一次重大的突破，有效降低疟疾患者的死亡率，挽救了全球特别是发展中国家的数百万人的生命。

目前，已开发的抗寄生虫传统药物既可以直接作用于虫体（麻痹、杀死虫体，分解虫体蛋白，抑制虫体能量代谢，阻断虫体营养吸收通路等）来抑制和杀灭寄生虫，又可以加入增强机体免疫功能的微量元素，扶正祛邪，同时施以泻下药以排出虫体、虫卵，调理脾胃功能，真正达到标本兼治的目的。

随着现代医学的发展，新技术和方法的应用，抗寄生虫病药物也在不断更新换代，逐渐向化学合成药物方向进军。已研制出一些高效、低毒的抗寄生虫药物，取得了一定的成效，如我国研制的青蒿素及其衍生物和磷酸咯萘啶具有抗耐氯喹恶性疟疾的特点，国外研制的甲氟喹具有长效抗疟原虫的特点，吡喹酮具有广谱杀吸虫、绦虫药物的特点，苯并咪唑类药物（如阿苯达唑、甲苯达唑）具有抗肠道蠕虫的特点。另外，伊维菌素具有高效、低毒、抗虫谱广等特点，是继苯并咪唑类抗蠕虫药后的另一种具有开发前景的药物。

 第四节　热带地区常见细菌感染性疾病治疗现状与进展

热带常见细菌感染主要包括结核分枝杆菌、麻风杆菌、布鲁氏杆菌等细菌所致的传染性疾病。细菌感染严重威胁着人类的生存与发展，随着抗生素和抗菌药物的出现，基本消灭了细菌感染对人类造成的威胁，但随着抗菌药物和抗生素的广泛使用，细菌已产生一定的耐药性，面对耐药细菌的再度威胁，抗菌药物的研究与发现已成为关注的焦点和热点。本节除了介绍抗生素和抗菌药物在细菌感染类疾病中的应用外，更多关注中国传统医学在热带细菌感染病的防治中发挥的重要作用。本节主要对这几种常见热带细菌感染性疾病的治疗现状和进展进行简要概括。

一、热带常见细菌感染性疾病治疗现状

（一）结核分枝杆菌感染治疗现状

肺结核是由结核分枝杆菌引起的以肺部感染为特征的慢性传染病，发病率及死亡率均高，全世界每年近200万人死于结核病。目前常用的抗结核药物主要包括异烟肼、链霉素、利福平、利福喷汀、乙胺丁醇、吡嗪酰胺等药物。同时结合化学疗法强化杀菌作用，保证疗效。对于多耐药结核病或老年结核病及重症结核病也可采用化学辅助疗法的免疫治疗进行治疗。结核病在中医学属于"肺痨"范畴，是由外有疥虫传染，内有气血虚弱，二因相互作用而形成。《医学正传·劳极》提出"一则杀其虫以绝其根本，一则补其虚以复其真元"。故中医治疗以"杀虫"和"补虚"为两大原则。治疗肺结核常见的中药有黄芩、黄连、黄芪、金银花、百部、白果、大蒜、苦参、车前草、夏枯草、狼毒、巴豆等常见的杀虫和补虚中药。这些中药是治疗肺结核的常用中药，往往是常用方剂中的君药。治疗肺结核的复方药物有肺百合固金汤、秦艽鳖甲汤、月华丸、保真汤等。

（二）麻风杆菌感染治疗现状

麻风是由麻风杆菌引起的疾病，是一种传染性极强的疾病，其治疗目前主要以化学药物为主，也可采用免疫疗法。化学治疗药物主要包括氨苯砜、利福平、氯法齐明、氧氟沙星等。也可根据病型采用多种药物联合化疗方案。中医认为麻风是由风、湿热、虫毒等因所致。其临床症状和病理变化部位多在皮肤、肌肉、经络间。其治疗以祛风祛湿、攻毒扶正、通经活血、实肌、润肤为主。中医辨证施治常用祛风利湿药如苍耳子、威灵仙、防风、羌活、秦艽、五加皮等。攻毒药如苦参、红藤、土茯苓、三颗针、山慈菇等。活血通络药如白花蛇舌草、川芎、丹参、鸡血藤、牛膝、鸡屎藤等。扶正药如元参、首乌、枸杞子、女贞子、龟板、当归、黄芪、山药、甘草等。常以补中益气、四物汤、八珍汤加减收工。

（三）布鲁氏杆菌感染治疗现状

布鲁氏杆菌病（简称布病）是由布鲁氏杆菌引起的人畜共患的传染 – 变态反应性疾病，其临床特点为长期发热、多汗、关节痛及肝脾肿大等。布鲁氏病的治疗，采用抗生素（四环素和链霉素等）和磺胺类药物同时采用支持疗法、对症疗法和特异性疗法。在对症疗法中，如失眠者可服用镇静药，关节痛、头痛等可服镇痛药，高烧者可辅以物理降温或服解热药等。中医药在治疗布鲁氏病时一般分为急性期、慢性期。一般认为，急性期属于外感病，感受湿热病邪。在急性期的治疗中常采用中西医结合疗法，四环素族和链霉素族联合用药，辅以黄芪注射剂，起到提高免疫力和杀菌的作用。慢性期主要分为两种：一是由急性期失治、误治导致，湿热潜伏或热去湿存。久病正气耗伤，而导致正虚邪盛；二是由风寒湿三气杂至合而为痹所致。在慢性期的治疗中，抗生素几乎无效，中医中药发挥巨大的作用，一般又可以分为虚证型、血瘀型、痹症型和湿热型几种类型，根据不同的证型选择不同的中药治疗方案。虚证型采用益气养阴汤加减、肾气丸、四物汤加减等。血瘀型可采用血府逐瘀汤或身痛逐瘀汤。痹症型可采用加减蠲痹汤或独活寄生汤。湿热型采用黄芩滑石汤。

二、热带药物在治疗热带细菌感染性疾病中的应用

1. 鸡屎藤

功效：祛风除湿，消食化积，解毒消肿，活血止痛。

2. 鸡血藤

功效：补血，活血，通络。

3. 大蒜

功效：温中行滞，解毒，杀虫。

4. 巴豆

功效：外用蚀疮。属泻下药下属分类的峻下逐水药。

5. 龟板胶

功效：滋阴，养血，止血。用于阴虚潮热，骨蒸盗汗，腰膝酸软，血虚萎黄，崩漏带下。

三、抗细菌感染性疾病治疗现状问题与进展

抗细菌感染类药物在防治微生物感染性疾病方面起着重要的作用。从 1936 年磺胺类药物进入临床、1941 年青霉素 G 的开始生产，抗细菌药物的开发进入了黄金时代。但随着抗生素和抗细菌药物的广泛使用，细菌开始产生耐药性，其耐药性是目前抗菌类药物研制中重点关注的问题。如结核分枝杆菌曾销声匿迹，近些年来由于抗结核药的耐药性的产生，结核分枝杆菌开始卷土重来。所以亟待新型抗菌药物的出现。目前学者的研究主要集中对细菌耐药性的分析与研究，同时进行抗菌药物的结构修饰与改造，发现新的药物作用靶位。结构新颖的 β 内酰胺类抗生素、甘氨酰四环素类化合物、万古霉素衍生物、酮基大环内酯类化合物、新型噁唑烷酮类抗菌药、结构新颖具有新作用机制的喹诺酮类化合物以及具有协同作用的链阳菌素类抗生素有望成为下一世纪抗菌药物中耀眼的新星。抗菌药物的靶点开发，也是现代研究的重点和热点，目前进入临床研究、上市或注册等阶段的抗细菌药物中，开发热点之一就是细菌细胞壁合成抑制剂。目前已上市的细菌细胞壁合成抑制剂药物有 45 种，处于临床研究阶段 16 种，处于发现阶段 32 种。

同时中医药在抗菌方面也发挥着重要的作用，以整体调节的作用去认识细菌感染类疾病的病因，中药不仅对致细菌有直接作用，还有扶助正气增强机体抗病能力的作用。中医药可以通过免疫调节作用而改善机体抵抗外邪的能力；也可通过直接作用于细菌，起到杀灭细菌的作用而达到良好的抑菌效果。寻找有效的抗菌类中药也是当务之急。

（魏娜）

参考文献

1. 陈瑶，姚英民 . β - 地中海贫血药物基因治疗研究进展［J］. 中国优生与遗传杂志，2003，11（2）：123 - 124.
2. 甘绍伯 . 抗寄生虫药物临床应用指南［M］. 北京：人民卫生出版社，2009.
3. 贺联印，许炽熛 . 热带医学［M］. 2 版 . 北京：人民卫生出版社，2004.

4. 黄有文，吴志奎．补肾生血中药治疗 β 地中海贫血的临床研究和免疫功能测定 ［J］．实用医药杂志（武汉），1999（3）：9 – 11.

5. 黄跃斌，何印蕾．中草药联合珠蛋白基因诱导剂治疗 β – 地中海贫血的研究进展 ［J］．中国社区医师，2014（36）：14，20.

6. 黄欣秋，张新华，王荣新，等．补肾生血药治疗 β 地中海贫血复合血红蛋白 E 的临床研究 ［J］．中华实用中西医杂志，2004（7）：942 – 943.

7. 李原．抗寄生虫药物作用机理的研究及最新进展 ［J］．辽宁医学院学报，2011，32（6）：563 – 568.

8. 史长城，余陈欢，文欣欣．中药抗流感病毒有效成分研究进展 ［J］．中华中医药学刊，2009，27（8）：1666 – 1669.

9. 吴志奎，蔡辉国，王荣新，等．从中药治疗 β – 地中海贫血症机理探讨肾生髓的分子基础 ［J］．医学研究杂志，1998（12）：16 – 17.

10. 肖毅，李文益．药物基因调控治疗 β – 地中海贫血 ［J］．内科，2006，1（1）：62 – 64.

11. 俞守义，邹飞，陈晓光，等．现代热带医学 ［M］．北京：军事医学科学出版社，2012.

12. 张瀚，袁经权，黄小燕，等．中药治疗地中海贫血研究进展 ［J］．湖南中医杂志，2014，30（4）：163 – 164.

13. 张其威，张楚瑜．抗病毒研究的最新进展 ［J］．中成药，2006，27（1）：118.

14. 张雪强，秦元华，任一鑫，等．抗寄生虫新型药物研究进展 ［J］．中国病原生物学杂志，2015，10（10）：955 – 957.

15. 钟惠澜．热带医学 ［M］．北京：人民卫生出版社，1981.

16. 褚娜利，张新华，程艳玲，等．地中海贫血临床用药的研究进展 ［J］．环球中医药，2013，6（9）：709 – 713.

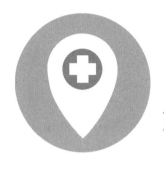

第十五章 | 细菌感染疾病的实验室诊断

　　细菌（bacteria）的结构简单，形体微小，一般以二分裂方式繁殖，是一类胞壁坚韧且水生性较强的原核细胞微生物，有广义和狭义两种范畴。广义上除细菌外，还包括放线菌、支原体、衣原体、立克次体和螺旋体。狭义则专指其中具有最大数量和最多种类的细菌。

　　细菌感染疾病的实验室诊断（laboratory diagnosis of bacteria infection）主要包括标本涂片镜检、细菌分离培养与鉴定、药物敏感实验、影像学检查和免疫学检查等几个方面。常规检测程序见图 15-1。细菌感染性疾病的实验室检查结果主要取决于临床标本的质量、采集时间及方法、实验人员的技术熟练程度及经验。临床医生应该知道何时和怎样采取标本，需做哪些实验室检查，以及如何解释结果。为提高致病菌检出率，避免漏检或诊断错误，标本采集与送检过程需遵循下列原则：

　　（1）严格无菌操作，防止患者正常菌群或外界环境中杂菌污染标本，对本身带菌标本，如粪便等应加入高浓度青霉素、链霉素处理。局部病变标本的采集处必要时可以用无菌生理盐水进行冲洗，但不可使用消毒剂，待干后再取材。从呼吸道、消化道、泌尿生殖道、伤口或体表分离可疑致病菌时，应与其特定部位的正常菌群及临床表现一并加以考虑，因为目前内源性感染呈不断上升趋势。

　　（2）标本必须新鲜，采集后应尽快送检，尤其是检测抵抗力弱的细菌。若不能立即送检，应将标本置于特殊的转运培养基中，必要时放冰壶内低温送检，以减缓致病菌的死亡，阻止杂菌的过度生长。除少数不耐寒菌如脑膜炎奈瑟菌、淋病奈瑟菌等要保温之外，其他细菌可在送检过程中冷藏送运。

　　（3）根据感染的特征确定取材部位及内容。采集标本需根据致病菌在患者不同病期的体内分布及排出部位，尽可能采集病变明显部位的材料。

　　（4）应在疾病早期和使用抗菌药物之前采集标本，否则可能需停药数天后采集，或者在分离培养时加入药物拮抗剂。用于血清学诊断的标本，应在急性期和恢复期各取一份血清，若恢复期血清抗体效价比急性期增高 4 倍或以上才有诊断意义。

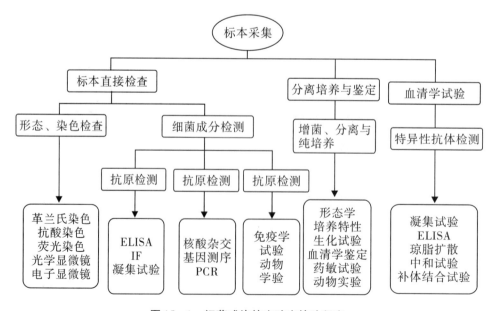

图 15-1　细菌感染的实验室检验程序

第一节　细菌的结构及形态学检查

一、细菌的大小与形态

细菌细胞的外表特征可从形态、大小和细胞间排列方式等方面进行描述。细菌的形态极其简单，主要有球状、杆状和螺旋状三大类，仅少数为其他形状，如丝状、三角形、方形和圆盘形等。在自然界所存在的细菌中，以杆菌为最常见，球菌次之，而螺旋状的则最少。（见图 15 - 2）

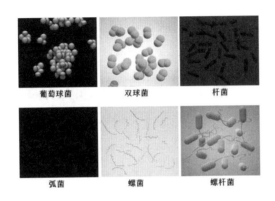

图 15 - 2　细菌的基本形态

1. **球菌**（coccus）

球状的细菌称为球菌。根据其分裂的方向及随后相互间的连接方式分类，可分为单球菌、双球菌、四联球菌、八叠球菌、葡萄球菌和链球菌。

2. **杆菌**（bacillus）

杆状的细菌称为杆菌。杆菌可按照细胞排列方式分类，可分为链状、栅状、"八"字状以及由鞘衣包裹在一起的丝状等。杆菌的细胞形态比球菌更复杂，具有短杆、棒杆、梭形、月亮等形态。

3. **螺旋菌**（spiral bacterium）

螺旋状的细菌称为螺旋菌。螺旋菌可根据螺旋环数分类，分为不满 1 环的弧菌、2 ~ 6 环的螺菌以及环数超过 6 环的螺旋体。

光学显微镜作为观察细菌最常用的仪器，量度细菌的单位一般用微米（μm，即 10^{-6}m），而量度其亚细胞构造则要用纳米（nm，即 10^{-9}m）作单位。细菌的形态受到营养、温度、培养时间等因素影响，常见的细菌培养时间为 8 ~ 18 h，培养温度 28 ~ 37 ℃。细菌在不适宜生长下条件会出现不规则形态，称为衰退型（involution form）。因此，观察细菌的大小和形态，应该选择适宜生长条件下的对数生长期为宜。

二、细菌的结构

细菌是单细胞生物，具有细胞壁、细胞膜、细胞质和核质等基本结构，某些细菌还含有特殊结构如荚膜、鞭毛、菌毛、芽孢等（见图 15 - 3）。

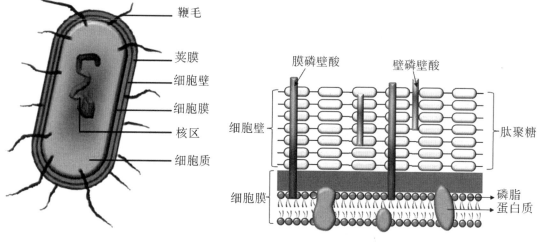

图 15 - 3　细菌细胞结构　　　　　　图 15 - 4　革兰氏阳性菌细胞壁结构

（一）细菌的细胞壁

细胞壁（cell wall）位于细菌细胞的最外层，组成较复杂。通常采用革兰氏染色法将细菌分为革兰氏阳性菌和革兰氏阴性菌。细菌壁的主要成分是肽聚糖，这是一类复杂的多聚体，革兰氏阳性菌与革兰氏阴性菌的肽聚糖结构不同，革兰氏阳性菌的细胞壁结构更复杂，由聚糖骨架、四肽侧链和五肽交联桥三部分组成，而革兰氏阴性菌的细胞壁仅由前两部分组成，不存在五肽交联桥。

1. 革兰氏阳性菌细胞壁

革兰氏阳性菌细胞壁厚约 20～80 nm，有 15～50 层肽聚糖结构，每层厚 1 nm，此外，大多数革兰氏阳性菌细胞壁中存在大量的磷壁酸（teichoic acid），约占细胞壁干重的 50%，按其结合部位不同，分为壁磷壁酸和膜磷壁酸。另外，某些革兰氏阳性菌细胞壁表面还含有少量特殊的表面蛋白质。（见图 15 - 4）

2. 革兰氏阴性菌细胞壁

革兰氏阴性菌细胞壁较薄，约 10～15 nm，仅含有 1～2 层肽聚糖结构，此外，革兰氏阴性菌细胞壁中还存在 3 种特殊组分，由外向内依次为脂多糖（lipopolysaccharide，LPS）、外膜（outer membrane）和脂蛋白（lipoprotein）。脂蛋白位于肽聚糖层和外膜之间。脂多糖作为革兰氏阴性菌的内毒素（endotoxin）由脂质 A、核心多糖和特异多糖三部分组成（见图 15 - 5）。双层结构的外膜镶嵌有多种被称为外膜蛋白（outer membrane protein，OMP）的蛋白质，包括孔蛋白（porin）。

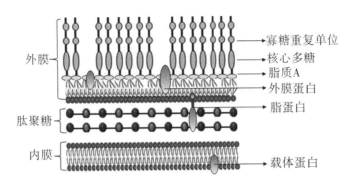

图 15 – 5　革兰氏阴性菌细胞壁结构

3. 细菌细胞壁功能

细菌细胞壁能够维持菌体的固有形态，提高细菌的机械强度；细胞壁上的许多小孔可以参与物质交换；细胞壁能够抵抗低渗环境保护细菌；此外，细菌表面具有数量较多的抗原表位，诱发机体的免疫应答。

革兰氏阳性菌在人为条件下（用溶菌酶或青霉素等）处理可获得无壁细胞，该无壁细胞仅被一层细胞膜包裹，称为原生质体（protoplast）。革兰氏阴性菌在人为条件下处理后，肽聚糖层受损，但尚有外膜保护，这种含有残留部分细胞壁的细胞称为原生质球状（spheroplast）。

（二）其他细胞结构

1. 细胞膜（cell membrane）

位于细胞壁内侧，紧包着细胞质，也常称为内膜（inner membrane），是细菌赖以生存的重要结构之一，由磷脂和多种蛋白质组成，但不含胆固醇。其主要功能是：①维持细胞内正常渗透压的结构屏障；②能选择性地控制细胞内、外的营养物质和代谢产物的运送；③通过膜上的氧化磷酸化等能量代谢相关酶系产能为细菌提供能量；④合成细胞壁和肽聚糖、磷壁酸、LPS、荚膜多糖等糖被成分的重要基地；⑤鞭毛基体的着生部位，并可提供鞭毛旋转运动所需的能量。

2. 荚膜（capsule）

一种由多糖或蛋白质的多聚体组成的黏液性物质，包绕在某些细菌细胞壁外层，能够与细胞壁牢固结合，去除后也不会影响细菌的生命活动。这种黏液性物质厚度 ≥0.2 μm 者称为荚膜，厚度 < 0.2 μm 者称为微荚膜（microcapsule）。

3. 鞭毛（flagellum）

附着在某些细菌的菌周，是细菌的运动器官，细长并呈波状弯曲，类似丝状物。鞭毛有化学趋向性，可避开有害环境，朝向营养物质方向游动。细菌鞭毛数量、分布位置的不同可作为细菌分型鉴定的依据之一。

4. 菌毛（pilus）

许多细菌表面存在着一种比鞭毛更细、更短而直硬的丝状物，称为菌毛。具有抗原性，可能经常脱落更新。菌毛可分为普通菌毛和性菌毛两类。菌毛在光学显微镜下看不到,必须用电子显微镜观察。

5. 芽孢(spore)

细菌的休眠模式,是某些细菌在一定的环境条件下形成一个圆形或卵圆形小体,存在于菌体内部。芽孢仅存于革兰氏阳性菌中,如炭疽芽孢杆菌、破伤风梭菌等。

三、细菌的染色观察

细菌细胞微小、透明,染色后可在显微镜下观察其形态、大小,可采用直接涂片染色镜检进行初步的致原菌诊断。细菌染色方法较多,主要分为单染色法和复染色法。单染色法只选用一种染料,可将细菌和其周边染成同一颜色,可用于简单的形态观察。复染色法选用2种或以上的染料,又称为鉴别染色法,可用于观察细菌染色性的差异,常用染色法有抗酸性染色法、芽孢染色法、鞭毛染色等。复染色法的基本程序一般包括涂片(干燥)、固定、染色(初染→媒染→脱色→复染)。

(一)革兰氏染色法

1884年,丹麦医生 Christain Gram 发现了细菌学中最经典、最常用的染色方法——革兰氏染色法。绝大多数标本都要采用革兰氏染色法进行初步诊断,该染色法可以将细菌区分成两大类,一类最终染成紫色,称革兰氏阳性菌(Gram positive bacteria);另一类被染成红色,称革兰氏阴性菌(Gram negative bacteria),(见图 15 – 6)这两大类细菌对抗生素的敏感性不同,其致病物质也不同,可协助选择药物参考。

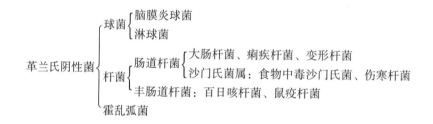

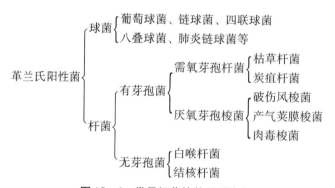

图 15 – 6 常见细菌的革兰氏染色

(二)抗酸染色

细菌包括抗酸性和非抗酸性细菌,绝大多数临床病原菌属于非抗酸性细菌,所以临床上常规的细菌检查项目不包括抗酸染色。但是对于某些特定细菌，如结核分枝杆菌、麻风分枝杆菌，可进行抗酸染色，查见红色抗酸杆菌即为阳性，作为临床疾病的初步鉴定，对诊断和治疗具有重要参考价值。

（三）荧光染色法

荧光染色法在临床病原菌鉴定中具有较大的实用价值，其敏感性强、效率高等优点，使结果观察更为简便，多用于结核分枝杆菌、麻风分枝杆菌、白喉棒状杆菌及痢疾志贺菌等病原菌的检测。荧光染色法可以采用特异性荧光抗体对已涂过的片子染色两次，如菌体有荧光即为目的细菌。该方法特异性更强，呼吸道标本中的嗜肺军团菌、百日咳鲍特菌和粪便中的志贺菌、霍乱弧菌等可用此技术快速检出。

染色或不染色标本的形态学检查法较为简便、快速、价廉，为临床检验所常用，特别是有的细菌尚不易进行人工培养，或培养时周期较长，只能通过直接涂片染色并结合临床确诊，但直接涂片镜检法敏感性不及分离培养法。

第二节　细菌的培养

细菌培养是通过人工手段使细菌在适宜或特定生长条件下繁殖的技术。大多数细菌可直接接种于培养基上，在适宜的温度下即可生长繁殖，应用于研究、鉴定等。培养基中的营养要求，主要囊括在六大营养要素内，即碳源、氮源、能源、生长因子、无机盐和水。

一、细菌的营养要素

一切能满足细菌生长繁殖所需碳元素的营养物，称为碳源（carbon source）。除水分外，碳源是细菌所需量最大的营养物，约占其干重的50%。其可利用的碳源范围即碳源谱（spectrum of carbon sources）是极其广泛的（见表 15 - 1）。碳源谱可分为有机碳与无机碳两大类。凡必须利用有机碳源的微生物，就是为数众多的异养微生物；反之，凡以无机碳源作主要碳源的微生物，则是种类较少的自养微生物。

表 15 - 1　细菌的碳源谱

类型	元素水平	化合物水平	培养基原料水平
有机碳	C·H·N·X*	复杂蛋白质、核酸等	牛肉膏、蛋白胨、花生饼粉等
有机碳	C·H·O·N	多数氨基酸、简单蛋白质等	一般氨基酸、明胶等
有机碳	C·H·O	糖、有机酸、醇、脂类等	葡萄糖、蔗糖、各种淀粉等
有机碳	C·H	烃类	天然气、石油等
无机碳	C	—	—
无机碳	C·O	CO_2	CO_2
无机碳	C·O·X	$NaHCO_3$、$CaCO_3$等	$NaHCO_3$、$CaCO_3$、白垩等

＊X 指除 C、H、O、N 外的任何其他一种或几种元素。

凡是能满足细菌生长繁殖所需氮元素的营养物称为氮源（nitrogen source）。细菌内氮源作为合成核酸、蛋白质的主要元素，是细菌的重要营养物之一，含量仅次于水和碳，占细菌干重的12%～15%。细菌能利用的氮源范围即氮源谱（spectrum of nitrogen source）也是十分广泛的（见表15-2）。

表15-2　细菌的氮源谱

类型	元素水平	化合物水平	培养基原料水平
有机氮	N·C·H·O·X*	复杂蛋白质、核酸等	牛肉膏、酵母膏、蚕蛹粉等
有机氮	N·C·H·O	尿素、一般氨基酸、简单蛋白质等	尿素、蛋白胨、明胶等
无机氮	N·H	NH_3、铵盐等	$(NH_4)_2SO_4$
无机氮	N·O	硝酸盐等	KNO_3等
无机氮	N	N_2	空气

＊ X 指除 C、H、O、N 外的任何其他一种或几种元素。

能为细菌生命活动提供最初能量来源的营养物或辐射能，称为能源（energy source），大部分细菌的能源就是其碳源。生长因子（growth factor）可以调节细菌正常代谢，是细菌维持生命活动必不可少的物质之一，该有机物无法用碳、氮源自行合成。在配制培养基时，一般可用生长因子含量丰富的天然物质作原料以保证细菌对它们的需要，例如酵母膏、玉米浆（一种浸制玉米以制取淀粉后产生的副产品）、肝浸液、麦芽汁或其他新鲜动、植物的汁液等。

二、实验室培养法

实验室培养细菌时主要根据细菌的种类和培养的目的来制订培养方案，整个培养过程必须遵循无菌操作要求，防止外界细菌污染标本，导致结果错误并可能引起交叉感染。以疾病诊断为目的的细菌培养，则必须采集正确的标本如血、尿、便或分泌物等，结果解读时需与临床情况相结合。

（一）培养细菌的方法

培养基（medium）是指以满足细菌生长繁殖或生产代谢产物的营养要求为目的由人工配制的混合营养物制剂。根据不同标本及不同培养目的，可选用不同的接种和培养方法。首先在固体培养基上接种标本，待其生长出菌落后，分离单菌落培养，并分析单个菌落的形态、生化，检测血清学反应。培养基有液体、半固体和固体三种类型，三者成分中的琼脂粉比例不同，培养目的也不同。液体培养基中无琼脂粉，用于细菌大量繁殖，要求单菌落接种；半固体培养基中含有0.3%～0.5%琼脂粉，用于细菌动力观察和短期保存细菌；固体培养基中含有1.5%琼脂粉，主要用于细菌的分离和纯化。常用的配制培养基原料包括氯化钠、葡萄糖、牛肉汤、蛋白胨、血液以及某些细菌所需的特殊物质等。需氧菌生长较快，在适宜的温度下培养一天即可生长，而厌氧菌在无氧环境中培养2～3天方可生长，个别细菌需要更长的生长时间，如结核杆菌培养时间为30天。

在设计培养方案时，应符合培养目的明确、营养要求满足、理化条件适宜、经济便宜节约等四大要素。新的培养基设计前，先要明确拟培养何种细菌。碳源与氮源含量之比即称碳氮比（C/N 比），严格来讲，C/N 比应是指在细菌培养基中所含的碳源中的碳原子摩尔数与氮源中的氮原子摩尔数之比，一般地讲，细菌尤其是动物病原菌需 C/N 比较低的培养基。一般指培养基的 pH、渗透压、水活度和氧化还原势等物理化学条件较为适宜。细菌的最适 pH 一般在 7.0 ～ 8.0。

（二）培养基的分类

根据营养组成和应用途径不同，可将培养基分为以下 5 类。

1. 基本培养基（basic medium）

基本培养基是配制特殊培养基的基础，可满足大多数细菌生长繁殖所需的营养成分，也可以作为一般培养基使用。不同微生物的基本培养基是不相同的，如营养肉汤、营养琼脂等。

2. 营养培养基（enrichment medium）

又称为增菌培养基，除含有固有的基础营养成分外，还要在基础培养基中添加合适的生长因子、微量元素或某种特殊抑制剂来满足目的细菌的特殊营养要求，以促进目的细菌生长繁殖，如碱性蛋白胨水是霍乱弧菌的营养培养基，适用于该菌的增菌培养。

3. 选择培养基（selective medium）

选择培养基是一种通过在培养基中加入抑制某些细菌生长，但利于目的细菌生长的某种特殊物质来将目的细菌从混合样本中单独分离出来的培养基。米培养基、血琼脂培养基和尿素培养基等都属于常见选择培养基。

4. 鉴别培养基（differential medium）

鉴别培养基是一种根据不同细菌分解蛋白质和糖类的能力及代谢产物不同，通过观察细菌对加入培养基中特定底物及指示剂的作用能力的不同来鉴别细菌的培养基，主要用于细菌种类的分离。伊红 - 亚甲蓝琼脂培养基、枸橼酸盐培养基（鉴别大肠杆菌）、糖发酵管培养基、双糖铁培养基等都属于常见的鉴别培养基。

5. 厌氧培养基（anaerobic medium）

厌氧培养基是专门为厌氧菌使用的培养基，如肉渣培养基等，一般用于厌氧菌的分离、增菌及鉴别。

三、细菌的生长情况

（一）菌落

细菌在液体培养基中生长繁殖后，液体培养基中通常呈现均匀混浊状态。少数细菌如枯草杆菌、结核分枝杆菌等，在液体培养基中沉淀生长或表面生长形成菌膜。标本通常采用划线法分散接种在固体培养基表面，分离培养一天后，单个细菌分裂繁殖成一堆肉眼可见的细菌集团，称为菌落（colony）。挑取一个单菌落接种到另一培养基中培养出来的细菌均为纯种，称为纯培养，这种纯培养方式是临床标本中检查鉴定细菌的重要步骤。标本活菌计数时以菌落数来间接确定活菌数——菌落形成单位（colony forming unit，CFU），每毫升或每克待测标本中增培养的菌落数，报告为 CFU/mL 或 CFU/g。

细菌在固体培养基上的菌落的大小、颜色、气味等均有差异，因此，可根据不同菌落形态对细菌分型。细菌的菌落在固体培养基上一般分为表面湿润光滑且边缘整齐的光滑型菌落（smooth colony，S 型菌落）、表面干燥粗糙呈皱纹或颗粒状且边缘不整齐的粗糙型菌落（rough colony，R 型菌落）、表面黏稠光泽的水珠样的黏液型菌落（mucoid colony，M 型菌落）等 3 个类型。光滑型菌落的细菌变异失去表面多糖或蛋白质后可形成粗糙型菌落，因此，一般粗糙型菌落细菌的毒力和抗吞噬力都较弱，但也有少数具有光滑型菌落的新分离毒力株，如炭疽芽孢杆菌等。

（二）生长曲线

细菌通常为二分裂方式无性繁殖，分裂数量倍增所需要的时间称为代时（generation time）。测量生长量的方法很多，并且适用于一切微生物，主要有直接的称干重法和间接的比浊法、生理指标法等。与测生长量不同，对测定繁殖来说，一定要一一计算各个体的数目。因此，计繁殖数只适宜于测定处于单细胞状态的细菌和酵母菌。测繁殖数最常见的方法包括直接的血球板计数法和间接的平板菌落计数法。

生长曲线（growth curve）可定量描述液体培养基中微生物群体生长规律。首先将纯培养细菌接种到恒容积液体培养基中，最适温度下培养，该菌会随着培养时间有规律地增殖，再以培养时间为横坐标，细胞数目的对数值为纵坐标画出生长曲线，该曲线一般由延滞期、指数期、稳定期和死亡期 4 个阶段组成。

四、人工培养细菌的用途

人工培养的细菌在医学中主要应用于传染性疾病的病原学诊断、细菌学研究和制备生物制品。采集患者标本培养鉴定及药敏试验可指导临床治疗用药并作为诊断依据之一。人工培养的细菌及其代谢产物是制备疫苗、免疫血清、抗毒素等生物制品的原材料，也是临床上发现未知病原菌的重要手段。

细菌繁殖时间短、培养经济简单，因此，广泛应用于基因工程的实验和生产。利用外源性基因转化受体菌，进而过表达来制备生物制剂，是目前最常用的技术手段，该方法已成功制备出胰岛素和干扰素等生物制剂。细菌生产的多种代谢产物还广泛应用于工业、农业、食品制造、环卫处理等方面，如制成有机溶剂、菌肥、酒、维生素、酱油、味精、抗生素、酶制剂以及处理废水和垃圾等。

第三节　细菌的生化鉴定

生化鉴定（biochemistry verification）是目前检测细菌最常用的方法。不同种类的细菌具有不同的新陈代谢酶系，因此，不同种类的细菌在营养物质的吸收利用及产生的代谢产物等差异巨大，可利用该特性对细菌鉴定。细菌的生化试验检测细菌对各种基质的代谢作用及其代谢产物，确定细菌合成和分解代谢产物的特异性，从而鉴别细菌的种属，称之为细菌的生理生化反应（见表 15 - 3）。

表 15 – 3　葡萄球菌与其他革兰氏阳性球菌的鉴别

菌属	严格需氧	四联排列	紧粘琼脂	动力	触酶	氧化酶	厌氧葡萄糖产酸	杆菌肽耐药	呋喃唑酮耐药	5.0% NaCl 琼脂生长
葡萄球菌属	–	d	–	–	+	–	d	+	–	+
气球菌属	–	+	–	–	–	–	(+)	–	–	+
动性球菌属	+	d	–	+	+	–	–		–	+
口腔球菌属	–	d	+	–	±	–	+		–	+
微球菌属	+	+	–	–	+	+	–	–	+	+

注：杆菌肽 0.04 U/片，（+）为耐药，（–）为敏感，抑菌圈 $10 \sim 25$ mm；呋喃唑酮 100 μg/片，抑菌圈 ≤9 mm 为耐药（+），抑菌圈 $15 \sim 35$ mm 为敏感（–）。

　　肠道感染的细菌多为革兰氏阴性菌，镜下形态和菌落特征基本相同，但其代谢的酶系统和代谢产物等具有很大差别，如各种肠道致病菌对不同种类的糖（葡萄糖、麦芽糖、甘露糖、蔗糖、乳糖等）或氨基酸（色氨酸、含硫氨基酸等）的发酵能力不同，故利用含不同糖或氨基酸的培养基进行生化试验，其结果可作为进一步鉴定的依据（见表 15 – 4）。目前多种微量、快速、定量的细菌生化反应试剂盒和细菌自动鉴定系统已广泛应用于临床。

表 15 – 4　常见凝固酶阴性葡萄球菌的鉴定

菌名	新生霉素	硝酸盐还原	尿素酶	甘露醇产酸 *	蔗糖产酸 *	麦芽糖产酸 *	覃糖产酸
表皮葡萄球菌	S	(+)	+	–	+	+	–
头状葡萄球菌	S	(+)	–	+	+	–	–
孔氏葡萄球菌	R	(–)	±	(+)	(–)	±	+
溶血葡萄球菌	S	(+)	–	V	+	+	+
腐生葡萄球菌	R	–	+	+	+	+	+
华纳葡萄球菌	S	±	+	±	+	(+)	+

注：产酸试验应加液状石蜡。新生霉素 5 μg/片，抑菌圈 ≥16 mm 为敏感 S，抑菌圈 ≤16 mm 为 R。

一、碳水化合物代谢试验

（一）糖（醇、苷）类发酵试验

　　细菌分解糖的能力与该菌是否含有分解某种糖的酶密切相关，不同的细菌含有发酵不同的糖的酶，因而发酵糖的能力各不相同，产生的代谢产物也不同，细菌分解糖类后的终产物亦不一致，有的产酸产气，有的产酸不产气。可在含糖培养基中加入指示剂，如指示剂溴甲酚紫 pH 5.2（黄色）$\sim$ pH 6.8（紫色），细菌分解糖可改变培养基颜色，进而判断细菌是否分解某种糖或其他碳水化合物。糖类发酵试验是鉴定细菌的基础实验，针对肠杆菌科细菌的鉴定尤为重要。产气可由杜氏小管中有无气泡来证明。在无菌环境下，接种环或针接种少量纯培养物于发酵培养基上（该过程可选择液体培养管或半固体培养基）37 ℃条件下培养，每天观察培养基颜色变化及气泡产生情况。

（二）甲基红试验（MR 试验）

甲基红为酸性指示剂，pH4.4（红色）～pH 6.2（黄色），是用来检测由葡萄糖产生的有机酸，如甲酸、乙酸、乳酸等。细菌分解培养基中的葡萄糖产酸且产酸量较大使培养基的 pH < 4.5，甲基红指示剂的存在使培养基变红，红色越强则酸度越大，判断为甲基红试验阳性。细菌分解葡萄糖产酸量少或产生的酸进一步转化为其他物质（如醇、酮、醛、气体和水等）则培养基的 pH > pH 6.2，故加入甲基红试剂呈黄色，黄色越强则碱度越大，判断为甲基红试验阴性。培养基 pH 5.0 左右时颜色改变不大，此时应延长培养时间再次试验。

试验方法：挑取新鲜的待测纯培养物少许，接种于葡萄糖蛋白胨水培养基，37 ℃培养 48～72 h，取出后加甲基红试剂 3～5 滴，凡培养液呈鲜红色者为阳性，呈淡红色为弱阳性，橙色者为可疑，黄色者为阴性。

（三）乙酰甲基甲醇试验（V-P 试验）

乙酰甲基甲醇试验，又名 V-P 试验或伏－普试验，是用来测定某些细菌利用葡萄糖产生非酸性或中性末端产物的能力。试验原理为细菌分解葡萄糖生成丙酮酸，丙酮酸进一步缩合脱羧为乙酰甲基甲醇，在碱性条件下氧化生成二乙酰，二乙酰与精氨酸所含的胍基作用生成红色化合物即为 V-P 反应阳性。

试验方法：在小试管中滴入 2 滴 0.5% 肌酸溶液，挑取产酸反应培养物接种于其中，再滴入 3 滴 5%α－萘酚、2 滴 40% 氢氧化钠溶液，混匀后放置 5 min，判定结果。

（四）β－半乳糖苷酶试验

有的细菌可以产生 β－半乳糖苷酶，能分解邻－硝基酚－β－D－半乳糖苷（ONPG），而生成黄色的邻－硝基酚，在很低浓度下也可以检测出。邻－硝基酚－β－D－半乳糖苷 0.6 g，0.01 mol/L pH 7.5 磷酸缓冲液 1 000 mL，pH 7.5 的灭菌1% 蛋白胨水 300 mL。先将前两种成分混合溶解，过滤除菌，在无菌条件下与 1% 蛋白胨水混合，分装试管，每管 2～3 mL，无菌检验后备用。取一环细菌纯培养物接种在 ONPG 培养基上置 37 ℃培养 1～3 h 或 24 h，如有 β－半乳糖苷酶会在 3 h 内产生黄色的邻－硝基酚；如无此酶则在 24 h 内不变色。

（五）七叶苷水解试验

某些细菌可以将七叶苷分解产生七叶素和葡萄糖，前者与培养基中的枸橼酸铁的 Fe^{2+} 反应生成黑色化合物使培养基呈黑色。主要用于肠球菌与其他链球菌的鉴别，前者阳性，后者阴性，也可用于革兰氏阴性杆菌及厌氧菌的鉴别。

二、蛋白质和氨基酸的代谢试验

（一）硫化氢（H_2S）试验

某些细菌能分解培养基中含硫的氨基酸或含硫化合物产生 H_2S，H_2S 与培养基中的铁盐反应形成黑色的硫化铁沉淀，判断为硫化氢试验阳性。

试验方法：管壁穿刺接种细菌于含有硫代硫酸钠等指示剂的培养基中，37 ℃培养

24 ~28 h 观察培养基颜色，呈黑色时判断为阳性，如培养基未呈黑色需继续培养 5 天，颜色仍未改变则判断为阴性。醋酸铅纸条法也是常用的检测方法，将醋酸铅纸条悬挂于接种有待试菌的营养肉汤培养基上空不能被溅湿的位置，管塞压住后 37 ℃培养 1 ~6 天，纸条颜色变黑则判断为阳性。

（二）吲哚试验

某些细菌含有色氨酸酶，能够分解色氨酸产生吲哚（靛基质），靛基质与对二甲基氨基苯甲醛作用形成红色的玫瑰吲哚。

试验方法：接种针挑取待测纯培养物接种于 1% 蛋白胨水，35 ℃培养 24 h 后加入靛基质试剂，保证试剂和培养液分成两层，观察两层间接触面的颜色变化，呈红色为阳性，无色为阴性。

（三）明胶液化试验

明胶在 25 ℃以下可维持凝胶状态，以固体状态存在，而在 25 ℃以上时明胶就会液化。有些微生物可产生一种胞外酶——明胶酶，该酶可水解明胶生成氨基酸，使明胶失去凝胶性质成为流动的液体，甚至在 4 ℃仍能保持液化状态。

试验方法：挑取待测菌培养物穿刺接种于明胶培养基。于 22 ℃培养 7 ~14 天，逐日观察结果。若用 37 ℃培养而使明胶本身液化，可静置于 4 ℃冰箱中待其凝固后再观察结果，如培养基呈液化状态即为试验阳性。明胶琼脂平板法在培养基平板点种的菌落上滴加氯化汞溶液，若细菌液化明胶菌落周围应出现清晰带环，为阳性。

（四）尿素分解试验

某些细菌含有尿素分解酶，通过分解尿素产生大量的氨，使培养基呈碱性。将待检菌接种于尿素培养基，于 35 ℃孵育 18 ~24 h 观察结果。如果培养基呈碱性，将使酚红指示剂变红为阳性；如果没有尿素分解，酚红指示剂颜色不变则为阴性。

（五）苯丙氨酸脱氨酶试验

某些细菌含有苯丙氨酸脱氨酶，可使苯丙氨酸脱氨生成苯丙酮酸，苯丙酮酸与氯化铁试剂产生绿色反应，常用于肠杆菌科细菌的鉴定。苯丙氨酸琼脂培养基中接种待测菌，35 ℃培养 18 ~24 h 后滴加 3 ~4 滴 10% 三氯化铁试剂，立即观察结果，有绿色出现则判断为苯丙氨酸脱氨酶阳性。如未能及时观察，绿色褪色无法判断结果，试验失败。

（六）氨基酸脱羧酶试验

某些细菌含有氨基酸脱羧酶，能够使氨基酸脱羧生成胺和二氧化碳，使培养基呈碱性，常用于肠杆菌科细菌的鉴别。将待检菌分别接种于氨基酸脱羧酶培养基和氨基酸对照培养基，35 ℃孵育 1 ~4 天，每日观察结果。对照管应为黄色，若为溴甲酚紫指示剂，测定管呈紫色则判断为氨基酸脱羧酶阳性，若测定管呈黄色则判断为氨基酸脱羧酶阴性。当对照管呈紫色时无法判断，试验失败。

三、其他酶类试验

（一）淀粉酶水解试验

某些细菌具有合成淀粉酶的能力，可以分泌胞外淀粉酶，淀粉酶可以使淀粉水解为麦芽糖和葡萄糖，淀粉水解后遇碘不再变蓝。此类细菌可以利用淀粉水解后遇碘不再变蓝色的特点来测定。

（二）氧化酶试验

氧化酶是细胞色素氧化酶系统中的最终呼吸酶，又称为细胞色素氧化酶。待测菌若含有氧化酶可使细胞色素 C 氧化，进而氧化对苯二胺生成有色的醌类化合物。常用检测方法为菌落法或试剂纸片法，细菌与试剂接触 10 s 内呈深紫色判断为氧化酶阳性，无颜色产生则为阴性。设置大肠埃希菌为阴性对照，铜绿假单胞菌为阳性对照以确定结果的准确性。主要用于肠杆菌科细菌和假单胞菌属的鉴别，前者阴性，而后者阳性。

（三）触酶试验

触酶试验又称为过氧化氢酶试验。待测菌如果含有过氧化氢酶可催化过氧化氢形成水和氧分子，产生气泡。接种环挑取待测菌涂布于含数滴 3% 过氧化氢的洁净玻片上，若立即出现大量气泡判断为触酶试验阳性，否则为阴性。革兰氏阳性球菌中，葡萄球菌和微球菌均产生过氧化氢酶，但链球菌科阴性，故该试验常用于革兰氏阳性球菌的初步分群。

四、碳源和氮源的利用试验

某些细菌能够以柠檬酸盐培养基中的柠檬酸钠为碳源，产生碳酸盐，使培养基呈碱性，这个方法称为柠檬酸盐利用试验。例如产气杆菌在以柠檬酸盐为唯一碳源的培养基上分解柠檬酸盐产生碳酸盐和 CO_2，使含溴麝香草酚蓝（BTB）指示剂的培养基由淡绿色（中性）变为深蓝色（碱性），判断为柠檬酸盐利用试验阳性。

第四节　细菌的药敏试验

体外抗菌药物敏感性试验简称药敏试验（antimicrobial susceptibility testing，AST）。药敏试验可以在体外测定药物抑菌或杀菌能力，按照美国国家临床实验室标准化委员会（NCCLS）推荐标准，对常规药敏试验的首选药物（A 组抗生素）或临床使用的主要抗生素（B 组抗生素）进行药敏试验。抗菌药能够有效控制细菌性传染病，不同的药物对病原菌的敏感性不同，因此，临床标本经分离培养和鉴定确认了感染的病原之后进行药敏试验，以便准确有效地利用药物进行治疗，这对指导临床选择用药和及时控制感染是有重要意义的。

目前，临床微生物实验室进行药敏试验的方法主要有纸碟法、小杯法、凹孔法、试管稀释法、抗生素浓度梯度法（E-test 法）和自动化分析仪器等。以纸碟法和试管稀释法最为常用。前者是药物向四周扩散产生抑菌圈，根据抑菌圈的有无和大小来判定试验菌的药物敏感程度；后者是以抗菌药物的最高稀释度仍能抑制细菌生长管和杀菌管为终点，该管含药浓度即为试验菌的最低抑菌浓度（minimum inhibitory concentration，MIC）和最低杀菌浓度（minimum bactericidal concentration，MBC）。MIC 和 MBC 的值越低，表示细菌对该药越敏感。E-test 法是一种定量的抗生素药敏测定技术，是稀释法和扩散法原理结合的产物，能用连续的 MIC 数值直接对抗生素的药敏定量。

一、药敏试验方法

（一）纸碟法

纸碟法又称为纸片扩散法，在琼脂表面接种测试菌，将携带定量抗菌药物的滤纸片贴在琼脂表面，纸片携带的药物慢慢扩散，药物浓度随着扩散距离的增加呈对数减少，最后形成浓度梯度。只有抑菌范围外的菌株可以生长，而纸片周围在抑菌浓度范围内的菌株不能生长，因而形成透明的抑菌圈。药物在琼脂中扩散速度的不同，影响了抑菌圈的直径。一般来说，抑菌圈越大，测试菌对药物的敏感程度越大，并与该药物对测试菌的 MIC 呈负相关。

药敏试验需注意以下几项。首先为避免结果出现较大偏差，菌液要均匀地涂布在培养基上；其次，涂菌后细菌需适应 15 分钟后才能贴药敏纸片，而适应期过长会导致细菌耐药性产生；再次，每次取药敏纸片时要烧红镊子口，避免药敏纸片之间相互混淆；最后，药物抑菌圈的有无或者大小，只能判断出该药对细菌有没有效果，需要通过科学严谨的实验综合分析来确定其敏感性的高低。纸碟法优点是操作简单，重复性好，成本较低不需要特殊设备，可以灵活选择抗菌药物，检测结果容易理解；缺点是不适用于生长较慢或生长速率不同的菌株以及某些苛养菌。

（二）试管稀释法

定量检测抗菌药物对细菌体外活性的方法称为稀释法，主要分为肉汤稀释法和琼脂稀释法。琼脂稀释法首先将抗菌药物倍比稀释，然后把不同浓度的药物与琼脂培养基混匀再分别制成琼脂稀释平板，接种器接种待测菌后孵育，观察抑制待测菌生长的琼脂平板中所含的最低药物浓度即为最低抑菌浓度。

稀疏法的优点是方法标准化，结果可靠，检测菌的范围更广，可以定量检测，并能够更好地反映菌株耐药程度；缺点是操作费时费力。

（三）抗生素浓度梯度法

E 试条是一条（5 × 50）mm 的无孔试剂载体。试条分两面，一面固定有预先稀释制备的抗生素（浓度呈连续指数增长），另一面为读数和刻度。使用厚度为 4 mm M-H 琼脂平板，在琼脂平板上均匀涂布 0.5 麦氏浓度的对数期菌液，待琼脂平板完全干燥，用 E 试验加样器将 E 试条放在琼脂平板上孵育过夜，试条周围可见明显的椭圆形抑菌圈，读取椭圆形抑菌圈与 E 试验试条的交界点值，即为 MIC 值。

抗生素浓度梯度法优点是操作简单，可以定量检测；缺点是成本太高，很难在常规试验中应用，另外有局限性，主要用于苛养菌或厌氧菌。

二、判定标准

抑菌圈直径大小与药物浓度、划线细菌浓度有直接关系。一般来说，药敏实验结果的抑菌圈越大，说明该菌对此药敏感性越大，反之越小。若无抑菌圈，则说明该菌对此药具有耐药性。用精确度为 1 mm 的游标卡尺量取抑菌圈直径，参照美国临床和实验室标准协会（Clinical and Laboratory Standards Institute，CLSI）标准，作出"敏感""中介"和"耐药"的判断。"敏感"（susceptible，S）表示测试菌可被测定药物常规剂量给药后在体内达到的血药浓度所抑制。"中介"（intermediate，I）表示测试菌对常规剂量用药后体液或组织中的药物浓度的反应率低于敏感株，使用高于正常给药量有疗效。"耐药"（resistant，R）表示测试菌不能被在体内感染部位可能达到的抗菌药物浓度所抑制，临床治疗无效。抗菌药物的测试浓度范围应该包含敏感、中介及耐药等能够检测细菌的解释性折点和质控参考菌株的 MIC（见表 15-5）。

表 15-5　几种抗生素抑菌圈解释标准及相应的最低抑菌浓度

代号	抗生素	纸片含药量/IU	抑菌圈直径/mm			相应的 MIC/（μg/mL）	
			耐药	中介	敏感	耐药	敏感
P-G	青霉素 G	10	≤20	21～28	≥29		≤0.1
ERY	红霉素	15	≤13	14～22	≥23	≥8	≤0.5
GEN	庆大霉素	10	≤12	13～14	≥15	≥8	≤4

三、影响因素

（一）培养基

多种培养基都适用于细菌药敏试验，WHO 统一要求使用含有低胸腺嘧啶的 MH（Mueller-Hinton）培养基进行药敏试验，该培养基中物质可以与磺胺类药物竞争得到较好的药敏试验效果。某些细菌有特殊的营养要求，此时需要用对该菌特异的培养基进行药敏试验，如淋球菌的药敏培养基中需额外加入 5% 羊血。培养基中 Ca 和 Mg 等矿物质具有溶酶的作用，其含量的高低也会影响药敏试验结果，如铜绿假单胞菌对氨基糖苷类和四环素的药敏试验中 Ca、Mg 含量过高导致抑菌圈变小，Ca、Mg 含量过低导致抑菌圈变大。应用于细菌药敏试验的培养基，对其薄厚程度也有要求，一般来说，4 mm 的厚度是最适宜的，过厚会出现细菌耐药，过薄则会敏感。另外还需注意药敏纸片的摆放位置，可均匀分布在培养基上，不可放在中央位置。

（二）细菌

不同细菌对药物的敏感性不同，由此产生的抑菌圈大小各异。含有杂菌的菌种抑菌圈大小与其正常纯种菌产生的抑菌圈大小不一致，易造成结果的误判。因此，致病菌进行药敏试验之前，需要纯化菌种。根据 WHO 制订的标准，纯化后的菌种需配制成 1.5 亿/mL 左右浓度的菌液进行药敏试验，否则菌液浓度过高该菌易产生耐药性，菌液浓度过低该菌易敏感。利用分光光度计来检测确定菌液浓度是最精确的方法，国家细菌耐药性监测网的三级甲等医院微生物实验室中一般用此法来确定药敏试验的菌液浓度。

（三）试纸片

试纸片的材质能够影响药物的稳定性及活性，pH 为中性的药敏试纸比较适合药物的活度，而药敏试纸的片间差和质量好坏是药敏试验成功的关键。买来的药敏纸片首先要检验纸片的片间差和准确度，达到标准要求才可以使用，以防止片间差过大或者纸片抑菌圈偏大、偏小等问题影响试验结果。使用加厚型的滤纸来制作的药敏试纸片，具有杂质少不影响药物保存等优点。而使用普通纸张制作的药敏试纸 pH 偏碱性，还可能含有大量无机离子，对药物影响较大。另外，药敏纸片的厚度和直径大小都会影响细菌的生长，更与药物的扩散速度相关，从而影响药敏试验的结果。1 mm 左右是药敏纸片的最适厚度，6.0 ～ 6.35 mm 左右是药敏纸片的最适直径。要注意药敏纸片的正确保存，对于青霉素等易受到潮湿环境的影响的药敏纸片应在低温干燥的环境中保存，防止纸片的药物活性降低。从低温处取出保存纸片的小瓶前，应在室温平衡 10/min 后再开盖，以防止冷凝水影响药效。

（四）培养温度及时间

多数细菌培养温度为 37 ℃，少数细菌对培养温度有特殊要求。细菌的培养时间普遍在 8 ～ 18 h。一般来说，细菌进行药敏试验时就按照原本的培养温度、培养时间即可。但有些药物扩散太慢，需要将培养基先放入 4 ℃冰箱内，在低温下细菌生长缓慢，而药物可以预先扩散，培养 2 ～ 4 h 后再放入 37 ℃温箱中培养。

四、细菌药敏试验中的注意事项

应选择细菌药物敏感试验结果中的高敏药物进行治疗，但是用药时需考虑到药物的吸收途径。药敏试验中药液与细菌直接接触，而给药时需机体吸收，所以配合适宜的给药方法才能够达到较好的疗效。另外，为了减少耐药菌株，也可以选两种药物协助使用。感染菌的耐药性增多是一个世界性问题，我国同样面临常见感染菌耐药性增多的威胁，虽然新型的抗菌药物不断被发现，但并不能从根本解决问题，因此，利用药敏试验来合理高效地进行抗生素治疗尤为重要。

 第五节　其他诊断方法

细菌感染疾病的实验室诊断方法，除了前面介绍的生化鉴定和药敏试验外，血清学诊断方法也是重要的细菌感染诊断方法之一。另外，细菌其他代谢产物的检测，还包括如气相色谱法鉴别厌氧细菌、^{13}C 或 ^{14}C 呼吸试验检测幽门杆菌产生的尿素酶等、细菌 L 型的检测、噬菌体对细菌分型的鉴定等。而对于患者标本中检出的细菌成分，常用抗原检测、核酸的检测和细菌毒素的检测等方法。

一、血清学诊断

病原菌侵入机体能刺激免疫系统产生特异性抗菌抗体，存在于血清或其他体液中。用已知细菌或其抗原检测患者血清或其他液体中未知抗体及其量的变化，可作为某些病原菌感染的辅助诊断。因需采集患者的血清进行此类试验，故称为血清学诊断（serological diagnosis）。传统的血清学试验一般用免疫动物的血清作为抗体的来源，所以习惯将体外进行的抗原抗体反应称为血清学反应。现代血清学试验已远远超过了经典血清学试验的范畴。

（一）血清学反应的一般特点

1. 抗原抗体结合的特异性

抗原抗体结合是抗原决定簇（表位）与抗体的抗原结合部位之间的互补结合，具有高度的特异性，但有时也会出现交叉反应现象。

2. 抗原抗体结合的比例

只有在比例适当时出现最佳的或可见的反应，当比例不当时可抑制可见反应的出现，称为带现象。

3. 抗原抗体结合的可逆性

两者不形成稳定的共价结合，结合力与两者之间非共价键的性质、数量和距离有关，形成的抗原抗体复合物在一定条件下可以解离，离解常数（K）反映抗体与抗原之间的亲和力，高亲和力结合不易解离。

4. 抗原抗体反应的阶段性

特异结合迅速（几秒至几分钟），可见反应阶段较长。

（二）影响血清学反应的因素

（1）抗体。包括抗体的动物来源、浓度（效价）、亲和力。

（2）抗原。包括理化特性（如可溶性抗原和颗粒性抗原）和抗原决定簇的数目及种类。

（3）电解质。无电解质存在不出现可见反应（沉淀或凝集），一般用生理盐水作为抗体和抗原的稀释液，有时需要特殊的电解质，但浓度过高会出现非特异性蛋白沉淀（盐析）。

（4）酸碱度。反应一般在 pH 6～9 的范围内进行。

（5）温度。一般在 37 ℃或室温下进行，较低温度（如 4 ℃）出现可见反应慢但特异性强，温度过高会使已结合的复合物解离。

（6）时间。可见反应的出现需要一定的时间，需有在一定时间内观察结果或终止反应的概念。

（三）血清学试验的应用

1. 抗原抗体的定性检测

抗体的定性检测包括特定病原抗体、血型抗体、致敏原抗体、自身抗体、组织相容性抗原的抗体等的检测，动物血清中存在抗特定病原的抗体提示该动物被相应病原感染或相应疫苗免疫。特定抗原的检测是传染病免疫学诊断和病原微生物鉴定的主要手段。

2. 抗原的定位检测

常借助光学和电子显微镜，在细胞和亚细胞水平研究病原微生物及其表达产物与宿主细胞的关系。

3. 抗原抗体的定量检测

抗原抗体的定量检测包括抗原或抗体的效价及其动态变化测定。

血清学诊断一般适用于抗原性较强，以及病程较长的传染病的诊断，因为机体感染后到血清中能检出抗体常需两周时间。血清学诊断不能只凭一次抗体效价较高就做诊断，通常需在感染早期和恢复期采取双份血清，如果恢复期或 1～2 周后的血清抗体效价比早期升高 4 倍或以上，则可确实诊断。

血清学试验方法较多，包括凝集试验、协同凝集试验、沉淀试验、补体结合试验和ELISA 试验等。除可作辅助诊断外，血清学实验也可用于调查人群对某病原体的免疫水平及检测预防接种效果。但血清抗体效价受多种因素影响，如年老、体弱和免疫功能低下等。而且血清学诊断检测特异性抗体对感染症的诊断具有其局限性的一面，如疾病早期抗体尚未出现和效价过低，故难以作为早期诊断的依据。当然 IgM 型抗体出现较早，故而在病程早期尽量检测 IgM 型特异性抗体，发现升高可辅助早期诊断。

二、色谱法

色谱法是一种高效能的物理分离技术，也称为层析法。色谱法的流动相可以是气体，称为气相色谱法；也可以是液相，称为液相色谱法。色谱分析法就是将色谱法应用于分析化学并搭配适合的检测手段。

（一）气相色谱法

气相色谱法（gas chromatography，GC）是以气体为流动相，采用冲洗法的柱色谱分离技术。气相色谱法可分析和分离复杂的多组分混合物，具有高选择性、高效能、高灵敏度和分析速度快等优点，但是无法测定不宜汽化的高分子、强腐蚀性物质和热稳定性差、化学性质极为活泼的物质。用气相色谱分析血、脓液或伤口渗出液中挥发性脂肪酸成分，如异丁酸、丁酸、异戊酸等所呈现的图形，可作为存在厌氧菌的可靠指标。此法简单、快速、可靠，在数小时内即可得到结果。

（二）高效液相色谱法

高效液相色谱法（high-performance liquid chromatography，HPLC）是以液体作为流动相，采用颗粒极细的高效固定相的柱色谱分离技术。高效液相色谱法的突出特点是高压、高速、高效、高灵敏度，对样品的适用性广，弥补了气相色谱法的不足。液相色谱根据分离机理的不同可分为液液分配色谱、液固吸附色谱、离子交换色谱和排斥色谱。目前，高效液相色谱大多应用于药物的含量测定、组成分析、质量控制等方面，并作为常规分析方法应用于药物分析中。

三、基因诊断

决定细菌特性的遗传信息位于细菌的基因组内，包括细菌的染色体 DNA 和染色体以外的遗传物质，如质粒、mRNA、16S-23S rRNA 等。不同种的细菌具有不同的基因或碱基序列，可通过检测细菌的特异基因序列的存在与否来判定细菌性感染。基因诊断方法比免疫学技术更加特异和敏感。

（一）核酸杂交

核酸杂交（nucleotide hybridization）是根据 DNA 双螺旋分子的碱基互补原理而设计的。首先利用某菌的特异性核酸序列设计合成探针（probe），与待检标本中提取的核酸进行杂交，若样本中有与探针序列完全互补的核酸片段，根据碱基互补原则，标本中相对应的核酸片段会与标记有化学发光物质、放射性核素或辣根过氧化物酶、地高辛的探针结合，经不同方法即可检测出标本中有相应病原菌基因。核酸杂交技术包括斑点杂交、原位杂交和印记杂交等。

（二）聚合酶链式反应

聚合酶链式反应（polymerase chain reaction，PCR）是分子生物学研究的一种极其重要的工具，用于多种多样的应用，例如克隆、基因表达分析、基因分型、测序和诱变。该技术是一种选择性的 DNA 或 RNA 片段体外扩增技术，当标本中病原体太少，用核酸电泳或核酸杂交的方法检测不到靶序列时，可提取带有靶序列的 DNA 作模板，在有引物、DNA 聚合酶、脱氧核苷酸（dNTP）存在下，经热变性、退火、延伸，最后能将目的基因扩增放大几百万倍。此时再进行靶序列的电泳、杂交等，就很容易被检出，此方法简便、快速、特异性强、灵敏性高。

1971 年 Khorana 提出了 PCR 的概念，1983 年美国科学家 Kary Mullis 孕育出了 PCR 的雏形，1988 年 Saiki 从水生嗜热杆菌（thermus aquaticus）中提取到耐热 DNA 聚合酶并应用到 PCR 技术中，这三位科学家的研究发现促进了 PCR 时代的到来。PCR 诞生之后，探索 PCR 定量的方法成为科学家的下一个目标，荧光素染色凝胶电泳是最先发现的 PCR 相对定量检测技术。目前，基因定量方法主要包括终点稀释法、外参照法、荧光 PCR、PCR-ELISA 等。基于 PCR 的相关技术，目前，临床上应用较多的有多重 PCR、SNP 筛查和 DNA 测序等，应用该技术可分析突变、诊断细菌及病毒、分析犯罪现场标本、检测肿瘤、构建遗传图谱等。

（三）基因芯片

基因芯片（gene chip）即 DNA 微阵列，是近年来在生命科学领域中迅速发展起来的一种高新技术，其基本原理是固相反向寡核苷酸探针技术。检测时将样本中的 DNA 抽提，用荧光染料标记后，与芯片上 DNA 探针杂交，应用共聚焦显微镜，激光扫描，可以获得结合于芯片上目的基因的荧光信号，通过计算机记录杂交结果和软件分析，即可判别标本中存在的病原体的特异性基因序列。该方法的优点是在短时间内对大量生物分子标本进行分析并获得其生物信息。基因芯片法因其快速、准确等特性被认为是继基因克隆技术、基因测序技术和 PCR 技术后的又一次革命性的突破，是极有发展前景的微生物学诊断技术。

病原性细菌诊断芯片可以在一张基因芯片上同时对多个标本进行多种病原菌的检测，所用样品量极少，极短时间内可获得大量的诊断信息，为感染性疾病的诊断提供了一个快速、敏感的高通量检测平台。

四、细菌毒素诊断

（一）内毒素

内毒素的检测最常用的是鲎试验。鲎是栖生于海洋的具有蓝色血液的节肢动物，从中提取一种变形细胞的溶解物，该溶解物中含有可凝性蛋白质，极微量的内毒素（0.000 5 μg/L）存在下即可形成凝胶，该凝胶再经低温冷冻干燥而成的生物试剂即为鲎试剂。使用鲎试剂检测的试验称为鲎试验。根据鲎试剂反应的原理可分为定性鲎试剂和定量鲎试剂，对应的试验称为定性鲎试验和定量鲎试验。定性鲎试验主要用于药品、医疗器械等产品的内毒素定性检测。定量鲎试验主要用于检测临床患者、动物体内内毒素等。

（二）外毒素

外毒素的检测常用的是免疫学试验，其中酶联免疫吸附试验在细菌外毒素检测中应用尤为广泛。

（三）动物实验

动物实验一般不作为细菌实验室的常规检测，可规定细菌的毒力或致病性。测定细菌毒力，一般以半数致死量（median lethal dose，LD_{50}）或半数感染量（median infective dose，ID_{50}）来表示。动物实验主要用于疑难病例，如多次培养阴性的可疑结核患者难以做出病原学诊断，可用标本接种豚鼠，感染后可检出结核分枝杆菌。

五、噬菌体对细菌分型的鉴定

噬菌体特异性地寄生在宿主的菌体内，即一种噬菌体只能裂解一种和它相应的细菌。噬菌体这一特性可以帮我们进行细菌流行病学的鉴定、分型及追溯传染源。噬菌体可用于细菌的感染治疗，某些噬菌体的混合制剂局部外用或口服治疗因耐抗生素等而久治不愈的患者。术后绿脓杆菌感染、菌痢患者大肠杆菌感染以及呼吸道的金黄色葡萄球菌感染等都可以采用相应噬菌体治疗。

（赫娜）

参考文献

1. 贺联印，许炽熛．热带医学［M］．2 版．北京：人民卫生出版社，2004.
2. 彭少华，李艳，李从荣．细菌感染实验诊断与分析［M］．北京：人民军医出版社，2006.
3. 曲芬，成军．细菌性感染实验室诊断的研究进展［J］．临床内科杂志，2003，20（11）：564 – 566.
4. 于建华，刁幼林，朱世银．提高细菌感染性疾病诊治水平的我见［J］．临床军医杂志，2006，（2）：108 – 110.
5. 俞守义，邹飞，陈晓光，等．现代热带医学［M］．北京：军事医学科学出版社，2012.
6. 张玉婷．降钙素原在细菌感染性疾病中的诊断价值及应用探讨［D］．苏州：苏州大学，2015.

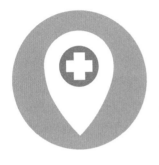

第十六章 | 病毒感染疾病的实验室诊断

病毒感染会引起大多数感染性疾病，目前已有 500 多种病毒经证实对人有致病性，临床上病毒感染性疾病的诊断一直是困扰医疗和科研人员的难题。因为病毒感染性疾病的复杂性，即相同病毒感染不同机体或不同组织器官可表现出不同的临床特征，以及不同的病毒感染会出现相似的临床症状，所以确定病毒感染性疾病的致病原仅通过临床症状的观察和流行病学资料的收集是远远不足的。因此，最终致病原原的确定需要实验室诊断。

第一节　病毒学诊断方法概述

在过去的发展过程中，严格地讲，病毒性疾病的实验室诊断早于病毒的发现，由于过去实验技术的限制，最初的病毒感染性疾病的诊断仅仅限于病毒的实验动物分离。随着科学技术的发展，鸡胚培养、细胞培养被应用于病毒感染性疾病的诊断，而病毒学研究的不断深入，病毒血清学技术、免疫学技术、分子生物学技术以及电子显微镜技术等更加敏感、特异、简便的诊断方法逐步应用于病毒感染性疾病的诊断之中。其中的病毒血清学方法分为经典血清学，如中和实验、补体结合实验、血凝抑制实验等和现代免疫学技术，如酶联免疫吸附试验（enzyme linked immunosorbent assay，ELISA）、放射免疫试验（radio immunol assay，RIA）、免疫荧光检测（immunol fluorescence assay，IFA），蛋白印迹（western blot，WB）等。检测方法的进步使病原的实验室诊断已成为临床医学不可或缺的组成部分，成为控制病毒病流行和蔓延的重要手段。除此之外，随着诊断检测的标志物由直接的活病毒扩展为病毒颗粒、抗原、核酸和间接检测到的特异性病毒抗体，病毒性疾病的诊断也有了更大的选择性。病毒性疾病诊断的基本原则为特异、敏感、快速、简便。针对不同的病毒和不同的检测目的，需采用不同的检测方案。病毒性疾病诊断技术的发展大致可分为病毒的分离、经典病毒血清学、病毒免疫学检测和分子病毒学检测四个阶段。

一、病毒诊断技术的发展

1. 病毒的分离

病毒病原检测和病毒性疾病诊断的早期，将分离病毒接种于实验动物，是病毒性疾病诊断和发现新病毒的唯一实验技术。如通过鸡胚培养从鸡肉瘤中分离出 Rous 肉瘤病毒。在细胞培养技术的建立和不断改进之后，组织细胞培养病毒的技术进入了蓬勃发展的阶段。虽然目前病毒性疾病的诊断技术层出不穷，但是在病因不明和新的病毒发现中，病毒分离仍是一种不可取代的经典实验诊断方式。

2. 经典病毒血清学方法

中和试验、补体结合试验、红细胞凝集试验等称为经典血清学试验，可同时用于病毒和病毒抗体的检测、分离病毒的鉴定等，特别是中和试验，目前仍是病毒分离鉴定的重要方法。将这些方法运用于病毒性疾病的诊断，推进了病毒学和病毒性疾病诊断的发展。虽然经典病毒血清学方法有较强的特异性，但敏感性大多不够高。

3. 现代免疫学技术

随着免疫学技术的不断创新以及免疫学技术与荧光素技术、胶体金标记技术、酶学技术、放射性核素技术等技术的联合使用，使得新型的复合检测方法既具有特异性又具备了敏感性。如 ELISA 、RIA、IFA、免疫胶体金试验和 WB，此外还有免疫电泳、免疫粘连试验等。其中病毒性疾病诊断中运用最为广泛的为快速、敏感、特异性强且无放射污染的 ELISA 技术。

4. 分子生物学技术

分子生物学技术在早年被广泛应用于病毒学研究中，在病毒性疾病诊断中应用较广的为核酸杂交、聚合酶链反应（polymerase chain reaction，PCR）等。核酸杂交又分原位杂交（in situ hybridization）、斑点杂交（dot blot）、转印杂交（Southern blot、Northern blot）等，PCR 又分为巢式 PCR（nested PCR）、半巢式 PCR（heminested PCR）、原位 PCR（in situ PCR）、竞争 PCR（competent PCR）、逆转录 PCR（reverse transcriptase PCR，RT-PCR）、定量 PCR（quantitative PCR）等，由于 PCR 检测可检出样本中单个拷贝的病毒核酸，与核酸杂交结合使用可以极大地提高检测的敏感性和特异性。

二、诊断方法的选择

随着科学研究的进步和深入，关于病毒性疾病的诊断的方法层出不穷，目前大多数病毒性疾病可以用多种方法单独或联合诊断，因此，在针对不同病毒以及不同病毒标记物检测时选择合适的方法尤为重要。虽然新的快速诊断方法的建立和应用会逐渐取代传统的诊断方法，但是如血凝、血凝抑制实验和中和试验等因其操作简单、敏感性较高的原因仍广泛使用。相比于经典的检测诊断技术，新的快速诊断技术既可用于病毒抗原的检测，亦可用于病毒抗体的检测，如广泛应用的 ELISA 技术，除此之外免疫胶体金等技术也正在逐渐推广应用于病毒抗原和抗体的检测。电子显微镜技术则主要用于一些大病毒的检出和新分离病毒的分类、鉴定。随着分子生物学技术的不断完善，其在病毒学诊断中的应用也越来越广泛，特别是分子杂交和 PCR 技术为病毒核酸的检出提供了一种极为特异、敏感的新方法。

三、诊断标志的选择

不同的病毒其生物学性状、潜伏期的长短以及机体感染后的免疫应答均明显不同，因此，选择病毒抗原、抗体或病毒核酸等标志作为检测诊断依据极其重要。对于可能存在的新病毒感染，原因不明时，应从相应感染部位获取标本做病毒分离，以便发现新的病原，同时可通过采集急性期血清和恢复期血清来鉴定分离病毒是否为致病病毒。对于潜伏期较短的病毒，由于机体未能就病毒感染产生相应的抗体，因此，应选择检测病毒颗粒或病毒性抗原及病毒核酸。对于可形成持续感染或潜伏感染的病毒，则优先选择检测病毒核酸。但对于某些病毒，难以取得用于病毒抗原检测的标本，因此，可检测抗病毒特异性 IgM 抗体作为感染指标。在病程中，抗病毒特异性 IgM 抗体出现较早，消失较快，对于大多数原发性病毒感染，特别是先天性感染，检测特异性 IgM 抗体可作为早期快速诊断的指标，以及区别再次感染和初次感染的有效方法。

第二节 病毒标本的采集和病毒分离

一、病毒标本采集

携带病毒标本的采集，对于病毒感染性疾病的实验室诊断是至关重要的第一步。除了根据临床症状进行初步判断之外还需适当进行流行病学的调查和分析，推断出可疑的感染病毒，并最终确定拟选择的检测方法和检测指标，然后进行样本的采集。标本分类有外周血、血清、脑脊液、唾液、鼻腔试子、咽喉试子、漱口液、肛门试子（粪便）、尿液、眼分泌物、病灶部位分泌物、活检、尸检标本等。需根据病毒的感染特点和检测标志来进行采集选择（相关注意事项见表 16 - 1）。

表 16 - 1　病毒标本的用途和采集注意事项

标本	用途	采集注意事项
外周血	病毒分离	确保容器无污染
脑脊液	病毒分离或直接检测	分离病毒时取样不迟于发病后 7 ～ 10 天
唾液	病毒分离或抗体检测	用棉拭子擦拭两颊黏膜或舌底擦拭留取
鼻腔拭子	呼吸道感染病毒分离	不能迟于发病后 5 天
咽喉拭子	病毒分离	不能迟于发病后 5 天
漱口液	病毒分离	使用保养液进行漱口收集
粪便	病毒分离或病毒抗体检测	采集时间越早越好，不能迟于发病后 7 ～ 10 天
血清	病毒特异性抗体检测	于发病后 1 周内采集急性期血清用于检测 IgM 和 IgG，并于发病后 2 周或更迟采集恢复期血清标本用于检测 IgG
尿液	病毒分离或直接检测	发病时采集，多次（2 ～ 3 次）采集以增加检出机会
眼分泌物	病毒分离或直接检测	在眼结膜部采集分泌物
活检尸检	病毒分离或直接检测	尸检标本应尽早采集，最迟不超过死后 24 h，用于病毒分离时应在死后 3 ～ 6 h 内采集

二、病毒的分离

1. 试验接种分离病毒

（1）动物试验。病毒学研究中最先采用的是动物试验技术。选择合适的实验动物是动物试验成功的关键。实验动物应根据病毒种类和实验目的进行选择。不同病毒对动物的易感性各不相同，因此，考虑实验动物的易感性是选择实验动物的首要条件。接着还需通过观察实验动物的健康状况，如生活习性、生理常数、反应灵敏程度、毛色、无创伤等条件作为其适合试验的标准。除此之外，实验动物的品系、大小、性别、年龄、体重等均需根据实验目的进行选择，如品系较纯的动物其生物学反应比较一致，雄性动物一般可用于接种分离病毒，雌性动物一般用于制备抗体等。

（2）实验动物接种。在选择合适的实验动物之后，需根据实验目的对实验动物进行编号和观察，无异常之后再进行接种。同时根据不同的实验目的、实验动物种类和接种材料，往往需要采用不同的接种途径，如腹腔接种、静脉接种、皮下接种、皮内接种、脑内接种、角膜接种、鼻腔接种、口腔接种等。动物接种之后需逐日观察，每日至少两次，可根据实验目的设定必要的观察时间。其中观察内容包括食欲、活动力、毛发情况、体温、脉搏、呼吸、粪便改变情况、全身反应、病理反应，如发红、肿胀、坏死等。若出现发病或死亡则根据需要进行的剖检，观察各组织脏器有无变化，并采集标本做进一步病理检查。

（3）实验动物的采血方法。在试验中间或结束，常需采集外周血检测病毒或血清中特异性抗体，采血可分为致死采血和非致死采血，采血应无菌操作，大量非致死采血后应进行补液。根据动物的不同采血方法也各不相同，可采用的采血方法有：心脏采血法、颈动脉采血法、耳静脉采血法、颈部静脉采血法、翼根静脉采血法、眼眶采血法。

（4）动物试验的注意事项。动物实验室需具备严格的消毒隔离条件，尤其是进行强传染性病毒操作时，如出血热病毒、乙型脑炎病毒等，必须达到相应的实验室安全级别。同时操作人员应严格执行消毒隔离制度，必要时进行适当的预防接种，确保实验人员的健康、安全。试验结束之后，实验动物及实验所用全部物品，需彻底消毒，确保不污染环境。试验中如出现意外事故应及时进行妥善处理，并报告有关部门。

2. 鸡胚培养接种分离病毒

鸡胚培养也是较早用于病毒分离培养的技术之一，许多病毒都能在鸡胚上增殖，虽然近几十年细胞培养技术的发展，大有代替鸡胚培养的趋势，但鸡胚培养仍沿用至今，除用于病毒分离鉴定之外，还可用于疫苗生产、抗原制备、病毒性质及抗病毒药物研究等方面。

（1）鸡胚的选择。受精卵孵育 17 ～ 20 h，原胚层即分化为外胚层、内胚层、中胚层，随孵育时间延长继续分裂分化。不同的鸡胚适用于不同接种途径，可增殖不同病毒，应根据不同实验目的选择合适胚龄的鸡胚。

（2）鸡胚的接种途径。不同病毒在鸡胚胎不同部位的生物学特性差异较大，因此，不同病毒应选择合适的接种途径，如可采用绒毛尿囊膜接种、尿囊腔接种、羊膜腔接种、卵黄囊接种、鸡胚脑内接种、静脉接种、胚体接种、去鸡胚胎培养等接种方法，均可用于病毒学研究。

（3）感染病毒的检测。对于能形成增殖和引起鸡胚胎死亡或鸡胚生长迟缓的病毒感染，可通过观察直接判别，如乙脑病毒。如果病毒的增殖对鸡胚胎不造成伤害，则需结合其他方法测定病毒，如血凝试验、补体结合试验等。

（4）鸡胚培养的优缺点。鸡胚胎对于大部分病毒具有广泛易感性；培养可收获大量病毒且结果易于判断，条件易于控制；另外，鸡胚胎生产方便，价格低廉，操作简便，适用病毒分离和大量抗原的制备。但用于判断病毒感染引起的死亡，除个别病毒之外无明显特异性指标。此外，也无法排除鸡胚胎存在自身潜伏感染的可能，同时还因为具有母体抗体，不能用于抗病毒抗体的检测，且操作需严格进行无菌要求和对操作人员技术要求较高，否则会因操作不当，造成鸡胚物理死亡。

3. 细胞组织培养技术

细胞组织培养技术在病毒学发展中起到了至关重要的作用，到目前为止应用细胞组织培养技术，已成功分离培养出数百种对人致病的病毒。组织切块培养和细胞培养，在体外模拟机体内生理条件，使之生存生长，目前一般指细胞体外培养。而单层细胞培养则常应用于病毒分离。

（1）细胞培养的分类。可根据细胞来源和细胞染色体特性将细胞培养分为三大类。①原代细胞培养是由新鲜组织制备的单层细胞，分离病毒最为敏感，但只能传 2～3 代。②传代细胞系由原代细胞连续传代或由肿瘤细胞培养而来，细胞系构建成功后其特点类似于肿瘤细胞，可无限传代，应用保存方便，多用于病毒的分离、鉴定和抗病毒药物筛选等研究。目前适用于病毒增殖的传代细胞常用的有 HeLa（子宫颈癌）细胞系、BHK21（地鼠肾）细胞、Vero（传代非洲绿猴肾）细胞等，其对大多病毒比较敏感，可根据不同用途选择性地分离和鉴定病毒。③二倍体细胞株属于正常细胞，这种细胞有一定寿命，通常能传 40～50 代，我国常用人胚肾、人胚肺、人胚肝、人胎盘羊膜、鸡胚、猴肾、地鼠肾、地鼠肝等原代细胞分离鉴定病毒。随着科学技术的不断发展，细胞冻存技术的不断完善，这些传代细胞可用液氮长期保存，使用细胞更为方便，使病毒的分离鉴定趋于简便快速。

（2）细胞组织培养的基本条件和方法。细胞组织培养的要求极其严格，细胞需在特别纯净、无菌、无毒性、酸碱度合适、营养成分好的条件下才能正常生长。因此，涉及培养基、血清、酸碱调节剂和温度的选择和控制。目前常用的人工合成培养基有 DMEM 和 RPM1640，培养基主要提供各种氨基酸、葡萄糖、维生素、无机盐和其他成分。应根据细胞的特性来进行选择。培养基中还需添加少量的血清，用以提供糖蛋白，球蛋白，细胞生长因子等元素，促进细胞的生长，分离病毒用的血清需经 56 ℃，灭活 30 分钟，以去除对病毒的干扰。为了最大程度的模拟细胞在体内生长的酸碱缓冲环境，一般采用碳酸盐缓冲溶液进行调节，维持 pH 在 7.0～7.4 之间。另外细胞组织培养过程中温度有效控制在 37～38 ℃之间，能使细胞更好的生长。在控制好细胞培养的基本条件之后，根据需求可采用静置培养、悬浮培养、旋转培养、混合培养、克隆培养等培养方式进行培养。

（3）病毒的接种及检测。分离不同的病毒应选用适当的易感细胞，以提高分离阳性率。病毒的接种首先应选择生长状态良好的细胞单层，倒弃培养基之后，用缓冲液冲洗 2～3 次，加入可以覆盖单层细胞的细胞培养液静置吸附 30～90 min，根据实验目的倒弃吸附液再加入维持液或直接加入加新鲜维持液，33～35 ℃培养。之后可通过观察细胞病变初步判断病毒的种类，并结合细胞吸附试验、中和试验、荧光等方法进行病毒的进一步检测。

第三节 病毒性疾病的经典实验室诊断

病毒的血清学试验是诊断病毒感染和鉴定病毒最为经典的实验室诊断技术。血清学试验的方法很多，最为常用的有中和试验、红细胞凝集试验、红细胞凝集抑制试验、红细胞吸附试验、红细胞吸附抑制试验以及补体结合试验等。病毒感染后患者会发生显性或不显性表现，伴随着机体产生免疫应答，在急性期和恢复期血液中出现不同类型抗体并持续一段时间，因此，应用血清学技术诊断病毒病，联合使用已知抗原去测定相应的抗体的存在和滴度的高低变化，便可判断出患者是否存在相应病毒感染。在血清检测的过程中，准确的检测方法为采集双份血清，即急性期血清和恢复期血清，测定 IgG 抗体滴度，如果在发病初期，因抗体浓度尚未升高，只检测急性期血清中 IgG 抗体，未测出病毒特异性抗体，也无法排除病毒感染的可能。如果只取单份血清检能检测到特异性 IgG 抗体，只能说明患者曾感染过检测病毒而不能确定近期感染。只有在急性期检测不到 IgG 或 IgG 滴度低，而恢复期血清中 IgG 升高 4 倍以上，才具有诊断意义。因此，通常情况下病毒性疾病感染的急性期血清中 IgG 抗体需在发病后 4 天内采集检测，恢复期血清在发病后 14～28 天采集，最短不能少于 10 天。但有少数病毒如乙型脑炎病毒，其补体结合抗体存在的时间较短，故急性期检测查到这种抗体也具有一定的诊断意义。除此之外，患者血清中的抗病毒 IgM 抗体出现早、消失快，因此，测定单份血清中的特异性 IgM 抗体，一定程度上有助于病毒性疾病的早期诊断。

一、中和试验

中和试验是典型的抗体抗原特异性反应，其原理是抗病毒的特异性中和抗体与相应的病毒结合，使病毒失去吸附于敏感细胞的能力。根据中和定量病毒的感染毒力需使用定量滴度的中和抗体的规律，可采用中和试验测定机体抗体水平并一定程度上反映机体抗病毒感染的免疫能力。中和抗体最大的特点是在机体内存在的时间比较长，可鉴定病毒的型别，因此，中和试验的主要用途就包括鉴定病毒，分析病毒抗原的性质，测定免疫血清的抗体效价，测定患者血清中的抗体，用于病毒性疾病的诊断。虽然中和试验为实验室常用方法，但中和试验仍存在检测周期较长，实验过程烦琐等问题。

二、补体结合试验

补体结合试验其原理是特异性病毒抗原和相应的抗体反应形成免疫复合物，之后加入定量的补体于反应系统中，免疫复合物与补体结合，不再以游离形式存在，此时，如再加入另一抗原抗体系统（如红细胞和溶血素），则后者体系因缺乏游离的补体不产生溶血反应，称为阳性反应。如被测系统中没有病毒抗原或没有病毒抗体结合不形成复合物，加入定量的补体仍以游离形式存在，再加入红细胞和溶血素则会出现溶血，称为阴性反应。补体结合试验相对省时、省力，一般 24 h 内可得出结果。虽然存在不能鉴定病毒的型别的缺陷，但有利于初步确定是哪种病毒感染，可辅助病毒型别的鉴定，对病毒性疾病的诊断具有重要作用。

三、细胞凝集和凝集抑制试验

红细胞凝集和凝集抑制试验也为抗原抗体特异性反应,由于某些病毒或病毒血凝素能引起个别种类的哺乳动物的红细胞发生凝集现象,当加进相应的特异性抗体,会使凝集现象受到抑制。如流感病毒的血凝现象是因为病毒血凝素能作用于红细胞表面的受体,病毒附着于细胞而发生凝集现象。病毒血凝现象一般可以分成3类。

(1)完整的病毒颗粒紧密结合吸附病毒血凝素,一般不经剧烈的化学试剂处理,无法使病毒颗粒分开。

(2)完整病毒颗粒与病毒的血凝素易于分开,当血凝现象形成之后再出现病毒颗粒和血凝素分开,反应系统经高速离心沉淀之后病毒分布于沉淀物中,血凝素存在于上清液中,病毒的血凝性质为可逆反应。

(3)病毒凝集红细胞的条件受限,如对红细胞的种类、反应中的 pH 和温度等进行严格要求的血凝反应。血凝抑制试验可用于发现与鉴定病毒,诊断病毒性疾病并可参与病毒分组,同时还可以测定病毒感染后机体产生的抗体效价,同时根据血凝的可逆性质亦可用于病毒浓缩、病毒抗原分析和病毒变相测定等。红细胞凝集抑制试验比补体结合试验敏感、特异性强,并且操作简便、快速、节省时间,故常被采用。但由于可产生血凝现象的病毒不多,因此,该方法受到一定程度的限制。

四、红细胞吸附和吸附抑制试验

有些在细胞内繁殖的病毒有吸附红细胞的作用,当先加入特异性抗体作用于细胞后,这种吸附现象即被抑制。其原理与血凝和血凝抑制试验相似,所不同的是血凝和血凝抑制试验的病毒抗原是游离的,而红细胞吸附和吸附抑制试验的病毒抗原是固定在细胞内的。此法常用于产生血凝效价低的病毒的检出和鉴定。

第四节　病毒性疾病的现代免疫学诊断

一、酶联免疫学试验

EIA 最早应用于定量检测血清特异性抗体,随后逐渐开始应用于病毒性疾病的检测和诊断。目前由于单克隆抗体、人工合成抗体以及基因表达抗原等技术的不断进步和应用,极大程度提高了试验的敏感性,该方法由于具有特异性强、敏感性高、试剂制备简易、操作简便、结果判定客观、重复性好、易于工业化生产和自动化操作等优点,已被广泛应用于病毒性疾病的诊断当中。

EIA 方法最大的特点是充分利用了抗原抗体反应的高度特异性和酶促反应的敏感性等优势。如某些酶标记于抗体或抗原形成的酶标记物,既具有抗体或抗原的免疫反应活性,又保留了酶的酶促反应活性。试验中待测标本中的抗体或抗原与已知的固相抗原或抗体结合，然后与相应的酶标记物结合形成免疫复合物，在酶作用下加入的底物产生颜色变化，可通过肉眼观察或仪器测定颜色变化的强弱即可定性或定量检测待测抗原或抗体。

1. **酶联免疫学试验系统构成**

（1）固相载体是酶联免疫试验系统中不可缺少的一部分，其最常用的为玻片载体，除此之外，聚苯乙烯、聚氯乙烯、纤维素、琼脂糖、聚丙烯酰胺等均可作为固相载体使用，目前应用较多的是聚苯乙烯反应板，由于其对抗原、抗体均有较好的吸附作用而被广泛使用。

（2）酶标记物的选择也尤为重要，其中常用的酶有辣根过氧化物酶、碱性磷酸酶、葡萄糖氧化酶、半乳糖苷酶、葡萄糖磷酸脱氢酶、苹果酸脱氢酶等，前两者应用较多，特别是辣根过氧化物酶，因具有分子量小、活力高、稳定性好、易获取等优点以及其结合底物OPD 和 TMB 产生的颜色稳定易于定量测定而被广泛使用。但是为了保证试验的稳定性、快速性和有效性，检测系统所采用的酶和抗原、抗体要求具有较高纯度。如标记采用的抗体最好是单克隆抗体或高度纯化的多克隆抗体，抗原最好是基因工程抗原或人工合成肽。

（3）缓冲液体系由包被缓冲液、洗涤液、稀释液、底物缓冲液、反应终止液构成。

2. **常用的酶联免疫试验**

（1）酶联免疫吸附试验的优点为适用于普通显微镜观察，能长期保存染色样本，是一种较特异、快速和简便的方法，可分为直接法或间接法，以间接法较常用。这种方法用于检测培养细胞中的病毒抗原和组织切片中的病毒抗原，但其也存在易产生非特异性反应的缺点，或因临床标本中自身含有内源性过氧化物酶，而容易产生误导性判断。酶联免疫吸附试验（ELISA）有以下常用方法：①间接法 ELISA；②双抗体夹心法 ELISA；③双抗原夹心法 ELISA；④双夹心法 ELISA；⑤竞争法 ELISA；⑥捕获法 ELISA；⑦酶抗酶法ELISA；⑧生物素 – 亲和素系统 ELISA 等。

（2）免疫印迹技术（western blot，WB）是将蛋白质电泳和酶联免疫技术联合使用，可用于病毒抗原和病毒特异性抗体的检测。具体方法为将已知抗原经聚丙烯酰胺（或琼脂糖）电泳后，将抗原转印于硝酸纤维膜上形成固相抗原，接着再进行酶联免疫反应；或者将待测未知病毒抗原电泳后转印至 NC 膜，用已知特异性抗体鉴定和检测未知病毒抗原。WB 结合了蛋白电泳和酶联免疫技术两者的优点，其特异性优于 ELISA，但 WB 也存在样本、试剂材料制备复杂、成本较高，且操作过程烦琐，影响因素较多等缺陷，其应用程度远不如 ELISA。

（3）免疫胶体金标记技术基于特异性的抗原抗体反应，胶体金呈紫红色的标记物在合适的条件下可以与病毒抗原或抗体稳定结合形成标记物，并且标记检测物的免疫活性不受反应影响，最终反应结果可用肉眼直接观测。该试验可用于病毒抗原和抗体的检测试验。相比酶联免疫反应和 WB，此方法虽然不如 ELISA 等方法敏感，但因其检测试剂盒简便、易携带、易操作，正逐渐为人们所重视，并通常应用于户外病毒快速初步检测。

二、免疫荧光试验

有些荧光素能和抗体分子结合，不仅不影响抗体的活力，而且能与相应的抗原形成免疫复合物，形成的复合物由于有荧光素的参与，通过借助于荧光显微镜，能观察到细胞内发荧光的待检测病毒抗原的存在和相应位置，从而观察到相应的病毒抗原。通常采用异硫氰酸荧光素（FITC）标记。不同种类的病毒在细胞内增殖的部位是不同的，一般 DNA 病毒在细胞核内复制，所以通过 IFA 检测 DNA 病毒感染时可能观察到细胞核内有荧光颗粒。RNA 病毒通常在细胞质内复制，所以借助 IFA 检测，可在细胞质内捕获发亮的荧光颗粒，如乙型脑炎病毒。根据病毒的感染周期和生物学特性，利用 IFA 技术，甚至可以追踪病毒的复制和装配的过程。目前由于 IFA 方法简单、敏感、特异，已逐渐成为病毒学检测诊断中必不可少的方法。尤其在使用单克隆抗体进行检测之后，其敏感性和特异性都得到了进一步的提，高结果更易判断，采集标本后，一般 2～3 h 内可出结果。其诊断阳性准确率可达75%～95%，但由于 IFA 易产生非特异性反应，所以实验过程中必须有严格的对照和排除试验。

IFA 在临床诊断应用中可分为直接法和间接法，以间接法较为常用。

（1）直接法为直接将荧光素标记在病毒特异性 IgG 抗体上，经过孵育处理之后，标记的抗体可直接与载体上固定的细胞内的病毒结合，可通过荧光显微镜直接观察结果。具有简便、特异性较高的特点，但其敏感性稍低，适应于直接检测相应的病毒抗原，但是一种型特异性反应的荧光标记抗体只能检测一种病毒抗原。

（2）间接法采用了标记荧光素的抗人或动物 IgG 的抗体即抗抗体，用于检测抗体与病毒抗原的结合物。间接法检测时涉及两对抗原抗体体系，其中第一对为病毒抗原与相应的抗体；第二对为抗体与相应的荧光素标记的抗球蛋白抗体。由于夹层免疫球蛋白分子一般存在多个抗原决定簇，因此，检测时能被多个荧光素标记的抗体结合，所以间接法比直接法敏感5～10 倍，且标记一种抗抗体，可用于多种抗原抗体系统的检测。但是间接法也存在缺点，由于参与的反应过程的因素较多，因此，较易出现非特异性荧光，故需严格控制操作条件，并排除干扰结果的因素。

IFA 还可用于病毒抗体的检测，方法是以已知病毒感染敏感细胞，将细胞做涂片固定，即可作为检测特异性抗体的固相抗原，同时以荧光素标记抗人 Ig 抗体作二抗，只需制备不同病毒感染细胞的涂片，即可检测多种病毒特异性抗体。使用不同类型的荧光标记二抗，如抗人 IgG、IgM、IgA 等，可以检测不同类型的病毒特异性抗体。

三、放射免疫试验

RIA 于 1960 年建立，此后迅速发展并应用于病毒性疾病的诊断，由于其兼备放射化学和免疫学特性，具有很高的特异性和敏感性，因此，在病毒抗原、抗体等检测中得到广泛的应用，其特异性和敏感性与 ELISA 属一个数量级，在某些病毒病诊断中更加敏感，且易于自动化操作。

放射性核素标记的抗体或抗原具有高度的示踪敏感性，同时不改变其免疫学反应的特异性，当其与待测抗原或抗体结合后，通过测定放射性强度即可达到定性或定量检测的目的，根据标记放射性核素的不同，测定放射性强度一般采用 γ 计数器或液体闪烁仪，以每分钟衰变次数（counts per minute，cpm）表示，放射性核素的量越大，其 cpm 越高，同一批制备的标记试剂比放射性（即单位定量标记试剂的放射性强度）是相等的。因此，测量反应后形成的标记免疫复合物或液体中游离标记物的放射性强度，可以定量计算出待测物的含量。

放射性核素原子核内的中子数比天然存在的元素或多或少，且能自发衰变，衰变过程中释放出一定的粒子，可产生不同的射线，变成另外一种稳定的元素。不同放射性核素的半衰期及比放射性均不同，标记用放射性核素的半衰期不能过长或过短，半衰期太短则有效期受限，太长则对环境污染严重，难以处理，比放射性越高越有利于提高检测的敏感性。

1. 放射性核素标记方法

放射性核素标记分为直接法和间接法两种，直接法即直接与抗原或抗体上的基团结合，间接法则要使用连接剂完成标记。标记用抗原或抗体的纯度越高越好。

（1）直接法中以放射性核素^{125}I 为例，其可以与蛋白质上的酪氨酸、酪胺或组蛋白等残基直接结合，形成放射性核素标记的蛋白质，该方法操作简便，标记物比放射性高，但对于缺乏上述残基的蛋白质或多肽则无法进行标记。其原理是用氧化剂 NaI 的^{125}I 氧化成^{125}I$_2$，以^{125}I 取代酪氨酸残基苯环上的氢，形成稳定的标记物。标记时合适 pH 为 7.4 ~ 7.8，反应体积越小越好。

（2）对于缺乏酪氨酸残基的蛋白质或多肽可以采用间接法标记，但该方法操作比直接法复杂，而且标记率较直接法低。其原理为以 3 - （4 - 羟苯）丙酸 - N 琥珀酰胺酯作连接剂，将^{125}I 标记在羟苯基 2，5 位置，再将琥珀酰胺酯水解，通过酰胺键将 3 - （4 - 羟基 - 5 - ^{125}I - 苯基）连接于蛋白质或多肽的末端氨基。由于一个单白质或多肽分子只能结合^{125}I，因此，其标记物的比放射性较低。

放射性核素标记虽然操作简单，但由于存在放射性污染问题，标记必须在具备防护和处理设施的专业实验室进行。

2. RIA 方法分类

RIA 建立的早期采用液相技术，是指实验过程中抗原、抗体以及标记物同在液相系统中反应，标记物与待测物为同一物质，相互竞争结合特异性抗原或抗体，当标记物与相应抗原或抗体固定不变时，通过测定标记复合物或游离标记物强度即可定量测定待测抗原或抗体的浓度。系统中免疫复合物与游离标记物的分离一般采用离心法，可通过加入第二抗体使免疫复合物沉淀或将标记物连接大分子物质来完成。该法可用于病毒抗原或抗体的检测，操作简便，一步即可完成反应。如果用已知浓度的标准抗原或抗体建立标准曲线就可以根据测得的 cpm 值查出相应的抗原或抗体含量。随后发现蛋白质可以连接到不溶性物质上，并能保留免疫结合能力，因此，将该想法应用于放射免疫衍生了固相放射免疫测定（solid-phase RIA，SPRIA），从而简化了试验过程中免疫复合物与游离标记物的分离程序，提高了 RIA 的应用范围，从此大大取代了液相 RIA。SPRIA 是将特异性抗原或抗体吸附于固相材料表面，然后与待测标本中的相应抗体或者抗原及标记物结合，形成的免疫复合物连接在固相表面，经去除游离试剂之后，测定固相部分的放射性强度即可定性或定量测定病毒抗体、抗原。之后在固相 RIA 的基础上又可采用双抗体夹心法、双抗原夹心法、竞争法、抑制法等进行抗原抗体检测。

虽然 RIA 具有特异性强、使用范围广、敏感性高、操作简便、重复性好等优点，而且大多数病毒都可以利用 RIA 检测，但由于其存在放射性污染、核素半衰期短等问题，特别是放射性核素对人体和环境有较大的危害，试验中应特别注意。目前随着 ELISA 技术的不断创新，RIA 在病毒病诊断中的应用逐渐被替代。

 第五节 病毒性疾病的分子生物学诊断

分子生物学技术的进步和发展使得其在病毒学研究和诊断中逐渐占据主导地位，其在传统的病毒学诊断方法以外开辟了新的途径，尤其是聚合酶链式反应（polymerase chain reaction，PCR）技术的高度敏感性和特异性，使病毒性疾病的诊断技术有了质的飞跃。目前常用的病毒性疾病的分子生物学诊断包括分子杂交技术、琼脂糖凝胶电泳技术、聚合酶链式反应等。

一、分子杂交技术

分子杂交的原理是将已知特异性核酸片段用非放射性核素或放射性核素标记后作为探针使用，用于检测标本中与探针有相同序列的目的核酸。由于目前大多数人类病毒基因已得到克隆，分子杂交技术已被广泛应用于病毒的检测和研究之中。分子杂交是基于 DNA 双螺旋分子的碱基互补原理设计的，核酸双螺旋分子在高温和变性剂存在的情况下可以解链成单链分子，在低温时可以依据碱基互补原则复性形成双链，如果在复性时加入标记的探针分子，探针与待测核酸分子中相同序列互补形成带标记的双链分子，利用放射自显影或其他方法示踪，当样品中存在与探针相同序列的核酸分子时，即显阳性结果。

分子杂交技术兼备了碱基互补的高度特异性和标记示踪的敏感性，其灵敏度可达 0.05 pg/μL 水平，能检出 1 000 拷贝的核酸样品，结合 PCR 使用，从理论上可检出 1 拷贝的核酸分子。

1. 探针的制备

分子杂交试验中病毒探针的制备是实验成败的关键，其中探针的特异性、大小、使用目的等在设计时需着重考虑。

（1）在选择待测病毒核酸特异性片段时，需进行同源性分析。因为存在某些病毒与宿主细胞具有相同序列的情况，所以在数据库中进行序列比对和选择时，需巧妙避开这些区域的片段，以保证设计探针的特异性。

（2）物质的结构大小通常一定程度上决定物质的性质，杂交探针的大小对杂交的特异性和敏感性均有影响，一般分子杂交探针的大小为 0.3～3 kb，探针片段太小，标记率不高，影响其敏感性，太大则易出现非特异性杂交。但用于原位杂交的探针一般选择几十个核苷酸，以减少探针进入细胞时的阻力。

（3）早期用于病毒学检测的探针是利用细胞培养病毒，纯化后经限制性内切酶切割后再进行标记，其后又发展了许多更加简便易行的方法，如双链 DNA 探针，cDNA 探针，RNA 探针，寡核苷酸探针等。其中人工合成特异性病毒 DNA 片段较上述方法更为简便，因为它可以在合成片段的同时加入带标记物的 dNTP 进行标记。但由于人工合成技术有限，一般情况下只能合成几十个核苷酸的片段，多用于原位杂交探针或 PCR 产物检测探针的制备。

（4）可采用非放射性核素和放射性核素进行标记，虽然放射性核素具有特异性强、敏感性高、操作简便等优点，但相比于非放射性核素，其存在放射性污染等缺点，目前已逐渐被非放射性核素标记物取代，常用的非放射性核素有地高辛、生物素、荧光素等。

2. 分子杂交的主要步骤和影响因素

分子杂交的主要步骤包括样品处理、预杂交、杂交、测定（放射自显影、底物显色）等。其中杂交成功率受温度、pH、离子浓度、探针的长度和浓度、杂交促进剂以及漂洗操作等影响。

3. 常用的杂交方法

病毒性疾病的检测中常用的杂交方法有斑点杂交、原位杂交、转印杂交等，除此之外又发展出夹心杂交等方法，杂交底物既可以是 DNA/DNA，也可以是 RNA/RNA 或 RNA/DNA，除原位杂交外，这些方法既可直接用于病毒核酸检测，又可用于病毒核酸 PCR 扩增产物的检测。

（1）斑点杂交为将病毒核酸样品点加至 NC 膜上，便可直接进行杂交，可运用于大多数病毒核酸和 PCR 产物的检测，方便简单。

（2）转印杂交相比于斑点杂交不同之处在于需要先将样品进行凝胶电泳分离之后，再转印至 NC 膜上进行杂交。可分为检测 DNA 的 DNA 印迹（Southern blot）杂交和检测 RNA 的 RNA 印迹（Northern blot）杂交。

（3）原位杂交主要用于细胞内病毒的检测和定位，是将细胞或组织切片固定于载玻片上，保持细胞的良好的形态结构，在用蛋白酶 K 处理增加细胞膜和核膜的通透性之后，在合适的条件下使用探针与细胞内的病毒核酸杂交。根据探针的标记物能否直接被检测，可分为直接原位杂交和间接原位杂交。

二、聚合酶链反应

PCR 技术的发明和广泛使用极大地推动了分子生物学的发展，也为病毒感染性疾病诊断提供了崭新的检测手段。目前已广泛应用于病毒学研究及病毒性疾病的诊断。PCR 的原理类似于天然 DNA 复制。在提取了核酸模板之后，若模板为 RNA，则需逆转录为 DNA，双链 DNA 在高温下变性解链后，两条单链 DNA 分别经复性与两条引物互补结合，其中 PCR 扩增产物的特异性主要由引物决定，引物的设计是 PCR 成功的关键，需考虑到长度、位置和引物 GC 碱基的含量以及末端核苷酸的结构，接着在和合适的条件下添加4 种dNTP，由 DNA 聚合酶催化引物由 5′到 3′扩增延长，每经过变性、复性、延伸一个循环，模板 DNA 增加 1 倍，新合成的 DNA 链又可作为下一循环的模板，在经过 30～50 个循环，可使原 DNA 量增加 10^6～10^9 倍。由于引物的序列决定了扩增的范围，而数十个循环使原 DNA 模板大量增加，因此，PCR 具备特异、敏感等许多优点，特别适用于难以分离培养和其他方法不易检测的病毒的诊断。

1. 常用病毒 PCR 检测技术

（1）巢式 PCR（nested PCR），它是由 2 对引物经 2 组循环完成。第一对引物扩增出一条较长的产物。第二对引物以此为模板经二次循环扩增目的产物。相比于一次 PCR，这种方法较为敏感，更适用于病毒核酸的扩增。

（2）半巢式 PCR（heminested PCR），其可通过设计内外 2 对 Tm 值相差较大的引物并通过复性温度的控制来达到敏感性扩增的效果，可在同一试管内进行。

（3）逆转录 PCR（reverse transcriptase PCR，RT-PCR）用于 RNA 病毒的检测，是在巢式或半巢式等 PCR 方法前增加一步从 RNA 到 DNA 的逆转录过程，逆转录与第一次 PCR 在同一系统内进行，在 RNA 逆转录结束后直接可以进行 PCR 扩增。

（4）多重 PCR 可用于多型别病毒的分型检测或同时检测几种病毒，原理同普通 PCR 或巢式 PCR，但试验中需同时使用数对不同病毒引物，因此，对引物设计有更高的要求。需考虑到引物间的互补同源性，退火温度和 PCR 目的产物的大小差别等相关问题。

（5）原位 PCR 是指将用蛋白酶 K 消化固定于载玻片的组织或细胞，在不破坏细胞形态的情况下，直接进行 PCR，此 PCR 方式可以定位检测病毒在细胞和组织内的位置，最终可用标记的探针检测其 PCR 产物。

（6）定量 PCR 的原理是在常规定性 PCR 的过程中添加入参照物，对 PCR 产物定量，从而得出初始模板量。已经应用的定量 PCR 包括竞争性 PCR、荧光分析 PCR 等。①竞争定量 PCR 是在普通 PCR 系统中加入可控的内参照竞争模板，其具有序列与目的片段相同，扩增效率与目的片段相同或近似的特点，扩增后对两种产物定量分析，根据公式即可求出原始模板浓度。②荧光递减定量 PCR 是一种以荧光标记分析为基础的定量 PCR。原理是当两条互补引物链分别标记上供体和受体荧光团时，荧光团间荧光能量转移产生荧光，当碱基互补打破失去能量转移则荧光消失。最终体系中的荧光强度的减少与扩增成正比。③荧光实时定量 PCR 也是用荧光标记分析的定量 PCR，但与荧光递减定量 PCR 相反，它测定的是荧光强度的增加。该方法是在常规 PCR 中加入一个特异性寡核苷酸荧光探针，该探针由一个荧光发光分子和一个荧光淬灭分子组成，在激光激发下，完整探针中的发光分子的荧光被淬灭分子全部吸收，不发出荧光。在 PCR 过程中，由于 Taq 酶具有 $5' \rightarrow 3'$ 的核酸外切酶活性，在扩增链延伸过程中降解与模板结合的特异性荧光探针，发光分子被从探针上切割下来后与淬灭分子分开，并在激光的激发下产生特定波长的荧光，其强度与 PCR 产物量成正比。通过动态测定荧光强度可以得到样品实际 PCR 扩增曲线，找到其 PCR 扩增的对数期，通过与参照物标准品的对数期比较，得到样品中特定模板的起始拷贝数，可用于组织中病毒载量的测定。

2. PCR 产物的分析

PCR 扩增目的产物的分析是病毒性疾病诊断的直观体现。可根据不同的目的采用不同的方法，其中，凝胶电泳、核苷酸序列测序分析最为常用。

（1）凝胶电泳。凝胶电泳一般采用琼脂糖凝胶电泳，可根据产物的分子量大小直接进行比对分析，适用于病毒性疾病的实验室诊断等初步定性。

（2）序列分析。将 PCR 产物进行核苷酸序列分析，适用于病毒分型和突变研究，还可以用于新病毒的发现和诊断。

3. PCR 使用注意事项

应用 PCR 检测病毒时，根据不同的实验目的和不同的病毒选择合适的 PCR 方法，如检测体液或者液体标本中病毒时，选择巢式 PCR、RT-PCR 和多重 PCR 等；如直接检测细胞和组织内的病毒时，建议采用原位 PCR；若检测病毒的载量或评价抗病毒治疗的效果则优先选择定量 PCR。由于 PCR 高度敏感，容易产生非特异性的扩增，因此，检测病毒性疾病样本时，除了选择合适的 PCR 技术之外，需严格把控实验操作环境，控制实验操作步骤以及实验过程中的耗材和试剂使用，以免产生标本交叉污染、器材污染、试剂污染、实验环境污染等问题带来的后果而影响了最终的病毒性疾病的诊断。

 ## 第六节　病毒性疾病的电子显微镜诊断

　　电子显微镜技术发展至今已经有近 100 年历史，随着超微形态结构研究需求的不断提高，最终体现为电镜的分辨率也不断提高，目前，电镜可运用于超微检测、超微动态观察和分析计算有机结构。作为目前所知结构最为简单的生命单位——病毒，其具有复杂的变异及进化过程以及特定超微结构特征和错综的形态发生过程，而电镜高分辨率技术的发展成为推进病毒研究的重要手段。病毒性疾病的诊断过程中通过经典的病毒分离、血清学诊断、现代免疫学诊断和分子生物学诊断技术我们可以初步或最终定性或定量，对病毒性疾病做出判断，但想从形态结构学上认识和诊断病毒，仍需借助电子显微镜的帮助，尤其对于目前尚难分离培养的病毒，应用电子显微镜技术可以直接观察检出，可及时为临床提供可靠的图像诊断依据。

一、电镜在病毒研究中的主要作用

　　电镜在病毒研究中的主要作用主要有以下几点：①发现和鉴定新病毒；②研究病毒在细胞内的生长周期、繁殖动态、形态形成以及细胞或组织产生的病理变化；③研究病毒的超微结构（表面结构和大分子结构）；④结合临床和生物学研究，确定某些疾病的病毒病因。

二、常用的电镜技术

　　（1）超薄切片标本的制备囊括了标本的固定、包埋、切片和染色等几项基本程序，原则上几乎和组织病理学切片类似。不同的是使用的固定液和包埋材料不同，且对于切片的厚度要求极薄，一般为 100 nm 以下，经过染色后可在电镜下清晰地观察到细胞的超微结构、超微病理改变、以及病毒在细胞内复制的部位和形态发生特点、大小等，能有效鉴别病毒和辅助病毒性疾病的诊断。

　　（2）负染标本电镜观察是利用重金属盐（最常用的是 1%～3% 的磷钨酸钾或钠盐溶液）浸染标本后，使其在电镜下观察时可呈现出良好的反差，物像发亮，背景发暗，其与超薄切片的正染色相反，切片正染色物像发暗，背景发亮。其具备方法简便、经济，操作过程保持了待测病毒的生物学特性，且一般不会破坏病毒结构，反差明显，易于电镜观察分辨等优点，同时还能将病毒的立体结构呈现出来，很适用于临床标本的检测和病毒鉴别。

　　（3）免疫电镜技术是指使利用病毒抗原和特异性的抗体相互作用形成免疫复合物的特

性，将反应产物在电镜下进行观察的方法。其包括抗原抗体细胞化学反应和抗原抗体作用的直接电镜观察，细胞化学反应是研究分子病毒学的极佳方法，但存在技术复杂的缺陷，抗体抗原作用由于其方法简便，因此常用于病毒性疾病的检测和病毒鉴别。此法可以用少量标本进行试验，且需根据不同的病毒采用超速离心的方法，分离复合物沉淀，并通过负染色法制作标本，便可进行镜检分析。

（蔡泓志）

参考文献

1. 崔新国，周红宁，郭晓芳．我国基孔肯雅病毒分子生物学检测技术研究进展［J］．中国病原生物学杂志，2016，11（6）：570–572.

2. 金奇．医学分子病毒学［M］．北京：科学出版社，2001.

3. 李凡，刘晶星，徐志凯．医学微生物学［M］．7版．北京：人民卫生出版社，2007.

4. 李建东，张全福，张硕，等．基于病毒样颗粒的检测基孔肯雅病毒 IgM 抗体的 MacELISA 方法的建立与评价［J］．病毒学报，2014，30（6）：599–604.

5. 林逢春，石艳春．免疫学检验［M］．4版．北京：人民卫生出版社，2015.

6. 刘洪波，钟创越．流感病毒感染的免疫和分子诊断技术进展［J］．华夏医学，2017，30（4）：129–132.

7. 万来春．病毒感染检验的研究进展［J］．中外女性健康研究，2016，（6）：13–14.

8. 王永祥．临床免疫学检验［M］．北京：军事医学科学出版社，2009.

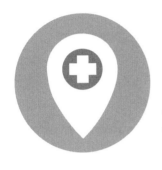

第十七章 | 寄生虫病的实验室诊断

寄生虫可作为病原体引起寄生虫病，也可作为媒介传播疾病。寄生虫病在人类传染病中占有重要位置，特别是在热带及亚热带地区，寄生虫感染引起的疾病一直是普遍存在的公共卫生问题。寄生虫病的诊断包括临床诊断和实验室诊断，其中实验室诊断涉及寄生虫的病原学、免疫学和分子生物学等检验方法。本章主要介绍医学蠕虫、医学原虫及医学节肢动物（以昆虫为主）标本的收集、保存方法，以及寄生虫病的病原学诊断技术、免疫学诊断技术和分子生物学诊断技术。

 ## 第一节　寄生虫及节肢动物标本的收集与保存

在鉴定寄生虫的种类、研究寄生虫与宿主之间的关系，以及收集教学、科研用标本时对寄生虫标本的收集和保存应注意以下事项：

（1）尽可能采用新鲜的或活的标本固定，否则因虫体死亡过久而被细菌分解，或虫体自溶会导致虫体的正常组织与形态发生改变，造成鉴定困难。

（2）采用、固定寄生虫病理标本时应要尽可能保持虫体与宿主器官及组织的自然关系，以显示该类寄生虫的寄生特点。若只为了鉴定寄生虫的种类，则只要依照各类寄生虫的特性来固定。无论是新鲜虫体还是病变组织，固定越及时越好。

（3）虫体体壁柔软的可用液体进行固定并保存，固定液的体积应大于标本体积的 10 倍，否则不能浸透组织，易造成腐烂。虫体体壁坚硬的昆虫标本除可用液体固定和保存以外，还可采用干燥保存。干燥保存的标本要注意防潮、防霉以及防虫。

（4）收集与保存寄生虫标本，要有详细记录和标签。采集时间、地点、来源、宿主种类以及寄居宿主的部位、固定的方法、采集人的姓名等均需要记录，以便备查。标签信息的字迹清晰的同时应不易从固定容器分离、脱落。

（5）若标本不能立即固定，血液标本可加入抗凝剂后于 4 ℃保存；粪便标本可与保存剂 1∶1 混合后 4 ℃保存。常用保存剂有 5% 甲醛、10% 甲醛，聚乙烯醇（polyvinyl alcohol，PVA），汞碘醛（merthiolate-iodine-formalin，MIF）溶液等。保存剂可杀死滋养体，故不适用于观察滋养体运动。

一、医学蠕虫部分

（一）粪便中虫卵的收集

1. 自然沉淀法

取含有虫卵的粪便加入适量清水稀释搅拌成混悬液，用 2～3 层湿纱布或经 60 目金属筛滤去粗渣，将滤液倒入 500～1 000 mL 的锥形量杯中，并静置 30 min（根据虫卵大小及轻重而决定时间长短，虫卵小而体轻的需延长时间；若为收集血吸虫卵，换水时间应缩短为 15～20 min，可用 5% NaOH 溶液或 1.2% 盐水代替清水，以避免毛蚴孵化）使其沉淀。缓慢倾去上清液，加满清水，再次沉淀，重复该过程数次至上液变清，最后将上清液倾去，取沉渣。埃及血吸虫卵则需将患者的尿液按此法收集。

2. **离心沉淀法**

此法与自然沉淀法相似，参考前法，将自然沉淀方式改为在 1 500～2 000 rpm 下离心 2～5 min。

（二）幼虫的收集

1. **线虫**

（1）贝尔曼氏幼虫分离法。在口径约为 20 cm 的玻璃漏斗内放置一层金属网，其上面铺以 2～3 层湿纱布，将采集的含有幼虫的潮湿土壤或粪便置于湿纱布上，该漏斗的末端接一段橡皮管，用弹簧夹将橡皮管夹紧。将加热至 40 ℃的温水加入漏斗内，使水浸湿样品但不能没过样品，静置 30～60 min 后，放松夹子，在管下放置离心管收集幼虫。将离心管在低速下离心沉淀 1 min，吸去上层液体，幼虫在下层沉淀中。

（2）广州管圆线虫幼虫。从陆生螺类、淡水螺类（如褐云玛瑙螺、福寿螺）中获取。将螺敲碎，取出螺肉，剪碎，按照 1∶10 比例加入人工消化液（100 mL 蒸馏水中加入 1.64 mL 稀盐酸及 1 g 胃蛋白酶），震荡摇匀，置于 37℃温箱中 3～5 h，使其充分消化。随后采用沉淀法清洗数次，直至上层液体澄清，弃上清留沉渣，在沉渣中查找幼虫。

（3）微丝蚴。一般在晚间（晚上 9 时至次日凌晨 2 时）采血为宜，罗阿丝虫类白天采血即可。取患者末梢血 2～3 滴于玻片中央，用玻片一角将血液混匀，涂成厚血膜；或者直接将采取的血液放入含有抗凝剂的试管中，并加入蒸馏水溶血后离心沉淀，留取沉渣。对于夜间采血不方便的患者，可采用枸橼酸乙胺嗪（海群生）白天诱出法，即白天患者口服枸橼酸乙胺嗪 100 mg，30 min 后采血。

2. **吸虫**

吸虫幼虫大部分从中间宿主体内或体外采集，但也有的需人工孵化才能获取，如吸虫类的毛蚴。胞蚴、雷蚴、尾蚴大都取自淡水螺体内，将螺敲碎，在解剖镜下采集。囊蚴可取自不同类型淡水鱼、虾、石蟹以及蝲蛄等，也可从水生植物，如菱角、荸荠和茭白等采取。取材的方法因中间宿主不同而异，可采用解剖、水中刷洗后沉淀以及人工消化后沉淀等多种方式，弃上清留沉渣，取沉渣在解剖镜下挑取。

3. **绦虫**

从剑水蚤等体内获得取原尾蚴；从蛙、蛇或鸟类等肌肉获得取裂头蚴；从马、骆驼或绵羊等肝脏、肺脏和其他多种器官中获取棘球蚴；从猪或牛的肌肉、心脏以及脑内获取囊尾蚴。

（三）成虫的收集

成虫大小各异，且寄生的部位也因种类差异而不同，因此，收集方法也不同。大的虫体可直接由粪便中收集。中小的虫体，可用过筛法收集，将含虫粪便放入大烧杯中，加清水搅碎稀释，倾于 40 目金属筛或纱布中，流水下缓慢冲洗，直至流出水变清为止，或用生理盐水反复清洗自然沉淀 2～3 次，将剩下的沉渣倒入盛有清水的大型玻璃平皿中，将平皿放置在黑色背景下，以利于观察挑取虫体。对于很小的虫体，如短膜壳绦虫以及小的吸虫或者用药物驱除下来的猪、牛带绦虫头节，为避免流水冲击损坏虫体或丢失，不能使用过筛法冲洗收集，宜采用自然沉淀法，取粪便加入适量清水稀释搅匀后，倾于锥形量杯中使其沉淀，静置约 30 min 后弃去上清液，加满清水搅匀再沉淀，如此反复数次，至水清为止。天热时最好用生理盐水代替清水，以保持成虫的外形及结构完整。

取出的虫体用生理盐水洗净，按照虫体的大小及种类，分别固定。

（四）组织内寄生的标本收集

除做手术或尸体解剖外一般不易采集，可通过动物接种法收集。

寄生在肺内的卫氏并殖吸虫，可用剪刀将囊壁小心剪开，用手指从开口对侧慢慢推挤，虫体取出后，洗净固定保存。

采集寄生在肝内的华支睾吸虫时须剪开胆道、胆囊和胆管，检查有无虫体或可将肝脏切成数块，放在生理盐水中，用手压挤，将虫体取出洗净后，再换入普通清水内自然死去，放入固定液内保存。如果虫体不直，可预先放入温水中轻轻振荡，至虫体完全伸展再固定。

寄生在肠系膜静脉血管及肝内的血吸虫，用解剖针挑破静脉血管，用小尖镊子将虫体往开口方向推挤，然后将虫置于生理盐水内洗净，再放入普通清水内，待虫体死去，再固定保存。

对于寄生在膈肌的蠕虫如旋毛虫幼虫，须将含有幼虫的肌肉剪成小薄片置于两玻片中间夹紧，并以线扎捆后，放入固定液内保存。

病理标本：须将病变组织和附近少量正常组织一起切下，用10%甲醛固定。如猪或牛囊尾蚴、棘球蚴，在肠壁上吸咬着的钩虫等。

（五）固定与保存

1. 虫卵

按照前文收集粪便中虫卵的方法收集沉渣后加入等量的5%甲醛溶液、10%甲醛溶液或者汞碘醛溶液固定24 h，然后换上新的固定液，在密封瓶中保存。如果是含有卵细胞的虫卵，为避免卵细胞继续发育成幼虫，最好采用加热至70 ℃的5%甲醛溶液固定。

2. 幼虫

（1）线虫。按照前文方法收集含幼虫沉渣后加入已预热至50 ℃的5%甲醛溶液或70%乙醇溶液中固定，待虫体自行伸展冷却后，保存于5%甲醛溶液或70%乙醇溶液中。

（2）吸虫。对于各种吸虫的幼虫，用温生理盐水振荡伸展虫体后取出，并置于玻片上，倾去水分，虫体摆平，上面加一块小玻片，再用滤纸吸去多余水分至厚度适合后，在小玻片四角滴加已溶化的石蜡液固定，然后在两片中间用吸管注入鲍氏（Bouin）固定液，由一侧注入，另一侧用吸水纸吸去，直至两片中间完全变成黄色为止。待虫体完全变黄后（约30 min），用薄刀片将虫体取下，放于70%乙醇溶液中保存。

（3）绦虫。囊尾蚴、裂头蚴以及棘球蚴等幼虫，可采用5%甲醛溶液固定与保存。

3. 成虫

采集到的成虫应立即用清水或者生理盐水洗净后再固定。

（1）线虫。将虫体置于加热至70 ℃的5%甲醛溶液、巴氏液（3%甲醛生理盐水）或70%乙醇溶液内固定，待虫体自行伸展冷却后可置于新的5%甲醛溶液、巴氏液或70%乙醇溶液内保存。小型线虫，如蛲虫、钩虫、旋毛虫等宜用甘油乙醇（70%乙醇溶液与甘油19：1混合液）加热固定，保存于80%乙醇溶液中，也可以用冰醋酸溶液固定30 min后移入70%乙醇溶液或甘油乙醇溶液中保存，此方法可使标本不变硬。

（2）吸虫。将虫体置于生理盐水中，滴加少量薄荷脑乙醇溶液（将 24 g 薄荷脑溶于 10 mL 95% 乙醇溶液中配置而成），使虫体组织松弛，自然死亡。为了鉴定虫种，须将虫体压扁固定，再制成标本，以观察虫体内外详细结构。如布氏姜片吸虫、华支睾吸虫等应洗净后，将虫体夹于两载玻片之间，加压使虫体扁薄，用线捆扎玻片，置于 10% 甲醛溶液固定 24 h 或更长时间，然后将线解开取下虫体，置于 5% 甲醛溶液中保存。

将虫体置于清水中使虫体伸展；小的吸虫可放在试管中，加入温生理盐水轻轻振荡使虫体伸展后将虫体倒入培养皿内。将虫体取出置于玻片上，摆平并使吸盘在正中，吸去水后，在虫体上覆一玻片使虫体压平，10 min 后，若薄度不够，可在玻片上适度加压，直至虫体压薄合适为止，玻片两端以线捆扎，在玻片之间注入鲍氏固定液，以固定虫体。3 ～ 4 h 后，掀开玻片，取下虫体放入 70% 乙醇溶液中保存，此法适用于卫氏并殖吸虫等。

鲍氏固定液成分：饱和苦味酸溶液 75 mL（苦味酸 1 g 溶于 75 mL 蒸馏水即成饱和液），甲醛 25 mL，冰醋酸 5mL，临用时加入冰醋酸。

（3）绦虫。因乙醇易使虫体收缩，一般多采用 10% 甲醛溶液固定。而吸附在肠壁上的虫体，如细粒棘球绦虫及短膜壳绦虫，最好用 10% 甲醛溶液加热至 70 ℃固定。此法可使虫体即刻死去，以免因时间过久而与肠壁脱干。制作猪或牛带绦虫大体标本时可先将虫体放入盛有清水的方盘内浸泡以解开虫体缠结，待虫体完全伸展后，用 10% 甲醛溶液固定 24 ～48 h，移至 5% 甲醛溶液中保存。各种节片的染色标本，应先将节片在两玻片中间压平、压薄，用线捆紧放于 10% 甲醛溶液或鲍氏固定液固定 24 h 后，解开玻片，取下节片置于 5% 甲醛溶液内保存。

二、医学原虫部分

（一）血液及组织内原虫标本收集

1. 疟原虫标本

标本的制备主要为血液涂片。血液涂片应注意两方面：一是涂片，二是染色。制作血涂片的载玻片应洁净，否则易造成血膜分布不均匀。

（1）薄血膜涂片。取 1 滴血于 1 张洁净的载玻片上，选 1 张边缘光滑、平整的玻片做推片，晾干后，经瑞氏或吉姆萨染色后镜检。

（2）厚血膜涂片。取 2 ～ 3 滴血于载玻片上，用另一玻片角从里往外旋转涂片，使呈直径约 0.8 cm 圆形血膜，厚薄均匀，放置自然干燥后，滴加数滴蒸馏水，使红细胞溶解，待血膜呈灰白色时将水倒去。自然干燥后，进行固定染色，步骤与薄血膜相同。

2. 弓形体标本

可取患者血液、脑脊液、骨髓或肿大的淋巴结等，离心后取沉淀物涂片，然后进行吉姆萨染色。也可将上述沉淀物接种于小鼠腹腔内，一周后取腹腔积液检查，若为阴性则需盲目传代至少 3 次。

3. 杜氏利什曼原虫标本

包括无鞭毛体（又称利杜体）和前鞭毛体（又称鞭毛体）。

（1）无鞭毛体涂片。无鞭毛体可由多处穿刺取材，例如骨髓，肿大的淋巴结等，经瑞氏或吉姆萨染色后镜检。从穿刺安全和操作简单出发，临床多用骨髓穿刺法，一般常做髂骨穿刺。以穿刺液或组织作涂片或压片,如为大块组织,可先将组织切开,再将切面在玻片上多处按压,待干燥。此法的优点为多数组织完整,可以保留寄生虫和细胞的关系,在含有利什曼小体的器官用这方法很有用。为使标本保存较长时间,最好采用吉姆萨染液染色。

(2)前鞭毛体的涂片。前鞭毛体是在白蛉体内发育,要得到这种标本可将受感染的白蛉解剖后进行涂片。

人工培养法:将上述穿刺物接种于3N培养基(Novy-MacNeal-Nicolle culture medium),置22~25 ℃温箱中培养1周或更长时间至可查见活动的前鞭毛体,注意严格无菌操作。

动物接种法:把上述穿刺物接种于易感动物(如金黄地鼠、BALB/c 小鼠等)体内,1~2个月后取感染动物的肝、脾做印片或涂片,瑞氏染色。

4. 锥虫(锥鞭毛体)标本

可取患者血液涂片,吉姆萨染色。也可将血液接种于动物或者3N培养基中培养。

5. 标本的染色与保存

涂片充分干燥后染色。血液或组织涂片干燥后常用瑞氏或吉姆萨染液来染色,涂片先用甲醇固定,再染色。如果染液是甲醇溶液,如利什曼染液或瑞氏染液,因染液中的甲醇会先固定涂片,故不需先固定。染血膜涂片时,需要先用蒸馏水溶去血红蛋白,干燥后固定,再用吉姆萨染液染色。因瑞氏法易于褪色,故用吉姆萨染液优于瑞氏染液,如欲使血涂片保存长久,需采用中性树胶进行封片。

(二)肠道及腔道内原虫标本

肠道及腔道内常见的原生动物有阿米巴、鞭毛虫及纤毛虫等,由于寄生的部位不同,采取材料的方法也就各异。如溶组织内阿米巴由肠腔黏液及粪便内取材,有时滋养体也可由肝脓疡穿刺液内取得。大部分的鞭毛虫除阴道毛滴虫取自阴道或尿液外,其他如肠毛滴鞭毛虫、迈氏唇鞭毛虫、蓝氏贾第鞭毛虫等皆可由粪便中取材。齿龈内阿米巴由齿槽脓漏或牙垢中取材。阴道毛滴虫寄生于阴道内,可在阴道后穹隆、阴道壁及子宫颈取材。

1. 粪便中包囊的收集

一般采用自然沉淀法。按照前文方法,但需要延长换水时间,静置6 h换水一次。沉淀的时间与杯中粪便的浓度和包囊的比重有关,粪便过多,液体比重大,包囊不易沉淀。重的包囊沉淀快,轻的包囊沉淀慢。最后加入与沉渣等量的10%甲醛溶液固定,放入密封瓶中保存。

也可采用离心沉淀法收集。取含有包囊的粪便约1 g置于试管中,加清水振荡使其混匀。用纱布或金属筛过滤于离心管中,以1 500 rpm离心2 min,倾去上清液,再加入等量清水混匀,如此反复2~3次至管内水清为止。倾去上清液按沉淀法处理保存。

2. 粪便涂片标本染色

(1)铁苏木素染色法(iron-hematoxylinstain)。用于阿米巴以及蓝氏贾第鞭毛虫滋养体和包囊的永久染色。

操作方法:用竹签挑取粪便少许涂成薄膜片,立即放入加热至60 ℃的肖氏(Schaudinn)固定液内固定2~3 min。然后依次将标本放入碘乙醇溶液、70%乙醇溶液及50%乙醇溶液各2 min,以流水和蒸馏水各冲洗1次。再放入40 ℃的2%铁明矾溶液2

min，流水冲洗 2 min。放入 40 ℃ 的 0.5% 苏木素溶液内染色 5 ～ 10 min，再用流水冲洗 2 min。放入冷的 2% 铁明矾液褪色 2 min。将载玻片置于显微镜下检查褪色情况（观察时勿使玻片干燥），如颜色偏深，应继续褪色，直至核膜、核仁均清晰可见为止。然后用流水冲洗 15 ～ 30 min，至标本显现蓝色，再用蒸馏水冲洗 1 次。之后再依次置入 50%、70%、80%、95% 及无水乙醇 2 次各 2 min，逐步脱水。放入二甲苯中，透明 3 ～ 5 min。最后滴加中性树胶 1 滴，加盖玻片封片。染色后，原虫胞质呈灰褐色，胞核、包囊内的拟染色体及溶组织内阿米巴滋养体吞噬的红细胞均被染成蓝黑色，糖原泡则被溶解成空泡状。

肖氏固定液配制：升汞饱和液（7.5% ～ 8.0% 氯化汞）66 mL，95% 乙醇 33 mL。用前再加 5 ～ 10 mL 冰醋酸，并加热至 40 ℃。

苏木素染液配制：将 10 g 苏木素结晶溶解于 100 mL 的 95% 乙醇中。此液须充分氧化，其法有如下几种：①将此液密封后，经日光暴晒 3 个月；②置于 37 ℃ 温箱中 3 周；③加数滴双氧水与同样滴数的石炭酸于新配制染液中（150 mL 各加 8 滴），煮沸 1 h，2 ～ 3 天后此液即可应用。用第三种方法配制染液，节省时间，但其效能不如前两种方法。充分氧化的染液滴于水中呈鲜艳紫色，未充分氧化的染液则呈淡红或红紫色。此为原液，使用时，按 1：19 加蒸馏水稀释至 0.5% 染液。

碘乙醇的配制：碘化钾 10 g 溶于 100 mL 蒸馏水中，再加结晶碘 5 g，溶解后储存于棕色瓶中，该液即为卢戈碘液。在 70% 乙醇中加数滴卢戈碘液即为碘乙醇。

（2）吉姆萨染色法（Giemsa stain）。用纯甲醇固定涂片标本 2 ～ 3 min，用 pH 7.0 ～ 7.2 磷酸缓冲液按照 10：1 比例稀释吉姆萨染液，将稀释后的吉姆萨染液滴加在涂片标本上，室温下染色 30 min，然后用清水缓慢冲去染液，晾干后使用。

此外，还有适用于肠道原虫永久性染色的三色染色法，用于隐孢子虫卵囊染色的金胺 – 酚 – 改良抗酸染色法。

3. 标本的固定与保存

（1）原虫滋养体和包囊标本的固定与保存。含有原虫的新鲜标本应立即制成涂片标本，用肖氏固定液固定，再移置于 70% 乙醇溶液内保存，待染色。包囊还可以保存于 5% 甲醛溶液或汞碘醛溶液中。

（2）原虫的低温保存。将采集的或体外培养得到的原虫标本 1 500 rpm/min 离心 10 min，弃去上层液体，将沉淀物与含二甲基亚砜（dimethyl sulfoxide，DMSO）的冻存液充分混匀，于 –20 ℃ 下放置 1 h，于 –70 ℃ 下过夜，最后置液氮（–196 ℃）中冻存。

三、医学节肢动物部分

（一）采集地点

采集节肢动物时，可根据需采集节肢动物种类选择不同采集点。栖息或滋生在住屋或家畜、家禽窝棚内的昆虫有白蛉、蜱、蚊虫、蝇以及蚤等成虫。在动物尸体内以及酱缸内可有蝇幼虫滋生。在室外积水容器内、草丛、沟渠、森林等均有昆虫滋生，在水中滋生的大部分是蚊幼虫、蠓幼虫、蚋幼虫、虻幼虫等；在草丛、森林滋生的有蜱和螨等。

在人及家畜身体上均可有昆虫寄生，例如：人体有头虱、体虱、阴虱和疥螨等；在猫狗的皮毛中有蚤寄生；牛身上可能有皮下蝇幼虫、牛蜱等（有的在皮下组织，有的在体外）；羊鼻蝇幼虫寄生在羊鼻腔内；肠胃蝇幼虫寄生于马、驴的胃内，或在食管及十二指肠内。在不同的牲畜体上也有不同的螨类寄生。

采集节肢动物标本时应当对每一标本或每一群标本的采集时间、地点，采集场所的情况以及周围环境，宿主的种类等详细记录，以备日后查用。

（二）采集方法

1. 诱捕法

利用昆虫有趋光、趋化、趋异等特点，可以同时采集多种昆虫。如灯光诱捕、食物诱捕及异性诱捕等。

2. 吸虫管法

采集体型小，身体脆弱不易拿取，以及栖息在树缝、墙缝等隐蔽处的微小昆虫。

3. 网捕法

此法适用于采集体形较大的有翅昆虫（如蝇、虻等），一般在白天捕捉，此类昆虫嗜血性很强，大都附着在牲畜身体上吸血（如牛、马、骆驼）。用网捕捉时勿在牲畜头前或头上捕捉，以免牲畜受惊。

为保护昆虫形态完整，避免昆虫在捕捉器或容器（纱笼）内挣扎碰损翅膀或其他部分，应迅速杀死。毒杀昆虫的毒瓶有多种，主要含有乙酸乙酯或氯仿。毒瓶可用广口瓶制作，在瓶底放入脱脂棉，压实约达 $2 \sim 3cm$ 的高度，用一张与毒瓶内径大小一致的多孔硬纸板覆盖在棉花上，加入适量的氯仿或者乙酸乙酯完全浸湿棉花，盖紧瓶盖备用。失效后可再注次入液体使用。这种毒瓶缺点是被毒死的昆虫往往有复活现象。

（三）节肢动物标本的保存

节肢动物标本种类很多，标本保存方法也多样。如双翅目的成虫蚊、蝇、蛉等需要干燥保存，即把这些昆虫用针插置于盒中或玻璃管中。需要用固定液保存的有双翅目的卵、幼虫和蛹以及各期的虱、蚤、臭虫、螨等，70% 乙醇溶液是最常用的保存液。

1. 干标本保存法

主要是保存有翅昆虫，如蚊、蠓、蚋、蝇、虻、白蛉等成虫。分为针插保存和瓶装保存。

（1）针插标本保存。用针插法制成的标本，不致损坏节肢动物的鳞片或刚毛，不致丧失节肢动物的色泽，且便于放大镜或解剖镜从任何角度与方位进行观察。

昆虫种类不同，体格大小也不一样，因此，针插方法也不同。小型昆虫（如蚊、蛉、蚋、蠓等）用0号昆虫针（最细且短的昆虫针）插入软木片的一端，然后用这个0号短针自胸部腹面、两中足基部之间插入，不可刺透胸背，再用4号昆虫针从软木片的另一端插入，将针插好的昆虫插入昆虫盒的软木板上。大型昆虫（如蝇、虻等）则用1~3号昆虫针从虫体背面中胸右侧贯通插入，注意保持左侧完整，以便鉴定，再插入软木板上固定。针插昆虫标本装入适当容器（如昆虫盒、玻璃管或塑料管）内，同时放入樟脑粉防蛀。

（2）瓶装保存。昆虫标本较多时，可保存在玻璃瓶或塑料瓶中，为防止标本发霉或被其他害虫侵蚀，先在瓶底放少量樟脑粉，一瓶可放数只昆虫，封口后干燥处避光保存。

（3）标本回软法。主要因虫体已干燥变硬无法插制，所以在插制前先进行软化的方法。可用一培养皿，底部铺一层湿棉花，棉花上覆一张滤纸使滤纸受潮，然后将干燥的标本置于滤纸上盖好培养皿，经过数小时或过夜后，虫体变软。标本回软时间根据虫体大小而异。回软时的温度不可过高，否则因温度高，水分蒸发快，湿度大，易于损坏标本。

2. 湿标本保存法

一般用于保存有翅昆虫的卵、幼虫期和无翅昆虫及蜱螨类的发育各期。活标本先经60～70 ℃的70%乙醇溶液固定24 h，然后保存于甘油乙醇溶液中，也可用5%甲醛、10%甲醛溶液或者巴氏液固定保存。

（四）标本的运送

1. 干标本邮寄

邮寄针插标本可用小昆虫盒，或标本玻璃管。在昆虫盒或标本管底部涂少许防腐剂（樟脑混合剂），上端垫一层棉花，将标本固定，以防脱落，严密封口。昆虫标本盒，可用油纸包紧防潮。玻片标本，应将标本卡紧于玻片盒内，上下用纸填充，玻片之间用软纸塞紧，以防标本移动造成损坏。

2. 固定标本邮寄

将标本置于标本玻瓶中，加满固定液，并用纱布填塞空隙使标本不致撞击，以免损伤，将瓶盖盖紧，并用纱布包捆瓶口，用蜡严封。若小玻瓶太多，可置于瓶底已垫好棉花的大瓶中，加满固定液，纱布包捆瓶口，用石蜡严密封口。

 第二节 寄生虫病的病原学诊断

一、粪便检查

诊断寄生虫最常用的检查方法是粪便检查（简称粪检）。为了取得准确的结果，要保证粪便标本新鲜，应尽快送检，保存时间不宜超过24 h，尤其是检查肠道内原虫滋养体，须在粪便排出后30 min内进行，若短时间内不能检查，须暂时保存于35～37 ℃条件下。为避免影响检查结果，盛装粪便的容器须干燥、清洁，具有密封盖，无尿液及其他污染物污染。容器外应记录受检者姓名、检查目的以及采集时间。受检标本一般为5～10g，做自然沉淀法或血吸虫毛蚴孵化法检查的粪便标本一般不少于30 g，做绦虫节片或蛲虫成虫检查则需要留取受检者当天的全部粪便。

（一）直接涂片法（direct smear method）

方法操作简便，为最常用的粪检方法，适用于检查蠕虫卵（蛲虫卵除外）、原虫的滋养体和包囊。由于取材少，检出率较低，连续涂片3张，可提高检出率。

1. 蠕虫卵检查

在清洁的载玻片中央滴1滴生理盐水，取少许粪便置于生理盐水中混匀呈薄雾状，粪膜厚度以载玻片置于报纸上，隐约可辨认玻片下的字迹为宜。加盖片，避免液体溢出和产生气泡，一般在低倍镜下检查，若发现可疑物，转高倍镜观察。此方法特别适用于检查蛔虫卵，单片检出率约80%，3张玻片检出率可达90%以上。

2. 原虫检查

（1）滋养体检查。粪便标本须新鲜，不能混入尿液和水。操作方法同检查蠕虫卵，涂片要求薄而均匀。气温较低时，须注意保温，必要时可先将载玻片和生理盐水略加温，或用保温台保持温度在 35 ～ 37 ℃ 条件下。

（2）包囊检查。操作方法相同，但以碘液代替生理盐水。碘液量不宜太多太浓，否则着色过深，粪便凝成团块，不利于观察包囊。

（二）浓集法（concentration method）

粪便中虫卵和包囊含量较少时，用直接涂片法难以发现，因此，常用沉淀法和浮聚法。

1. 沉淀法（sedimentation method）

蠕虫卵和原虫包囊的比重大于水，可沉于水底，虫卵可集中，利于检查，但比重略大于水的钩虫卵和某些原虫包囊则效果稍差，沉淀法分为自然沉淀法和离心沉淀法两类。

（1）自然沉淀法（simple sedimentation）。取粪便 20 ～ 30 g，加清水搅拌成混悬液，经 60 目金属筛或 2 ～ 3 层脱脂湿纱布过滤于沉淀杯中，加满清水，静置 20 ～ 30 min 沉淀。随后缓慢倒去上清液，加满清水再次沉淀，重复 2 ～ 3 次，直至上液清晰为止。弃上清液，留沉渣，涂片镜检。如检查原虫包囊，则 6 h 换水 1 次，使包囊充分沉于水底，用碘液染色镜检。

（2）离心沉淀法（centrifuge sedimentation）。取粪便少许 3 ～ 5 g，操作方法与自然沉淀法基本一致，将静置时间改为在 1 500 ～ 2 000 rpm 下离心 2 ～ 3 min。

（3）醛醚沉淀法（formalin-ether sedimentation）。粪便中一些物质会吸附于比重较小的乙醚而上浮，而虫卵和包囊不受影响，与粪便中比重较大的物质一同沉于底部，从而去除了更多杂质，浓集效果好。

取粪便少许 1 ～ 2 g 与 10 mL 清水混匀，经 100 目金属筛网或 2 ～ 3 层纱布过滤，滤液经 2 000 rpm 离心 2 min，弃上液，留沉渣，加水重复离心 1 次，弃上液，加 10% 甲醛溶液 7 mL，5 min 后再加入乙醚 3 mL，塞紧管口用力充分摇匀，取下管口塞离心 2 min，试管直立静置。一段时间后即可见试管内从上而下分为乙醚层、粪便杂质层、甲醛层、沉淀 4 层，吸弃前 3 层，取管底沉淀物涂片镜检。

（4）汞碘醛离心沉淀法（merthiolate-iodine-formaldehyde centrifugation sedimentation method，MIFC）。此法相比于醛醚沉淀法增加了硫柳汞酊及卢戈碘液，既可用于浓集，又可固定、保存，还增加了染色作用。

取粪便少许 1 g 与 10 mL 汞碘醛溶液充分混匀，经 2 层脱脂纱布过滤，滤液中加入乙醚 4 mL，充分摇匀 2 min，经 2 000 rpm 离心 1 ～ 2 min，试管直立放置。静置后即可见试管内从上而下分成乙醚层、粪便杂质层、汞碘醛层及沉淀 4 层，吸弃前 3 层，取管底沉淀物涂片镜检。

汞碘醛溶液的配制：使用时取汞醛液 2.35 mL 及卢戈碘液 0.15 mL 混合备用。混合液在 8 h 后即变质，不可再使用，碘液 1 周后也不宜于使用。

汞醛液：1/1000 硫柳汞酊（硫柳汞 1 g，70% 乙醇溶液 1 000 mL）200mL，40% 甲醛溶液 25 mL，甘油 50 mL，蒸馏水 200 mL，混匀。

2. **浮聚法**（flotation method）

利用浮聚液比重大于虫卵或包囊的比重，使混悬其中的虫卵或包囊漂浮在液体表面而达到浓集目的。

（1）饱和盐水浮聚法（brine flotation）。适用于检查各种线虫卵（未受精蛔虫卵除外），对钩虫卵的检查效果尤佳，是诊断钩虫病的首选方法。

取粪便约 1 g，置于装有少量饱和盐水的浮聚瓶（高 3.5 cm，直径约 2 cm 的圆形直筒瓶）中，充分搅匀，挑出粗渣，再缓慢加入饱和盐水至液面略高于瓶口但不溢出为止，在瓶口轻轻覆盖载玻片一张。静置 15 min 后，将载玻片平持向上提起并迅速翻转，为避免盐结晶析出，应立即镜检。

（2）硫酸锌离心浮聚法（zinc sulfate centrifuge flotation）。主要适用于原虫包囊的检查。

取粪便约 1 g 与 10 mL 清水充分搅匀，经 2 层脱脂纱布过滤，滤液转入离心管中，经 2 000 rpm 离心 1 min，弃上液，加清水混匀再离心，重复 3～4 次，弃上液，往沉渣中加入 1～2 mL 33% 硫酸锌溶液（比重 1.18），混匀后再缓慢加入该溶液至距管口约 0.5 cm 处，再次离心 1 分钟。缓慢取出离心管直立放置，用金属环轻轻取表面液膜 2～3 次，置于载玻片上，滴加碘液 1 滴，加盖玻片镜检。

（三）**改良加藤法**（Kato-Katz technique）

又称厚涂片透明法，适用于粪便中各种蠕虫卵定量或定性检查，常用于流行病学调查，可通过虫卵计数确定感染度，也可判断药物驱虫效果。但太硬和太稀的粪便不适宜本方法。

将 100 目尼龙网或金属筛网片（40 mm×40 mm）覆盖在粪便标本上，用刮片刮取筛网孔溢出的粪便，定量板（大小为 40 mm×30 mm×1.37 mm，模孔为 8 mm×4 mm，可容纳约 41.7 mg 粪样）置于载玻片上，固定定量板两端，将刮片上的粪便填满长圆形模孔并刮平，刮除多余部分，小心移去定量板。将已浸透甘油－孔雀绿溶液的亲水玻璃纸条（大小约 22 mm×30 mm，浸泡至少 24 h，直至玻璃纸呈现绿色）覆盖在粪样上，用压板轻压使粪样在玻璃纸和载玻片之间均匀铺开。置于 30～36 ℃温箱中约 30 min 或室温下放置约 1 h，待粪膜稍干并透明即可镜检。

做定量检查时，应依序观察整张标本，并记录粪样中的全部虫卵数，总数乘以 24，再乘以粪便性状系数（成形便为 1，半成形便为 1.5，软湿便为 2，粥样便为 3，水泻便为 4），即得出每克粪便虫卵数（eggs per gram，EPG）。定量检查时，为提高检出率，可做 3 张加藤片。

需注意掌握粪膜厚度、透明时间和温度，如粪膜过厚，透明时间短，虫卵难以发现；如透明时间过长，虫卵变形，不易辨认，特别是钩虫卵等薄卵壳卵，可因透明过度失去虫卵轮廓造成漏检。

甘油－孔雀绿溶液的配制：纯甘油 100 mL，蒸馏水 100 mL 以及 3% 孔雀绿水溶液 1 mL，混匀。

（四）**虫卵计数法**（egg-countingtechnique）

常用司徒尔（Stoll）法，通过虫卵计数估计体内寄生虫的感染度。

先将 56 mL 0.1 mol/L NaOH 溶液加入 Stoll 瓶内，再缓慢加入新鲜粪便标本至 60 mL。加入数颗玻璃珠，盖紧瓶口，充分振荡摇匀使粪便成混悬液。采用刻度吸管取 0.15 mL 混悬液于载玻片上，加盖片低倍镜下镜检，记录整张玻片全部虫卵数。总数乘以 100 即为每克粪便虫卵数，不成形粪便要再乘以粪便性状系数。

（五）毛蚴孵化法（miracidium hatching method）

此法是诊断血吸虫病的主要方法之一。血吸虫卵内的毛蚴在 25 ～ 30 ℃、pH 7.4 ～ 7.8 及一定的光线下，在清水中约 4 h 后即可孵化，孵出的毛蚴在接近水面处做直线运动。

将经自然沉淀法收集的粪便沉渣倒入三角烧瓶内，加入调好 pH 的清水至瓶口处，放入 25 ～ 30 ℃的温箱孵化 4 ～ 6 h。检查时面向光源，衬以黑色背景，肉眼或放大镜观察结果。

（六）钩蚴培养法（culture method for hookworm larvae）

此法适用于确诊钩虫感染及虫种鉴定。钩虫卵在适宜温度和湿度条件下可在短时间内孵出幼虫。

取长 10 cm，直径 1 cm 洁净试管 1 支加入冷开水约 1 mL，将滤纸剪成与试管等宽但稍长于试管的 T 字形纸条，横条部分用铅笔记录受检者信息。取 0.5 g 待检粪便，在竖条部分上 2/3 处均匀涂抹，将滤纸条插入试管，沿管壁缓慢加入冷开水，使滤纸条下端浸在水中但粪便不能接触水面。20 ～ 30 ℃条件下培养 5 ～ 6 天。培养期间应注意观察水位，及时补充管内蒸发的水分。肉眼或放大镜检查试管底部有无钩蚴。若需做虫种鉴定，可吸取管底沉淀物滴于载玻片上镜检。

（七）粪便虫体检查法

检查粪便中的虫体，可确诊某些寄生虫病。

1. 淘虫法

此法适用于肠道小型蠕虫的收集，如蛲虫、钩虫、鞭虫和短膜壳绦虫等。方法同前文成虫的收集方法。

2. 挑虫法

此法适用于较大蠕虫的收集，如蛔虫、带绦虫成虫或孕节等。某些蠕虫每天可随粪便排出，肉眼可见，可用镊子挑出。

3. 带绦虫孕节检查法

带绦虫孕节用压片法和注射法检查并鉴定虫种。

压片法：清水洗净绦虫节片，置于两载玻片之间，轻压，用线扎捆玻片两端，对光观察子宫分支数目鉴定虫种。

注射法：清水洗净绦虫节片，滤纸吸去虫体表面水分后，用注射器将墨汁或卡红染液从节片后端正中缓慢注入，使染液分布于侧枝中，再做压片观察。

二、肛周检查

肛门周围虫卵检查法适用于蛲虫卵或带绦虫卵的检查，这两种虫卵的检出率比粪便检查要高。一般在清晨排便前取材。常用的方法有棉签拭子法和透明胶纸法。

（一）　棉签拭子法（cotton swab method）

将棉签用生理盐水浸湿后，挤去多余的水分，在受检者肛周和会阴部皮肤擦拭，然后将棉签放入盛有清水的离心管中，充分搅动，使黏附在棉签上的虫卵脱落，取出棉签，将该离心管静置 15～20 min 或经 1 500 rpm 下离心 2 min，弃上液，取沉渣镜检。

（二）　透明胶纸法（cellophane tape method）

将透明胶剪成约 6 cm×2 cm 的长条贴于载玻片上。检查时，将胶纸取下，粘贴肛门周围褶皱处数下，随后贴回原载玻片上，镜检。

三、血液及骨髓检查

血液检查主要适用于检查疟原虫和丝虫，骨髓检查主要适用于检查杜氏利什曼原虫。

（一）　疟原虫检查

1. 采血时间

根据各种疟原虫在人体外周血中出现的规律，间日疟和三日疟患者可在发作后任何时间进行采血，但以发作后数小时至 10 余小时（或两次发作中间）采血最佳。恶性疟患者应在发作开始后至 20 h 内采血检查。患者刚开始发作时原虫密度很低，血液检查可能查不到疟原虫，应该在第二次发作时再次检查以免漏诊。

2. 取血与涂片

成人一般从手指或耳垂采血，婴幼儿可于足部取血。

（1）薄血膜的制片。取血 1 滴（1～2 μL）于 1 张洁净载玻片上，再选 1 张边缘平整光滑的载玻片为推片，将推片的一端与血滴接触，使两载玻片保持 30～45°夹角，待血液沿推片端缘扩散后，自右向左迅速推成薄血膜。理想的薄血膜，要求血细胞均匀分布铺开一层，无裂痕，且血膜末端呈扫帚状。自然干燥。

（2）厚血膜的制片。取血 2 滴于 1 张洁净载玻片上，用推片的一角，将血滴自内向外做旋转涂片，使成直径约 0.8 cm，厚薄均匀的圆形血膜。自然干燥后滴加数滴蒸馏水进行溶血，血膜呈灰白色时，将水倒去，自然干燥。

3. 固定与染色

常用的染色液有瑞氏染色液（Wright stain）和吉姆萨染色液（Giemsa stain）。

（1）瑞氏染色法。因瑞氏染液采用纯甲醇配制而成，染液本身就具有固定作用。滴加染液使其尽快覆盖全部厚、薄血膜，30 s 固定后，滴加等量 pH 6.6～6.8 磷酸盐缓冲液或蒸馏水，用洗耳球轻轻吹拂液面，使缓冲液（或蒸馏水）与染液充分混匀，此时出现一层灿铜色浮膜，3～5 min 后用水缓慢从玻片一端冲洗（切勿先倒掉染液，避免直接对血膜冲洗，以防血膜脱落），至血膜呈现紫灰色为止，充分晾干后镜检。

此法操作简便、快速，临床上使用广泛。但甲醇易于挥发，如掌握不当易在血膜上产生染液沉淀，不利于观察。而且在较热的环境中易褪色，保存时间不长，多用于临时性检验。

（2）吉姆萨染色法。用甲醇固定血膜。取吉姆萨染色原液，用 pH 7.0～7.2 的缓冲液稀释 10 倍。将稀释染液滴加于血膜上室温下染色 30 min，再用上述缓冲液或清水冲洗，充分晾干后镜检。注意稀释的染液宜现配现用，否则易产生沉淀，影响染色的效果。此法

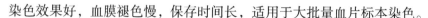

染色效果好，血膜褪色慢，保存时间长，适用于大批量血片标本染色。

（二）微丝蚴检查

丝虫微丝蚴周期性出现在人体外周血中，宜在晚上9点至次日凌晨2点采血。除昼夜节律外还有季节性差异，夏季查见的微丝蚴较冬季多。

1. 新鲜血片检查

取新鲜外周血1滴于洁净的载玻片中央，加盖玻片，在低倍镜下观察，可见活动的微丝蚴。此法检出率较低。

2. 厚血膜检查

厚血膜的制作及固定、染色同疟原虫检查。此法是诊断丝虫病最常用的方法，不仅可提高检出率，还可以鉴别虫种。

3. 离心浓集法

取静脉血1 mL，加入肝素抗凝，并加入9 mL蒸馏水溶血，后经3 000 rpm离心2～5 min，弃上液，取沉渣镜检。

（三）杜氏利什曼原虫检查

临床多用骨髓穿刺法，主要检查杜氏利什曼原虫无鞭毛体，是诊断黑热病最可靠的方法。一般做髂骨穿刺，取少许骨髓液涂片，自然干燥后甲醇固定，吉姆萨染液染色，油镜查找无鞭毛体。注意与组织内寄生的一种真菌——荚膜组织胞浆菌（Histoplasma capsulatum）进行鉴别。

四、排泄物与分泌物的检查

（一）痰液检查

痰液可查见卫氏并殖吸虫卵、溶组织内阿米巴滋养体、细粒棘球蚴的原头蚴、偶可见粪类圆线虫幼虫、钩虫幼虫、蛔虫幼虫等。可用直接涂片法或消化沉淀法检查。

消化沉淀法：收集患者24 h痰液，加入等量10% NaOH溶液，充分搅匀后置于37 ℃温箱中2～3 h，痰液消化成稀液状，经1 500 rpm离心5～10 min，弃上液，取沉渣镜检。

（二）尿液检查

尿液中可查见丝虫微丝蚴、埃及血吸虫卵及阴道毛滴虫等。常用离心沉淀法检查。乳糜尿需加等量乙醚，用力振荡，使脂肪溶于乙醚，静置几分钟后弃乙醚层，加水稀释后离心，弃上清，取沉渣镜检。

（三）阴道分泌物检查

主要检查阴道毛滴虫滋养体，常用生理盐水直接涂片法。用无菌棉拭子在受检者阴道后穹隆、子宫颈及阴道壁上取分泌物，用生理盐水直接涂片法镜检，可发现活动的虫体；也可以将涂片干燥后用甲醇固定，经瑞氏或吉姆萨染液染色后镜检。因阴道毛滴虫最适宜温度为25～42 ℃，在温度较低的情况下标本应注意保温，以保持阴道毛滴虫滋养体的活动能力。

（四）十二指肠液检查

主要检查蓝氏贾第鞭毛虫滋养体、华支睾吸虫卵和布氏姜片吸虫卵等。用十二指肠导管插入十二指肠，抽取十二指肠液，直接涂片法镜检；也可经离心浓集后，取沉渣镜检。

（五）脑脊液检查

主要检查弓形虫滋养体、溶组织内阿米巴滋养体，卫氏并殖吸虫卵、异位寄生的日本血吸虫卵，棘球蚴的原头蚴、粪类圆线虫幼虫及广州管圆线虫幼虫等，一般检出率较低。可做直接涂片或涂片染色镜检。取脑脊液 2～3 mL，经 2 000 rpm 离心 5～10 min，取沉渣镜检。离心沉淀法不适用于检查阿米巴滋养体，因为会影响其伪足的活力，需经自然沉淀后吸沉渣镜检。

五、活组织检查

（一）皮肤及肌肉检查

主要检查旋毛虫幼虫、猪囊尾蚴、曼氏迭宫绦虫裂头蚴、卫氏并殖吸虫成虫、幼虫及斯氏狸殖吸虫童虫，疥螨、蠕形螨、利什曼原虫无鞭毛体和溶组织内阿米巴滋养体等。

（二）淋巴结检查

主要用于检查杜氏利什曼原虫无鞭毛体以及弓形虫滋养体。

（三）结肠、直肠黏膜检查

主要用于检查日本血吸虫卵及溶组织内阿米巴滋养体。

六、原虫的人工培养与动物接种

（一）人工培养

当受检者疑似感染了某种寄生虫，而常规病原学检查为阴性时，可考虑做寄生虫的人工培养。目前常做的寄生虫人工培养有溶组织内阿米巴、阴道毛滴虫以及杜氏利什曼原虫的培养。

（二）动物接种

动物接种是寄生虫病实验诊断的方法之一，常用动物为小鼠，将感染期寄生虫接种于实验动物，使虫体在动物体内生存繁殖，一些不易检出的寄生虫，可通过动物接种法提高检出率。

第三节　寄生虫病的免疫学诊断

确诊寄生虫病，传统方法是从患者的血液、组织液、粪便或其他排泄物、分泌物中查出寄生虫。但由于某些寄生虫寄生于人体内的实质器官，取材不易，采用传统的寄生虫学方法不易查出寄生虫，往往给疾病的确诊及鉴别诊断造成困难。目前，寄生虫病的免疫学诊断技术，因简单、经济、易操作，已成为寄生虫病实验诊断的重要组成部分。当前，寄生虫病的免疫诊断，主要是应用已知的抗原检测患者血液中或其他体液中相应的抗体。

在有些虫种，如血吸虫、华支睾吸虫、卫氏并殖吸虫、猪囊尾蚴、疟原虫、弓形虫等的诊断中已应用特异的多克隆抗体或单克隆抗体（monoclonal antibody，McAb）检测寄生虫抗原，这对判断感染度和考核疗效等都具有重要价值。

一、皮内试验

皮内试验（intraderminal test，ID）可用于多种寄生虫病的辅助诊断，如丝虫病、血吸虫病、并殖吸虫病、华支睾吸虫病、囊尾蚴病和棘球蚴病等。

将约 0.03 mL 无菌皮试抗原注入皮内，观测丘疹及红晕大小以判断有无反应，用等量无菌生理盐水注射做对照。15 min 后观察结果，测量丘疹大小，若丘疹增大，直径达到 0.8cm 或以上者，对照为阴性，可判定为阳性反应；若注射抗原 2～4 h，甚至 24 h 后出现阳性反应，仍具有诊断意义，可作为疑似血吸虫病例待查。

皮内试验操作简单，反应迅速，敏感度较高，有一定的特异性，是较早应用于检测寄生虫感染的一种免疫检测技术，但交叉反应多，假阳性率较高。主要用于流行病学调查的粗筛，在血吸虫病流行区，大规模人群过筛，可现场应用，皮试阳性者再做进一步检查。

二、环卵沉淀试验

环卵沉淀试验（circumoval precipitin test，COPT）是血吸虫病诊断特有的免疫检测方法。

血吸虫卵内毛蚴或胚胎分泌、排泄的抗原物质经卵壳微孔渗出后与血吸虫感染者血清内的特异抗体结合，在虫卵周围形成特异的光镜下可见的沉淀物，以此判读反应强度并计算环沉率（阳性虫卵数占实际观察虫卵数的百分率）。

取受检者血清 2 滴滴于载玻片或者凹玻片上，挑取新鲜或冻干血吸虫卵 120 个左右加入受检血清中，混合均匀，加盖洁净的 24 mm×24 mm 盖玻片，室温下放置约 10 分钟后用石蜡密封盖玻片四周，置恒温恒湿温箱中 37 ℃ 保温 48 h，低倍镜下观察结果。在虫卵周围出现泡状、细长卷曲状、棒状等边缘整齐、无色透明、均匀、折光性沉淀物为典型的阳性反应。根据沉淀物的多少和大小记录反应强度。观察 100 个成熟虫卵，环沉率达到 5% 及以上（在基本消灭血吸虫病的地区达到 3% 及以上）为阳性。环沉率在血吸虫病防治工作中具有重要参考意义。

环卵沉淀试验作为一种重要的诊断血吸虫病的血清学方法，具有较高的特异性和敏感性，可作为临床治疗患者的依据，可用于考核疗效和评价防治效果，并可用于血清流行病学调查及监测疫情。

三、间接血凝试验

间接血凝试验（indirect haemagglutination test，IHA）可用于诊断多种寄生虫病，如血吸虫病、卫氏并殖吸虫病、华支睾吸虫病、旋毛虫病、猪囊尾蚴病、疟疾、阿米巴病、弓形虫病等。

间接血凝试验是一种以红细胞为载体的抗原抗体凝集反应。常用绵羊或人（O 型）红细胞作为载体（均使用醛化红细胞），然后用虫卵可溶性抗原或纯化抗原致敏上述红细胞制成抗原试剂。致敏红细胞可与受检血清中相应的抗体发生凝集反应。红细胞凝集者为阳性反应。

间接血凝试验操作简便快速，敏感性高，便于现场使用，适用于辅助诊断、综合查病及流行病学调查。

四、间接荧光抗体试验

间接荧光抗体试验（indirect fluorescent antibody assay，IFA）主要应用该法诊断疟疾、弓形虫病、丝虫病、血吸虫病、并殖吸虫病、华支睾吸虫病、棘球蚴病等。

将已知抗原与受检者血清结合，继而加入荧光素标记的第二抗体（抗抗体）使之与受检者血清中抗体结合，最后通过间接检测荧光反应判断血清中是否存在相应的抗体。在荧光显微镜下观察反应结果，若可见形态结构清晰的荧光发光体为阳性反应，而阴性对照不可见。IFA 的抗原可用虫体或含虫体的组织切片或涂片，经充分干燥后低温保存备用。

间接荧光抗体试验具有较高的敏感性、特异性和重现性，操作简单快速，已广泛应用于寄生虫病的血清学诊断，血清流行病学调查和监测疫情。

五、酶联免疫吸附试验

酶联免疫吸附试验（enzyme-linked immunosorbent assay，ELISA）广泛应用于多种寄生虫病的诊断，包括阿米巴病、疟疾、弓形虫病、隐孢子虫病、卡氏肺孢子虫病、蛔虫病、丝虫病、旋毛虫病、血吸虫病、并殖吸虫病、棘球蚴病、囊尾蚴病等。

酶联免疫吸附试验是用酶标抗原或抗体与受检抗体或抗原的抗原抗体结合反应。将已知的抗原或抗体包被在固相载体表面，加入待测标本与之反应，洗涤，随后加入酶标记抗原或抗体反应，最后加入酶的底物显色，肉眼直接观察或采用酶标仪测定光密度（OD）值。可用于宿主体液、排泄物和分泌物内特异性抗体或抗原的检测，常用方法有间接法（用于检测抗体），双抗体夹心法（用于检测抗原）以及竞争抑制法（用于检测抗原或抗体）。

酶联免疫吸附试验是一种高灵敏检测技术，广泛应用于寄生虫感染的研究、诊断及血清流行病学调查，国内外有多种寄生虫感染的 ELISA 试剂盒出售。改进的 ELISA 技术如斑点 ELISA（dot-ELISA）以及快速 ELISA 等提高了反应的敏感性、特异性和重现性。

六、胶体金免疫层析试验

胶体金免疫层析试验（gold immunochromatography assay，GICA）适用于丝虫病、血吸虫病、疟疾、黑热病以及弓形虫病的诊断。

胶体金免疫层析试验是以胶体金作为示踪标记物进行的抗原抗体反应。最常用的是双抗体夹心法检测抗原。一般胶体金免疫层析试纸条从下往上由样品垫、金标垫、醋酸纤维膜及吸水垫 4 部分组成。将试纸条置于待测标本（体液或血清）中，由于毛细管作用，样品将沿着试纸条向上端移动，当移动至固定有针对该待测物的胶体金（抗体）复合物区域时，待测物即与之发生特异性结合，继续移动至检测区，此抗原抗体结合物被醋酸纤维膜上包被的固相抗体捕获，呈现红色条带，剩余的胶体金复合物继续前行，至质控区与包被的抗抗体结合，呈现红色条带。出现检测区、质控区两条红色条带为阳性标本；仅质控区出现红色条带为阴性标本；无任何红色条带出现可能是试纸条失效。

胶体金免疫层析试验操作简单快速、结果直观可靠，适用于现场使用，可应用于流行病学调查。

第四节　寄生虫病的分子生物学诊断

分子生物学诊断技术的发展和应用，为在分子水平上进行病原学检测和诊断寄生虫病开辟了一条新的途径。不同的病原体其遗传物质各具有其独特的核苷酸序列，如果检测出某些独特的核酸序列，就可以确定病原体的存在。因此，具有较高的敏感性和特异性。目前应用的方法主要为 DNA 探针（DNA probe）技术和聚合酶链式反应（polymerase chain reaction，PCR）。

一、DNA 探针技术

DNA 探针技术又称 DNA 分子杂交技术，是一种敏感性高，特异性强，应用面广的技术。在寄生虫病诊断中，以寄生虫的特异核酸序列作为 DNA 探针，可用来检测病原体是否存在。探针 DNA 较稳定，在合适条件下可长期保存，试验结果的重复性较好，DNA 探针是直接检测寄生虫的基因，故比血清学方法可靠。DNA 探针在寄生虫病的诊断、现场调查、寄生虫种的鉴定及分类等方面的研究中均已使用。目前，DNA 探针已用于疟原虫、弓形虫、丝虫、血吸虫、猪带绦虫等虫种的鉴定和相关疾病的诊断，也可用于昆虫的鉴定。

二、PCR 技术

聚合酶链式反应（PCR）是一种由引物介导，选择性地快速体外扩增特异性 DNA 片段的技术。基本原理是根据 DNA 半保留复制机制，以待扩增的 DNA 片段为模板，由人工合成的寡核苷酸引物（通常为 20 bp 左右）介导，通过变性和退火的处理，在耐热 DNA 聚合酶催化下，以 4 种脱氧三磷酸核苷（dNTP）为原料合成一条新的 DNA 片段。人工合成的两个寡核苷酸引物决定了 PCR 扩增 DNA 靶序列的特异性。一个 PCR 循环包括 DNA 变性，复性（又称退火），延伸 3 个步骤。整个 PCR 过程一般需 30 个循环，每循环 1 次，可使模板 DNA 的复制数呈指数性扩增。在一些寄生虫病中，由于原虫数量极少，用传统的方法无法检测，经用 PCR 扩增 DNA 模板，为该类寄生虫病的诊断提供了一条新的途径。PCR 技术对于寄生虫病诊断，主要应用于黑热病、锥虫病、肺孢子虫病、以及弓形虫病等。

（权云帆）

参考文献

1. 贺联印，许炽熛. 热带医学 ［M］. 2 版. 北京：人民卫生出版社，2004.

2. 陆予云，李争鸣. 寄生虫学检验 ［M］. 4 版. 北京：人民卫生出版社，2014.

3. 吴忠道，汪世平. 临床寄生虫学检验 ［M］. 3 版. 北京：中国医药科技出版社，2015.

4. 诸欣平，苏川. 人体寄生虫学 ［M］. 9 版. 北京：人民卫生出版社，2018.

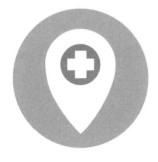

第十八章 | 现代生物学技术在热带病防治研究中的应用

20 世纪 70 年代以来，研究热带病相关病原体已经从细胞水平发展到基因水平，对细胞型病原体的抗生素类研发已经达到成熟阶段，随着药理学先进技术和测试方法的应用，抗生素及化学药物治愈了许多传染性热带病。基因组时代的到来使一批新技术、新方法陆续出现，形成了包括基因组测序、基因表达、基因识别、基因组扫描、基因芯片、基因敲除等方面的基因组研究技术，为整个生命科学的发展提供了崭新的技术平台。

随着人类及其他模式生物基因组计划的实施完成，生命科学的研究已进入阐明基因组功能的后基因组时代，以诠释基因和蛋白质功能为目标的功能基因组学和蛋白质组学已成为生命科学研究的重点和热点。而生物信息学也随着人类基因组计划而发展起来。抗体技术也一直是生命科学尤其是生物医学领域的研究热点。分子生物学技术快速发展，基因探针及聚合酶链式反应凭借其快速、敏感性高和特异性强的特点，目前广泛运用于病毒、细菌和寄生虫等的病原检测、药物敏感性实验、疗效监测和疾病流行病学研究之中。目前，多种生物学技术已经在热带病防治研究中起到关键的作用。本章将重点介绍常见的现代生物学技术在热带病防治研究中的应用。

第一节　基因组技术在热带病防治研究中的应用

基因组时代的到来使一批新技术、新方法陆续出现，形成了包括基因组测序、基因表达、基因识别、基因组扫描、基因芯片、基因敲除等方面的基因组研究技术，为整个生命科学的发展提供了崭新的技术平台。基因组技术的快速发展也给热带病的研究带来更多的思路和手段，目前许多技术已渗透到热带病研究的多个领域，并已得到广泛的应用，如各种病原体基因诊断、基因表达、基因突变和新基因的发现、药物识别靶点，又如探寻病原体与宿主的致病性，构建新机制的新药筛选模型、病原微生物的耐药机制、开发新型疫苗等领域，大大推动了该学科的发展。本节将重点介绍应用于热带病领域的基因组研究技术的基本原理、应用范围及技术特点，及其在热带病研究领域的应用情况。

一、基因组研究相关技术

1. 基因组序列测定技术

基因组测序是一个庞大的工程，是基因组研究的基础。DNA 序列测定技术的改进、升级和自动化使大规模 DNA 测序成为可能。基因组序列测定策略有两种，分层鸟枪法和全基因组鸟枪法。目前，全基因组鸟枪法逐步占据主导地位。

2. 基因芯片技术

基因芯片技术是继 PCR 技术之后出现的、基因组时代最具代表性的实验技术，与蛋白质芯片、细胞芯片和组织芯片等技术合称生物芯片技术。其突出优势在于实现了靶序列（或靶分子、靶细胞）的并行及高通量检测。基因芯片又称 DNA 芯片，是应用反向斑点杂交原理，将寡聚核苷酸、基因组 DNA、cDNA 或肽核苷酸固定在硅片、玻璃片、塑料片、凝胶或尼龙膜等固相介质上，再通过激光共聚焦荧光监测系统等对芯片进行扫描，并配以计算机系统对每一探针上的荧光信号进行比较和检测，从而迅速得出所要的信息。该技术操作简便，可在一次实验中同时快速、敏感地检测成千上万个基因，结果检测分析可实现自动化。基因芯片技术是高效地大规模获取相关生物信息的重要手段，其特点在于其高度的并行性、多样化、微型化和自动化。目前，该技术已经广泛应用于基因的表达调控、诊断、药物筛选和新药开发、基因功能研究等多个方面。

3. 基因差异表达的研究技术

基因的差异表达有两种方式，一种是表达基因的种类发生改变（新出现或者消失）；另一种是同一类基因表达量的改变（上调或下调）。传统的基因分析方法主要是单个基因的克隆表达，但生命现象是高度有组织的多基因的网络效应，而不是单基因功能的简单堆积。因此，研究细胞全基因组在各种生理和病理条件下基因网络的动态变化非常有必要。

目前，国内外学者已经摸索出几种在基因组水平上分析基因差异表达的新方法，包括mRNA差异显示PCR法、cDNA代表性差异分析技术、抑制性消减杂交技术、基因表达系列分析、表达序列标签以及前述的基因芯片技术等，并已广泛应用于热带病的研究。

4. 体内筛选技术

近年来已建立了几种以基因组为基础的体内遗传学筛选方法，包括体内表达技术和信号标签诱变技术等，这些方法在很大程度上简化了在体内对大量突变体的分析。

5. RNA 干扰技术

这是在1998年发现并快速发展起来的一门新兴的在转录水平上的基因阻断技术，是一种干扰基因表达和进行功能性基因组筛选的方法。将一段双链RNA序列导入机体或细胞中，机体或细胞中与之有同源序列的基因表达将会受到抑制，甚至完全抑制，即沉默。这种双链RNA分子在mRNA水平上关闭同源序列基因的表达或使其沉默的过程称为RNA干扰。

RNA干扰作为一种新的基因阻断技术，其特点是具有特异、有效的基因沉默效应，能够简单、高效地阻抑特定基因的表达，适用于低等动物及高等动物。它不仅是研究功能基因组的一种有力工具，而且能够为特异性基因治疗提供新的技术手段。

二、基因组技术在热带病研究领域的应用

1. 新基因的发现

通过测序鉴定基因是寻找致病基因的直接手段，它主要有两种方法：一种是对整个基因组DNA进行克隆和测序；另一种是针对基因组中表达部分进行测序与鉴定，即对表达序列标签EST进行研究。

2. 基因诊断

20世纪80年代发展起来的PCR和基因探针技术开辟了疾病基因诊断的新纪元，而后不断改进的定量PCR、免疫PCR、荧光PCR、随机扩增多态性DNA等技术广泛地应用于热带病的诊断、病原生物的检测、致病机制的研究等方面，如在病毒性肝炎、结核病、血吸虫病、疟疾、丝虫病、弓形虫病等的感染诊断、种株变异和分类等研究中得到了广泛应用。

20世纪90年代诞生的基因芯片技术，以其快速、高效、敏感、平行化、自动化等特点，在疾病诊断方面发挥着独特的优势，已成为一项现代化诊断的重要工具，疾病诊断也成为基因芯片最具有商业价值的应用领域。

3. 基因功能及基因治疗研究

RNAi 技术为后基因组时代的基因功能分析提供了可靠而又快速的应用平台。RNAi 具有快速、经济、可靠等优点，可用于结构基因的功能研究。使用 dsRNA 对隐杆秀丽线虫、黑腹果蝇、真菌、植物等低等生物基因组功能的研究已经比较成熟。RNAi 还可用于细胞周期调控、信号转导、代谢、膜转运以及 DNA 损伤反应、甲基化或转录等基因功能研究。

4. 耐药性研究

耐药性是病原体对药物反应性降低的一种状态。随着各种抗生素的广泛使用，病原体的耐药性问题变得越来越突出，严重威胁着人类健康。要解决耐药性问题，首先要了解其机制。基因芯片技术为在整个基因组水平上全面分析与耐药性表型相关的基因提供了重要的平台。

目前，用差异表达基因的分析技术来进行耐药性的研究屡见报道。基因芯片技术已经运用于分枝杆菌属及寄生虫的耐药性研究中。使用基因芯片既可以同时检测耐药菌的多个耐药基因，还可同时对多个耐药菌的多个耐药基因进行检测。

5. 基因突变和多态性检测

检测基因突变对于阐明疾病发生发展的分子机制、疾病的早期诊断具有重要意义。与以往基因突变和多态性研究不同，应用基因芯片方法检测时可克服 PCR-SSCP、手工或自动测序、异源双链分析、蛋白截短检测等方法需经过电泳环节，不能满足大规模、低消耗和自动化的要求等不足，且与 DNA 聚合酶或连接酶结合检测时可获得更高的分辨率。

6. 基因表达谱的分析

细胞的基因表达谱决定了细胞的结构和生物学功能，了解特定状态和时期基因的表达谱在分析疾病的发生发展过程、宿主与病原体的相互作用关系等方面都有非常重要的意义。

7. 病原体与宿主的相互作用

病原体与宿主相互作用构成了病原体感染、复制、致病及免疫的分子基础。基因芯片技术是研究病原体与宿主相互作用的一种有效手段，在传染病模型中，通过特异性抑制宿主基因产物并比较病毒感染后基因表达谱差异来确定宿主细胞蛋白在病毒复制周期中的作用。

8. 差异基因表达的研究

生命活动中基因表达的改变是生物学研究的核心问题。监测某些组织、细胞不同分化阶段的差异基因表达，可以推测基因与基因的相互关系，从而揭示基因与疾病的发生、发展、转归的内在联系。分析基因的表达差异是基因芯片技术的另一重要用途。联合应用多种基因组研究技术，分析研究病理状态下组织细胞中发生差异表达的基因以及各微生物不同时期或菌株间差异表达的基因，在基因表达差异的研究中发挥着重要的作用。

第二节　蛋白质组学技术在热带病防治研究中的应用

随着人类及其他模式生物基因组计划的实施和完成，生命科学研究已进入阐明基因组功能的后基因组时代，以诠释基因和蛋白质功能为目标的功能基因组学和蛋白质组学已成为生命科学研究的重点和热点。

蛋白质组学是研究一个基因组、一种细胞/组织或一种生物所表达的全套蛋白质组成、结构和功能的科学。20 世纪 80 年代，蛋白质研究特别是相关技术有较大突破，双向电泳技术、质谱技术及计算机图像分析与大规模数据处理技术的出现和改进使大规模、高通量分析和鉴定蛋白质成为可能；蛋白质不仅是多种疾病（传染病、肿瘤等）的致病因子而且也是多种致病因子作用的最重要的靶分子，因而也自然成为大多数药物的靶标。此外，蛋白质作为生命功能的直接执行者，具有被开发成重组多肽药物、疫苗的潜在可能，这将是功能基因组和蛋白质组研究有可能给人类社会带来的一笔巨大的科学和经济财富。

目前，已相继有 95 种原核微生物（其中包括 39 种人类病原微生物）、1 种寄生虫（恶性疟原虫）、2 种真菌（酿酒酵母和粟酒酵母）及 600 多株病毒（与人类有关的病毒约80 株）及它们的宿主（人类、鼠类、冈比亚按蚊、埃及伊蚊、白纹伊蚊）的基因组序列已被测定。而基因序列数据中所包含的生物信息也为通过蛋白质组学技术研究病原生物相关蛋白功能及其调控、致病的物质基础以及病原生物与宿主细胞间的相互作用等生命科学的多层次、多分支研究提供了基础。

一、研究内容

蛋白质组学是从整体水平研究一种基因组、一种细胞/组织及一种生物在不同的时间和空间上所表达的全套蛋白质，其研究对象不是单一或少数蛋白质，而是着眼于全局性和整体性，需要研究体系中所有蛋白质的物理、化学、生物学性质和功能，包括蛋白质的定性、定量、定位、修饰、结构、功能、调节和相互作用等各方面的信息，并对这些信息进行归纳、整理和系统化。

二、主要技术方法

蛋白质组学研究的宗旨是将组织或细胞所有蛋白质（至少是大部分）分离与鉴定，如何通过高通量的技术实现对细胞、组织或体液所含有的成千上万个蛋白质的有效分离和鉴定是蛋白质组学研究中要解决的关键问题。目前双向电泳技术、计算机图像分析与大规模数据处理技术以及质谱技术均可实现高通量，为蛋白质组学研究的三大基本支撑技术。

三、热带病防治领域中的应用

病原生物是与其宿主相互作用的漫长进化过程中演变而来，通过各种致病因子进入宿主特定的细胞和组织中引发宿主细胞的死亡，通过编码高度变异性的抗原来逃避宿主的防御反应。而宿主则通过天然或特异性防御机制来对抗外来入侵的病原生物。在上述相互作用的过程中，病原生物和宿主的蛋白表达模式发生了明显的改变。用蛋白质组学技术来研究宿主和病原生物的相互作用，对于理解病原生物致病机理、宿主天然或获得性防御机制、新的致病因子的发现、新的诊断、疫苗及药物靶分子的发现和确证具有重要意义，并为最终人类战胜病原生物提传基础。目前，病原生物蛋白质组学的研究主要集中在病原生物的分类和鉴定、病原生物的细胞周期和生活史研究、病原生物致病机制和致病因子的研究、病原生物免疫组学研究以及病原生物耐药性机制和新药靶发现等方面。

第三节　生物信息学技术在热带病防治研究中的应用

生物信息学（bioinformatics）是随着人类基因组计划而发展起来的，它包含了生物信息的获取、处理、存储、发布、分析和解释等在内的各个方面，其综合运用数学、计算机科学和生物学的各种工具来阐明和理解大量数据所包含的生物学意义。具体而言，生物信息学是把基因组DNA序列信息分析作为源头，找到基因组序列中代表蛋白质和RNA基因的编码区；同时阐明基因组中大量存在的非编码区的信息实质，破译隐藏在DNA序列中的遗传语言规律；在此基础上归纳、整理与基因组遗传信息释放及其调控相关的转录谱和蛋白质谱的数据，从而认识代谢、发育、分化、进化的规律。

一、生物信息学研究的主要内容

（1）序列比对。比较两个或两个以上序列的相似性或不相似性。序列比对是生物信息学的基础。

（2）结构比对。比较两个或两个以上蛋白质分子空间结构的相似性或不相似性，可以应用一些算法。

（3）蛋白质结构预测。包括二级和三级结构的预测，方法上主要有演绎法和归纳法。演绎法主要从一些基本原理或假设出发来预测和研究蛋白质的结构和折叠过程，分子力学和分子动力学属于这一范畴。归纳法主要是从观察和总结已知结构的蛋白质结构规律出发来预测未知蛋白质的结构。

（4）计算机辅助基因识别（仅指蛋白质编码基因）。基因识别是给定基因组序列后，正确识别基因的范围及其在基因组序列中的精确位置，这也是生物信息学中很重要的课题之一。

（5）非编码区分析和DNA语言研究。在人类基因组中编码部分约占总序列的3%～5%，其他通常称为"垃圾"DNA。"垃圾"DNA并非垃圾，只是暂时不知道其重要的功能。分析非编码区DNA序列需要大胆的想象和新的研究思路和方法，DNA序列作为一种遗传语言、不仅体现在编码序列之中，而且隐含在非编码序列之中。

（6）分子进化和比较基因组学。早期工作主要是利用不同物种中同一种基因序列的异同来研究生物的进化，构建进化树。DNA序列及其编码的氨基酸序列甚至相关蛋白质的结构比对都可以用来研究分子进化。

（7）序列重叠群装配。现行的测序技术每个反应只能测出500 bp左右的序列，因而就有了一个由大量的较短序列构成的重叠群。逐步把它们拼接起来形成序列更长的重叠群，直至得到完整序列的过程称为重叠群装配。

（8）生物信息处理算法的研究。生物信息数据的规模极其巨大，因此，国内外都开展了生物信息处理算法并行化方向的研究。国外还开展了特殊生物信息处理中算法的研究以及在硬件基础上的并行化方向的研究，主要是研究生物信息学中的一些关键的算法，研究其中的可并行性，然后将其固化到硬件芯片中，从而提高整个计算系统的性能。

二、生物信息学软件资源

（1）序列分析软件：DNAMAN。DNAMAN 是美国 Lynnon Biosoft 公司（http：//www. lynnon. com）开发的高度集成化的分子生物学应用软件，几乎可完成日常所有核酸和蛋白质序列分析工作，包括多重序列对齐、PCR 引物设计、进化系统树、限制性酶切分析、蛋白质序列分析、质粒绘图等。

（2）综合序列分析软件：BioEdit。BioEdit 软件（http：//www. mbio. ncsu. edu/ /Bi-oEdit/bioedit. html）是一个性能优良的免费分子生物学应用软件，可对核酸序列和蛋白质序列进行常规的分析操作。与 DNAMAN 相比，其分析内容相对丰富一些，而且提供很多网络程序的分析界面和接口，与 DNAMAN 等软件配合使用更好。

（3）序列分析软件：Lasergene99。Lasergene99 是在 Windows 或 Macintosh 平台上使用的序列分析软件，其功能包括序列拼接和重叠克隆群的处理、基因搜寻、寻找蛋白质的结构、多重序列比较、两序列比较和广泛的寡核苷酸设计等。

（4）Vector NTI Suite。Vector NTI Suite 软件是由 Informax 公司（http：//www. informaxinc. com）开发的一种高度集成、功能齐全的分子生物学应用软件，它可以对 DNA 及蛋白质分子进行大量的分析和操作，包括对 DNA 序列进行 ORF、功能区搜索；PCR 引物、测序引物、杂交探针的设计及评价；同源比较和系统发育树构建；蛋白质结构预测等。

（5）序列分析与管理软件：Omiga。Omiga 软件（http：//www. accelrys. com/products/omiga/ index. html）是一个综合的核酸序列分析软件。在 Omiga 中，用项目文件管理所有序列及相关分析结果，而项目视窗则提供了用户当前研究项目的完整显示。其功能包括：序列的组成成分、查找酶切位点、编码区和基因序列、查找 PCR 引物或测序引物、评测用户引物、用 NCBI Blast 和 Entrez 查询、蛋白质二级结构预测、多序列同源比较、翻译和反向翻译等。

（6）引物设计软件：Oligo。Oigo 软件（http：//www. mbinsights. com）是用于引物、探针等寡核苷酸设计与分析的专用软件。该软件界面友好，易于使用，是引物设计软件中的佳品。

（7）蛋白质序列分析软件：PepTool。PepTool 是 BioTools 公司开发的功能强大的核酸序列分析软件，其中包括多种蛋白质序列分析功能，如数据库相似性搜索、三维结构预测、特征序列/motif 查询以及多种序列比较等，这对于分子生物学研究者，尤其是蛋白质组学研究者提供了极为有用的信息。

（8）蛋白质三维分子结构显示软件：RasMol。RasMol 是一个性能十分优良而又免费的蛋白质三维分子结构显示软件。其利用计算化学与分子图形学，使研究人员能够通过个人电脑观察与研究分子坐标文件，进而通过 RasMol 以各种模式、各种角度观察分子的微观三维立体结构，进而了解化合物分子结构和各种微观性质与宏观性质之间的定量关系。

（9）核酸序列分析软件：Gene Tool。Gene Tool 是 Bio Tools 公司开发的功能强大的核酸序列分析软件，由于其功能全面而又易于操作，从而受到分子生物学研究人员的欢迎。Gene Tool 的功能由其强大的编辑器和核酸分析软件包得以实现。

三、常用的网站和数据库

1. 核酸和基因组常用网站和数据库

（1）Genbank。GenBank 数据库是由美国生物技术信息中心（NCBI）维护，该数据库收集所有公开可利用的 DNA 和蛋白质序列，与 EMBL、DDBJ 构成了全球最权威最广泛的核酸序列数据库。网址：www. ncbi. nlm. nih. gov。

（2）TIGR Microbial Database。网址：www. tigr. org/tdb/mdb/mdbcomplete. html。内容：正在进行或已完成的微生物基因组计划数据库。

（3）coliBase。网址：colibase. bham. ac. uk。内容：大肠埃希菌、沙门菌属、志贺菌属比较基因组数据库。简介：该数据库收集了目前已完成或未完成的所有大肠埃希菌、志贺菌属的基因组数据库。

（4）EMBL 核酸序列数据库。此数据库是由欧洲生物信息中心 EBI［欧洲分子生物学实验室（EMBL）在德国 Heidelberg 的站点］维护的。该数据库收集所有公开可利用的 DNA 和蛋白质序列，是全球最著名的核酸序列数据库。网址：www. edi. ac. uk/embl。

（5）MBGD。网址：mbgd. genome. ad. jp。内容：可进行比较分析的微生物基因组数据库。

（6）DDBJ。网址：www. ddbj. nig. ac. jp/index-e. html。内容：已注释的蛋白质数据库。

（7）HBVDB。网址：hbvdb. ibcp. fr/HBVdb。内容：乙肝病毒数据库。

2. 蛋白质和蛋白质组常用网站和数据库

（1）Protein Information Resource（PIR）。网址：pir. georgetown. edu。内容：蛋白质信息资源数据库。

（2）PBOSITE。网址：prosite. expasy. org。内容：有生物学意义的蛋白样式和图式。

（3）AAindex。网址：www. genome. jp/aaindex。内容：肽的物理化学属性。

（4）BIND。网址：www. bind. ca。内容：生物大分子相互作用的网络数据库。

（5）Predictome。网址：predictome. bu. edu。内容：预测蛋白质间功能关系的数据库。

（6）SWISS-PROT。网址：web. expasy. org/docs/swiss-prot_guideline. html。内容：详细注释内容的蛋白质序列数据库。

（7）Proteome Analysis Database。网址：www. ebi. ac. uk/proteome。内容：Interpro 和 clustr 在全基因组的蛋白质功能分类中的在线运用。

（8）SWISS-2DPAGE。网址：world-2dpage. expasy. org/swiss-2dpage。内容：注释的二维聚丙烯酰胺凝胶电泳数据库。

（9）Interpro。网址：www. ebi. ac. uk/interpro。内容：蛋白质家族、结构域和位点的整合资源。

（10）GELBANK。网址：gelbank. anl. gov。内容：全基因组的二维凝胶电泳图谱。

第四节　抗体工程技术在热带病防治研究中的应用

抗体作为诊断和分析试剂已被研究和开发了近一个世纪。一个多世纪以来抗体作为体内最奇妙的蛋白质分子，一直是生命科学尤其是生物医学领域的研究热点。

抗体技术的发展经历了多克隆抗体、单克隆抗体及基因工程抗体 3 个阶段。在热带医学领域中，单克隆抗体首先被广泛应用于各类病原体的诊断，已有大量的商品诊断试剂供选择。同时，单克隆抗体具有灵敏度高、特异性好的特点，使其在鉴别菌种的型及亚型、病毒变异株及寄生虫不同生活周期的抗原性等方面具有优势。从 20 世纪 80 年代末期到 90 年代初期又出现了抗体库技术，抗体工程由此发展到新高度。这里主要介绍第三代抗体及抗体库等新型抗体工程技术及其应用。

一、主要的基因工程抗体

自 1984 年第一个基因工程抗体人鼠嵌合抗体诞生以来，新型的基因工程抗体不断出现，比如人源化抗体、单价小分子抗体、多价小分子抗体、某些特殊类型抗体及抗体融合蛋白等。

（1）鼠抗体的人源化。20 世纪八九十年代，治疗性抗体的开发集中于那些有治疗前景的鼠单抗，其着眼点在于应用基因工程技术改造现有优良的鼠单抗的基因，在保持或提高原抗体的特异性和亲和力的前提下，尽量减少抗体中的鼠源成分，将抗体分子中鼠源片段换成人源的，以降低或基本消除抗体的免疫原性，从而创造出新型抗体。

（2）小分子抗体。抗体分子的抗原结合部位局限于可变区组成的 FV 段，可以构建成分子量较小的且具有抗原结合功能的分子片段，称为小分子抗体。常见的小分子抗体包括：Fab、单链抗体、单域抗体和超变区多肽。

（3）双价及多价抗体分子。完整单抗由于分子量较大，致使穿透组织的能力较差，因而在利用基因工程技术改造而获得的小分子抗体，如 Fab 和 ScFv 等可提高穿透组织的能力，但因其只有一个抗原结合位点，为单价性质，其亲和力较亲本单抗明显降低。而且，由于这种小分子抗体的分子量过小，在体内及靶组织的滞留时间短，故不适于治疗应用。近年来随着基因工程抗体技术的发展，可将上述单价小分子抗体改造为双价或多价。

（4）双特异性抗体。在 ScFv 基础上构建的上述双价或多价抗体，虽然价态增高，但仍属单特异性抗体。为了改善治疗效果，人们尝试了各种方法改造抗体分子，优化其性能，双特异性抗体即其中之一。双特异性抗体是通过人为的操作使一个分子具有两种不同的特异性，其中一个特异性指向体内的效应系统，另一个特异性结合靶抗原，将激活的生物效应桥连于治疗靶标达到治疗目的。

（5）抗体融合蛋白。抗体融合蛋白目前主要分为两类。一类是将含 FV 段的抗体片段与其他生物活性蛋白融合，利用抗体的特异性识别功能将某些生物学活性引导到特定部位，其主要应用范围如下：免疫靶向，免疫桥连，嵌合受体。另一类是含 Fe 段的抗体融合蛋白，利用 Fe 段所特有的生物学功能与某些具有黏附或结合功能的蛋白融合，又称为免疫黏附素融合蛋白。

（6）其他几种特殊类型抗体。主要有：①细胞内抗体；②抗独特型抗体；③抗体酶；④抗原化抗体。

二、抗体库技术

20世纪80年代末期，随着分子生物学技术的发展，逐步建立抗体库技术，即通过DNA重组技术克隆全套抗体的可变区基因，在原核系统表达有功能的抗体分子片段（即抗体库），从中筛选特异性抗体的基因。这一进展的基础在于以下两项关键技术的突破：一是PCR技术的发展使用一组引物扩增出全套免疫球蛋白的可变区基因成为可能。二是从大肠埃希菌直接表达有功能活性的抗体分子片段。大容量抗体库根据人抗体基因的来源和组成不同，可分为：①转基因小鼠抗体库；②天然抗体库；③半合成抗体库；④特异性抗体库；⑤合成抗体库。

大容量抗体库的筛选可以通过在基因、其编码的蛋白以及蛋白识别的分子之间建立一个直接的物理连接而得到大大简化。这一连接可以通过各种展示技术来完成，目前已经发展了包括噬菌体、核糖体、细菌等展示技术，以高效高通量的方式用于库的筛选。

三、转基因小鼠生产人类抗体

制备生产全部人抗体的小鼠杂交瘤细胞是解决抗体人源化问题的一个根本方法。目前已经研制了转基因小鼠，首先利用基因敲除技术，将小鼠内源性免疫球蛋白基因敲除，然后向小鼠胚胎干细胞中导入人Ig基因座，获得含人免疫球蛋白纯合小鼠后，通过小鼠体液免疫系统产生完全人源的高亲和力抗体。在此过程中，保留了完整、有效的完成抗体种类转换和亲和力成熟的天然机制，不需要对抗体进行基因工程改造。转基因小鼠可以被接种目的抗原，所产生的抗体的基因可通过克隆及筛选免疫文库或者通过传统的杂交瘤技术来回收。已经分离到具有高亲和力可以用于治疗的抗体，这些抗体在食蟹猴中的半衰期与人类中获得的抗体相似。由于人的杂交瘤细胞及无限繁殖细胞系不能稳定生产高水平的抗体，而人类的体内免疫对许多抗原来讲是不可能的，所以转基因小鼠生产人类抗体是抗体治疗人类疾病进程中的重大突破。

总而言之，转基因完全人抗体技术虽然最近才发展起来，临床试验也刚刚起步，但随着该技术的不断完善和人类对肿瘤研究的不断深入，相信在不久的将来，完全人抗体对肿瘤及其他疾病的治疗必将发挥重要的作用。

四、抗体亲和力的成熟

亲和力是抗体的一项重要生物学参数，在体内只有亲和力较高的抗体才足以提供有效的保护作用。在生物技术领域，亲和力高的抗体具有更高的使用价值。因此，提高抗体的亲和力是倍受人们关注的课题。天然B细胞所产生的抗体一般亲和力较低，不足以对机体提供有效的保护。B细胞所产生的抗体在抗原多次刺激和选择的过程中其亲和力逐渐增加，即亲和力成熟。抗体亲和力可以通过随机突变、定位突变、链替换和有益突变重组等方法进行改善和提高。

五、鸡卵黄抗体 IgY

鸡卵黄免疫球蛋白 G 抗体是一种 7S 免疫球蛋白，其相对分子质量约为 180×10^3，含两个亚单位，即 $(67 \sim 70) \times 10^3$ 的重链和 $(22 \sim 30) \times 10^3$ 的轻链，又称 IgY（卵黄免疫球蛋白）。IgY 存在于免疫后母鸡的卵黄中，是卵黄中唯一的免疫球蛋白类。早在 20 世纪 60 年代，研究人员就发现鸡卵黄中存在 IgG 抗体，其含量与鸡血清相似或者更高，但由于将 IgG 抗体从丰富的卵黄脂质中分离出来较困难，因此，一直未引起足够的重视，使得鸡蛋作为抗体来源的研究受到限制。直到 20 世纪 80 年代初，科学家们相继建立了有效也相对简便的聚乙二醇提取法和硫酸葡聚糖提取法，有关这方面的研究才开始大量涌现。

六、兔单克隆抗体

1995 年，Katherine Knight 在芝加哥大学成功地在转基因兔中获得骨髓瘤样肿瘤浆细胞瘤。此后，Robert Pytela 和 Weimin Zhu 将此技术进行了改进，使之能高产量地生产兔单克隆抗体。兔单克隆抗体具有独有的优势：①其亲合力高，可以比鼠单克隆抗体识别更多种类的表位；②其能够识别许多在小鼠中不产生免疫的抗原；③由于兔脾脏较大，可以进行更多的融合实验，使得高通量生产单克隆抗体成为可能。目前有关兔单克隆抗体的报道较少，但由于兔单抗的上述优点，其在疾病的诊断、治疗及抗体药物领域将具有更大的应用开发潜力。

抗体工程技术在医学生物学的基础研究和应用研究领域中发挥着日益重要的作用。抗体对疾病的治疗作用越来越为人们所重视。各种新型抗体受到广泛关注，成为研发最活跃的生物技术之一。目前开发的新型抗体多为针对肿瘤的诊断和治疗，也有一些针对感染性疾病诊断和治疗的新型抗体出现。随着相应抗体工程技术的不断发展和日益成熟，新型抗体的应用领域也将越来越广，必将使热带感染性疾病的防治推向一个新阶段。

第五节 新型疫苗技术在热带病防治研究中的应用

疫苗（vaccine）是通过诱发机体产生特异免疫反应以预防或治疗疾病，或达到某一医学目的一类生物制剂。其主要成分是能够刺激机体产生特异免疫反应的抗原，这些抗原可以是完整的病原微生物（如细菌、病毒或完整的机体细胞），也可以是它们的某些成分或与这些成分的抗原性相似的其他抗原。从历史发展来看，疫苗对于预防传染病、促进人类健康和进步曾做出过巨大的贡献。正是由于疫苗的普及，WHO 已于 1979 年正式宣布全球消灭了天花，随之消灭了麻疹。采用疫苗等生物制品进行免疫预防是比较方便、有效和经济的措施，在 21 世纪将会进一步发挥其不可取代的重大作用。

现代疫苗是指致病源的蛋白（多肽）、多糖或核酸，以单一成分或含有效成分的复合颗粒形式，通过活的减毒致病源或载体介导，进入宿主后可诱发灭活、破坏或抑制致病源的特异性免疫应答。疫苗的形式从过去较单一的灭活疫苗、减毒活疫苗，发展到现代的基因工程重组蛋白质疫苗、化学合成多肽疫苗及核酸疫苗；疫苗功能也从预防发展到预防与治疗兼有；疫苗的范围也从微生物疫苗延伸到肿瘤疫苗、抗心血管病疫苗等。

现代疫苗研究的重点领域主要包括：①创造新疫苗。主要是用常规技术不能或难以解决的疫苗，如与感染有关的疫苗、肿瘤疫苗、避孕疫苗等；②改造旧疫苗。主要针对一些效果或安全性较差，或成本较高的常规疫苗；③发展多价疫苗。多价疫苗成本低、免疫程序简单，是疫苗研究的发展方向；④研究治疗性疫苗。包括乙肝慢病毒感染治疗性疫苗、治疗性肿瘤疫苗等。

下面简要介绍亚单位疫苗、核酸疫苗、抗独特型抗体疫苗、植物疫苗、治疗性疫苗、树突状细胞疫苗等。

一、亚单位疫苗

为消除减毒活疫苗的恢复突变和灭活全疫苗的感染性复活作用，提高疫苗的纯度，最理想的是制备不含病原体核酸、仅含有能诱发宿主产生中和抗体的微生物蛋白或表面抗原的疫苗，即亚单位疫苗（sub-unit vaccine）。其突出的优点是：疫苗中已除去病原体中不能激发机体保护性免疫和对机体有害的部分，只保留有效的免疫原成分，因而免疫作用明显增强而稳定，可靠性不断增强，同时对机体的不良反应也越来越少。亚单位疫苗主要有基因工程蛋白质疫苗和基因工程表位疫苗。

二、核酸疫苗

1990 年，Wolf 等首次意外发现小鼠肌内注射质粒 DNA 后，质粒携带的基因可被肌细胞摄取并在其中表达。进一步研究证实，基因直接注入宿主后不仅可表达蛋白，还可诱生特异性免疫应答。此后，核酸免疫成为防止传染病的研究热点。

核酸免疫是指将编码某一种或多种特定蛋白的 DNA 克隆到一个真核表达载体上，然后直接注射到体内，以期在宿主细胞内表达目的蛋白质，诱发特异性免疫应答。由于核酸疫苗具有构建容易、生产方便及表达稳定等特点，其在抗感染、抗肿瘤免疫及疾病的预防等方面具有广阔的应用前景。

目前对 DNA 免疫接种的基础研究尚浅，其长期效果尚待进一步观察。因此，在短时间内核酸疫苗似乎不会大量进入市场。但总的来说，至少对某些类型的免疫相关的疾病和难以治疗的疾病如肿瘤、免疫功能低下性疾病来说，核酸疫苗有很大的优越性。

目前核酸疫苗已广泛用于抗感染、抗肿瘤免疫等研究，已有多种疾病的核酸疫苗正在进行临床试验。这些疾病所涉及的病原体多种多样，所采用的动物模型从小鼠发展到猩猩等灵长类动物。

三、抗独特型抗体疫苗

抗独特型抗体疫苗是根据 Jeme 免疫网络学说而设计的一种新型疫苗。1974 年，Jeme 发表了著名的免疫网络调节学说，认为宿主受抗原刺激后的免疫调节是通过抗体上的抗原决定簇 Id 和 Anti-Id 相互反应来进行的。Id 分子不仅存在于抗体分子上，也存在于 T 和 B 细胞表面的抗原受体上。独特型通常是单克隆性的，即只限于某个体的一个抗体分子或一个抗体克隆所有。有的独特型可存在于同种异体或异种个体间，属于公共或交叉反应性独特型，这种独特型在制备疫苗时具有重要意义。目前，已用于 HSV、HIV、结核菌、肺炎链球菌等病原体疫苗及肿瘤疫苗的研制。

四、植物疫苗

植物疫苗是指通过食用表达目的抗原的转基因植物后诱发宿主产生特异性免疫应答及保护性的新型疫苗，是 20 世纪 90 年代疫苗研究的一个热点，已尝试用于多种重组疫苗的研制。植物基因工程疫苗是基因工程疫苗研究和开发的一个新领域。

植物疫苗主要有以下优点：①植物细胞具有全能性。植物的组织、细胞或原生质体在适当的条件下均能培养成完整的植株；②植物是一个能进行大规模生产的廉价生产系统；③安全性；④相对而言，用转基因植物生产疫苗简单、方便、易于推广。转基因植物生产蛋白更为经济价廉，可望替代传统的发酵生产；⑤黏膜免疫是病毒性腹泻的主要免疫保护机制，但在启动黏膜免疫方面尚属难题，转基因植物细胞是可以启动黏膜免疫的有效途径。

五、治疗性疫苗

早在 20 世纪初期，Wright 等就广泛采用疫苗进行葡萄球菌感染性皮肤病和慢性淋病等的治疗，并取得较好的效果。但随着抗生素的发展，治疗性疫苗用于传染病的治疗进入了低潮。直到最近证实疫苗治疗能增强艾滋病患者对人类免疫缺陷病毒的天然免疫力，人们再一次转向通过刺激免疫防御机制来治疗传染病。治疗性疫苗是近年建立和发展起来的免疫治疗新概念。通常预防性疫苗主要作用于从未感染的机体，因此，天然结构的病毒蛋白可直接用作疫苗抗原；而治疗性疫苗的作用对象则为曾经受感染的机体，而天然结构的病原蛋白一般难于诱导机体产生特异性免疫应答。目前，治疗性疫苗已在多种疾病的治疗中发挥了一定的作用，重新成为研究的热点。

六、树突状细胞疫苗

1973 年，Steinman 就对树突状细胞（DCs）进行了描述。20 世纪 90 年代以后人们在体外应用细胞因子大量扩增 DCs 成功。而临床研究中观察到肿瘤组织及其周围 DCs 浸润程度与肿瘤转移和患者的预后有关，使 DCs 成为免疫研究中的一大热点。近年来随着 DCs 肿瘤疫苗应用研究的开展，DCs 已成为目前免疫治疗的焦点之一，大量的临床试验也取得可喜的效果。对 DCs 的研究已渐渐成为肿瘤主动免疫治疗的主流。临床治疗的研究数据显示，DCs 肿瘤疫苗在一些晚期的癌症患者可诱导出免疫反应，并取得一定的临床疗效，有望为肿瘤患者的治疗提供一种新的选择。

 第六节　新型诊断技术在热带病防治研究中的应用

在热带医学研究中，感染性疾病发病率较高且危害较严重，为了及时发现疾病流行并采取合适的防治措施，首先要求快速准确地进行病原体诊断。目前快速诊断新技术主要分为基因诊断技术、免疫学诊断技术和生物芯片技术。下面着重介绍上述几种新技术的基本原理及应用情况。

一、基因快速诊断新技术及应用

1. 聚合酶链反应（polymerase chain reaction，PCR）

PCR 由美国 Cetus 公司和加利福尼亚大学的科学家 K. B. Mullis 等于 1985 年发明，被美国 Science 杂志评为 1989 年度十大科技新闻之一，成为全世界引用频率最高的文献。K. B. Mullis 等于 1993 年获得诺贝尔医学奖，对整个生命科学的研究与发展产生巨大影响，PCR 技术在疾病基因诊断中的应用极为广泛。

PCR 是根据体内细胞分裂中 DNA 半保留复制的原理，在体外选择性地扩增 DNA 片段。在模板 DNA、一对寡核苷酸引物和 4 种脱氧核糖核苷酸 dNTP 存在的条件下，由耐热 DNA 聚合酶促使合成目的 DNA，每轮循环均包括热变性、退火（或复性）和延伸。PCR 系统的成分：引物、DNA 聚合酶、dNTP、模板。PCR 方法敏感性高，可以检测出 $1 \sim 10$ 拷贝模板；特异性好；操作简便、快速。

2. PCR 相关新技术

包括 PCR 杂交 ELISA、套式 PCR（巢式 PCR，nPCR）、随机引物 PCR、荧光定量 PCR、多重 PCR、原位 PCR 等。

3. 基因诊断技术在热带病诊断中的应用

（1）PCR 检测试剂盒。此类试剂盒是利用琼脂糖凝胶电泳及 EB 染色方法检测 PCR 扩增产物，目前针对下列病原体已有普通 PCR 检测试剂盒可以购买。

（2）呼吸系统病原体。包括结核分枝杆菌、肺炎衣原体、肺炎支原体、呼吸道合胞病毒、军团菌属、腺病毒、肺炎链球菌、流感嗜血菌、副流感病毒、风疹病毒、腺病毒、麻疹病毒等。

（3）肝炎病毒类。包括甲肝病毒、乙肝病毒、丙肝病毒、丁肝病毒、戊肝病毒和庚肝病毒等。

（4）优生优育类。人巨细胞病毒、柯萨奇病毒、风疹病毒、人 B19 细胞病毒、单纯疱疹病毒 I 型和 II 型等。

（5）性病病原体类。淋病奈瑟球菌、人类免疫缺陷病毒（艾滋病病毒）、梅毒螺旋体、解脲支原体、沙眼衣原体、人乳头状瘤病毒等。

（6）寄生虫病病原体。包括弓形虫、血吸虫、疟原虫、阴道毛滴虫等。

二、免疫学快速诊断新技术与应用

1. 免疫学标记分析技术

（1）免疫分析技术。此为放射免疫分析方法，该方法利用 125I 和 3H 等放射性同位素标记抗体，方法灵敏度高、特异性好、结果准确、标本用量少，放射测量体系较完善。过去 30 多年在国内外得到了广泛的推广应用，可检测 100 多项微量物质，如多种激素、病原体、药物等。目前发展了纤维素、尼龙膜、凝胶、磁珠和塑料管等多种固定材料，其中以塑料管效果最佳。

（2）协同凝集试验。利用金黄色葡萄球菌和乳胶颗粒等为载体标记抗体，抗体 Fe 端结合在固体表面，Fab 端充分暴露并和抗原结合，形成肉眼可见的凝集颗粒。此类试剂盒灵敏度高、特异性好、操作十分方便，既能用于大批体检，又能用于零星标本的检测，适合现场检测。

（3）发光法。包括化学发光法、酶放大化学发光法、电化学发光法。

（4）酶联免疫吸附测定。酶联免疫吸附技术主要指利用碱性磷酸酶、辣根过氧化物酶、半乳糖苷酶、葡萄糖氧化酶、葡萄糖 – 6 – 磷酸脱氢酶和苹果酸脱氢酶等标记抗原或抗体，结合相应的抗体或抗原后，再加入底物显色。免疫学结合主要包括双抗体夹心法和二抗法，反应迅速，只需短期保温，可定量或半定量。

（5）免疫层析技术。以夹心法检测抗原为例：在条状硝酸纤维膜或玻璃纤维膜等载体上，固定某种抗原对应的抗体，又称捕获抗体；将膜浸入液体，样品中相应抗原借助毛细作用，在膜上泳动，到达捕获抗体部位并与之结合；标记的抗体（又称检测抗体）再与相应抗原结合并显色。如果检测抗体，则可利用抗抗体方法，即在膜上固定抗原，与标本中抗体结合，再与标记的抗抗体结合并显色。

（6）荧光免疫。目前应用最广泛的是时间分辨荧光免疫分析技术，利用镧系稀土元素激发后可发射光谱范围较窄的荧光的原理，具有双功能基团结构的整合剂，一端结合镧系元素，一端结合抗原或抗体（又称标记抗原或抗体）。

2. 免疫学快速诊断新技术的应用

免疫学方法在热带感染性疾病中的应用非常广泛，目前国内可以购买的单克隆抗体主要针对以下病原体：甲型肝炎病毒、乙型肝炎病毒、丙型肝炎病毒、戊型肝炎病毒和庚型肝炎病毒等肝炎病毒；流感病毒 A、流感病毒 B、副流感病毒、风疹病毒、腺病毒、呼吸道合胞病毒、腮腺炎病毒、麻疹病毒等呼吸道病毒；巨细胞病毒、EB 病毒、登革热病毒、柯萨奇病毒、脊髓灰质炎病毒、狂犬病毒、轮状病毒、黄热病病毒、水痘带状疱疹病毒、脑炎病毒等、流行型出血热；淋病奈瑟球菌、鼠疫耶尔森菌、霍乱弧菌（O1 群和 O139 群）、幽门螺杆菌、结核分枝杆菌、大肠埃希菌、沙门菌属、志贺菌属、链球菌属；沙眼衣原体、肺炎支原体、苍白密螺旋体、白色假丝酵母；弓形虫、血吸虫、疟原虫、阴道毛滴虫等。利用单克隆抗体可以直接检测标本中是否含有上述病原体的相应抗原，从而确定是否存在相应的病原体。

三、生物芯片快速诊断新技术及应用

生物芯片又称微阵列（microarray），是指在面积很小的玻璃片、硅片、塑料片、聚丙烯膜、硝酸纤维素膜或尼龙膜等基片表面，有序地固定大量寡核苷酸、cDNA、基因组 DNA 片段、多肽、抗原或抗体等生物分子，在相同的反应条件下，与同位素、荧光素、化学发光剂或酶等标记物标记的待检测样品杂交，反应结果利用精密的扫描仪或 CCD 照相技术记录，利用相应的计算机软件进行图像分析。

生物芯片每平方厘米可固定成千上万个生物分子，一次可以获得大量信息；反应容积小使样本浓度提高，反应动力学速度加快，可快速得到反应结果；可以结合 PCR 扩增、生物传感器和酶反应等技术；结合电场分离、电泳和层析等技术，发展出了缩微实验室芯片，又称微流体芯片或微电子芯片，使该技术的应用更加方便。生物芯片按探针种类主要分为基因芯片（或 DNA 芯片）和蛋白质芯片，目前基因芯片技术的发展和应用较迅速，下面重点介绍基因芯片的最新进展和在热带病快速诊断中的应用。

1. 基因芯片（或 DNA 芯片）

（1）基因探针杂交基本原理。基因芯片与基因探针杂交的原理基本一致，基因探针是与某段基因序列互补的 DNA 片段，一般经放射性核素（3H、14C、32P、125I 或 131I）或非放射性核素类标记物（生物素、地高辛、荧光素或化学发光剂等）标记；样品 DNA 经加热等方式变性为单链后，复性时探针与单链 DNA 结合；检测杂交信号。

（2）基因芯片的应用。美国科学促进会将基因芯片技术列为 1998 年度自然科学领域十大进展之一。目前基因芯片在遗传病和肿瘤研究中的应用最为广泛，在热带感染性疾病的快速诊断中也应用较广泛，主要用于检测病原体和耐药性。由于芯片的高通量，通过一次检测可以对大量可疑的病原体进行筛查，一般在制作应用芯片时，根据不同系统或类型疾病的病原体分别制备芯片，如根据肝炎病毒类、性病病原体类、呼吸系统类、肠道系统疾病病原体等；如检测阳性可进一步进行耐药性检测，耐药性涉及多个基因多个位点的突变，利用芯片的高通量，可以将目前发现的所有点突变均设计为探针制作芯片用于检测。

2. 蛋白质芯片

蛋白质芯片与基因芯片原理基本相同，主要差别为生物分子的制备及固定方式不同，蛋白质芯片的研究目前远远落后于基因芯片的研究，这主要是因为蛋白质结构和构象的微小变化都可能导致活性的变化，在固定时必须通过合适的技术使点样蛋白保持天然构象和活性；目前研究发现部分在生物细胞中发挥功能的蛋白质，与活性基因表达的 mRNA 之间未建立直接的联系；细菌工程菌建立的 cDNA 文库中部分表达的蛋白质与天然蛋白质的构象和活性不同。借鉴基因芯片的研究成果，目前研制了多种固定的载体和固定方式，已研制出第一张含超过一万个样品的蛋白质芯片，先在玻璃片表面覆盖一层牛血清蛋白，再利用机械手将探针点到膜上，并固定探针，牛血清蛋白可以提供亲水性表面防止蛋白探针变性。

在热带感染性疾病快速诊断中，主要针对重要病原体分别制备相应的单克隆抗体或基因工程抗原，固定在蛋白质芯片上，通过一次快速检测，对多种类型病原体进行筛检。

（李奕基）

参考文献

1. 俞守义，邹飞，陈晓光，等 . 现代热带医学 [M] . 北京：军事医学科学出版社,2012.

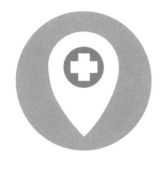

第十九章 | 流行病学方法在热带医学研究中的应用

流行病学是一门应用学科，也是一种逻辑性很强的科学研究方法。在热带医学研究中，流行病学方法主要应用于研究热带疾病在人群中的分布特征或流行规律及其影响因素，并研究预防控制热带疾病的策略与措施。

 ## 第一节　流行病学方法概述

流行病学是利用观察等手段来调查人群中的热带疾病，描述其频率和分布，通过逻辑归纳法提出病因假设，然后采用分析性研究方法对病因假设进行检验，最终通过实验研究来证实假设。对热带疾病的发生规律了解清楚后，还可以上升到理论高度，用数学模型预测热带疾病。

流行病学的基本原理和方法在热带医学研究中的应用，主要有以下 3 个方面。

（一）流行病学观察法（epidemiological observation）

观察法是流行病学研究的基本方法，是在疾病自然发生过程中通过现场调查和资料分析来认识疾病的自然发生过程。其特点是不施加任何人为因素，也不改变研究对象体内外环境条件，通过调查和分析方法，揭示疾病的人群现象或病因。观察法按是否有事先设立对照组又具体分为描述性研究和分析性研究。

（1）描述性研究（descriptive study）主要是在人群中描述热带疾病的分布状况，提供病因线索，即提出病因假设；还可用来确定高危人群，评价公共卫生措施的效果等。常见的类型主要有现况研究（prevalence study）、个案调查（case study）、暴发调查（outbreak survey）、生态学研究（ecological study）、疾病监测（surveillance of diseases）等。

（2）分析性研究（analytical study）要先人为地把研究对象分组，再进行调查分析，主要有病例对照研究（case-control study）和队列研究（cohort study）。分析流行病学主要用于检验病因假设。

（二）流行病学实验法（epidemiological experiment）

又称实验流行病学（experimental epidemiology）或干预性研究。实验流行病学可以对实验施加各种人为因素，可以改变体内外的环境条件。根据研究目的和研究对象的不同，通常可分为临床试验、现场试验和社区试验 3 种。实验流行病学主要用于评价各种治疗或预防措施效果、证实病因假设等。

（三）流行病学数理法（theoretical epidemiology）

又称流行病学数学模型（mathematical model）、数学流行病学（mathematical epidemiology）。数理法是通过建立数学模型预测疾病的各种可能发生的流行趋势，提出各种防制措施，推进防治理论的研究。

在具体的调查研究工作中，可以根据研究目的选择一种或多种设计类型的流行病学方法。如描述某热带疾病的人群现象时，可采用现况研究或疾病监测方法；在探索某热带疾病的病因时，可先通过现况研究提出病因线索，然后采用病例对照研究、队列研究等方法进一步建立和检验病因假设，最后通过人群干预研究验证病因假设。在发生突发的疾病或其他公共卫生事件时，为了查明事件的原因，常常要综合运用流行病学方法。某种设计类型的流行病学方法也可应用于目的不同的多种实际研究工作。

下面通过一个典型案例介绍各种流行病学研究方法。

 第二节　突发公共卫生事件案例

一、病例发现与报告

2010 年 7 月 11 日，某省 Z 市 Y 区疾病预防控制中心（CDC）接到该市某医院报告收治 1 例疑似流行性出血热患者，请调查核实。

问题 1：疾控中心接到此报告后，应该怎么办？

接到报告后，区疾控中心立即派人到医院调查并采集患者血样，12 日送血样至省 CDC 检测抗体。近半个月，该医院共收治 4 例类似病例，其中 2 例死亡，1 例不详（自动离院），1 例尚在治疗中。3 例患者发生于该区，1 例发生于临近县城。病例的分布较散在，病例之间无任何接触史。

问题 2：这是否是一起疾病暴发？是否需要进一步调查？

12 日晚，区 CDC 向上级单位报告了上述情况。14 日，省 CDC 检测病例血清出血热抗体阴性。15 日中午，该市卫生局向卫生厅上报发生不明原因疾病，共计发病 5 人，4 人死亡；患者出现起病急、高烧、头痛等全身症状，严重者出现中毒性休克症状并死亡。

15 日，省卫生厅组织省疾控中心、省级医院临床专家赴该市调查，专家组首先到医院对患者的病情和治疗等情况进行了解，再到病人家对其周围环境情况进行调查。疾控中心工作人员怀疑发病与病（死）的猪有关系，当发现病人家邻居有病（死）猪时，立即采集了死猪的标本，同时采集了患者血液、患者家属的血液待检。经过调查和会诊后，部分专家认为发病与病（死）猪羊有关，可以排除出血热。

16 日，区 CDC 在突发公共卫生事件报告管理信息系统上报告发生"不明原因疾病疫情"。同日，省 CDC 使用免疫荧光法，用羊抗人 IgG 标记患者血清后和病死猪肉进行反应，结果为阳性，提示患者的发病与病死的猪有关系。

问题 3：对本起以"不明原因疾病疫情"报告，有何看法？

二、理论知识

（一）概念

突发公共卫生事件（emergency public health events）是指突然发生、造成或可能造成社会公众健康严重损害的重大传染病疫情、群体性不明原因疾病、重大食物和职业中毒以及其他影响公众健康的事件。

（二）分类

根据突发公共卫生事件的定义，可分为以下 4 类。

（1）重大传染病疫情，指在短时间内发生了波及范围广泛的某种传染病，出现大量的患者或死亡病例，其发病率远远超过历年的发病率水平。例如，从 2002 年 11 月到 2003

年8月，在世界范围内SARS疫情全面暴发，导致全球发病8422例，死亡916例。

（2）群体性不明原因疾病，指一定时间内，在某个相对集中的范围内相继出现了具有共同临床症状的很多患者，又暂时不能明确原因的疾病。"原因不明"只是暂时的现象，随着不断深入调查研究，可以揭示致病的真正原因。例如，2002年的SARS疫情发生之初便是群体性不明原因疾病，后来才被证实其病原体是一种变异的冠状病毒。

（3）重大食物和职业中毒事件，指由于食物被污染和职业存在危害的原因而导致的人数众多或者伤亡较重的中毒事件。①食物中毒是指含有生物性、化学性有毒有害物质的食品被摄入或把有毒有害物质当作食物摄入后所出现的非传染性急性或亚急性疾病。常见的食物中毒有：细菌性、真菌毒素、化学性、有毒动植物食物中毒。②突发职业中毒是指在生产过程中使用或生产有毒化学物质时引起的急性中毒。职业中毒包括：金属与类金属中毒、刺激性或窒息性气体中毒、有机溶剂中毒、农药中毒等。

（4）其他严重影响健康的事件，包括自然灾害、事故灾难、突发社会安全事件可能产生的疾病、疫情；核辐射、核泄漏事件，放射性污染和辐照；重大环境污染事件（如生活饮用水污染事故）；预防接种后出现群体性异常反应等。

（三）应急处理

发生突发不明原因疾病后，应立即成立各级卫生应急救援组织领导机构，并启动和执行应急预案。

1. 现场调查

现场调查即流行病学或卫生学调查，其根本目的是尽快明确不明原因疾病的传染源、传播途径、高危人群及主要危险因素，以便及时采取相应措施控制进一步发展。

现场调查具体实施步骤如下。

（1）组织准备。现场调查工作人员一般由流行病学、实验室、临床等专业人员组成，必要时还有其他专业和管理人员。到现场前，应在最短时间内获得必需的物资，包括个人防护用品、消毒药剂和器械、采样和检测设备、交通工具和通信工具等。

（2）核实病例诊断。到现场后，通常先到患者所在的医疗机构了解情况。可以通过病例检查、病史查阅和实验室检验结果来核实诊断。

（3）确定暴发或流行。如发现的病例数目超过历年平均水平时，应注意分析导致病例数增加的可能原因来确定是否确实存在疾病暴发或流行。

（4）建立病例定义。为了在人群中搜索和发现所有患者，确定发病范围，分析疾病危害程度，并提供病因线索而建立病例定义。病例定义一般可分为疑似病例、临床诊断病例和实验室确诊病例。现场调查中的病例定义应包括流行病学信息、患者的临床信息和实验室结果信息。

（5）核实病例数和个案调查。在可识别的高危人群中发现病例相对较容易，而那些未被报告的病例可根据病例定义利用多种信息渠道来搜索，排除非病例，核实病例数目。搜索病例后，需要采用统一的调查表对病例进行流行病学个案调查，可采用面访、电话访谈或自填等调查方式。

（6）描述疾病的三间分布。通过流行病学调查来描述不明原因疾病在不同时间、不同地点、不同人群中的发生频率。描述疾病的三间分布可以为探索疾病的病因提供线索，并阐明与疾病有关的因素；可以明确疾病的高危人群，并提出有关病因、传播方式及其他有关不明原因疾病可供检验的假设。

（7）建立并验证假设。病因假设必须建立在调查设计之前，一般会考虑多种假设。一次暴发或流行调查的假设应包括危险因素、传播方式、高危人群、剂量-反应关系等。建立假设后，就需要用分析性研究方法和（或）实验流行病学方法来验证假设。验证假设要符合病因推断的几个条件。

（8）完善现场调查。在完成上述步骤的基础上，可深入进行调查，同时结合必要的实验室检测。用多种方法调查高危人群，以期发现更多的病例。对收集的各种资料运用对比方法进行分析。在初步预防控制方案的基础上，制定行之有效的措施，并尽快落实，以免疫情进展。

（9）采取控制措施。在现场调查时不仅要收集和分析数据，而且应及时采取必要的公共卫生控制措施，特别是在现场调查初期，可根据经验或专业知识先提出简单的预防控制措施。根据疾病的传染源、传播途径以及疾病特征，确定应采取的相应防控措施，最终达到控制、终止暴发或流行的目的。

（10）总结报告。调查结束后，根据全部调查材料及防治措施的效果观察，调查者应尽快把调查过程整理成书面材料，记录暴发过程，调查步骤，所采取的防控措施及其效果评价，暴发流行的经验教训和下一步工作建议等。

以上10个步骤在每一次现场调查中并不都是必不可少的，也可以不完全按照上述顺序进行现场调查，可以根据现场实际情况进行调整。

2. 相关信息的收集和报告

发生突发不明原因疾病时，应及时收集疾病相关信息，实行卫生应急信息日报告制度，将收集的疫情、病情等疾病相关信息和卫生应急工作开展情况在规定的时间内报告上级卫生行政部门和当地人民政府。同时要加强与有关部门的信息沟通，及时通报相关信息。

3. 传染病防控

发生传染病疫情后，医疗卫生机构要加强病区传染病疫情监测工作，实行相关传染病疫情日报告和零报告制度。并根据可能发生的传染病疫情风险及时开展健康教育、预防性服药等工作。一旦发生传染病疫情，疾控中心应开展核实诊断、现场流调、标本采集和检测、疫情控制等工作。

4. 其他处置

（1）医疗救治。突发公共卫生事件发生后，最主要和最紧迫的任务就是进行及时医疗救治。对于传染病的暴发，应组织专门的救护力量，设置定点医院集中收治患者。对确诊病例和疑似病例要分别采取不同的治疗和管理措施。

（2）食品、饮用水卫生措施。依法对饮用水供水单位供水活动和公共场所卫生实施监管。协调各有关部门加强食品安全监督检查，指导临时安置点集中配餐的食品卫生和饮用水卫生工作，防止食物中毒、介水传染病等发生。

（3）环境卫生处理。及时处理垃圾、粪便，指导做好人畜尸体的无害化处理工作，对住房、公共场所和安置点及时采取消毒、杀虫和灭鼠等卫生措施。

（4）卫生知识宣传。充分利用各种宣传手段和传播媒介，有针对性地开展自救、互救及卫生防病科普知识宣传。

（5）心理援助。根据实际需要，组织专业人员开展心理疏导和心理危机干预工作，消除民众心理焦虑、恐慌等负面情绪。

5. 善后处理

应急反应结束后，应及时在本地人民政府的领导下，组织有关人员对突发不明原因疾病的处理情况进行评估，并完成责任追究、奖励、征用物资、劳务的补偿等善后处理工作。

 第三节　描述性研究

一、流行病学调查

2010 年 7 月 17 日，某省疾控中心流调人员第二次进行现场调查，开展主动搜索病例和个案调查。根据当时的情况，讨论病例定义为：近期在 Y 区或邻近农村地区，与病（死）猪（羊）有过接触史，急起发热并伴有皮肤淤点、瘀斑等感染性休克症状的病例。

问题 4：请根据现有资料，制定上述搜索病例的标准病例定义。

18 日，经搜索共发现了 7 例符合以上病例定义的病例（死亡 5 人），并对上述病例进行了个案调查，了解到本次疫情的基本特点。

7 名患者的发病时间比较集中（6 月 24 日～7 月 17 日）；主要分布于该市的 4 个乡镇的 6 个村；均为农民，男性 6 例，女性 1 例，5 例死亡病例从发病到死亡的病程 4～21 h，平均 11.6 h。

7 个病例中有 5 例发病前宰杀过病（死）猪、羊，2 例发病前加工处理过病死猪（羊）。另有参与宰杀的 6 名村民未发病；140 名村民参与烹煮食用病、死猪肉的也无发病。病例的密切接触者也未出现类似病例。7 个病例中，个别病例手、臂部见皮肤破损，伤口发黑，化脓少。

问题 5：以上资料能为下一步流行病学调查提供什么线索？

问题 6：根据已发现病例的临床表现与接触史，可能的疾病有哪些？

7 月 20 日，原卫生部派出的专家组临时把该病命名为"中毒性休克综合征"。同时全面展开流行病学调查。

问题 7：根据已有信息，将如何设计本次疫情的个案调查表？

在该地区搜索病例的过程中，除中毒性休克表现外，还发现有脑膜炎症状的病例存在，并且同样有病死猪的接触史。随着现场工作的深入和病原学诊断工作的进展，逐步又将病例定义调整为：自 6 月份以来，在 Y 区或邻近农村地区，与病（死）猪（羊）有过接触，急起发热并伴有皮肤瘀点、瘀斑，可并发脑膜炎或感染性休克等症状的病例。

收集到的资料如下。

（1）患者一般特征。55 例病例，当地农民，男性为主，发病年龄范围 32～75 岁，平均为 51.6 岁，50～60 岁年龄组发病最多，占总数的 32.7%。6 月 24 日出现首例病例，7 月 19 日为发病高峰。

（2）临床症状。初期主要表现为畏寒、发热，伴有头痛、全身不适、乏力等症状，部分出现恶心、呕吐。重症有进行性休克表现：血压下降，脉压缩小；多数病例皮肤有出血点、瘀点瘀斑。部分病例无休克表现，但脑膜刺激征阳性，脑脊液呈化脓性改变，重者伴昏迷。

（3）危险因素调查。49 例有可疑危险暴露史，6 例不确定，其中 47 例接触病死猪，2 例接触病死羊。37.2% 的病例接触时手臂皮肤有破损或划伤，暴露方式有屠宰、洗切加工、食用、埋葬病（死）猪（羊）等。未发现病例之间有明确接触史；病例的密切接触者中尚未发现二代病例。

（4）实验室检测。从 3 名患者和 5 只猪的标本中分离到猪链球菌。

（5）潜伏期。明确参与屠宰的最初时间的 36 例病例中，潜伏期范围 2～13 天。

7 月 22 日晚，新闻媒体首次公布了 Z 市发生不明原因疾病流行的消息。

7 月 25 日，原卫生部公布了本次疾病是"人感染猪链球菌病"并确定了最终"诊断标准"，病原学病因是猪链球菌 II 型，主要感染方式是直接接触病死猪，与食用猪肉无关。

问题 8：根据上述资料，请尝试制订本次调查的"诊断标准"，简述其基本要素及具体内容。

截至 8 月 21 日，该省共报告发现 204 例人感染猪链球菌病例，其中实验确诊病例 68 例，临床诊断病例 136 例，死亡 38 例（见表 19-1）。

发病年龄范围 26～82 岁，中位数为 54 岁；男女性别比为 5.4：1。发病时间范围 2010 年 6 月 24 日～8 月 6 日。196 例（96%）为农民。204 例分布于 Z 市等 12 个地市的 37 个县区，131 个乡镇，195 个村，平均每个村 1.05 例。

表 19-1　S 省人感染猪链球菌病不同型别病例的发病时间、治疗转归分布

发病日期	存活病例			合计	死亡病例		合计	发病合计
	休克型	脑膜炎型	普通型		休克型	脑膜炎型		
6 月 24 日	—	—	—	—	1		1	1
6 月 26 日	—	—	—	—	1		1	1
7 月 4 日	—	—	—	—	1		1	1
7 月 6 日	—	1	—	1	—		—	1
7 月 8 日	—	1	—	1	2		2	3
7 月 9 日	—	1	—	1	—		—	1
7 月 10 日	—	—	—	—	1		1	1
7 月 11 日	—	3	—	3	1		1	4
7 月 13 日	—	1	1	2	—	—	—	2

（续表）

发病日期	存活病例			合计	死亡病例		合计	发病合计
	休克型	脑膜炎型	普通型		休克型	脑膜炎型		
7月14日	—	1	—	1	—	—	—	1
7月15日	1	2	—	3	—	—	—	3
7月16日	1	4	1	6	1	—	1	7
7月17日	1	3	1	5	—	—	—	5
7月18日	—	3	—	3	3	—	3	6
7月19日	3	10	1	14	2	—	2	16
7月20日	2	6	2	10	2	—	2	12
7月21日	—	11	4	15	2	—	2	17
7月22日	1	11	4	16	3	—	3	19
7月23日	2	10	3	15	2	—	2	17
7月24日	—	6	5	11	3	—	3	14
7月25日	3	5	6	14	5	—	5	19
7月26日	—	2	2	4	—	1	1	5
7月27日	2	4	2	8	3	—	3	11
7月28日	—	6	3	9	—	—	—	9
7月29日	1	4	1	6	1	—	1	7
7月30日	2	1	1	4	3	—	3	7
7月31日	2	2	3	7	—	—	—	7
8月1日	1	1	1	3	—	—	—	3
8月2日	—	2	—	2	—	—	—	2
8月4日	—	1	—	1	—	—	—	1
8月6日	—	1	—	1	—	—	—	1
总计	22	103	41	166	37	1	38	204

问题9：请绘图描述不同型别病例的时间分布特征。

二、理论知识

病例个案调查完成后，将病例的基本信息进行整理、汇总和分析，以阐明疾病在不同时间、不同地点和不同人群中的分布特征。通过描述疾病临床特征和流行病学分布特征，阐明什么人在什么时间和什么地点发生了什么疾病，调查人员通过比较不同时间、地点和人群之间的发病率，形成病因假设。此外，根据描述性研究分析的高发地区和高危人群范围，尽早采取防控措施。

（一）疾病分布

疾病分布（distribution of disease）是通过在人群中观察疾病的发生、发展和消退，描述在不同人群、不同地区和不同时间疾病的频率与分布现象。流行病学研究的起点和基础就是了解疾病的分布特点。掌握了疾病分布特点，才能探索流行规律及其影响因素，为形成病因假设及探索病因提供线索，为临床医学和卫生服务需求提供重要信息，为制订和评价防治疾病及促进健康的策略和措施提供科学依据。

1. 疾病频率测量指标

将流行病学调查的资料按不同人群、不同时间和不同地区的特征分为相应的组别，分别计算各组的疾病频率测量指标，然后进行比较，归纳并分析其分布规律。

（1）发病率（incidence rate）。发病率指在特定时间内，特定人群中某疾病新病例出现的频率。计算公式为：

$$发病率 = \frac{一定期间内某人群中某病新病例数}{同期可能发生该病的人口数} \times K \qquad 式（19.1）$$

式中，K 可以是 100%，1000‰，或 10000‱……

发病率是用来衡量某时期某地区人群发生某疾病的危险性大小的指标。

计算发病率时，分子应是某时期内某疾病的新病例数。因此，掌握判断"已病"和"未病"的手段是关键。观察时间多为 1 年，但对罕见病来说，可累积数年的资料来计算。发病率常用来描述疾病的分布情况，通过比较不同特征人群的发病率来探索病因及评价预防措施效果等。

发病率可以按病种、年龄、性别、职业等特征分别计算发病专率。发病率一般是根据病例报告来计算的，若病例报告制度不健全，病例漏报情况严重或诊断的标准不一致，其准确性将受到影响。比较不同地区的发病率资料时，应考虑年龄或性别结构的不同，注意可比性，对常用发病的标化率进行比较。

（2）罹患率（attack rate）。罹患率也是用来衡量特定人群中某疾病新病例出现频率的指标。一般多用于描述局部范围或短时间的发病状况。分子为新病例，分母为暴露人口。计算公式为：

$$罹患率 = \frac{观察期间某病新病例数}{同期暴露人口数} \times K \qquad 式（19.2）$$

式中，K 的取值常为 100%，1000‰。

（3）患病率（prevalence rate）。患病率又称现患率，指在特定时间内特定人口中新旧病例所占的比例。其与发病率密切相关，但含义不同，不可混淆。患病率可以按照观察时间的长短分为时点患病率和期间患病率。使用患病率时，若未加任何说明，一般是指时点患病率。

$$时点患病率 = \frac{某时点某人群中某病新旧病例数}{该时点人口数（被观察人数）} \times K \qquad 式（19.3）$$

$$期间患病率 = \frac{某观察期间某人群中某病新旧病例数}{同期平均人口数（被观察人数）} \times K \qquad 式（19.4）$$

式中，$K = 100\%$，1000‰，或 10000‱……

在规划医疗设施、评价医疗质量和分配医疗经费时，患病率可提供有价值的信息。研究疾病的病因时,应选用发病率而不应选用患病率。

(4) 感染率(infection rate)。感染率指在某个时间内被检人群中某病原体现有感染者人数所占的比例,常用百分率表示。感染率的性质与患病率相似。计算公式为:

$$感染率 = \frac{受检者中感染人数}{受检人数} \times 100\%$$ 式(19.5)

感染率常用于结核病、病毒性肝炎、寄生虫病、性病等。它可估计某病的流行势态,也可为制订防治措施提供依据。人感染某些传染病后,可不出现任何临床症状,但经微生物和血清学方法检验、皮肤试验等可确定其已被感染。

(5) 死亡率(mortality rate)。在一定期间内,某人群中总死亡人数在该人群中所占的比例,是测量人群死亡危险,计算公式为:

$$死亡率 = \frac{某人群某年总死亡人数}{该人群同年平均人口数} \times K$$ 式(19.6)

死亡率是用于衡量某一时期某一地区人群死亡危险性的大小指标。观察时间常以年为单位。分母中同年平均人口数可用下面两种办法代替:①该年7月1日人口数;②年初人口数加年终人口数之和除以2。

死亡率可按不同病种、性别、年龄、职业等特征分别计算,此即死亡专率(specific death rate)。此时的分母人口应与产生分子的人口相对应。死亡专率可提供不同人群、不同时间或不同地区某疾病的死亡信息,可用于探讨病因和评价防治措施。

(6) 病死率(fatality rate)。病死率指在特定时期内因某病死亡者占该病患者的比例。

$$病死率 = \frac{某时期内因某病死亡人数}{同期某病的患者数} \times 100\%$$ 式(19.7)

病死率可用来反映疾病的严重程度和医疗水平。一般用于急性传染病。

2. 疾病流行的强度

疾病流行的强度是指某病在某地人群中一定时期内病例数量的规模。常用的术语有散发、暴发和流行。

(1) 散发(sporadic)。散发指在某地人群中某疾病的发病率呈历年的一般水平,且病例散在发生,患者间无相互关系。历年一般是指当地前3年该病的发病水平。

散发不能用来描述人口较少居民区的某病流行强度,因为此时偶然因素对发病率的影响太大,致使年发病率很不稳定。所以散发是表示省、县级以上的范围内某病流行强度的指标。若小范围内(如工厂、乡、学校)发生的少数病例,可称作散发病例。

出现散发的原因:人群对该病具有一定的免疫水平,或疾病以隐性感染为主(如脊髓灰质炎),或传播途径不易实现(如斑疹伤寒),或潜伏期较长(如炭疽)。

(2) 暴发(outbreak)。在局部地区或集体单位,短时间内突然出现很多症状相同患者的现象。这些人多有相同的传染源或传播途径。大多数患者常同时出现在该病的最短和最长潜伏期之间。如食物中毒、幼儿园的麻疹等暴发。

(3) 流行(epidemic)。流行指在某地区某疾病的发病率明显超过该病历年发病率水平,是与散发相比较而言的流行强度指标。

若某地出现已消灭的疾病或发生过去从未有过的疾病时,尽管规模不大亦可称流行。

当某病流行时，在短期内出现跨国界、洲界时，称为大流行（pandemic）。

3. 疾病的人群分布

疾病的发病率常随人群的性别、年龄、职业、种族及人群的行为等不同而有差异，探讨这种差异有助于提供病因线索并帮助我们确定不同疾病的危险人群。

（1）性别。描述疾病在不同性别人群中的分布，一般是比较男女的发病率、现患率和死亡率，也有用性别比来粗略表示的。疾病的发病率和死亡率经常存在性别差异，一般死亡率男性高于女性，但某些疾病的发病率女性高于男性。

疾病分布存在性别差异的原因包括：男女两性暴露危险因素的机会不同，如从事的职业种类不同、生活方式和嗜好不同等。两性的解剖、生理特点及内分泌代谢等生物性因素有差异。

（2）年龄。几乎所有疾病的发病率或死亡率均与年龄有关。大多数疾病在各年龄组其发病率不同。急性呼吸道传染病的发病率以婴幼儿为高；麻疹、百日咳、白喉、腮腺炎等病的发病率以儿童为高；血吸虫、钩端螺旋体病的发病率以青壮年为高；癌症、冠心病和脑血管病等慢性病发病率则随年龄增加而升高。

在比较不同人群的发病率或死亡率时，要考虑年龄构成的差异所造成的现象。此时，可用调整后的发病率或死亡率进行比较，以免导致错误的结论。

（3）职业。职业与许多疾病的发生有着密切关系。职业性劳动性质、精神紧张程度及职业性暴露于物理、化学、生物因素的不同均可导致疾病分布的职业差异。

（4）种族。不同疾病在不同的种族间分布呈现一定的差异。这可能与不同种族间的遗传、生理、风俗习惯、医疗卫生水平、经济状况和文化宗教的差异有关，也与不同种族所居住地的自然和社会环境有关。

（5）宗教。不同宗教各自独立的教义、教规会对其生活方式产生一定影响，这些会对疾病的发生和分布规律产生一定的影响。

（6）婚姻与家庭。不同的婚姻状况对人的健康有一定影响。离婚、丧偶往往影响着人们的精神、心理和生活，是导致发病率或死亡率高的重要原因。女性婚后的性生活、妊娠、分娩、哺乳、内分泌变化等也是影响女性健康的重要因素。例如，在单身妇女中多见乳腺癌，可能是内分泌不平衡所致。

4. 疾病的地区分布

不同地区疾病分布有差异，主要反映了危险因素在这些地区作用的不同。一般说来，自然环境和当地人群的风俗、饮食习惯等社会环境共同影响疾病的地区分布，分析时应做全面考虑。由于不同疾病的流行特征不同，研究时应根据具体情况来划分地区范围。

（1）国家间和国家内的疾病分布。有些疾病只在世界上的某些地区发生，如黄热病只发生在南美洲和非洲，这与埃及伊蚊的分布相一致。有些疾病遍及世界各地，但发病率、死亡率各异。肝癌在亚洲和非洲常见，乳腺癌和肠癌在欧洲与北美洲多见。欧美各国冠心病死亡率远高于我国和日本，而我国和日本的脑卒中死亡率高于欧美各国。

即使在一个国家内，不同地区（省、市）间疾病的发病率的差异也很明显。如血吸虫病发病分布局限于我国南方；克山病呈现自东北向西南一宽带状分布；鼻咽癌多见于华南各省，以广东发病最高，而发病又集中于广东的肇庆、佛山和广州。胃癌多见于华北、西北和东北，食管癌则以太行山两侧的河南、山西多见。

国家间和国家内疾病分布的差异可能与当地的工业化程度、生活方式、饮食习惯、生物和自然环境等多种因素有关。观察各国或各地疾病的分布情况和动态变化，比较相互之间的异同，结合自然的、生态的、人文的、社会经济的背景，可以获得很多信息，借以探索和推断病因。

（2）疾病的城乡分布。城市与农村由于人口密度、卫生状况、生活条件、交通条件、动植物的分布等情况不同，所以疾病的分布也存在不同。

城市人口多、密度大，居住拥挤，人们的交往频繁，这些利于呼吸道传染病的传播。如水痘、流感、百日咳、流行性脑脊髓膜炎等易于在大中城市中流行。相反，农村人口密度低，交往较少，环境闭塞，呼吸道传染病不容易流行，有些偏僻的村庄可多年没有水痘、麻疹等病。若一旦传入，则可在村内迅速蔓延，引起流行。

随着时代变迁，我国农业经济水平的提高，人民群众卫生观念的增强，将会对疾病的城乡差异分布产生影响。

5. 疾病的时间分布

研究疾病的时间分布可以给我们提供疾病的重要病因线索，也可以反映疾病病因的动态变化，同时还可以验证可疑的致病因素及其与该疾病的关系，在一定时间内，传染病发病率随时间的变化较为明显；一些慢性病的发病率则短期内可呈稳定状态，但若经长期观察，也可获得发病率变动或变动趋势的资料。

疾病的时间分布可以分为 4 种类型。

（1）短期波动（rapid fluctuation），指某时点的流行或暴发，往往用于较大数量人群，暴发一词常用于具体的小人群。许多人在短期内接触了同一致病因子后，大多数病例发病时间是在疾病的最长和最短潜伏期间，即常见潜伏期。发病高峰与该病的常见潜伏期基本一致。

（2）季节性（seasonal variations），指有些疾病尤其是传染病的发病呈现出的每年在一定的季节增高的特点，这一现象称为季节性。大多数传染病有明显的季节性，尤其是虫媒传染病的季节性最为分明。个别非传染性疾病如脑血管疾病也可有季节性。研究疾病的季节性，可使我们了解其流行特征，探索影响流行的因素并进而采取有效的预防措施。

（3）周期性（cyclic fluctuation），指疾病发生频率经过一个相当规律的时间间隔，呈规律变动的状况。严格地讲，季节性也是一种周期性表现。疾病周期性的变化多见于呼吸道传染病，而有效的预防接种措施可以改变它们的周期性流行特点，如白喉、麻疹。

（4）长期趋势（secular trend），指连续数年乃至数十年的观察疾病的临床表现、发病率或死亡率的动态中发现的长期变动趋势。观察疾病的长期趋势，可在揭示流行因素、考核防治效果、修正防治措施等方面提供重要的参考依据。

（二）个案调查

个案调查（case study）也称个案研究，是指到发病现场对新发病例的接触史、家属及周围人群的发病情况以及可能与发病有关的环境因素进行调查，查明所研究病例的发病原因和条件，控制疫情扩散及消灭疫源地，防止再发生类似疾病。个案研究的对象一般是传染病患者，但也可以是非传染病患者或病因未明的病例等。

1. 调查目的

（1）查明单个病例发病原因及可疑的传播范围。对于传染病来说，个案调查的目的主要是要明确诊断、查明传染源、传播途径及可能的传播范围，以便及时处理疫源地，防止疾病的蔓延。对于非传染病，个案调查的目的是查明发生原因，及时采取有针对性的处理措施。对原因不明的疾病，通过调查提供病因线索。

（2）进行疾病监测。疾病监测资料的一个重要来源是个案调查资料，特别对于已经基本控制的疾病，一旦发生病例时，必须进行个案调查，分析病例发生的原因和条件。

（3）总结疾病的分布特征。通过经常性的个案调查积累资料，从中总结疾病的分布特征，预测疾病的流行趋势。

2. 调查内容

个案调查的具体内容通常由专用的调查表所规定，调查表可根据调查目的和病种的不同而设计，调查项目要有针对性，既不能太烦琐，要简明扼要，又必须把要了解的项目包括在内，不能遗漏。一般来说，调查表的基本项目有以下几个方面。

（1）个人信息。如姓名、性别、年龄、种族、婚姻、职业、籍贯、住址等。当某病的个案调查数据积累起来后，这些项目的汇总可以显示该病患者的人群分布特点。

（2）临床信息。初步诊断、发病时间、症状、体征、病程、治疗经过和转归等。

（3）实验室检查结果。主要分为常规检查和特异性检查。

（4）流行病学资料。这部分是流行病学调查的主要部分，对于传染病，重点了解既往病史、接触史、预防接种史、卫生习惯、可能受染的时间、地点、方式、传染源、传播途径及接触者等，对于非传染病或原因不明的疾病，重点调查可疑致病因素的暴露史、既往病史、家族史、生活方式和生活习惯、居住及工作的条件和环境等。

（5）调查员签名，调查日期。设计调查表时要注意调查内容不仅要恰当，而且要明确，要使调查员能够完成调查任务，使被调查者易于明白问题和回答问题。一份好的调查表常常经过反复修改才能最后确定供正式使用，调查资料如果用计算机处理，调查表的设计应采用编码设计。

调查表的设计常常采用问卷类型。其中又可分为问题开放式、封闭式和复合式。一般采用封闭式问题，避免双重问题，避免诱导性与强制性问答。问卷编写要客观，在时间上先过去后现在，在难易上先易后难，一般问题在前，特殊问题在后，熟悉问题在前，生疏问题在后。

3. 调查方法

（1）询问。按照调查表的项目，通过对患者、患者家属或其他能提供情况的人进行询问，以获得必要的资料。

（2）现场观察。根据病种对患者周围环境及疫源地进行实地观察。例如对肠道传染病，主要调查水源、食品供应及卫生、粪便及污水（物）处理、环境卫生、患者的活动范围等；对呼吸道传染病主要调查居住环境、人员往来情况等；对于一些职业病，应观察其工作环境。还可以根据情况调查动物宿主情况，如乙脑时调查猪、禽流感调查鸡鸭等。现场观察有助于进一步了解发病的原因、分析流行因素及传播途径，并分析继续发生传播的可能性。

（3）采样检验。对被调查者或环境采集有关标本进行检验，检验内容根据病种而定，如血清学、病原学、病媒昆虫、卫生学等。

第四节　分析性研究

一、流行病学分析

本次疫情调查处理过程中，就引起发病的危险因素（特别是食用病死猪肉是否会引起发病）进行了病例对照研究，以论证引起该病传播、流行的危险因素，以及何种接触方式是危险的接触方式。

选择 3 个人群，包括患者的家属、邻居、和患者共同处理病死猪人员。对疫情早期发病的 28 例人感染猪链球菌患者，及其家属、邻居和一起处理病死猪人员共 141 名对照（其中邻居 77，患者家属 34，共同屠宰者 30）进行了问卷调查。调查危险因素重点是与病死猪及其制品接触的方式。对资料进行成组的病例对照分析，见表 19 - 2 至表 19 - 5。

表 19 - 2　28 名患者和 34 名家属对照的猪链球菌感染危险因素病例对照研究

	屠宰	未屠宰	屠宰率	OR （95% CI）
病例	21	7	75%	14 （4.1，49）
家属对照	6	28	18%	

表 19 - 3　28 名患者和 77 名邻居对照的猪链球菌感染危险因素病例对照研究

暴露因素		暴露情况		无应答		OR （95% CI）
		病例	对照	病例	对照	
家庭有病死猪	+	17	14	0	0	7.0 （2.7，18）
	−	11	63	—		
接触病死猪	+	28	42	0	4	+∞ （5.9，+∞）
	−	0	31	—		
屠宰	+	21	0	0	0	+∞ （54，+∞）
	−	7	77	—		
洗切加工	+	18	15	0	0	7.4 （2.9，19）
	−	10	62	—		

表 19 - 4　28 名患者和 30 名共同屠宰者对照的猪链球菌感染危险因素病例对照研究

暴露因素	暴露情况		无应答		OR（95%CI）
	病例	对照	病例	对照	
皮肤破损	6	5	6	4	1.6（0.41，6.1）
	16	21	—	—	
出血伤口	9	10	6	2	1.1（0.35，3.3）
	13	18	—	—	

表 19 - 5　28 名患者和 100 名对照均有病死猪接触史的猪链球菌感染危险因素病例对照研究

暴露因素	暴露情况		无应答		OR（95%CI）
	病例	对照	病例	对照	
屠宰	21	32	0	0	6.4（2.5，17）
	7	68	—	—	
皮肤破损	9	13	4	17	3.2（1.2，8.9）
	15	70	—	—	
出血伤口	6	5	6	20	5.6（1.5，21）
	16	75	—	—	

问题 10：请提出分析性研究的主要目的以及可以采用的基本方法。

问题 11：病例对照研究的基本法则是什么？在本次病例对照调查中，如何确定暴露？

问题 12：请解释本次调查中病例对照的结果。

二、理论知识

形成病因假设后，需要对假设进行检验，以判断假设的合理性。一个正确的假设既需要有流行病学证据的支持，还要与环境卫生调查、临床和实验室调查的相关证据相符。通常采用分析性研究方法检验假设是否合理，评价暴露和疾病之间的关联程度。分析性研究是通过设立对照组进行比较，分析暴露能否增加发病的风险，并通过统计学检验判断暴露和疾病之间的关联是否由偶然性造成，为支持假设的正确性提供流行病学证据。如果分析性研究结果不支持假设，则需要继续调查，获得更多信息来重新形成新的假设，并再次检验。

不是所有调查都要采用分析性研究检验假设。若临床、实验室、环境调查结果及已获得的流行病学证据已经明显支持假设时，则不必要再使用分析性研究检验假设。

现场中常用的分析性研究方法有病例对照研究和回顾性队列研究。

（一）病例对照研究

1. 基本原理

患某疾病者为病例组，未患该病者为对照组，收集两组既往暴露情况信息，比较两组间的暴露比例，若差异具有统计学意义，可认为该暴露因素与疾病之间存在关联。

2. 基本特点

（1）观察性研究。研究对象的暴露情况是自然存在而非人为控制的。

（2）设立对照组。研究对象是按是否具有研究的疾病分成病例组与对照组。

（3）由"果"推"因"。病例对照研究是在结局（疾病或事件）发生之后追溯可能原因的方法。

（4）因果联系的论证强度相对较弱。病例对照研究不能观察到由因到果的发展过程，故因果联系的论证强度不及队列研究。

3. 基本步骤

（1）提出假设。病例对照研究要有针对性地检验某些可能危险因素。调查者在查阅文献及描述性研究等工作的基础上，确定待检验的可疑危险因素。

（2）选择研究对象。主要有以下两个方面。

第一，病例的选择。有两种病例来源，一类是从医院的住院或门诊确诊的病例中选择病例，使用医院来源的病例可节省费用，合作性好，资料容易获得，信息较完整、准确，但容易发生选择偏倚。另一类是从社区人群中选择病例，可以利用疾病监测资料或居民健康档案选择合格的病例或从普查、抽查资料中获得。社区来源的病例代表性较强，但实施难度较大。选择病例时，可根据暴发调查中制订的不同级别病例定义（疑似病例、可能病例和确诊病例），优先选择确诊病例，其次是可能病例，以减少错误分类。另外，尽可能选择新病例，因为新病例回忆偏倚小，提供信息较为准确可靠。

第二，对照的选择。对照选择是否恰当是病例对照研究成败的关键之一。对照最好是来自病例所在源人群中未患病的人，是源人群中全体未患该病者的一个有代表性的随机样本。对照要有暴露的可能性，且与病例有同等的暴露机会。

对照来源主要有以下几个。①同一个或多个医院诊断的其他疾病患者。这种对照操作上较方便，容易获得和调查；对照如果患有所研究的疾病，也容易被诊断；但是对照组为特殊人群，不是从源人群中随机选择的样本，对源人群的代表性不好，另外对照是患有其他疾病的人群，他们所患的疾病可能与研究的暴露因素有关，所以医院对照的暴露率与源人群可能不同，从而影响暴露与疾病之间的关系测量。②社区人群中非该病患者或健康者：这种对照人群的优点是代表性好，偏倚小，但是成本较高，应答率相对较低。③病例家庭成员：现场调查中，有时也可选择病例的家庭成员作为对照。因为除患病外，家庭成员在很多方面和病例相似，暴露机会也相似，尤其适合检验家庭外部的暴露，如外出就餐；选择家庭成员作为对照的优点是省时省力，而且应答率高。缺点是如果对照选择需要匹配时（如需要按照年龄组或性别匹配），这时在家庭中难以找到符合条件的对照。④病例的邻居或同一社区的健康人或非研究疾病患者。这种对照有助于控制社会经济地位的混杂作用，用于匹配设计。⑤病例的同事、朋友或同学。这种对照有助于排除某些环境因素对结果的影响，用于匹配设计。在实际工作中，可以选择多个对照，以弥补各自的不足。

（3）确定样本量。两组的样本量可以通过公式法、查表等来计算。确定样本量时，需要考虑如下几个参数：比值比（OR）、对照组的暴露率、Ⅰ类错误概率（α）和把握度（$1-\beta$）；参数的指标可通过查阅文献、既往开展的类似调查，或者开展小规模预调查获得。

（4）信息收集。收集信息主要包括调查的暴露因素以及混杂因素等，有时对暴露因素的剂量也需进行测量。收集暴露信息的方法通常有填写问卷、面对面访谈、电话访谈、查阅医疗记录等。两组收集信息的方法应该一致，包括资料来源一致、调查方法一致等，以减少信息偏倚。

（5）资料分析。病例对照研究中需要比较病例组与对照组的暴露为例，并估计暴露与疾病的关联强度（见表 19 - 6）。比值比（odds ratio，*OR*）又称优势比，是描述疾病与暴露之间关联强度的指标。*OR* 是指病例组中暴露于危险因素的比例是非病例组的多少倍，计算公式为：

$$OR = \left(\frac{a}{a+c} \Big/ \frac{c}{a+c} \right) \Big/ \left(\frac{b}{b+d} \Big/ \frac{d}{b+d} \right) = \frac{ad}{bc} \qquad 式（19.8）$$

表 19 - 6　病例对照研究

暴露史	病例组	对照组	合　计
有	a	b	$a+b=m_1$
无	c	d	$c+d=m_0$
合　计	$a+c=n_1$	$b+d=n_0$	$N=a+b+c+d$

OR 值 95% 可信区间（CI）可判断暴露与疾病的关联是否有统计学意义，若 *OR* 值 95% CI 不包含 "1"，说明暴露和疾病的关联有统计学意义；若 *OR* 值 95% CI 包含 "1"，说明暴露和疾病的关联无统计学意义；*OR* 值大于 "1"，表明暴露可能是危险因素，*OR* 值小于 "1"，表明暴露可能是保护因素。对有统计学意义的暴露因素，还可进行剂量效应关系分析，即暴露剂量越大，发病风险越高，这样可以增加病因推断的证据。

（二）队列研究

1. **基本原理**

在特定人群中，根据当前或过去某个时期是否暴露于某个可疑因素分为暴露组和非暴露组，随访观察一段时间，检查并登记两组人群的发病情况，比较两组的发病率差异是否存在统计学意义，如果两组发病率存在统计学差异，则认为暴露因素与疾病之间可能存在因果关系。

在队列研究随访开始前，两组的研究对象必须是没有出现所研究的结局事件，但在随访期内有可能出现该结局事件的人群。两组注意可比性，非暴露组应该是除了暴露因素以外其余各方面都尽可能与暴露组相同的一组人群。

2. **基本特点**

（1）属于观察性研究。队列研究中的暴露在研究之前已客观存在，不是人为干预的，这是队列研究区别于实验研究的一个重要方面。

（2）设立对照组。在研究设计阶段根据是否暴露设立对照组。

（3）由 "因" 及 "果"。队列研究属于前瞻性研究，是疾病发生之前开始的，一开始选择的研究对象只是确立了暴露状况，而后观察两组的结局情况，即先确知其因，再纵向观察其果。

（4）检验暴露与结局的因果关系能力较强。由于研究能得到研究对象的暴露状况及随访结局的发生情况，能准确地计算出结局的发生率，估计暴露人群发生某结局的危险程度，因而判断因果关系的能力较强。

3. 历史性队列研究

根据研究对象进入队列时间及终止观察时间的不同，队列研究分为前瞻性队列研究（prospective cohort study）、历史性队列研究（historical cohort study）和双向性队列研究。

历史性队列研究在暴发调查中比较常用，其基本原理是：按照被调查对象过去某个时期的暴露状态分为暴露组和非暴露组，然后统计两组人群的发病情况，比较两组的发病率之间是否存在统计学差异，如果两组发病率存在统计学差异，则认为暴露与疾病有关联（见表 19-7）。相对危险度（relative risk，RR）指暴露组的发病风险是未暴露组的多少倍，计算公式为：

$$RR = \frac{a/a+b}{c/c+d} \qquad 式（19.9）$$

表 19-7　队列研究

	病例	非病例	合 计
暴露组	a	b	$a+b=n_1$
对照组	c	d	$c+d=n_0$
合 计	$a+c=m_1$	$b+d=m_0$	$N=a+b+c+d$

历史性队列研究常用于研究人群确定且人数较少的疫情调查现场。例如，某村民小组发生菌痢暴发，通过三间分布描述和现场观察，怀疑是村民小组共用的水井被污染所致。可采用回顾性队列研究的方法，采用统一的调查问卷询问每个村民的饮水情况，然后将村民按照是否饮用生水分为暴露组（饮用生水）和未暴露组（未饮用生水），计算暴露组的罹患率和未暴露组的罹患率，比较两组的罹患率，计算 RR 值及其 95% CI。如果 95% CI 包含 1，则说明饮用生水与发病无关联性，如果 95% CI 不包含 1，则说明饮用生水与发病有关联性。

开展分析性研究时，需首先提出假设，根据病例访谈、描述性研究分析及相关因素调查形成假设，然后设计分析性研究检验该假设。如果对收集的资料不认真进行描述分析，无任何假设的前提下，直接开展病例对照研究或回顾性队列研究，将有统计学意义的暴露因素直接作为暴发的危险因素，常常会导致错误的结果。无假设的分析性研究等同于盲人摸象。

第五节　实验室支持与病因推断

回顾热带疾病暴发调查的程序，病例的核实诊断，再推敲、修正和再检验假说是其中不可或缺的步骤，及时查明未知病因、未知感染来源或传播途径，对迅速有效地控制疫情十分关键，最终查明病原病因还需要实验室的支持。病原微生物的实验室检测结果能够为临床确诊病例、合理治疗、查明暴发原因、追踪传染源、切断传播途径、制订有效预防控制措施等提供依据。

对于本章提及的人感染猪链球菌暴发的疫情，全部 204 例病例中有 68 例为病原学确诊。其中，38 例通过血液标本、27 例通过脑脊液标本、3 例通过尸解标本（肝、脾、心包血）分离到猪链球菌 Ⅱ 型。分离病原的病例来自 S 省 11 个市；不同地区的猪也分离到相同病原。（案例来源：杨维中、余宏杰、景怀琦等《四川省一起伴中毒性休克综合征的人感染猪链球菌 2 型暴发》，载《中华流行病学杂志》2006 年第 3 期。）

问题 13：常见采集标本有哪些？分别用于哪些用途？

问题 14：尝试从此次疫情暴发总结病因推断的原则有哪些？

（一）实验室支持

在疾病的暴发调查中，实验室的病原检测，不是为了搜索寻找病因，而是对病因假设的验证。根据病因假设、检验条件，确定最终的检验方案。

1. 根据潜伏期、临床症状和（或）治疗效果，判断可能的病原体

常见热带病致病因子的临床表现、潜伏期及生物标本采集见表 19 – 8。

表 19 – 8　常见热带病致病因子的临床表现、潜伏期及生物标本采集

病名	潜伏期	主要临床表现	病原体
疟疾	恶性疟最短一般为 12 天，三日疟疾最长一般为 28 天，间日疟与卵形疟平均为 13～17 天	经历前驱期、寒战期、发热期、多汗期	疟原虫
登革热	5～10 天	经历发热期、皮疹、浅表淋巴结肿大	登革病毒
霍乱	1～2 天	经历泻吐期、脱水期、反应期或恢复期	霍乱弧菌
伤寒	10 天左右	持续高热、腹胀、便秘、腹泻、表情冷淡	伤寒杆菌
黄热病	3～6 天	经历感染期、缓解期、中毒期和恢复期	黄热病毒
龙线虫病	8～12 个月	脓肿、丘疹	麦地那龙线虫

由于个体变异，同一疾病可能出现不同的临床表现，这时可对主诉症状的分布做一描述。例如，在 2 843 例血吸虫抗体阳性者病情评价研究中，主诉症状的出现率在不同年龄组的分布如下：

表 19 - 9　各年龄组血检阳性者的症状主诉*

年龄组（岁）	血阳人数	腹痛		腹泻		黏血便		乏力	
		例数	比例/%	例数	比例/%	例数	比例/%	例数	比例/%
5～14	237	24	10.1	17	7.2	4	1.7	6	2.5
15～44	1 214	261	21.5	346	28.5	61	4.9	165	13.6
45～59	1 070	292	27.3	380	35.5	102	9.5	268	25.1
≥60	322	78	24.2	110	34.2	30	9.3	94	29.2
合计	2843	655	23.0	853	30.0	196	6.9	533	18.8

*数据来源：贾铁武、周晓农、姚嘉文等《湖沼型血吸虫病流行区 3405 例血吸虫抗体阳性者的病情评价》，载《热带病与寄生虫学》2008 年第 2 期。

临床症状类似时，结合潜伏期考虑，若仍无法辨别，考虑送检多种病原菌，比如以下几种临床症状类似的热带病（见表 19 - 10）。

表 19 - 10　几种临床症状类似的热带病

病名	潜伏期	易混淆临床表现	病原体
组织胞浆菌病	7～14 天	持续不规则发热、淋巴结肿大和进行性消瘦；干咳、胸痛，肺部湿性啰音，胸片可见肺炎性浸润或结节状病灶，甚至出现空洞性改变等	荚膜组织胞浆菌
肺结核	数月/年		结核分歧杆菌
利什曼原虫病	3～5 个月		利什曼原虫
马尔尼菲青霉病	难以估计		马尔尼菲青霉菌

又如，在某鸭子加工车间，发生一起流感样病例暴发，200 余名工人中出现 40 名病例，主要症状为发热、咳嗽、头痛、肌痛，症状较轻，其中 9 名病例胸片有广泛的肺炎表现。此时结合暴发现场的行业特征，再结合病原学的鉴别诊断，最终确定此次暴发的病原体为鹦鹉热衣原体，进口鹦鹉是最常见的传染源，其次是火鸡和鸭养殖场，禽类宰杀和加工厂易发生职业性感染。此病呈全球性分布，很多人类感染病例可能未被诊断。

还有一种情况，比如在水源受到污染时，疾病暴发的罪魁祸首可能不止一种病原体。如某社区腹泻暴发，主要临床症状为腹泻和呕吐，40% 的病例伴有持续的打嗝症状。流行病学调查显示：暴发的可能原因是饮用被污染的水源，水源周围有各种排污沟。实验室检测显示：25 份病例粪便标本中检出 20 份诺如病毒阳性（80%）。在这种情况下，尚不能定论为诺如病毒感染，还需对沙门氏菌、产毒性大肠杆菌、阿米巴虫等病原体做进一步检测。

2. 标本的采集种类

对于尸检标本，可以直接采集有病理变化的脏器或组织；对于临床病例标本，则根据不同病原在人体的分布和排出部位及检测目的，采集不同标本。临床标本的采集可以分为以下两大类。

（1）抗原检测。抗原检测包括粪便、咽拭子、痰液、尿液、血液、脑脊液、皮疹组织液或皮肤样品、尸检标本等。

（2）抗体检测。通常包括血液和脑脊液。用于检测 IgM 的血清应在疾病急性期采集，一般为发病 1 个月内；用于检测 IgG 的血液应收集两次，第一次于发病初期（1 - 3 天），越早越好，第二次血样一般在恢复期（第一次采血后 3 - 4 周）。脑脊液一般于出现神经症状时采集，查 IgM 只需 1 份脑脊液，而查 IgG 则需收集两次，时间间隔同血液标本。

2005 年，云南省发生一起不明原因重症肺炎暴发，当年 11 月 1 日某县人民医院报告了 2 例重症肺炎，死亡 1 例，县 CDC 当日调查并将调查结果上报省 CDC，次日省 CDC 逐级上报，11 月 4 日省卫生厅将情况上报原卫生部，由卫生部组织专家分别于 11 月 5 ～ 9 日、11 月 23 ～ 29 日组织了两次现场调查。调查发现，病例所在的某市和某镇在当年 10 月 25 ～ 30 日共发生 5 例重症肺炎病例，其中 2 例死亡，3 例住院患者病情已稳定，从 10 月 30 日后当地未发现新发病例。病例的临床特征主要表现为：急起发热（≥38 ℃）持续 4 ～ 12 天；无卡他症状（流涕、鼻塞）；咳嗽、咳痰（带血丝或粉红色泡沫痰）；全身酸痛明显、胸痛、腹痛、恶心；肺部可闻及散在湿啰音，以实变为主，多为双侧多叶多段改变（仅一例为右上肺单侧实变影，病变较轻），病变进展快；白细胞计数均在正常上限范围或显著增高（首例患者第一次血检白细胞计数略降低）；中性粒细胞比例均升高；患者血钾偏低，多有低血压表现、血氧饱和度低。进一步调查发现，首例 10 月 25 日发病，27 日乘客货两用车到县医院就诊，其他 4 例患者均与其同车，其中的 2 例是 10 月 29 日发病，另 2 例 10 月 30 日发病。5 例患者均坐在相对密闭的驾驶室内，车后部开放空间的 3 名乘客无发病。医务人员中无发病，其他接触者中无发病。经过现场调查，得出初步结论，此次重症肺炎暴发是通过飞沫人—人传播；潜伏期短，约 2 ～ 3 天；致病因子尚不明确。下一步借助痰涂片、痰培养、未使用抗生素的血培养等常规检测项目来验证病因。当时的实验室结果见表 19 - 11。

表 19 - 11　2005 年云南省不明原因重症肺炎暴发实验室结果

检测项目	结果	检测时间 11 月 7 日
痰涂片	ND	—
血培养	ND	—
鼠疫 F - 1 抗体	—	早期
SARS PCR	—	合适
禽流感 PCR	—	合适
吐拉热补体结合试验	—	早期
鹦鹉热补体结合试验	ND	—
呼吸道合胞病毒 IgM	+ -	早期

结合现场调查其他信息，初步确定此次暴发属呼吸道合胞病毒性肺炎，该病是一种 RNA 病毒感染，属副黏液病毒科。该病经空气飞沫和密切接触传播，多见于新生儿和 6 个月以内的婴儿，潜伏期 3 ～ 7 日。婴幼儿症状较重，可有高热、鼻炎、咽炎及喉炎，以后表现为细支气管炎及肺炎；少数病儿可并发中耳炎、胸膜炎及心肌炎等；成人和年长儿童

感染后，主要表现为上呼吸道感染。

3. 标本采集的原则

病原微生物标本的采集需要考虑无菌原则、采样种类与时间、样本标识及生物安全等问题。

（1）无菌原则。采集标本应使用无菌容器，一个标本一个容器；对容器基本要求是选耐用材料制成，容器包装可防渗漏。本次疫情采样主要用于细菌培养分离，宜采取无菌部位标本，如血液、脑脊液、尸检脏器标本等。脏器组织采样，可先消毒采样部位表面。

（2）采样时间。在怀疑细菌感染时应尽量在急性发病期和使用抗生素之前采集标本，用于细菌分离。血清样本应分别于急性期、恢复期采集。对于原因不明的疾病，应尽量采集多种标本，如血清、脑脊液、尿液、粪便、痰液、气管分泌物。也应采集动物标本、环境标本。

（3）采样标本的标识。采集和运送标本的容器必须有明确的能牢固粘贴的标签，标明下列信息：标本的种类、性质、数量；包装日期、运输日期及接收日期；运送人、接收人及其联系方式；统一识别编号及患者姓名、检验目的、临床诊断等。

（4）生物安全。对于传染病或原因不明疾病的采样，采样时应加强自身防护。采样时要戴手套，留意手套是否有小的破损，避免接触不同患者时重复使用手套，以免交叉污染；采样时尽可能穿防护服，根据估计病原生物安全级别的不同，选择不同的防护服；用过的针头等器具直接丢在专门的盒子中单独保存，按相关规定销毁或损毁；污染的不可废弃设备或材料应先消毒后清洗，可废弃设备或材料应该先消毒后废弃；针对有高度感染力的病原体，需使用口罩或呼吸面罩以防止吸入感染，使用护目镜以防止通过结膜感染；特殊情况下可在现场搭建简易焚烧炉，焚烧后将废弃物深埋。

4. 实验室结果的解读

（1）实验室的阴性结果的解读。阴性并不代表可以完全排除某种病原体的致病可能，受潜伏期影响，伴随疾病进一步发展，阴性结果极有可能发生改变。故阴性结果只能让我们明确实验室做了什么，没做什么，在什么时间怎么做的，还需要结合疾病进程和后续检测结果进行持续动态比较。

（2）对于0%阳性是否能接受。例如，对医护人员实施手卫生的行为干预，用手部拭子涂抹法采样，定性检测大肠菌群。基线调查共采集了180份手拭子标本，90份送市CDC实验室检测（0%阳性），90份在县CDC实验室检测（10%阳性）。此时0%阳性结果并不能说明手卫生干预达到了绝对理想的效果，而应考虑采样、运输、检测等各种可能因素对检验结果的影响。

（3）实验室阳性结果的解读。前述案例中提及，在某鸭子加工车间，发生一起流感样病例暴发，200余名工人中出现40名病例，主要症状为发热、咳嗽、头痛、肌痛，症状较轻，其中9名病例胸片有广泛的肺炎表现。40病例有中6人腺病毒阳性，能否认定这是一场腺病毒暴发呢？此时考虑15%的腺病毒阳性率是否明显高于正常人群中腺病毒的阳性率？腺病毒呼吸道感染能否解释已有症状和体征？

（4）实验室结果呈现的是一种状态，无法确认何时发病，但可以为我们追溯传染来源提供依据。例如，某镇甲肝暴发，初步调查结论为小学生食用店铺A销售的冷饮食品所致。店铺 A 使用自家井水制作冷饮食品，井水中大肠埃希菌呈阳性，甲肝病毒呈阳性 PCR。店主家儿童无症状，甲肝 IgM 检测为阳性，该儿童是传染来源吗？此时的实验室结果只能说明店主家儿童和该地小学生都被甲肝病毒感染，但无法确认该儿童就是传染源，还需要结合发病时间来进一步确认。又如，学校食物中毒暴发，厨师粪便标本检测志贺菌阳性，也并不能说明是该厨师污染的食品。

（5）流行病学人员与实验室人员的沟通。这两者在疫情暴发调查中都发挥着重要的作用，应共同奔赴现场，共同探讨实验结果。例如某市抗凝血灭鼠药中毒，检测病例血液中溴敌隆成分，理化分析结果溴敌隆阴性，是否能否认抗凝血灭鼠药中毒的可能？答案是不能的，经流调人员进一步调查得知当地使用一种名为"大隆"的灭鼠药，同为抗凝血灭鼠药，也为抗凝血灭鼠药中毒的结论提供了直接证据。又如，某村于某年 7 月下旬暴发腹泻，现场调查发现村民的症状以腹泻（73%）、腹痛（63%）、恶心（59%）、呕吐（31%）为主，其次是发热（24%）。事件病原尚未查明时，初步怀疑病原体为沙门氏菌、志贺菌或诺如病毒，现场流调人员只采集了少量标本，标本全部送县 CDC 实验室检测，一周后反馈结果，沙门氏菌、志贺菌阴性，诺如病毒不能检测。无奈标本无存留，无法继续检测。再如，一次副伤寒暴发的调查中，流行病学调查显示可能与快速烹调贝壳类食品有关，如何用实验室进一步支持该结论？可以分以下几种情况处理：如有剩余食品，当然采样检测；如无剩余食品，可采集与暴发时间来源相同的贝类，用同样的烹调方法制作后，采样检测；如无法获得相同来源的贝类，可购买其他来源的贝类，用同样的烹调方法制作后，测定其温度、湿度条件是否达到杀灭副伤寒杆菌的要求。总之，流行病学人员在现场调查时应与临床医务工作者、检测人员充分沟通，共同商定采样和检验方案，对现场的勘察、样本的收集、检测指标的选择、现场工作的流程等进行多方讨论，据此制订详细的现场工作方案，并对现场调查结果进行合理的分析和解释。如果检测结果与现场流调资料推断一致，则假设成立。反之，则需要考虑检测是否有混杂因素的干扰，流调资料是否可信，检验结果是否存在假阴性，等等。

综上而言，实验室检测结果是确定病因的重要依据，但实验室结果要和现场调查情况、患者的临床表现一起分析，才能确定病因。检验结果的正确性不仅取决于实验室的条件和技术水平，同时还与检验样品的采集、保存、送样方法等方面有关。因此，在分析检验结果时，除了应考虑结果是否符合有关实验室判定标准外，还应综合考虑各种可能影响检验结果的因素。阳性结果不一定能说明病原在暴发事件中的致病作用；反之，阴性结果也不一定能完全否定某种病原的病因假设。检出致病因子或者多个致病因子阳性时，需判断检出的致病因子与本次事件的关系。疾病暴发的致病因子应与大多数患者的临床表现、潜伏期相符，应注意排查剔除偶合病例、混杂因素以及与大多数患者的临床特征、潜伏期不符的阳性致病因子。

对于本章提及的人感染猪链球菌暴发的疫情，所有分离菌株的纯培养物在羊血琼脂平板上呈现 α - 溶血现象，形态学检查及 Vitek2 compact 和 API 20 strep 生化鉴定条的鉴定结果都符合猪链球菌。对病原体的其他关键指标进行研究，结果仍然符合猪链球菌（包括 VP 试验阴性、七叶苷水解阳性、海藻糖代谢阳性、6.5% NaCl 生长试验阴性、在羊血琼脂平板上不存在 β - 溶血现象等）。对分离菌株，PCR 检测猪链球菌属特异性基因（TUF）、猪链球菌种特异性基因（Species）、Ⅱ型和毒力特异性基因（CPS 2J）以及毒力基因：溶菌酶释放相关蛋白基因（MRP）、溶血素基因（SLY）等。疫情结束后，中国 CDC 又对部分病例采集恢复期血清进行了抗体检测，并建立了血清学检测的方法。现场流行病学调查和病原学检查结果最后证实本起暴发疫情病原体为猪链球菌Ⅱ型，且对人及动物均有危害。

（二）病因推断

2006 年 3 月至 5 月，某市某镇陆续出现 5 例奇特发病死亡事件。5 例死者的共同临床经过是突然发病，表现为胸闷、心悸、烦躁、四肢乏力、不能行走甚至不能站立、口吐白沫、呼吸窘迫、衰竭、死亡。死者间隔 10 天，其中男性 2 人，女性 3 人，年龄 7～14 岁，分属两个有血亲关系的家庭。首先对该事件进行流行病学三间分布的描述，即时间分布（间隔 10 天）、地区分布（某市某镇）、人群分布（男性 2 人，女性 3 人，年龄 7～14 岁，分属两个有血亲关系的家庭）；其次建立初步病因假设，即怀疑中毒；再次控制事态的进一步发展，即尽快救治其他受害者，加强一切毒物管理，积极开展健康心理教育等措施。

20 世纪 60 年代，在澳大利亚、加拿大、日本等 28 个国家，短时间之内累计出现了12 000 余例海豹肢畸形胎儿。类似于上例，要想探讨海豹肢畸胎的原因或病因，第一步应对此现象进行描述性研究，即通过横断面研究描述畸胎患病率及其影响因素，通过病例资料危险因素的收集，发现大多数畸胎妊娠者有反应停用药史，于是提出假设：反应停可能是病因。第二步是进行分析性研究，如病例对照研究，比较病例组与对照组的反应停用药率，计算 OR 值，发现两者之间存在统计学关联，初步检验了反应停可能是病因的假设；紧接着通过队列研究，比较反应停组与非反应停组的畸胎发生率，计算 RR，进一步验证因果关联。第三步是进行实验性研究，通过干预措施（如禁售反应停），来验证畸胎率是否明显下降，如果是的话，证实假设，反应停可能是病因。最后，结合前三阶段的研究结论，从关联的强度、时序性、重复性、合理性及因果论证强度等方面来做病因的推断，最后才能确定：反应停是病因。

1. 病因

病因（cause of disease），是指能使人群发病概率升高的因素，当其中某个或多个因素不存在时，人群发病概率就会下降。流行病学中的病因又称为危险因素（risk factor），从逻辑意义上有充分病因和必需病因。

疾病发生的 3 个基本要素分别是宿主、致病因子和环境。从宿主因素考虑，病因可以分为先天因素（congenital factors）和后天因素（acquired factors），前者包括遗传基因、染色体、性别差异等，后者包括免疫状况、年龄、发育、营养状况、心理行为特征等。从环境因素考虑，病因也可以分为自然的生物因素（biological factors）、物理因素（physical factors）、化学因素（chemical factors）和社会因素（social factors）。

流行病学中通常用简洁的概念关系模式图来表达病因与疾病之间的关系，叫作病因模型，它可以描述各方面因果关系的路径，提供因果关系的基本思维框架。常见的病因模型如下。

（1）生态学模型。包括三角模型（triangle model）。认为疾病的发生是宿主、环境、病因共同作用的结果，当这三个要素维持平衡的时候，人体处于健康状态。反之，则会产生疾病。

（2）轮状模型（wheel model）。这种模式认为宿主是整个模型的核心，其中的遗传物质有重要作用；外部轮子是环境，包括生物、理化和社会环境。这种模型强调宿主与环境的密切关系。

（3）疾病因素模型（model of disease factors）。疾病是由外围的远因和致病机制的近因共同导致的，前者是指流行病学危险因素，如社会经济因素、生物学因素、其他环境因素、心理行为因素和医疗保健因素等。后者主要指医学生物学因素。这些因素共同导致了疾病的发生。

（4）病因网模型（model of causation web）。这种模型的发展经历多病因学说（认为疾病的发生是各种因素共同作用的结果）、病因链学说（认为致病因素与疾病有直接或间接关联）、病因网学说（认为疾病的发生是多个病因链交错作用的结果），这种模型可以提供病因与疾病因果关系的完整路径。根据不同病因在病因链上的位置分类，将病因划分为近端病因（proximal cause）、中间病因（intermediate cause）、远端病因（distal cause），比如远端病因（诸如全球化、城市化、人口老龄化等）导致中间病因的变化（不合理膳食、少体力活动、吸烟、饮酒等），进而诱发近端病因（高血压、高血糖、超重或肥胖等），得不到控制则发展成为疾病（冠心病、糖尿病、肿瘤等）。

2. 病因推断标准

（1）关联的时间顺序性。疾病发生在病因之后，即前因后果的时间顺序。

（2）关联的强度。关联的强度越大，因果关联的可能性就越大。关联强度的测定，根据资料的性质或来源可以有：①优势比 OR（病例对照研究）、相对危险度 RR（队列研究）和预防分数 PF（实验研究）等，是反映分类资料关联的指标；②剂量–反应关系。针对等级或连续性变量资料，其测量指标包括等级 OR 或 RR，等级相关系数或积差相关系数等。该标准对于慢性病的病因研究比较适用，对于传染病的病因研究则适用性不广；③生态学相关。利用集团资料（如人群亚组）计算的相关系数，反映分布的一致性，有的教材将此表达为"暴露与疾病的分布一致性"。例如，各国人均脂肪摄入量与大肠癌死亡率的相关系数，各国纸烟销售量与肺癌死亡率的相关系数，以及各地区乙肝病毒携带率与肝癌死亡率的相关系数等。需要注意生态学假象的干扰。

（3）关联的可重复性。指关联可以在不同人群、不同地区和不同时间内重复观察到，排除有明确的其他理由来解释不同结果的情况。

（4）关联的合理性。对于关联的解释，与现有理论知识不矛盾；或研究者从自身知识背景出发，支持因果假设的把握度，相当于主观评价（即学者团体的意见）。

（5）终止效应。当怀疑病因（暴露）减少或去除，疾病发生率将下降。

3. 病因推断的原则

一个病因研究本身必须要达到或部分达到第（1）（2）条标准（前因后果、关联强度），如果符合第（5）条标准（终止效应）则更好；第（3）（4）条标准（重复性、合理性）是该研究的外部评价，如果不吻合则因果关联的可信度降低。

通过流行病学研究与实验室检测，最终确定本章暴发疫情的病原体为猪链球菌Ⅱ型。结合病因推断原则，本调查研究工作与病因推断5条原则的相符情况如下。

（1）关联的顺序性。人间疫情发生于猪疫情之后；人在发病前，多数与猪有密切接触史，即先接触病（死）猪，然后有发病。

（2）关联的强度。病例对照研究中"宰杀病、死猪"具有较高的 *OR* 值（16.3），可作为关联强度的主要证据；另外，本案例调查过程中较高的病原（猪链球菌Ⅱ型）分离率可作为另一佐证。

（3）关联的可重复性。从不同地区的猪、人间均分离到病原体，鉴定为猪链球菌Ⅱ型。

（4）关联的合理性。国外文献报道，猪链球菌Ⅱ型是引起人类感染主要型别，且引起严重后果；1998 年我国江苏省暴发的疫情调查结果以及实验室证据，与此次 S 省疫情有相似的流行病学特征、相同的病原体；本次疫情中病例的临床表现，与报道的猪链球菌感染症状一致。即接触病（死）猪，感染发病（中毒性休克综合征、脑膜炎），严重者或治疗不及时、规范可出现死亡。

（5）终止效应。由地方政府出面，群防群控落实"禁止宰杀病（死）猪"措施，使动物病原没有机会到达人体，疫情很快得到控制。

根据以上证据，可以判定猪链球菌Ⅱ型感染与本章案例疾病有因果关联。

调查也通过实验室检测证实了有一部分轻症病例，说明相同的病原体可产生不同的症状，疾病的发生与发展不仅仅与病原体有关；如果能发现健康人群携带该病原体的话，则可进一步说明"病因特异性"标准不是唯一标准。

 第六节 暴发疫情控制与综合评价

对于本章人感染猪链球菌疫情的暴发控制，当年 7 月 17 日，S 省卫生厅专家组向当地卫生行政部门提出劝阻和禁止农民宰杀和食用病（死）猪的建议。但是上述建议并没有付诸行动而起到应有的作用。7 月 19 日，国家、省联合专家组与 Z 市人民政府官员就预防控制工作开展座谈，强调提出"劝阻和禁止农民宰杀、食用病（死）猪"的措施建议。市政府提出，为避免舆论过激而影响经济发展与社会稳定，宣传教育结合夏季防病工作进行，以免宣传过度而引起社会恐慌。最后采取了政府公告形式提请公众注意：减少与病、死猪的接触。然而，农村地区屠宰、食用病（死）猪情况仍然存在。7 月 22 日，周边县、市也陆续发现新病例。卫生部于当晚首次通过新闻媒体发布了该疫情的信息。考虑到动物疫情普遍存在，人间疫情控制难度较大，市政府改变策略，以政府命令的形式要求"禁止宰杀病、死猪"并对发生病（死）猪的农家实行经济补偿，并要求乡（镇）干部分片负责落实"禁宰令"，到各村驻点落实宣传教育、病（死）猪无害化处理等工作。

问题 15：发生突发公共卫生事件时，政府领导的重要性如何？疾控机构应如何给政府做好参谋？媒体又在其中充当怎样的角色？

问题 16：请对当时 S 省的人感染猪链球菌病疫情对外省的影响进行评估，并提出全国的监测、预防控制工作建议。

（一）暴发疫情控制

对于原因不明的暴发疫情，诊治和预防工作都有难度，更容易引起人们的心理恐慌，给社会稳定带来危害，因此，处理暴发疫情时，应注意以下几点。

1. 病因的快速诊断

突发公共卫生事件时，社区卫生服务中心等基层医疗机构是前哨站，应充分发挥其作用，承担起在第一时间发现传染患者、管理传染源、报告传染病疫情和开展健康教育的职责。针对突发传染病的流行，最紧要的是掌握最及时最准确的第一手资料，及时发现可疑的传染源，尽早明确病因。要做到早发现、早诊断、早报告、早隔离和早治疗，只有做到"五早"才能控制传染源，防止疾病在人群中传播蔓延。疑似病例必须在指定场所隔离观察、治疗，尽早做出诊断。对确诊的传染病患者，需要进行隔离治疗，如有必要，可以采取强制隔离措施。当前社区卫生服务中心为传染病网络直报单位，发现疫情通过疾病监测信息报告管理系统网络报告，提高突发公共卫生事件的及时性和准确性。及时发现、控制和转移传染源是控制由传染病引起的突发公共卫生事件和减少二代病例的关键性措施。社区全科医师是传染病早期诊断和控制的最佳执行者，当前，要格外重视其配备和培训，使之人能留，心能安，业能专。

2. 发生突发公共卫生事件时，政府和疾控机构的角色功能

发生突发公共卫生事件时，调查处理工作不仅仅是卫生部门的职责，还牵涉到社会的方方面面。比如 SARS 疫情期间，防控工作牵涉到了卫生、教育、新闻、交通等多系统；而本次人感染猪链球病暴发疫情的防控，卫生与农业部门分别在人间、畜间疫情控制中起到主导作用。

（1）在突发公共卫生事件的处置过程中，政府领导的必要性、重要性主要体现在以下几点：①政府掌握行政权力，能充分利用政治优势和组织优势，有效地动员和整合社会力量与资源，保障人力、物质与所需技术，以控制、处理和化解危机；②取得政府的支持，将有助于疾控部门得到各相关部门的技术与组织支持，加大疾病控制工作力度，保证其防病策略得以切实落实；③政府的公信力是危机时期公众的心理支撑，公众能从政府的态度中获得信心，有利于保障社会稳定，促进防控措施的落实。

面对突发公共卫生事件，首先要对公共卫生后续影响做出评估，包括波及的人群以及可能产生的危害，目前防控措施的有效性，需要的人力、物力，采取措施后预期控制的时间，可能引起的社会反应和经济效应等，以此开发政府决策层，充分发挥政府的领导、协调职能。这是促进多部门协作、早日控制疫情与化解危机的关键。

（2）在辅助政府领导的过程中，疾病预防控制机构应该做到以下几点：①及时汇报，保证政府第一时间了解疫情或突发公共卫生事件的发生、进展情况；②正确判断形势、讲清危害，使政府充分认识到突发公共卫生事件的严重性、控制工作的迫切性；③发挥专业优势，强调科学防治，以令人信服的调查分析结论取得政府信任，提高疾控部门自身在政府心目中的地位；④实事求是，向政府报告疾控机构现有的工作能力，请求行政支持，争取必要的人力、物资、技术支持；⑤换位思考，充分理解政府在社会稳定、经济发展等方面的顾虑，在此基础上注意工作方式方法，分析利弊，提出科学控制策略建议；⑥功在平时，疾控部门、卫生行政部门与政府的沟通、交流不仅限于危机时期，也应该体现在平时常规工作中。只有让政府部门认识到疾控机构平时的努力，才有助于疾控事业的长期发展。

本次人感染猪链球菌病暴发疫情的调查处理工作过程中，政府部门的态度、策略经历了一次较大的转变。我们可从本次控制的全过程来体会专业机构与政府部门沟通的重要性。

3. 媒体在公共卫生事件调查、处理过程中的作用

另外，在整个疫情暴发事件中，还有一个角色不可忽略，那就是媒体。7月22日晚中央电视台首次报道了"卫生部公布S省发生不明原因疾病，引起多人死亡"的新闻后，引起社会各界和新闻媒体的极大关注。卫生部每天通过新闻公布最新的发病和死亡情况，但早期没有及时发布有关引起发病的原因和危险因素、如何预防和控制等方面的消息。部分媒体开始大力寻找吸引眼球的新闻线索，于是出现了"怪病""不明原因疾病"等名词；对于感染来源，有的媒体更是使用了"夺命猪肉"这样的词语。缺乏正确引导的宣传，造成S省人民谈"猪"色变，拒绝购买或食用一切猪肉和猪肉制品，在全省范围内造成恐慌局面。在该阶段的疫情控制过程中，地方官员曾因为媒体报道"存在问题"而与记者发生摩擦。自新闻媒体公开报告S省的疫情后，S省开展主动监测、对病例进行回顾性搜索，相继在多个地区发现散在发生的病例，从而使S省的人感染猪链球菌病报告发病数持续上升，更引起了社会和公众的恐慌。而国内个别省（市）政府更是下令禁止输入S省生猪、猪肉和猪肉制品。7月26日，在病原确认的基础上，卫生部新闻办公室正式通报"人感染猪链球菌病"疫情，媒体报道用词始趋于规范，信息变得准确。S省各级政府也先后正式发布命令，禁止屠宰病（死）猪，病（死）猪一律进行无害化处理（消毒后深埋或焚烧），从而彻底切断了该病的传播途径，并最终控制住了本次疫情。

疫情公布是一门科学。何时公布、公布什么、何人以何种方式公布等，都需要认真研究。各种需要对疫情保密的理由均不成立，对疫情保密不再可行。媒体本身就是现代社会公共卫生体系不可缺少的一环，在公共卫生工作中起到重要作用。当前国际交流频繁，几乎没有一件敏感事件能做到"保密"，即以往通常奉行的"内紧外松"宣传策略，在当前形势下应予重新审视；无谓的"保密"可能导致政府信任危机，因此，实事求是对外公布信息才是正确的选择。及时、准确将真相（发生了什么？知道什么？尚不知道什么？正在做或尚需要做什么？怎样做？等等）告诉公众永远是对的。让公众知情、与政府共同承担责任是诚信政府理智的行为。政府与专业机构可通过媒体有效地为疾病预防控制服务。

（1）媒体在公共卫生体系中的作用，主要体现为以下几点：①信息传递功能。即将事件的详细情况，包括卫生部门、政府部门已采取的措施、建议采取的措施等传递给公众，使接受信息者可做出正确判断与合理反应，有利于突发公共卫生事件处理措施的落实。同时，媒体也把公众或媒体关注的信息传递给卫生部门，卫生部门可再通过媒体将适当的信息传给公众，及时调整；②监督功能。即针对公共卫生事件的措施或策略，指出什么地方值得推广，什么地方需要改进，保证措施落实、策略推行的质量与效果；③信息来源角色。媒体本身就是突发公共卫生事件信息的来源之一。公共卫生系统百密一疏，难免有的敏感事件不能及时发现；而媒体信息，可作为公共卫生监测信息来源的补充。

（2）卫生部门与媒体的沟通可参考以下原则。

卫生部门应本着合作原则与媒体进行沟通。处理突发公共卫生事件时，媒体是应对该事件的合作者与哨兵，而不是唱反调的。媒体只是一种工具、途径，要主动让媒体为我服务；加强公共卫生策略、重大疾病或突发公共卫生事件的信息传播与交流。应对突发事件时，与媒体良好合作，可及时准确地将信息传播给公众；有时因为信息不公开，引起公众对疫情的恐慌，往往导致公众对应对工作的抗拒，其危害甚于疫情本身。疫情的发布有一定的要求与程序，在对疫情科学定性之前，政府可通过大众传媒公布事件，引起群众重视；等疫情定性后，再通过专业部门特定渠道正式发布疫情信息。目的不仅仅是让公众知道，更重要的是让群众自觉采取适当措施预防控制疾病的发生；制定相关制度，规范突发公共卫生事件应急中的信息沟通机制，保证信息畅通；卫生部门应主动联系媒体，对媒体发布的信息内容进行技术指导。媒体行为常以市场反应为导向，对于公共卫生事件处理的责任感不如卫生部门本身；另一方面，媒体工作者缺乏专业背景，对事件的判断可能不太准确或带有主观性，也不排除个别媒体存在恶意。因此，卫生部门应对媒体信息进行引导，尽可能减少不准确的信息发布，对不准确的可能导致严重不良影响的信息要及时更正，必要时对恶意的信息要及时批驳。

　　Z市人感染猪链球菌病疫情发生后，媒体报道早于疫情公布，对于引起群众警惕，减少疫情扩散起到一定作用。而疫情前期媒体报道缺乏积极主动应对、正确的引导，"怪病""夺命"等不当用词，也从某种程度上导致群众恐慌，不利于群众理性应对危机。因此，媒体在突发公共卫生事件处理过程中要发挥积极的作用，离不开卫生部门的积极配合与正确引导。

4. 疫情暴发对周边地区的影响

　　早期公布信息的局限以及部分媒体的过分渲染，加上政府官员、公众对不明原因疾病的担心，对于S省人感染猪链球菌病疫情，各地（外省）在不同阶段采取了不尽相同的针对性措施。在对S省"不明"暴发调查的同时，及时评估、预测其对S省以外省份的潜在影响和各省所可能采取的针对性措施，提出全国性的科学的防控措施，非常重要。在S省发现疫情的初期，外省所采取的多是切断S省生猪或猪肉制品的贸易渠道。其实猪链球菌病是一种常见的猪病，相关省（特别是与S省邻近或情况相近的省）首先是要了解本区域内是否有类似情况但尚未被发现。猪链球菌病的预防控制重点是做好本地的工作，即预防控制猪的疫情，同时进行健康教育，劝阻群众宰杀、食用病（死）猪，接触猪肉时要做好个人防护措施。而不是一概简单地预防控制"传入"。应开展全国的人猪链球菌病监测、报告工作，发现聚集性病例，或者发现猪的链球菌病疫情暴发时，要及时调查，并采取针对措施控制疫情。

（二）综合分析与评价

　　对于暴发疫情控制措施的效果评价，可以参考以下几种方法。

1. 回顾性评价

　　也就是描述性研究方法，收集、整理暴发地区一定时期内疫情调查的历史数据，当时采取的药物（如疫苗）、非药物防控措施（如筛查、隔离、停课、疏散等），按照暴发初始情况进行混杂因素的匹配之后，总结回顾不同措施的疫情指标变化比较，如发患者数、病死人数、波及人口范围、发病率、罹患率、接种率、人群免疫水平等。

2. 前瞻性评价

若想了解某种防控措施（如新型疫苗）的近期效果和经济效益，将同质的研究对象分为防控干预组和对照组，实施防控措施干预后比较两组的发患者数和发病率，从而可以计算防控措施的有效程度。这种方法被广泛应用在新型疫苗的研发中，其中最常见的评价指标如下。

（1）疫苗保护率。通过比较接种组和对照组人群，经过一个疫苗预防疾病的流行周期（一般为一年），观察登记两组疫苗目标疾病的发病情况，比较两组的发病率，计算疫苗保护率，进行流行病学效果评价。计算公式为：

$$疫苗保护率 = （接种组发病率 - 对照组发病率）/ 对照组发病率 \times 100\%$$

式（19.10）

（2）疫苗效果指数。效果指数是鉴定疫苗保护效果的另一个指标，计算方法是对照组的发病率/接种组的发病率，一般大于1，因为对照组的发病率一般相对高。

3. 成本 - 效果/效益评价

通过调查手段对暴发疫情的病程、死亡和后遗症风险的发生情况，估算同期针对同一疫情的不同防控措施投入的人、财、物成本（包括直接成本、间接成本和无形成本），比较不同防控措施的防控效果、经济效益和社会效益，其中经济效益包括直接效益（含避免的直接医疗成本和直接非医疗成本）、间接效益（节省的间接成本）和无形效益（避免的无形成本），社会效益包括减轻患者和家庭痛苦和减少对社会稳定的影响，促进家庭和睦和社会和谐。常见的指标如下。

（1）成本费用。研究对象个体因患病的诊疗费、误工损失、交通费、医药费、防控措施实施的人均成本费用等。

（2）效益估计。因防控措施减少的治疗费用，因防控措施减少的并发症及其治疗费用，因防控措施减少的误工费用等。

（3）成本效益比（benefit-cost ratio，BCR）。实施防控措施产生的效益（B）与防控措施实施所需成本费用（C）之比。

（4）成本效益平衡点：实施防控措施的成本与效益相等时的预期发病率。

经流行病学、临床和实验室调查研究证实，2010年7—8月，S省发生了一起前所未有的感染猪链球菌Ⅱ型所致的人间疫情暴发，共报告了68例确诊病例和136例临床诊断病例。调查过程中描述流行病学、分析流行病学、实验检测手段并举，明确了本次暴发疫情的病因，及时妥善地处理了人感染猪链球菌病疫情。但回顾思考，调查处置过程中仍有可总结的经验教训。回顾事发经过，首发病例（6月24日）发生后两周（7月11日），疫情通过指征病例得以报告。7月19日，国家CDC、省CDC至Z市现场，加强监测，搜索病例，相当一部分病例是在回顾调查过程中发现的。7月23日，政府落实"禁宰病、死猪"策略，疫情逐步得到控制。由于疫情从Z市扩散到周边地区，各地控制措施启动的效果有别，故7月25日仍可见较多病例。25日的19名患者，有9例发生在邻近的NJ市，4例发生于Z市。Z市的发病时间分布提示，该市措施得力、有效。初期，病例定义为"中毒性休克综合征"，发现的病例主要是重型病例（休克型），未包括"脑膜炎型"，因此，病死率显得较高。随着对本病认识的加深，病例定义得以完善，共包括休克型、脑膜炎型、普通型（轻型）三类。疫情早期约一周时间无病例发现，可能有部分脑膜炎或普通型病例未能纳入调查；由此，可见病例定义的科学制订，在暴发疫情调查中所起的作用非常关键。新的病例定义中轻型病例的纳入，直接造成后期的病死率下降；当然对本病救治经验的积累也是降低病死率的原因之一。本次人感染猪链球菌病暴发疫情的调查、处理过程，充分体现了政府协调、部门合作在疫情控制工作中的重要作用。事件发生早期，由于影响范围有限，Z市政府顾虑较多，希望通过常规手段（夏季传染病防治）达到控制目的，以免引发社会不安情绪。然而群众未能清楚认识到疾病的危害，对宰杀、食用病（死）猪肉仍然持无所谓的心态，以致疫情继续发展，控制效果有限，并没有达到预期目标。7月22日，Z市政府以政府法令形式推行有一定震慑力的"禁止屠宰、死猪"策略，要求基层干部驻村负责控制工作，并实行了领导干部责任追究制，才从根本上杜绝了宰杀病（死）猪行为；另外，通过大众媒体，高频率、广覆盖开展宣传，信息刺激强度大、频度高且针对性强，疫情得以逐步控制。随着疫情在省内其他地区的发现，S省省政府在全省范围内采取了"禁止屠宰病（死）猪、对农户发生病（死）猪由政府给予一定经济补偿后由专业人员进行无害化处理"等一系列的预防控制措施，直接推动了疫情控制工作。

任何措施，从制订到落实均有一个时间过程，由本次疫情经验得出，政府强制性措施推行并真正实施后，疫情持续很短时间即告结束。说明控制措施起到了预防和控制疫情的明显效果。本次疫情由动物猪链球菌病疫情引起，因此，调查过程中掌握动物疫情动态，对于揭示人间疫情规律，更好地控制人间疫情非常重要。动物疫情的调查控制工作由农业部门负责，在实际工作中，与农业部门的合作并未取得期望的效果，很难在第一时间得到动物疫情信息，亦未取得整个区域的动物疫情分布、强度、历史背景等信息资料。对动物疫情信息掌握不及时，不利于防控策略的制订、落实与评估，因此，从一定程度上对人间疫情控制工作形成影响，使本次疫情控制工作留下一些缺憾。针对这样的情况，卫生部门应向政府部门提供调查、处理疫情的需求清单，争取政府的协调、支持。S省人感染猪链球菌病暴发疫情发生后，全国各省加强了疫情监测，并有其他地区发现了疫情，从而认识到只要环境、气候适合，许多省份均面临该病的威胁。由于猪链球菌在猪中普遍存在，彻底消灭传染源在短期内尚难达到，而经济的原因使得禁止屠宰并食用病（死）猪的行为在我国农村也难以根除。预计人感染猪链球菌病在今后相当长的一段时间内会影响人们的身体健康。为此，有必要开展猪链球菌病感染的常规监测，利用流行病学、病原学多种方法手段，对动物疫情、人间疫情进行全面监控。

（李晓珍　赵婵娟）

参考文献

1. 程晓明. 卫生经济学［M］. 北京：人民卫生出版社，2013.
2. 董卫. 临床科研基本方法第五讲：临床疾病病因研究及其评价［J］. 辽宁医学杂志，2000，14（6）：317-318.

3. 郭皇林. 中美政府应急政治动员机制比较研究［D］. 成都：电子科技大学，2013.

4. 孔竞. 优化突发公共卫生事件应急机制研究［D］. 武汉：华中科技大学，2009.

5. 李家学，吴德林，李大罕. 基层公共卫生体系在突发公共卫生事件应急处置中的应用［J］. 健康天地，2010，4（10）：12－13.

6. 李立明. 流行病学［M］. 北京：人民卫生出版社，2007.

7. 李莉莎，朱晓辉，朱凯，等. 组织胞浆菌病的鉴别诊断［J］. 热带病与寄生虫学，2004，2（1）：58－59.

8. 刘见顺，黄益清，戴佑礼. 社区卫生服务机构传染病预防控制有关问题探讨［J］. 中国初级卫生保健，2013，27（1）：42.

9. 刘晓红. 呼吸道合胞病毒感染发病机制和药物治疗进展［J］. 中国临床医生杂志，2011，39（3）：8－12.

10. 倪语星. 病原学检查标本采集、运送和保存规范［M］. 上海：上海科学技术出版社，2011.

11. 谭红专. 现代流行病学［M］. 北京：人民卫生出版社，2008.

12. 唐雪峰，祝小平，杨勇. 四川省2005年人感染猪链球菌病事件处置风险沟通评析［J］. 预防医学情报杂志，2008，24（6）：467－469.

13. 杨维中，余宏杰，景怀琦，等. 四川省一起伴中毒性休克综合征的人感染猪链球菌Ⅱ型暴发［J］. 中华流行病学杂志，2006，27（3）：185－189.